国家卫生健康委员会"十四五"规划教材

全国高等学校教材

供卫生信息管理、医学信息学及信息管理与信息系统等相关专业用

卫生信息资源规划与管理

主　编　孟　群　贺培凤

副 主 编　赵文龙　胡红濮

编　者　（按姓氏笔画排序）

王　霞（空军军医大学）

卢学春（中国人民解放军总医院）

刘丹萍（四川大学）

李　瑞（首都医科大学附属北京天坛医院）

狄　岩（河北省卫生健康委员会统计信息中心）

张　翔（大连大学附属中山医院）

张王剑（中山大学）

张世红（北京市卫生健康大数据与政策研究中心）

孟　群（国家疾病预防控制局科技教育与国际合作司）

赵文龙（重庆医科大学）

胡红濮（中国医学科学院北京协和医学院医学信息研究所）

姚　强（武汉大学）

贺培凤（山西医科大学）

夏　天（上海市疾病预防控制中心）

黄亚明（中国医科大学）

编写秘书　王　帅（国家卫生健康委统计信息中心）

　　　　　杨　洁（河北北方学院）

人民卫生出版社

·北京·

图书在版编目（CIP）数据

卫生信息资源规划与管理/孟群，贺培凤主编. —
北京：人民卫生出版社，2023.7
全国高等学校卫生信息管理/医学信息学专业第三轮
规划教材
ISBN 978-7-117-34546-0

Ⅰ. ①卫…　Ⅱ. ①孟…②贺…　Ⅲ. ①医学信息－信
息管理－高等学校－教材　Ⅳ. ①R-0

中国国家版本馆 CIP 数据核字（2023）第 040614 号

| 人卫智网 | www.ipmph.com | 医学教育、学术、考试、健康，购书智慧智能综合服务平台 |
| 人卫官网 | www.pmph.com | 人卫官方资讯发布平台 |

卫生信息资源规划与管理
Weisheng Xinxi Ziyuan Guihua yu Guanli

主　　编：孟　群　贺培凤
出版发行：人民卫生出版社（中继线 010-59780011）
地　　址：北京市朝阳区潘家园南里 19 号
邮　　编：100021
E - mail：pmph @ pmph.com
购书热线：010-59787592　010-59787584　010-65264830
印　　刷：人卫印务（北京）有限公司
经　　销：新华书店
开　　本：850×1168　1/16　印张：22
字　　数：621 千字
版　　次：2023 年 7 月第 1 版
印　　次：2023 年 7 月第 1 次印刷
标准书号：ISBN 978-7-117-34546-0
定　　价：86.00 元
打击盗版举报电话：010-59787491　E-mail：WQ @ pmph.com
质量问题联系电话：010-59787234　E-mail：zhiliang @ pmph.com
数字融合服务电话：4001118166　E-mail：zengzhi @ pmph.com

全国高等学校卫生信息管理／医学信息学专业规划教材第三轮修订
出 版 说 明

为进一步促进卫生信息管理／医学信息学专业人才培养和学科建设，提高相关人员的专业素养，更好地服务卫生健康事业信息化、数字化的建设发展，人民卫生出版社决定组织全国高等学校卫生信息管理／医学信息学专业规划教材第三轮修订编写工作。

医学信息学作为计算机信息科学与医学交叉的一门新兴学科，相关专业主要包括管理学门类的信息管理与信息系统、信息资源管理、大数据管理与应用，理学门类的生物信息学，工学门类的医学信息工程、数据科学与大数据技术，医学门类的生物医药数据科学、智能医学工程等。我国医学信息学及卫生信息管理相关专业的本科教育始于 20 世纪 80 年代中期，通过以课程体系和教学内容为重点的改革，取得系列积极成果。2009 年人民卫生出版社组织编写出版了国内首套供卫生信息管理专业使用的规划教材，2014 年再版，凝结了众多专业教育工作者的智慧和心血，与此同时，也有多个系列的医学信息学相关教材和专著出版发行，为我国高等学校卫生信息管理／医学信息学教育和人才培养做出了重要贡献。

当前，健康中国、数字中国加快建设，教育教学改革不断深化，对卫生信息管理／医学信息学人才的需求持续增加，知识更新加快，专业设置更加丰富，亟需在原有卫生信息管理课程与教材体系的基础上，建设适应新形势的卫生信息管理／医学信息学相关专业教材体系。2020 年国务院办公厅发布《关于加快医学教育创新发展的指导意见》，对"十四五"时期我国医学教育创新发展提出了新要求，人民卫生出版社与中华医学会医学信息学分会在对国内外卫生信息管理／医学信息学专业人才培养和教材编写进行广泛深入调研的基础上，于 2020 年启动了第三轮规划教材的修订工作。随后，成立全国高等学校卫生信息管理／医学信息学专业规划教材第三届评审委员会、明确本轮教材编写原则、召开评审委员会会议和主编人会议，经过反复论证，最终确定编写 11 本规划教材，计划于 2022 年秋季陆续出版发行，配套数字内容也将同步上线。

本套教材主要供全国高等学校卫生信息管理、医学信息学以及信息管理与信息系统等相关专业使用。该套教材的编写，遵循全国高等学校卫生信息管理／医学信息学专业的培养目标，努力做到符合国家对高等教育提出的新要求、反映学科发展新趋势、满足人才培养新需求、适应学科建设新特点。在修订编写过程中主要体现以下原则和特点。

一是寓课程思政于教材思政。立德树人是教育的根本任务，专业课程和专业教材与思政教育深度融合，肩负高校教育为党育才、为国育人的历史重任。通过对国内外卫生信息管理／医学信息学专业发展的介绍,引导学生坚定文化自信;通过对医学信息安全与隐私保护相关伦理、政策法规等的介绍,培养和增强学生对信息安全、隐私保护的责任意识和风险意识。

二是培养目标更加明确。在以大数据、人工智能为代表的新一轮科技革命和产业变革新背景下,卫生健康信息化加快发展,医工、医理、医文更加交叉融合,亟需加大复合型创新人才培养力度,教材结构、内容、风格等以服务学生需求为根本。

三是统筹完善专业教材体系建设。由于卫生信息管理/医学信息学相关专业涉及医学、管理学、理学、工学等多个门类,不同高校在专业设置上也各具特色,加之学科领域发展迅猛、应用广泛,为进一步完善专业教材体系,本轮教材在进行整合优化的基础上,增加了《医学大数据与人工智能》《公众健康信息学》《医学知识组织》和《医学信息安全》等,以满足形势发展和学科建设的需要。

四是遵循编写原则,打造精品教材。认真贯彻"三基、五性、三特定"的编写原则,重点介绍基本理论、基本知识和基本技能;体现思想性、科学性、先进性,增强启发性和适用性;落实"三特定"即特定对象、特定要求、特定限制的要求。树立质量和精品意识,突出专业特色,统筹教材稳定性和内容新颖性,坚持深度和广度适宜、系统与精练相统一,同一教材和相关教材内容不重复,相关知识点具有连续性,减轻学生负担。

五是提供更为丰富的数字资源。为了适应新媒体教学改革与教材建设的新要求,本轮教材增加了多种形式的数字资源,采用纸质教材、数字资源(类型为课件、在线习题、微课等)为一体的"融合教材"编写模式,着力提升教材纸数内容深度结合、丰富教学互动资源。

希望本轮教材能够紧跟我国高等教育改革发展的新形势,更好地满足卫生健康事业对卫生信息管理/医学信息学专业人才的新需求。真诚欢迎广大院校师生在使用过程中多提供宝贵意见,为不断提高教材质量,促进教材建设发展,为我国卫生信息管理/医学信息学相关专业人才培养做出新贡献。

全国高等学校卫生信息管理/医学信息学专业规划教材第三轮修订
序　言

随着互联网、大数据、云计算、人工智能等信息技术在医学和卫生健康领域的广泛深入应用,信息技术与医学和卫生健康事业的结合日益紧密。医学和卫生健康领域的信息化、数字化、智能化,对于推动健康中国和数字中国建设、卫生健康事业高质量发展、深化医药卫生体制改革和面向人民健康的科技创新,实现人人享有基本医疗卫生服务、保障人民健康等具有极为重要的意义,迫切需要既了解医学与卫生健康行业又懂信息技术的复合型、高层次医学信息专业人才。

医学信息学是实现医学和卫生健康领域信息化、数字化、智能化高质量发展,以及推动健康中国、数字中国建设的重要基础,是引领和支撑医学和卫生健康事业发展的重要支柱。医学信息学作为一门计算机信息科学与医学交叉的新兴学科,已经成为医学的重要基础学科和现代医学的重要组成部分。它伴随着计算机信息技术在医学领域中的应用以及服务医学研究与实践的需要而产生,也随着服务于医学及相关领域的目标与活动而不断发展。目前,已涵盖与人类生命健康相关的各层次(分子—基因—蛋白—亚细胞—细胞—组织—器官—个体—群体)的医学应用,通过对医学信息(数据)的挖掘、有效组织和管理、开发与应用,实现对医学信息的充分利用和共享,提高医学管理与决策的质量和效率,全面赋能医学与卫生健康事业发展。

我国医学信息学的发展主要起步于医学图书和情报管理领域,早期主要集中在医院信息系统、医学情报研究、医学信息资源建设与服务等方面。20 世纪 80 年代中期开始,当时卫生部所属 4 所医学院校创办图书情报专业,开始了医学信息学专业教育的探索。经过 30 余年的建设,特别是进入新世纪以来,医学信息学发展迅速,加快形成为与理学、工学、管理学、医学相互交叉的新兴学科,涉及学科门类、专业类目众多,主要相关的如管理学门类的信息管理与信息系统、卫生信息管理、信息资源管理、大数据管理与应用,理学门类的生物信息学,工学门类的医学信息工程、数据科学与大数据技术,医学门类的健康数据科学、生物医药数据科学、智能医学工程等。目前,我国的卫生信息管理/医学信息学高等教育已形成以本科教育为基础、硕博士教育为龙头、专科教育为补充的多层次教育格局。与此同时,以课程体系和教学内容为重点的教学改革取得了系列成果,出版了一批内容新颖、富有特色的教材,包括规划教材、自编教材、翻译教材等。在全国高等学校规划教材建设方面,2009 年人民卫生出版社就组织编写并出版了国内首套共 9 本供卫生信息管理专业学生使用的教材,2014 年更新再版扩展至 11 本,为我国高等学校卫生信息管理/医学信息学教育做出了重要贡献。

随着计算机科学与信息技术的迅猛发展,健康中国建设的推进,医学信息学呈现诸多新特征,主要表现为，信息技术应用与卫生健康行业深度交融加快，数字健康成为健康服务的重要组成部分，信息技术与医学的深度融合推动新的医学革命，数据治理与开放共享、信息安全与隐私保护更加受到重视，医学信息学科发展加速。在此背景下，卫生信息管理/医学信息学人才需求持续增加，亟需建设适应新形势的相关专业教材体系，为培养复合型、高层次专业人才提供帮助。人民卫生出版社主动履行使命、担当作为，联合中华医学会医学信息学分会，在对国内外相关专业人才培养和教材编写进行深入调研的基础上，决定组织编写新一轮全国高等学校卫生信息管理/医学信息学专业教材，并将其作为国家卫生健康委员会"十四五"规划教材。

2020年人民卫生出版社成立全国高等学校卫生信息管理/医学信息学专业规划教材第三届评审委员会，由我担任主任委员，中华医学会医学信息学分会现任主任委员、中国医学科学院医学信息研究所钱庆研究员和候任主任委员、郑州大学第一附属医院刘章锁教授等8位专家学者担任副主任委员，来自全国高等院校、科研院所等机构的32位专家学者担任委员。评审委员会在现状调研和专家论证等基础上，紧密结合新形势、新需求，更好体现系统性、权威性、代表性和实用性，经反复论证对既往多个教材品种进行整合优化，针对前沿发展新增4个品种《医学信息安全》《医学知识组织》《医学大数据与人工智能》《公众健康信息学》，最终确定11个品种，力求体现新的学科发展成果和更好满足人才培养需求。整套教材将于2022年秋陆续出版发行，配套数字内容也将同步上线。

经评审委员会和人民卫生出版社共同协商，从全国长期从事卫生信息管理/医学信息学相关教学科研工作的专家学者中，遴选出本套教材的主编和副主编。最终，11本教材共有主编18人、副主编40人、编委130余人，涵盖了全国110多所高校、科研院所和相关单位。

教材编写过程中，各位主编率领编委团队高度负责、精诚团结、通力合作、精益求精，高质量、高水平地完成了编写任务，中国医学科学院医学信息研究所的李姣研究员担任本套教材评审委员会的秘书，同人民卫生出版社共同完成了大量卓有成效的工作。我要特别指出的是，本轮教材的顺利出版，离不开人民卫生出版社的优质平台，离不开各参编院校、科研院所的积极参与，在此，我向各位领导的支持、专家同道的辛勤付出和做出的卓越贡献致以崇高的敬意，并表示衷心的感谢。

作为一门快速发展的新兴交叉学科，编写中尽可能反映学科领域的最新进展和主要成果，但囿于时间和水平等原因，难免存在错漏和不当之处，真诚欢迎各位读者特别是广大高等院校师生在使用过程中多提宝贵意见。

全国高等学校卫生信息管理/医学信息学专业

第三届教材评审委员会主任委员　代　涛

2022年秋于北京

主编简介

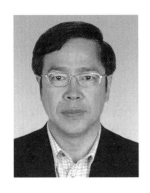

孟 群

教授，研究员，博士研究生导师，国务院政府特殊津贴专家。国家疾病预防控制局科技教育与国际合作司一级巡视员。原卫生部／国家卫生和计划生育委员会统计信息中心主任，原中国卫生信息学会副会长、秘书长，第六届卫生部卫生信息标准专业委员会、第七届国家卫生标准委员会信息标准专业委员会主任委员。《中华医学百科全书·医学教育学》主编，《中国卫生统计》杂志主编，国家卫生计生委"十二五"规划教材《卫生信息资源规划》《卫生信息化案例设计与研究》主编。

长期从事医学教育与科研管理、医疗卫生信息标准与信息管理、卫生监督与卫生政策研究，主持多项国家科技重大专项、国家高技术研究发展计划（863计划）、国家重点研发计划和国家科技支撑计划等研究项目，出版专著10余部，发表论文百余篇，获得发明专利多项，培养博士研究生、硕士研究生20余名。

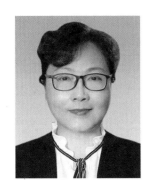

贺培凤

二级教授，博士研究生导师，山西医科大学党委副书记、山西医科大学医学数据科学研究院院长，国务院政府特殊津贴专家，山西省宣传文化系统第五批"四个一批"人才，山西省医学信息学学科创始人。兼任中华医学会医学信息学分会常委，中国老年医学学会智慧医疗技术与管理分会常委，中华医学会山西省医学会医史学专业委员会主任委员。

研究方向为健康医疗大数据。在国内外学术期刊发表学术论文160余篇；申请发明专利10项；主编、主审、参编教材及专著9部；主持参与国家自然科学基金、国家社会科学基金等各级科研项目30余项；获高等教育国家级教学成果奖二等奖、山西省科学技术进步奖一等奖、山西省教学成果奖（高等教育）特等奖等省部级以上奖项17项。

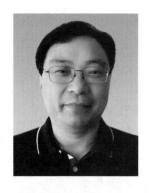

赵文龙

教授，硕士研究生导师。重庆医科大学医学信息学院院长。中华医学会数字医学分会委员，中国毒理学会临床毒理学专业委员会常委，重庆市医学会医学信息学专业委员会副主任委员。

从事医学信息学专业教学工作 33 年，主编教材 5 部，参编教材 10 余部。主持国家社会科学基金、省部级及厅局级等各级科研项目 10 余项，获得科研奖励 4 项，发表科研论文 100 余篇。主持研发了基于活动服务器页面（active server pages，ASP）的习题类图书数字化系统、医学影像学习系统、医学文献习题演练平台、校园在线公开课自主学习平台（COOC）等网络学习平台。

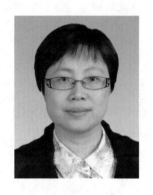

胡红濮

研究员，博士研究生导师，博士后合作导师，学科带头人。中国医学科学院北京协和医学院医学信息研究所卫生信息管理研究室主任。

围绕全民健康信息化顶层设计、管理决策支持、智慧公共卫生、传染病知识库和模型库的构建等开展了系列研究，擅长知识库、模型库的构建和信息平台的需求分析与构建。参与研发了国家新农合信息平台、基层卫生决策支持系统等，近 5 年来主持国家社会科学基金、世界卫生组织、国家卫生健康委和地方卫生健康委等课题 25 项。以第一作者／通讯作者发表论文 90 篇，出版专著 3 部（其中主编 1 部、副主编 2 部）。

前　　言

卫生信息资源规划与管理是卫生信息化的一项重要基础性工作,对于推动卫生信息化建设高质量发展具有重要的指导意义。卫生信息资源规划是信息资源规划理论在医疗卫生行业实践活动中的应用与发展,是在卫生信息资源管理过程中对卫生信息资源开发、利用的规划,以梳理卫生业务流程,明确业务需求,建立信息标准和信息模型,评估现有的信息系统及各种应用为主,从而科学、高效地推进卫生信息化建设。卫生信息资源管理是将信息资源管理的理论和技术手段应用于医疗卫生行业,结合行业自身特点而进行的信息资源管理活动,是在对信息需求、信息供给进行统筹考虑的情况下,对信息资源进行合理规划、配置与充分使用,使信息资源的分布和结构合理化,信息流动和运用高效化,从而不断提高信息资源的经济效益和社会效益。不论是从国家层面,还是省市、机构层面,信息资源规划与管理都是医疗卫生信息化建设和应用的一项基础性、前瞻性工作,十分重要。

2020年9月国务院办公厅发布《国务院办公厅关于加快医学教育创新发展的指导意见》,对我国"十四五"时期的医学教育创新发展提出了新的要求。为体现卫生信息管理/医学信息学的最新理论方法、主题和应用,人民卫生出版社组织编写国家卫生健康委员会"十四五"规划教材全国高等学校卫生信息管理/医学信息学专业第三轮规划教材。卫生信息资源规划与管理是卫生信息管理、医学信息专业的一门重要专业基础课。为适应我国卫生信息化建设的新发展、新需求、新要求,同时为满足高等医学院校的人才培养,我们在第二轮规划教材《卫生信息资源规划》《卫生组织与信息管理》《卫生信息化案例设计与研究》的基础上编写了这本教材。本教材结合我国卫生信息化建设新发展阶段的具体环境、实际需求,突出基本概念、基本理论和基本方法,强调理论对实践应用的指导作用,介绍各业务领域应用和实践案例,充分体现科学性、准确性、权威性、代表性、实用性,并适当反映本学科领域新知识、新技术、新方法的发展。其宗旨是培养具备卫生信息资源规划与管理的基本知识、基本技能和基本方法的复合应用型人才,以满足医药卫生事业对人才的迫切需求。

本书的作者们长期从事卫生信息资源规划与管理的教学、科研和应用工作,具有丰富的教学和实践经验。作者汇总现有的理论,整理有效的方法,总结已有的经验,并吸纳目前国内外很多参考资料中的精华,力求使本书具有理论性、针对性、实用性和指导性。一方面让学生熟悉卫生信息资源规划与管理的基本概念、基本理论和基本方法,培养学生充分利用多种信息资源规划与管理方法的能力,提升卫生信息资源规划与管理的能力,引导学生从信息科学的视角,特别是信息资源规划与管理层面,科学地规划和利用多种信息资源,思考信息化建设与卫生健康事业的高质量发展问题。另一方面,通过业务系统的实际操作,提升学生的综合应用能力,培养符合新时代医疗卫生事业高质量发展需求和要求的复合型人才。

全书分十一章,第一章至第三章主要介绍了卫生信息资源规划与管理基本概念、基本理论和基本方法等内容,第四章至第七章分别介绍了信息资源规划与管理在公共卫生、医疗服务、区域卫生、卫生决策等业务领域的具体应用与实例,第八章至第十一章分别介绍了卫生信息标准化、卫生信息资源规划的实施与评估、卫生信息资源规划与管理的保障体系和发展趋势等内容。为便于读者阅读和理解,部分内容配置了结构图和表格。由于编者水平和时间有限,书中难免会有错漏之处,恳请广大师生和读者给予批评指正,以便再版时修订。

孟　群　贺培凤

2023 年 5 月

目　录

第一章

绪　论

卫生信息资源规划与管理是卫生信息化的一项基础性工作,对于科学、高效地开展卫生信息化建设有着重要的指导意义,同时也是卫生信息管理专业一门重要的专业基础课。本教材结合我国卫生信息化建设的具体环境、实际需求,突出基本理论和基本概念,强调理论对实践应用的指导作用。通过本教材的学习,培养学生充分利用多种信息资源规划与管理方法的能力,提升卫生信息资源规划与管理的能力,引导学生从信息科学的视角,特别是信息资源规划与管理层面,科学地规划和利用多种信息资源,思考信息化建设与医药卫生事业的可持续发展问题。本章将从卫生信息化、卫生信息资源相关概念入手,重点介绍卫生信息资源规划和管理的概念、构成要素及作用等方面的内容。

第一节　卫生信息与卫生信息化概述

信息化是充分利用信息技术,开发利用信息资源,促进信息交流和知识共享,促进经济增长,推动经济社会发展转型的有力工具。进入 21 世纪以来,信息化对经济社会发展的影响愈加深刻,信息资源日益成为重要生产要素、无形资产和社会财富,信息网络更加普及并日趋融合。

一、卫生信息概述

目前,信息化技术不断渗透、应用于医疗卫生服务过程的各个环节,卫生信息化已然成为卫生事业发展的新引擎,卫生信息化水平的提高直接推动了我国医疗卫生业务与资源的协同共享和医疗卫生服务水平的显著提高:电子病历与医院信息化水平的提高,使医疗服务人员将在任何时间、任何地点都能及时获取必要的信息,以支持高质量的医疗服务;电子健康档案的建立与区域卫生信息化水平的提高,使居民将能掌握和获取自己完整的健康资料,参与健康管理,享受持续的跨地区、跨机构的医疗卫生服务;公共卫生信息化水平的提高,使公共卫生工作者将能全面掌握人群健康信息,做好疾病预防、控制和健康促进工作;基层医疗卫生信息化水平的提高,使城乡基层医疗卫生机构将逐步建成并应用信息系统,基层医疗机构服务能力将有显著提高;居民健康档案与居民健康卡的广泛应用,将进一步优化医疗服务流程,改善就医环境,实现医疗卫生机构服务协同,方便群众就医。

（一）信息

信息(information)也称音讯、消息,是通信系统传输和处理的对象,泛指消息和信号的具体内容,这一概念是狭义的。广义的信息概念是指由社会共享的人类的一切知识以及从客观事物产生的各种消息的总和。人通过获得、识别自然界和社会的不同信息来区别不同事物,得以认识和改造世界。因此,信息、物质和能量被称为科技体系和现代社会的三大要素或三大资源。1948 年,数学家香农在题为《通信的数学理论》的论文中指出："信息是用来消除随机不定性的东西。"

信息是客观世界中各种事物存在方式和运动变化规律，以及这种方式和规律的表征与表述。信息所描述的内容是通过某种载体，如符号、声音、文字、图形、图像等来表征和传播的。一般地讲，信息具有以下特点。

1. **客观真实性**　信息是事物存在方式和运动变化的客观反映，客观、真实是信息最重要的本质特征，是信息生命所在。

2. **传递性**　传递是信息的基本要素和明显特征。信息只有借助于一定的载体，经过传递，才能为人们所感知和接受。没有传递就没有信息，更谈不上信息的效用。

3. **时效性**　信息的最大特点是它的不确定性，千变万化、稍纵即逝。信息的功能、作用、效益都是随着时间的延续而改变的，这种性能即信息的时效性。时效性是时间与效能的统一性，它既表明信息的时间价值，也表明信息的经济价值。一个信息如果超过了其价值的实用期就会贬值，甚至毫无用处。

4. **有用性**　信息是为人类服务的，它是人类社会的重要资源，人类利用它认识和改造客观世界。

5. **可处理性**　这一特征包括多方面内容，如信息的可拓展、可引申、可浓缩等。这一特征使信息得以增值或便于传递、利用。

6. **可共享性**　信息与一般物质资源不同，它不属于特定的占有对象，可以为众多的人共同享用。实物转赠之后，就不再属于原主，而信息通过双方交流，两者都有得无失。这一特性通常以信息的多方位传递来实现。

（二）卫生信息

1. **卫生信息的概念**　卫生信息是卫生事业发展不可缺少的基本资源，通过卫生信息的收集、整理、分析，可揭示人群健康、卫生需求、卫生事业发展和卫生服务活动内在规律性和外部联系及其相应的社会卫生问题，改进组织、控制和管理卫生及其相关领域活动的工作。

广义的卫生信息是指与卫生工作直接相关联的各种医疗信息、人群健康状况信息、社会经济信息、科学技术信息和文化教育信息等。狭义的卫生信息是指为了保护和促进人民健康，有效地提高劳动者的素质，而收集、传输、处理、存贮、分配和利用开发的各种信息，主要包括卫生服务活动信息，卫生资源的配置与利用信息，健康与疾病信息，影响健康的各种因素，疾病诊断、治疗、处置信息等。概括起来，卫生信息是各种与卫生工作直接或间接相关的指令、情报、数据、信号、消息及知识的总称。

2. **卫生信息的特点**　卫生信息除具有信息的基本特点，还具有以下特点。

（1）广泛性（universality）：卫生工作涉及整个国家的长远前途和全民族的根本利益，其工作范围相当广泛，不仅涉及卫生部门，而且也涉及社会各部门。

（2）专业性（speciality）：卫生工作关系到人民的健康和生命，各种卫生服务的内容都具有较强的专业特色，服务技术及操作具有专业标准化和规范化特点。

（3）复杂性（complexity）：卫生工作涉及的部门多、专业多，常常跨越时间和空间，而这些又都处于动态变化之中，因而使卫生信息呈现多维复杂的特点。

二、卫生信息环境概述

医疗卫生机构开展信息管理活动需要依赖于一定的信息环境，并受信息环境的约束，卫生信息环境是医疗卫生机构开展信息管理活动的特定环境。

（一）卫生信息环境的含义

信息环境（information environment）又称为拟态环境或象征性现实，是一个社会中，由个人或群体接触的可能的信息及其传播活动的总体构成的环境。构成信息环境的基本要素是具有特定含义的语言、文字、声音、图画、影像等信息符号。这些信息不仅仅是知识,而且包含着特定的观念和价值。因此信息环境具有社会控制的功能,是制约人的行为的重要因素。卫生信息环境(health information environment)是社会环境的局部环境,是信息环境的重要组成部分。卫生信息环境指与卫生信息活动有关的各要素的总和,是卫生信息活动与卫生事业发展相互依赖、相互影响的结果。

（二）构成要素

卫生信息环境由多种复杂因素共同组成,其中卫生信息人、卫生信息资源、信息技术、卫生信息政策法规与伦理是构成卫生信息环境的四个基本要素,它们相互影响、相互作用构成了一个统一体,推动着卫生事业的信息化进程。

1. 卫生信息人　卫生信息人是指一切需要卫生信息并参与卫生信息活动的个人或社会组织。任何环境都是以人为中心构筑起来的,人是卫生信息环境的主体,在卫生信息环境中起着积极能动的作用。人与卫生信息环境整体及其他要素的关系是卫生信息环境系统中的主导性关系,人对卫生信息环境的发展具有重要的控制作用。所以,人的数量、信息素养、知识结构等将直接影响信息环境质量的优劣。可以说,对卫生信息环境的协调与管理从本质上就是对卫生信息环境中人的管理,就是要通过对卫生信息环境系统诸要素及其相互关系进行计划、组织、控制和协调,以影响人的卫生信息行为,从而达到改善卫生信息环境质量、促进卫生信息环境健康发展的目的。

2. 卫生信息资源　卫生信息资源是卫生信息环境的核心,对一个国家卫生事业的发展具有全局性、战略性的意义,是卫生信息环境系统中的关键因素。卫生信息环境的优劣在很大程度上取决于卫生信息资源的建设程度,即人们可以获得的卫生信息资源。随着人们生活水平的提高及卫生信息化建设的深入,卫生信息资源在人们生活中以及医疗卫生事业中起着越来越重要的作用。卫生信息资源作为卫生信息环境的要素之一,在人与卫生信息环境之间起着重要的桥梁与纽带作用,在人类健康生活中起着不可替代的重要作用。

3. 信息技术　信息技术被广泛应用于医药卫生领域,极大地改变了人类原有的卫生信息环境,提高了人类卫生信息活动的效率。从某种意义上可以说信息技术是卫生信息环境的"硬件",是卫生信息环境的"发动机",是卫生信息环境系统的手段性要素。但信息技术在提高人类开发利用卫生信息资源能力的同时,也给卫生信息环境系统带来了一些新的问题:虚假医药信息、侵犯个人隐私、医药知识产权等问题。

4. 卫生信息政策法规与伦理　卫生信息政策法规是国家相关部门结合卫生信息领域工作的要求和特点制定和执行的一类政策法规;卫生信息伦理是调整卫生信息活动中人与人之间、人与社会之间关系的伦理原则规范、心理意识和行为活动的总和。两者相结合共同构成了卫生信息活动的规范体系。卫生信息政策法规与伦理是卫生信息环境的重要组成部分,可以决定卫生信息环境的发展方向,保证卫生事业信息化建设的实施;可以规范卫生信息人的行为、卫生信息资源的获取和信息技术的应用;可以规范卫生信息市场,创造一个平等的竞争环境;可以指导和规范社会卫生信息活动,改善卫生信息环境。同时,卫生信息环境的发展变化也不断促进新的卫生信息政策法规与伦理的产生,促进卫生信息活动规范体系的完善。

三、卫生信息化概述

卫生信息化是我国实施信息化战略的重要组成部分。卫生信息化在医疗卫生领域已成为开展疾病预防控制和健康管理、提高医疗服务质量和能力、促进医疗医药医保信息共享和业务协同、维持医疗卫生服务需求与服务供给的平衡、进一步深化医药卫生体制改革、推进健康中国建设的强力抓手和重要途径。

（一）卫生信息化概念

卫生信息化（health informatization）是在卫生信息管理机构的统一规划和组织下，将电子、计算机、通信等信息技术，与卫生管理、医学技术、临床诊疗等紧密结合，充分利用信息技术方法，全面提高、改善卫生服务工作质量和效率的方法。

卫生信息化既是我国实施信息化战略的重要组成部分，也是实施健康中国战略的重要任务。卫生信息化工作机遇和挑战并存，迫切需要坚持问题导向、目标导向，推进基础设施建设进一步升级，打通卫生健康事业发展的信息大动脉。"十四五"规划多项部署中提到，在"数字中国""健康中国"、高质量发展等国家战略的指引下，数字化将为医疗健康领域的发展变革提供加速动力。而作为这些任务的承担者，医疗卫生信息化也已站在了全新征程的起跑线上。2020年12月，《全国公共卫生信息化建设标准与规范（试行）》正式发布，要求依托全民健康信息平台开展公共卫生信息化建设，推动信息系统互通共享，促进医防融合，鼓励各级机构运用大数据、人工智能、云计算等新兴信息技术，与公共卫生领域的应用融合。在统一标准、统一规范下推进公共卫生信息化的建设。

（二）卫生信息化发展现状

随着信息化技术不断发展和应用于医疗卫生服务过程的各个环节，卫生信息化已然成为卫生事业发展的新引擎。以居民健康档案为核心的区域卫生信息化，对落实家庭医生签约服务、居民健康管理和便民惠民服务，推动分级诊疗实施，促进医疗卫生资源共享和医疗卫生服务协同发挥了重要作用。以电子病历为核心的医疗信息化建设，对提高医疗服务质量和效率，完善现代医院管理制度，推动公立医院高质量发展发挥了重要支撑和保障作用。医疗健康大数据已经成为疾病预防控制、传染病监测预警和公共卫生突发事件应急处置的重要支撑和战略资源。医疗卫生信息化已经成为深化医药卫生体制改革，促进医疗、医药、医保联动，推进智慧医疗和服务，实施健康中国建设的重要支撑和保障。

第二节　卫生信息资源概述

信息资源是知识经济时代重要的国家战略资源。社会的信息化发展使信息资源的充分开发和合理利用成为国家创新和社会进步的一大关键因素。信息资源的整体规划对于实现信息资源的高效开发利用显得尤为重要，这在卫生行业也不例外。本节对卫生信息资源的基本概念、特征和卫生信息资源分类等方面进行详细介绍。

一、信息资源的内涵与特征

（一）信息资源的概念

随着社会和行业信息化进程的推进，人们日益深刻地认识到信息资源是最重要的财富和资产，是最活跃的生产要素。信息资源作为术语最早是由 J. O. Rourke 于1970年在《加拿大的信息资源》（*Information Resources in Canada*）中提出的。此后，以"Information Resources"为标题的论著逐渐增多，并对信息资源作出不同的描述和定义。比较具有代表性的有，1979年，美国信息管理专家霍顿（F. W. Horton）从政府文书管理的角度出发，认为信息资源具有两层意思：①当资源（resource）为单数时，信息资源是指某种内容的来源，即包含在文件和公文中的信息内容；②当资源（resources）为复数时，信息资源指支持工具，包括供给、设备、环境、人员、资金等。1986年，霍顿与马钱德（D. A. Marchand）出版了题为 *Infotrends*：*Profiting from Your Information Resources* 的专著，将"信息资源"与"信息财产"作了区分，认为信息资源的含义包括：①拥有信息技能的个人；②信息技术及其硬件与软件；③诸如图书馆、计算机中心、传播中心、信息中心等信息设施；④信息操作和处理人员。信息财产的含义包括：①公司所拥有的正式的数据、文件、文献等财产；②公司所拥有的实际知识，包括类似专利和版权的智力财产以及个人的专门知识；③公司拥有的关于竞争对手、商业环境及其政治、经济、社会环境等方面的商业情报。我国对信息资源概念及其有关问题的研究始于 20 世纪 80 年代中期。1985 年孟广均先生著文指出："我国的信息资源很多，经济的、科学的、技术的、政治的、文化的、教育的、军事的等。"其后，国内专家学者提出许多不同的见解。

现在国外普遍认为没有控制、没有组织的信息不再成为一种资源，因此都加强了对信息的管理。此后一些学者开始对"信息资源"进行定义，认为信息资源是经过人类开发与组织的信息的集合。

（二）信息资源的基本特征

信息资源与物质资源、能源相比，有着其特殊性。信息资源是一种经济资源，不但具有经济资源的一般特征，而且又拥有与众不同的特性。信息资源的核心是可利用性，这也是资源的共同属性。除可利用性外，信息资源还具有以下特征。

1. **广泛性**　信息的丰富是与物质世界的丰富并存的，一切对人类活动有用的信息源均属于信息资源的范畴，是一种来源广泛的资源。然而，并非所有的信息都可成为资源，只有那些在一定条件下可利用的信息才可视为资源。其中，有一个作用价值和价值转化的问题。

2. **经济性**　信息资源的生成、开发、保存、传播和利用需要成本，因此信息资源具有价值、价格属性；同时，有目的地利用信息资源，必然产生经济和社会效益。因此，既可将其作为公共资源开发，又可进行开发经营，按市场模式组织信息资源经济活动。

3. **社会性**　信息资源开发是一个社会化程度很高的过程，社会分工使信息资源开发成为一个专门的行业。信息资源的社会性源于信息的社会性，在社会发展中，信息资源内容发掘正从浅层走向深层，从显性走向隐性，由此形成了基于社会进步的资源增值开发与利用环境。

4. **共享性**　信息资源的共享性是信息资源区别于物质资源的一个基本属性。物质资源和能源的利用表现为占有和消耗，物质资源在利用上具有排他性，特定的物质资源不可能被人们同时占有和使用；而信息资源可以同时为多人占有，信息资源的利用不一定存在排他关系，不同的利用者可以相同程度地共享同一信息资源。信息资源的可共享性为人类的共同进步提供了前提和条件。

5. **可获取性和再生性**　人类的社会活动将导致信息资源存在形式的变化和增值性再生。这说明，人类活动在信息资源的形成过程中具有重要的作用，也就是说，信息资源不仅是社会中自然存在的、可用原始信息的聚集，而且是一种附加了人类劳动的信息汇集，它所内含的人类劳动（主要是脑力劳动）也是其可利用性的表征。

6. **时效性**　信息资源比其他任何资源的时效性都强，信息只有在其反映事物的时效内才可能产生作用。

7. **支撑性**　信息资源具有支撑其他资源开发的功能，不论是物质资源、能源还是资产资源，其开发利用都依赖于信息的支撑。

8. **可控性**　信息资源是一类与人类社会活动直接相关的特殊资源，在利用上必然受资源主体的控制，由此提出了资源利用上的权益分配和保护问题。这一问题的解决，可以通过政策和法律途径进行。

二、卫生信息资源的内涵与特征

信息、物质与能量被认为是社会发展的三大支柱，并构成社会进步与发展的基本资源体系。学术界普遍认为，信息一方面是宇宙间的普遍现象，是一种不以人的意志为转移的客观存在；另一方面它又是信息资源的源泉。但并非所有的信息都是信息资源，只有经过人类的加工组织与开发利用的信息才能成为信息资源。从这一角度出发,卫生信息资源是在医药卫生信息活动领域中经过人类开发与组织的信息的集合。

(一)卫生信息资源内涵

卫生信息资源(health information resources)是信息资源概念在卫生行业的具体化,是在医疗卫生活动中所产生的以人的健康相关信息为核心的各类信息活动要素的集合。卫生系统复杂程度高,各业务子系统特征各异,产生的信息资源呈现多样化。从另一个方面来说,卫生信息资源就是医疗卫生管理和服务业务活动过程中所产生、获取、处理、存储、传输和使用的一切信息资源。卫生信息资源概念的界定是基于广义视角,其外延包括:各级各类卫生行政管理部门、医疗卫生服务机构、患者、健康个体和人群、卫生信息系统和信息平台、卫生信息基础设施以及以电子病历和健康档案为核心的各类资源。

(二)卫生信息资源的特征

卫生信息资源作为整个社会信息资源的重要组成部分,一方面,它既有与社会信息资源共同的性质和特征,譬如经济性、共享性和时效性等。另一方面,具有以下特殊的性质和特点。

1. **专业性** 与一般信息资源相比,卫生信息资源最突出的一个特征就是它的专业性和专用性特别强。卫生信息资源的内容具有十分鲜明的专业特色,卫生信息服务技术、手段和过程都有严格的专业操作程序、质量标准和规范化要求,非专业人员难以理解、掌握和利用。因此,卫生信息资源需要专门机构、专门技术人员收集、整理、传输、使用、开发。

2. **公益性** 我国医疗卫生服务体系建设坚持以公立医疗机构为主,多种医疗形式共同发展,形成布局合理、分工明确、防治结合、保证质量、技术适宜、运转有序的医疗服务体系。基本医疗卫生服务制度决定了卫生信息资源是全社会资源的一部分,具有一定的社会公益性质。

3. **不协调性** 卫生信息资源的不协调性主要体现在信息基础设施、信息素养、信息可获得性和信息质量等方面的不协调和不平衡。第一,在信息基础设施方面,我国城乡、地区之间具有较大差异性。一般来说,经济发达区域要好于经济欠发达地区。第二,在信息素养方面,城乡居民之间在卫生信息的获取意识和能力上存在很大的差距。第三,卫生信息资源主要产生并存在于各级各类医疗卫生机构内部,共享机制不完善。

4. **不对称性** 卫生信息的不对称性主要表现在卫生服务供方与需方的信息不对称。医疗市场上,服务提供方(医疗机构及医务人员)拥有医疗专业知识和信息,而需方(患者及家属)处于相对的信息劣势。因此,在医患关系中,医疗服务供方往往起主导作用,需方医疗信息的匮乏和专业知识的欠缺导致其在医疗服务中的被动性。

三、卫生信息资源分类

按照不同的标准,卫生信息资源可以分为多种类型。依据现实信息资源的载体,可将卫生信息资源分为载体信息资源、文献信息资源、实物信息资源、网络信息资源四种类型。结合卫生信息资源管理的实际,在现实的卫生信息资源体系中,常见的卫生信息资源主要包括以下几大类型。

1. **卫生文献信息资源** 卫生文献信息资源是以文献为载体的信息资源。文献信息资源依据记录方式和载体材料又可分为刻写型、印刷型、缩微型、机读型、声像型五大类。其中刻写型卫生信息资源主要是指医卫专业人员的手稿、手写纸质病历、手工登记资料、原始档案等;印刷型的卫生文献信息资源主要包括医卫图书、报刊、特种文献资料(医学科技报告、医学会议文献、医学学位论文资料、医卫技术标准资料、医卫专利文献、政府及官方出版物等)、图片等。

2. **卫生数据资源** 卫生数据资源主要包括:①各类公司研制与开发并形成市场化运作的数据库(知识库)资源,如中国期刊全文数据库、中文生物医学期刊文献数据库、中国医院知识仓库、Medline、

Ovid、ProQuest、Springer、Elsevier、Kluwer 等；②公共卫生领域中各类疾病预防、职业健康保健、疾病监测的数据采集、登记、存储、统计分析与检索及其管理资料；③卫生系统领域的各类统计资料。

在卫生数据资源中，既包括结构化的事实性报表数据，还包括许多非结构化的数据，如医学影像数据等。

3. **卫生信息网络与系统资源** 卫生信息网络资源主要包括以下两种。

（1）为实现卫生信息资源快捷有效地传输而建立的各种网络（局域网、广域网）。

（2）从互联网（Internet）上可以查找到的卫生资源，包括：①非正式出版的信息，如电子邮件、专题讨论小组和论坛、电子会议、电子布告板新闻等平台上的信息；②正式出版信息，包括网络数据库及电子出版物等。

卫生信息系统资源主要是指为实现卫生信息化而建立的各类与人、财、物有关的计算机管理信息系统及其相关设备。

4. **卫生组织机构信息资源** 卫生组织机构信息资源主要是指医疗卫生领域各种学术团体和教育机构、企业和商业部门、国际组织和政府机构、行业协会等，介绍其贯彻宗旨、研究开发内容，或其产品、服务、成果的描述性信息。

5. **卫生专业人员与信息管理人员的智力资源** 卫生专业技术人员所拥有的智慧、经验与知识是卫生信息资源的重要组成部分，他们常在交流、口述与讨论中传递丰富的卫生信息。卫生信息管理人员主要包括信息资源服务规划与管理者、统计人员、流行病专业研究人员、医务人员、系统开发管理与维护人员、数据收集与处理人员、文献资料与档案管理人员等。卫生信息专业人员与信息管理人员既是卫生信息资源的生产者，又是卫生信息资源的开发利用者。

第三节 卫生信息资源规划概述

卫生信息资源规划是卫生信息化建设的基础。卫生信息资源规划的发起者是拥有行业行政管理权力的卫生行政管理部门，执行者是在各级医疗机构领导下的信息部门。其目的就是理清并规范表达卫生信息化建设的需求，整合信息资源，为各级医疗机构及医疗管理机构的应用软件选型并保证成功实施。

一、卫生信息资源规划的基本内涵

（一）卫生信息资源规划的概念

从广义的视角对卫生信息资源规划进行界定，卫生信息资源规划（health information resource planning, HIRP）是对卫生信息资源开发、利用的规划，是对卫生信息资源管理全过程的规划。具体而言，就是对医疗卫生管理和服务业务所需信息的采集、处理、存储、传输、配置到利用全过程的相关要素进行全面规划。通过卫生信息资源规划梳理卫生业务流程，明确业务需求，建立信息标准和信息模型，再用这些标准和模型来衡量现有的信息系统及各种应用，符合的就继承并加以整合，不符合的就进行改造优化或重新开发，从而稳步推进卫生信息化建设。

（二）卫生信息资源规划的基本特征

卫生信息资源规划的主要实施环节包括对卫生信息资源的实施环境的详细调查，信息资源的采集、整理、存储、开发、传递、应用、维护和评价。其特点包括以下几点。

1. **目的性** 卫生信息化现状评估及分析是规划的基础步骤。规划要建立在卫生信息化现状评估的基础上，对卫生各关键业务领域的业务模式和数据流进行分析和建模，建立卫生信息资源在信息交换、信息共享、信息管理、信息利用方面的标准和规范,挖掘卫生信息资源的价值,其目的是促进区域卫生信息化建设走向全面规划、统一标准、互联互通、整合资源、强化管理的轨道,促进新医改的有效落实和卫生事业的全面发展。

2.**全局性**　HIRP 不是局限于对某类或某部门信息资源的规划,而是面向行业的全局性数据规划。在宏观上,它是由信息资源、信息用户、信息技术、管理信息、信息资源管理人员等构成的一个整体,它的实施需要依赖于计划、组织、指挥、协调、控制等管理功能的实现;在微观上,它是数据进入各级平台,在区域内对数据进行科学合理的存储、分布、共享、计算处理,处理后的数据再进入各医疗卫生机构,进而完成具体业务的集成性技术与管理控制机制。

3.**基础性**　信息资源规划是实现信息化的基础,只有做好信息资源规划,才能有效推进信息化。卫生信息标准化是规划的一项基础性、常态化工作。在统一标准的基础上,明确和规范信息规划的实施步骤。也可以通过梳理业务流程,明确信息需求,建立信息标准和信息应用模型,重新整合和改造优化信息系统及各种应用,搭建信息资源整合系统平台,建立不同应用系统间的数据交换平台,进而推进行业信息化建设。

4.**流程性**　信息资源规划是一个体现在流程上的规划过程,从信息详细调查、信息采集到信息应用、维护和评价的完整流程。其中,前一流程步骤是后一流程步骤的基础,每一步的工作质量的好坏都决定了整个规划的好坏。

5.**系统性**　信息资源规划不是局限于对信息资源的某一应用的规划,而是全面的、系统的数据规划。

6.**可扩展性**　信息资源规划是一项不断反复,不断改进的长期工作。因此,应注重可扩展性,即每次规划的结果不应该是封闭式的,而应该是具有开放性的。可扩展性的特点使信息资源规划既自成体系,又可以与将来的部分互通互联,实现可持续发展。因此,应注重可扩展性,实现信息资源规划的可持续发展。

7.**可测度性**　信息资源规划实施效果的好坏可以在数学模型的基础上,通过一系列的参数指标进行测算分析和评价,发现成功优势,找到欠缺之处,也为今后的 HIRP 工作提供改进依据,指引方向。

8.**前瞻性**　采用有前瞻性的理念做指导。在指导思路上,重点关注信息资源规划的关键产出物,从垂直业务和单一应用向扁平化信息平台建设上转变,利用平台技术实现统筹规划、资源整合、系统互联互通和信息共享,提高医疗卫生服务与监管能力,有效推进基本医疗保障制度建设,建立国家基本药物制度,健全基层医疗卫生服务体系,促进基本公共卫生服务逐步均等化,推进公立医院改革工作等。

二、卫生信息资源规划的要素

有效的资源规划可以做到信息资源的合理配置和利用,促进信息系统应用的深化,从而保证数据及其标准的一致性。卫生信息资源规划是一个整体概念,是涵盖信息活动全过程的全面规划。明确卫生信息资源规划的构成要素,有利于规划的制订和全面实施。

1.**建设主体**　建设主体是卫生信息系统和平台建设的主要承担者。具体而言就是各级卫生健康信息化管理组织和专业机构,即各类医疗卫生行政管理部门和服务机构。如各级卫生健康委员会、医疗卫生服务机构等。

2.**信息系统或平台**　信息系统是指卫生信息系统或平台的系统架构、技术架构、存储架构、业务模型、功能模型、信息模型以及平台基本性能要求等方面的内容。

3.**信息基础设施**　信息基础设施是卫生信息系统或平台的网络体系架构与网络管理、数据存储设备与灾备建设、信息安全体系等。

4．信息资源 信息资源主要是指信息或平台主要存储的数据、遵循的主要标准规范。具体而言，是指以全员人口信息、电子健康档案和电子病历三大数据库资源为核心的资源以及相关数据标准和规范。

5．保障体系 保障体系是指信息系统或平台建设的各项配套保障措施，包括制度保障、资金保障、人才队伍建设等方面。

三、卫生信息资源规划的主体和任务

随着知识经济和信息网络化的不断深入，信息资源正在成为社会经济发展的支柱性资源，信息技术及应用也已渗透到经济和社会的各个领域，使得信息资源这一战略资源日益受到重视。2009 年新医改实施以来，全国各地都在积极探索卫生事业改革之道，很多城市开展了区域卫生信息平台建设项目，试图以卫生信息化为突破点进行卫生事业改革探索。国外相关发展经验显示卫生信息资源开发利用存在较多问题，区域卫生信息化建设的难度较大。而当前我国区域卫生信息资源规划欠缺，医疗卫生机构自建信息系统，基本的业务数据标准不完善，数据交换、互联互通与信息共享等方面问题明显，导致在区域卫生信息化建设中往往形成"信息孤岛"和"信息烟囱"的现象，这些都严重制约了卫生信息化的发展进程。此类问题的解决，需要借助卫生信息化建设的集中规划和统一设计，完善信息标准和推广应用，逐步提升卫生信息资源的利用率，优化医疗服务模式和流程，最终消除信息孤岛、信息烟囱，实现医疗数据互通和信息资源共享。

进行卫生信息资源规划，首先要理清规划应该关注什么和应该达到什么发展目标，也就是规划的主体和任务，这也是卫生信息资源规划要解决的首要核心问题。

（一）卫生信息资源规划主体

卫生信息资源规划主体可以划分为三个层面：国家层面主体、省市层面主体和机构层面主体。国家层面的规划主体主要是指国家卫生健康委员会。其规划的任务主要是确定国家今后一段时期卫生信息化建设的总体战略和部署，做好卫生信息化的顶层设计。省市层面主体主要是指省市的卫生行政管理部门，也就是各省市的卫生健康委员会。其规划的主要任务是组织力量对国家发布的战略规划和方案进行研究和消化，在此基础上结合本地实际，研究制订本管辖范围内今后一段时间内的规划方案。机构层面主体主要是指各级各类医疗卫生服务机构，如各级医院、基层医疗卫生机构和康复医院等。其规划的主要任务是依据国家和省、市的卫生信息规划和方案，根据医疗机构的发展目标和任务，制订医疗卫生机构信息化建设和发展的实施方案。

（二）卫生信息资源规划任务

信息资源规划是信息化建设的基本任务，是信息化建设的基础性、奠基性的工作。信息资源规划的任务和成果是信息化成效的阶段性体现。按照前文提到的信息资源规划三个层面的主体，其任务也不尽相同。

国家卫生健康委员会信息资源规划的任务主要是确定国家今后一段时期卫生信息化建设的总体战略和部署。国家层面的卫生信息资源规划应遵循"制度先行，顶层设计，资源共享，保障安全"的理念，以整个卫生行业的发展目标、发展战略、发展任务和卫生行业各部门的任务目标与功能为基础，结合行业信息化方面的实践和对信息技术发展趋势的把握，提出医疗卫生的信息化远景、目标、战略，确立统一规划、分步实施的建设原则，全面系统地指导推进卫生信息化的进程，协调指导信息技术的应用和优化全国范围内的卫生信息资源配置，实现各种不同业务系统间跨地域、跨行业、跨部门的信息共享和业务协同，充分有效地优化和利用卫生信息资源，满足医疗卫生行业发展的需要，提升医疗卫生机构管理和决策水平。

省市级卫生行政管理部门规划的主要任务是组织力量对国家发布的战略规划和方案进行研究和消化，在此基础上结合本地实际，研究制订本管辖范围内今后一段时间内的规划方案。同时，确定本地区的信息平台建设方案，实现信息多渠道动态收集，实现健康信息的动态、交互和综合管理，以最大限度实现信息共享，减少信息孤岛，解决信息资源整合与应用系统集成难题，以满足区域卫生服务的需要，为卫生服务决策提供科学依据，使信息化服务于医药卫生体制改革。

各级各类医疗卫生服务机构的主要任务是在国家、省市总体战略规划要求下制订本机构的信息化发展实施方案，建立数据中心和数据平台，确立新建的或整合已有的信息系统所涉及的业务范围，建立模型，强化应用行业标准，增强机构硬实力和软实力，支撑机构未来战略。具体而言，包括机构内业务应用建设规划、网络基础设施规划、机构数据平台与区域信息平台的对接设计规划、信息人才规划等方面。

四、卫生信息资源规划的作用

卫生信息化作为一场卫生体系新的革命，不仅是信息通信技术在卫生领域的应用，更重要的是针对信息共享和系统互操作需求的流程改造。我国正值卫生信息化快速发展时期，无论是对发展较为成熟的医院信息系统还是对即将实施的区域卫生信息化，都需要进行持续性的研究，从而不断明确发展方向，改进发展思路。发达国家的经验显示：进行信息资源规划虽然需增加30%左右的资金投入，但是可以明显提升区域内的产品档次和质量、改善信息技术环境和降低能源等，从而可增加85%左右的经济效益，同时还带来一些不能量化但更具价值和意义的社会效益。由此可见，进行信息资源规划可优化区域信息资源配置，促进信息资源的合理流动和共享。

从宏观方面来看：①卫生信息资源规划是国家卫生信息化建设的依据和向导，是信息系统设计和实施的前提与依据。卫生信息化建设是深化医药卫生体制改革的重要任务和重要支撑与保障。通过宏观规划，优化卫生信息资源配置，实现信息共享和业务协同。卫生信息资源规划和管理也有利于及时、全面、准确地了解全国居民健康水平，掌握卫生工作活动情况，为各级部门制订社会经济发展规划和卫生工作计划提供依据，从而有力推进卫生事业的可持续健康发展。②卫生信息资源规划是卫生工作的重要内容和科学化领导决策手段。加强卫生信息资源规划和管理，能够实现卫生工作的有效管理，进一步提升卫生信息化建设的质量和层次。卫生信息资源规划下的机构信息化建设，能够建立集成化的信息资源网络体系，使信息资源高度整合和有效利用，消除"信息孤岛"，提高管理、决策和服务效率。

从微观方面来看：①卫生信息资源规划有利于医疗卫生机构对应用系统开发的指导、控制和协调，提高工作效率，助力自身可持续发展。对医疗机构而言，统一规划改造和建设基础设施可有效节省建设运营管理费用，降低故障发生率，支持医疗卫生机构的业务开展和管理。通过统一规划，优化通信网络路径，可有效减少通信线路总长度，减少通信故障，保证卫生机构数据高度共享，实现部门之间信息的自动交换和相互支持，从而极大提高卫生机构整体工作效率，比如，临床影像检查费用在医疗检查费用占有较高比例，通过建设医学影像存储与传输系统（picture archiving and communication system，PACS）可有效减少医疗成本和费用支出。②有利于为广大居民提供高效的医疗卫生服务。对广大居民来说，通过规划，帮助理清并规范表达用户需求，从而落实"应用主导"，使得广大居民的实际需求得到体现。与此同时，规划也加快医疗互联互通、信息共享进程，实现卫生信息的跨区域共享及数据交换，推动医疗协同服务、延续性的健康服务，有利于居民跨区域就诊，实现跨区域医保实时结算，方便老百姓异地就诊，缓解"看病难、看病贵"问题，造福于民。

第四节 卫生信息资源管理概述

卫生信息资源是卫生管理活动中最宝贵的财富。在传统管理模式下,信息资源是分散的,是以部门为基础的条块化管理模式。大量宝贵的数据资料分散在不同部门或个人手中,时间的推移和人员变动导致数据流失和断档。更重要的是因缺乏有效的交流和共享机制,部门间很难实现信息共享。随着互联网技术的飞速发展和信息化水平的日新月异,信息资源管理也面临着巨大挑战。卫生信息资源的有效管理对于完善卫生机构的管理,使之随着信息技术的发展而与时俱进,具有极为重要的现实意义。

一、信息资源管理的基本内涵

(一)信息资源管理的概念

信息资源管理(information resource management,IRM)始于信息资源的开发而终于信息资源的利用,所依据的是信息资源的生命周期,即在信息生命周期内对信息资源分布、组织、配置、开发和服务进行的管理。信息资源管理从广义上看系指对信息内容及与其相关的资源(如设备、设施、技术、投资、信息人员等)进行管理的过程。狭义的信息资源管理则指遵循特定的管理思想,综合运用各种管理方法和技术手段,对信息资源本身所进行的管理,包括对信息资源的采集、开发组织、传播、服务、利用管理和对信息设施、信息技术、信息投资、信息机构和人员等所进行的规划、组织和控制,从而最大化地满足社会和组织的信息需求。

(二)信息资源管理的分类

人类生产和生活的各个方面和各个层次都涉及信息资源管理问题。就人类生产和生活的方方面面而言,信息资源管理可粗略地划分为政府信息资源管理、信息资源管理和社会信息资源管理3个大领域,其中,政府信息资源管理主要解决信息资源配置、行政效率和社会控制等问题;信息资源管理主要解决信息资源投入、信息资源和业务调配、信息资源与决策效率、信息资源与可持续发展等问题;社会信息资源管理主要解决信息资源市场化、信息资源产业化、信息资源的社会服务、社会成员的信息资源公平问题,以及信息资源的产权问题等。就现代信息资源管理理论的发展而言,政府信息资源管理和信息资源管理是两个主要源头,社会信息资源管理可以说是政府和信息资源管理的外化。

二、卫生信息资源管理的内涵、特征和作用

卫生信息资源管理是信息资源管理的重要组成部分,准确理解卫生信息资源管理的内涵及相关的理论与技术对于科学规划和实施卫生信息资源管理具有重要意义。

(一)卫生信息资源管理内涵

卫生信息资源管理(health information resource management,HIRM)是将信息资源管理的理论和技术手段应用于医药卫生行业,结合行业自身特点而进行的信息资源管理活动。具体是指在对信息需求、信息供给进行统筹考虑的情况下,对信息资源进行合理规划、配置与充分使用,使信息资源的分布和结构合理化,信息流动和运用高效化,从而使信息资源的经济效益和社会效益不断得到提高。一方面,随着信息技术的迅速发展,功能不断增多而体积不断缩小的信息装备大面积使用,这要求对分散的技术进行综合集成管理;另一方面,随着信息技术的广泛运用,硬件与软件之间、信息系统成本与效益之间、不同信息系统之间的矛盾、冲突与不协调问题日益突出,这要求对信息资源进行统筹

规划与有序利用。因此,信息资源的战略意义日益受到有关部门重视,对信息的开发需求由低层次上升到较高层次,由技术性问题上升到战略性问题。

卫生信息资源管理是为了达到对卫生信息的最佳采集、加工、存储、流通和服务效果而实施的一种管理,也是对信息本身实行的计划、预算、组织、引导、培训和控制。因此,卫生信息资源管理也是一种使各种专门管理适应于标准管理程序和控制,从而实现卫生信息活动价值和效益的一种管理。卫生信息资源管理的目标是实现对卫生信息资源的综合管理,提高卫生信息资源的开发利用效率,合理配置卫生信息资源,保证共享,从而以最低的成本构建卫生信息资源的结构,保证卫生信息资源利用的最佳效益。同时,保证卫生信息资源的真实性、准确性、适用性,最大限度地提高信息质量,改善信息利用情况和促进信息增值,有效地满足各类卫生信息需求。

(二)卫生信息资源管理特征

卫生工作关系国家的长远利益和全民族的根本利益,工作范围相当广泛,不仅涉及卫生部门,而且也涉及社会其他部门,因此所获得的信息也相当广泛。同时卫生工作关系到人民的健康和生命,各种卫生服务的内容都具有较强的专业特色,服务技术及操作具有专业标准化和规范化特点,加之卫生工作涉及的部门多、专业多,因而使卫生信息又呈现多维复杂的特点。

1. **广泛性**　广泛性是卫生信息资源管理的主体特征。随着现代信息技术在卫生领域各部门、各机构的广泛应用,各医疗卫生机构、卫生行政管理部门都成为卫生信息资源管理的主体。

2. **层次性**　卫生信息资源管理作为一个整体是一个系统,它是由卫生信息的收集、组织、存储、服务等子系统所构成的,这些部分是同一层次的并列关系。每一个子系统又可分成更小的子系统,这些更小的部分也是同一层次的并列关系,它们分别隶属于上一层次的各个子系统,这就是卫生信息资源管理作为系统的层次结构。并且,对于卫生信息资源管理来说,无论是其整体,还是各个组成部分(子系统)都可随内部的演化和外部环境的影响而变化,以适应整个系统的目的和功能的需要。这就表明卫生信息资源管理具有自组织系统动态变化可适应的特征。

3. **开放性**　所谓开放性,即系统必然与外界环境进行物质、能量和信息交换。某一系统所处的自然和社会条件,就是该系统的环境。开放系统必须与外界环境进行交换才能使自己延续下去。卫生信息资源管理从外界获得数字化的信息资源、支撑基础等物质和信息,并将信息传递给需要的患者、医务人员和行政管理人员以供利用,这就是卫生信息资源管理同外界环境的交换过程。

4. **非线性关系**　卫生信息资源管理诸要素之间的相互作用是非线性的,要素间的非线性作用是形成系统有序结构的内部因素。卫生信息资源管理内部各要素之间的非线性相互作用产生协同和相干效应,使得系统从无序走向有序,不会因为外界环境的微小变化而受到影响,同时保持一种处于动态平衡的稳定性。

5. **涨落性**　卫生信息资源管理内部存在涨落现象,在自组织理论中,涨落是指系统参量围绕某一个数值上下波动的现象,是系统形成有序结构的原动力。所有影响卫生信息资源管理的因素都可以视为涨落,新的概念、方法、技术、设备的引入,还有用户需求的改变都会使得系统从一个平衡状态变化到另一个平衡状态,所有这些都会使得卫生信息资源管理偏离原有的稳定状态,经过相变进入一个新平衡态。

(三)卫生信息资源管理作用

随着社会经济的发展,集成化管理的信息资源越来越成为决策管理部门所依赖的决策依据。加强卫生信息资源规划,改进卫生信息资源管理,采用现代的通信技术和网络技术,使卫生信息能够快速、经济地传送到全国各地,实现卫生信息资源的共享,在一定程度上可以改变我国卫生服务的现状,提高信息资源利用率,满足各级医疗卫生机构、政府部门以及公众对卫生信息资源的不同需求,同时也为各级各类卫生机构的信息化建设提供方向和指导。

卫生信息资源管理有利于及时、全面、准确地了解居民健康水平，掌握卫生工作活动情况，为国家及各级地方部门制订社会经济发展规划和卫生计划提供决策依据。

卫生信息资源管理是有效开展卫生工作的重要手段，卫生工作包括医疗服务、卫生防疫、妇幼保健、医学教育、医学研究等。科学的卫生信息资源管理是充分利用卫生信息资源的基础，也是充分发挥卫生信息决策支持功能的前提。只有加强卫生信息资源管理，充分重视并利用卫生信息资源，才可能实现卫生工作的有效管理。

卫生信息资源管理是各级卫生组织交流沟通、业务协同的保障。医疗卫生行业是一个十分复杂的系统，涉及的部门和业务众多，各级各类卫生行政部门和卫生业务部门都需要及时准确地获得相关信息，掌握医疗卫生工作现状，才能实现有效的指挥、控制监督、协同、组织等管理功能。各单位的工作状况，通过有关信息反映出来；各种工作环节，通过信息联结起来。在组成一个完整的系统的过程中，只要保证信息渠道的畅通，保持上情下达和下情上达，就能保证系统管理机制的正常运行，系统就有活力。

三、卫生信息资源管理的基本要素和层次

在医疗卫生领域，卫生信息资源管理已成为影响卫生事业发展的一个重要因素，也是促进卫生事业管理现代化的重要手段，是卫生事业管理的基本工具。卫生信息资源管理由内部环境、外部环境等诸多因素相互制约，共同构成完整而复杂的系统。建立健全的卫生信息资源管理系统，已成为促进卫生事业发展的一个重要因素，也是提高卫生管理水平、促进卫生管理现代化的重要条件。

（一）卫生信息资源管理的基本要素

卫生信息资源管理的基本要素涵盖 5 个部分：卫生信息资源、支持人员、理论与技术、信息技术设施、方针和规章制度。

1. **卫生信息资源**　卫生信息资源是管理的对象，是卫生信息资源管理系统的基本构成。该构成要素的数量、内容和形式在系统与外界物质、信息交换的基础上随着时间的变化而动态变化，它的数量和内容的动态运动一般总体上表现为数量增大、内容增多、形式多样，它是引起该复杂系统熵值增大的一个重要因素。

2. **支持人员**　支持人员是该复杂系统的一个重要组成部分，是该复杂系统维持平衡态和从一个平衡状态走向另一个平衡状态的能动使者。一般包含以下两类人员：卫生信息资源的管理人员和进行卫生信息资源管理研究的人员。其中卫生信息资源的管理人员主动作用于卫生信息资源的各类管理事务。进行卫生信息资源管理研究的学者和研究人员作为重要组成要素，其主要作用是研究如何根据系统与外界的物质、能量和信息的交换，使卫生信息资源管理系统从无序状态走向一个有序状态，例如：卫生信息资源管理的长远发展规划、卫生信息资源管理的方针政策、卫生信息资源管理的方法和各类技术等。

3. **理论与技术**　理论与技术是卫生信息资源管理从一个平衡状态走向另一个平衡状态的主导因素，是针对卫生信息资源的过程管理、控制和改造的因素。在理论与技术的管理、控制下，卫生信息资源的内容、形式与存在状态更加有利于系统实现功能，更有利于与其他要素的相互作用和相互制约。与此同时，理论与技术也随着系统的外部环境和内部要素的运动而动态变化。

4. **信息技术设施**　信息技术设施是卫生信息资源管理系统中的重要支撑基础，例如软硬件支撑设备，包含用于卫生信息资源管理的系统软件、应用软件和各种计算机设备。它也随着时间的变化在系统内外部因素的作用下动态变化着，呈现去旧增新、革新换代的趋势。

5. **方针和规章制度**　方针和规章制度是卫生信息资源管理达到某个平衡状态的规范、控制因素。在其规范和控制下，卫生信息资源管理系统的各个组成要素之间相互影响，相互制约，有机协调

地运动和变化。它的内容随着系统的外部环境、系统内部的各种因素，尤其是卫生信息资源支持人员的运动而不断发生变化。

卫生信息资源管理这个复杂系统的 5 个构成要素相互作用、相互制约、相互协调，整体上使卫生信息资源管理从一个有序状态走向另一个有序状态，从而适应不断飞速增长的卫生信息资源和不断变化的信息需求。

（二）卫生信息资源管理的层次

卫生信息资源管理分为宏观、中观、微观三个层次，其中宏观层次指国家层面，中观层次指各省市部门层面，微观层次指各级医疗卫生服务机构。

1. **宏观层次**　是面向整个国家的战略管理。实施部门是国家卫生行政管理部门，利用法律、经济、行政等手段，通过制定政策法规，运用行政、经济和法律等手段组织信息资源的开发，实现资源共享。在宏观层次上通过国家的政策、法规、管理条例、投资方向、发展纲要、系统规划和标准化规范等来指导、组织、协调各类信息资源开发利用活动，使信息资源按国家宏观调控的目标，在保障信息主权与信息安全的前提下，得到最合理、最充分的开发和最有效的利用。

2. **中观层次**　是介于国家和基层间的一种管理层次。中观层次的卫生信息资源管理是在国家管理框架之下而进行的，接受国家管理层次的指导及规范和控制，是由地方政府或卫生行业部门的卫生信息资源管理机构，通过政策法令进行资源合理配置，实施的本地区或行业信息资源管理活动。它是卫生信息资源宏观管理的主体部分，多由各省市卫生健康委员会的卫生信息资源管理部门组织实施。

3. **微观层次**　是卫生信息资源管理体系的基础，其实施单位是各个具体的医药卫生服务提供机构。微观层次卫生信息资源管理的主要职责是全面负责单位的信息资源的统一管理、开发和利用，分析机构中各层次对信息资源的真正需求，分析机构内外信息环境，制定机构的信息政策和规划，开发组织的信息技术，并对其进行集成管理，确定组织的信息标准规范，健全组织的信息系统，管理信息工作人员，针对单位主体目标展开信息运筹活动，参与核心决策。

（孟　群）

思考题

1. 试述卫生信息化的概念及其在我国的应用。
2. 简述卫生信息资源的特点。
3. 简述卫生信息资源规划的基本内涵和构成要素。
4. 简述卫生信息资源管理的内涵与层次。

第二章

卫生信息资源规划基础

美国信息资源管理学家霍顿（F. W. Horton）和马钱德（D. A. Marchand）等人在 20 世纪 80 年代初就指出，信息资源与人力、物力、财力和自然资源一样，都是机构的重要资源。在卫生领域活动中，每时每刻都充满着信息的产生、流动和使用。要使每个部门内部、部门之间、部门与外部单位之间的频繁、复杂的信息流畅通，充分发挥信息资源的作用，必须用科学方法进行统一、全面的规划。通过信息资源规划可以实现多个分散开发的应用系统之间的信息共享，解决系统之间的"信息孤岛"问题。

卫生信息资源规划（health information resource planning，HIRP）是宏观或组织层面上对卫生信息资源进行战略性规划，以实现长远、科学和有序发展。卫生组织是卫生信息资源规划的主体或终极"客户"。卫生信息资源规划工作需要以专业团队为主体、以数据标准为基础、以需求分析为前提、以系统建模为手段来实施有效的规划工程。本章在介绍我国卫生组织体系基础上，阐述卫生信息资源规划的基本理论和方法，具体包括卫生组织体系构成（以我国为例）、卫生信息资源规划的理论与方法以及卫生信息资源规划需求分析与建模三部分。

需要说明的是，信息资源规划工作实践中需要全面利用软件工具支持，将标准规范编写到软件工具之中，从而引导规划人员执行标准规范，形成规划元库（planning repository，PR），确保开发工作的无缝衔接。这样可以帮助理清并规范表达用户需求，贯彻落实信息化建设的"应用主导"方针。具体工程学技术与应用软件请参阅有关专著。

第一节　卫生组织体系

卫生组织是贯彻执行国家卫生工作方针、实现卫生工作目标的组织保障，其根本目标就是要促进、恢复和维护人群健康。卫生组织体系是卫生事业的主体框架，其结构、功能与职责划分直接关系到卫生工作的开展和人民健康保障。本节系统介绍我国卫生组织体系的构成及各组成部分的结构、功能与职责。这是卫生信息资源规划需求分析与建模中职能域分析的基础。

一、卫生组织体系构成

卫生组织体系（health organization system）是指根据人群健康需求，通过卫生规划、卫生立法等形式，以恢复和促进人群健康为目标的各种不同组织群构成的系统。卫生组织体系通过疾病治疗、疾病预防、健康促进以及疾病风险分担等多项举措来保障居民健康。

我国卫生组织体系是基于我国卫生行政区划搭建起来的多层次组织体系，主要包括三大部分，分别是卫生行政组织（health administration organization）体系、卫生服务组织（health service organization）体系和卫生第三方组织（health non-governmental organization）。卫生行政组织体系包括卫生健康委员会、医疗保障组织、卫生监督组织和其他卫生行政组织。卫生行业行政管理部门（国家、省市、地市、县级卫生健康委员会）负责卫生全行业管理。在我国，医疗保障组织和卫生监督组织介于行政组织、服务组织和社会团队之间，一定程度上具有这些组织的部分性质和功能。卫生服务组织体系包括医疗服务组织、疾病预防与控制组织、妇幼保健组织、医学科研组织、医学教育组织和其他卫生服务组织。我国医疗卫生服务体系由医疗机构、社区卫生服务机构和公共卫生机构组成。医疗机构按照行政管理隶属关系划分有国家级、省市级、地市级、县级医院，按照医院评审级别划分有一、二、三级甲乙等医院。社区卫生服务机构提供基层医疗和基层公共卫生服务。各级公共卫生机构（包括国家、省市、地市、区县级）进行公共卫生管理并提供公共卫生服务。卫生第三方组织包括学术团队、国际卫生组织、基金会和其他卫生第三方组织。

卫生行政组织与卫生服务组织为我国医疗卫生服务体系主体部分。其组织架构详见图2-1-1。

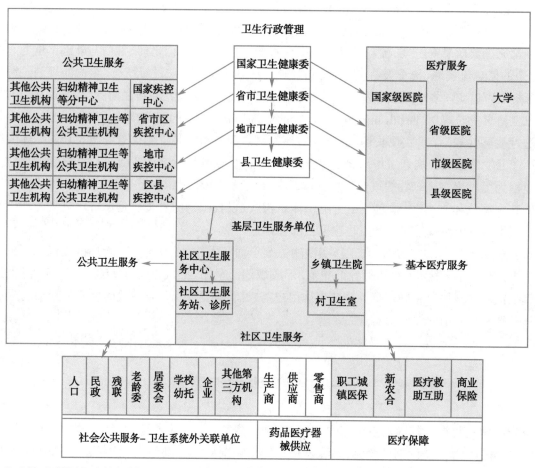

注："人口"系国家卫生健康委的人口监测与家庭发展司和其他人口统计相关职能部门；"民政"系民政部下属相关司局；"残联"系中国残疾人联合会等社会团体以及社会救助、康复辅助相关职能部门；"老龄委"系国家卫生健康委的老龄健康司、民政部的养老服务司等相关职能部门。

图2-1-1 我国医疗卫生服务体系的总体架构图

卫生组织体系的三个组成部分互相紧密联系、共同构成一个有机整体。卫生行政组织是指对卫生事务实施管理的政府组织，通过制定和执行卫生政策、法规等来引导和调控卫生事业的发展。卫生服务组织是以保障居民健康为主要目标，直接或间接地向居民提供医疗、预防、保健、康复等卫生服务的组织，包括各类公共卫生服务组织、营利性和非营利性医疗服务组织等。它是由为提高全民健康水平而提供医疗卫生服务的各级各类专业机构组成的有机整体，包括医疗、预防、妇幼保健、医学教育、医学科研等类别。卫生服务组织在接受卫生行政组织领导的同时，接受上级卫生服务组织的业务指导，并指导下级卫生服务组织，实现了卫生服务纵向上的连续供给。卫生第三方组织主要指由非政府部门、职业群体或群众自发组建的与健康相关的组织，是对我国卫生行政组织体系及卫生服务组织体系的有益补充。

我国卫生组织体系主要是基于政府建立起来的。政府组建卫生行政组织，管理卫生服务组织，规划卫生服务供给；政府组建卫生服务组织，为居民提供卫生服务；政府通过医疗保障组织优化健康筹资、分担疾病负担、促进居民医疗服务的利用。同时，非政府办卫生组织也发挥了积极的作用，商业医疗保险组织、卫生第三方组织等都有效地推动了促进居民健康水平目标的实现，对我国卫生组织体系起到了积极的补充作用。

二、卫生行政组织

行政组织有广义和狭义之分，卫生行政组织亦如此。广义行政组织是各种为达到共同目的而负有执行性管理职能的组织系统。它既包括各类企事业单位、群众团体、政党的负有管理职能的组织系统，也包括国家机关中的立法、司法系统中负有执行性职能的各单位各部门。狭义行政组织是指依一定的《中华人民共和国宪法》和其他法律程序建立的、行使国家行政权力、管理社会公共事务的政府组织机构实体。这里，卫生行政组织属于后者。

（一）世界各国卫生行政组织

世界各国卫生行政管理机构的建制各不相同。大体分为三种类型。第一种类型是单一的卫生部，如中国国家卫生健康委员会。第二种类型是单一的公共卫生部，这一类型的行政组织或因医疗卫生服务发展水平所限而设置，或因以公共卫生为大概念而设置，前者如泰国公共卫生部，后者如俄罗斯联邦卫生部。第三种类型是复合型部委模式，如法国社会事务和卫生部，英国卫生和社会福利部，美国卫生与公众服务部，荷兰卫生、福利和体育部等。

复合部委模式分两种，一种是较为常见的相关部门整合组建的复合部，另一种是较为少见的卫生服务融合在其他社会服务部门中的复合部委模式。以荷兰为例，其卫生行政机构是卫生和社会福利整合化机构。荷兰1952年成立"社会工作部"，1965年改组为"文化、娱乐和社会工作部"，1982年又改为"福利、卫生、文化事务部"，1994年最终改组为目前的"卫生、福利和体育部"。这种建制典型反映了荷兰福利国家体制、社会政策框架与社会服务体系，以及卫生与社会福利合流的发展趋势。再以美国为例。1923年，美国哈丁总统就首次尝试将联邦政府层面上所有的社会福利活动汇集在一起，组建卫生福利部，后来，胡佛、罗斯福和杜鲁门总统都试图继续组建卫生福利部。1947年美国国会出现将卫生、教育和社会保障事务整合在一起，重新组建为一个部的提案，再度引发美国社会各界的激烈争论。1953年4月11日，联邦"卫生、教育和福利部"正式成立。1980年教育部独立出去，联邦"卫生、教育和福利部"转变为"卫生与公众服务部"。政府组织机构名称变化的实质是政府职能定位变化，反映政府社会管理与社会服务能力的变化。

（二）我国卫生行政组织

卫生行政组织是我国卫生组织体系的基础和主干。公共行政组织是为实现国家的政治统治、社会管理和公共服务的职能，依照《中华人民共和国宪法》和《中华人民共和国地方各级人民代表大会和地方各级人民政府组织法》以及其他法律的规定，通过权力和责任的分配而形成的具有上下级统属关系的系统协调的组织形式。我国的公共行政组织设计采用五级层次：中央人民政府（国务院），省、自治区、直辖市，省辖市、自治州、盟，县、县级市、区、旗，乡、民族乡、镇、街道办事处。各级政府职能与机构设置基本一致，但管辖范围与责任大小不同。

根据《中华人民共和国地方各级人民代表大会和地方各级人民政府组织法》规定，我国卫生行政组织按照行政区域设立。我国公共行政组织中的各级政府均设有卫生行政组织机构。详见图2-1-2。

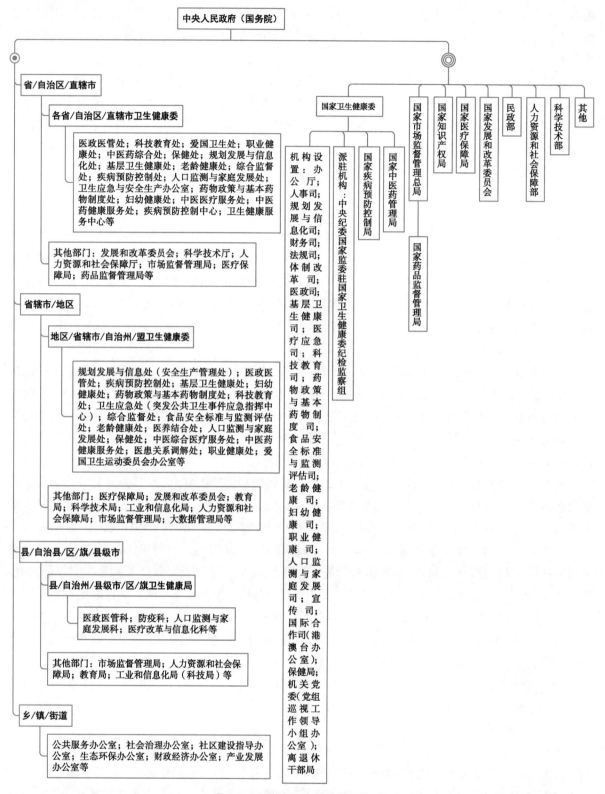

图 2-1-2　我国卫生行政组织构成

国家卫生健康委员会（National Health Commission of the People's Republic of China）是国务院组成部门，为正部级。国家卫生健康委员会贯彻落实党中央关于卫生健康工作的方针政策和决策部署，在履行职责过程中坚持和加强党对卫生健康工作的集中统一领导。省、自治区、直辖市卫生健康委员会是本省、自治区、直辖市人民政府的卫生行政职能部门，在本地人民政府的直接领导下，负责本行政区域内的卫生行政管理工作。

在我国，除国家和地方卫生健康委员会系统外，还有各级地方卫生监督组织和医疗保障组织，以及其他与卫生相关的行政部门，如：①国家发展和改革委员会，职责为卫生体制改革与管理、研究拟定人口发展战略、规划及人口政策；②国家中医药管理局，职责为中医药、中西医结合以及民族医疗的组织与管理；③国家市场监督管理总局，职责为组织开展食品安全监督抽检、风险监测、核查处置和风险预警、风险交流工作；④国家药品监督管理局：职责为药品、化妆品、医疗器械安全管理与监测；⑤财政部，职责为卫生资金管理；⑥人力资源和社会保障部，职责为拟定人才政策、统筹包括医疗保健在内的社会保障体系。

（三）医疗保障组织

医疗保障组织（medical insurance organization）是指从事组织、管理医疗保障事务的卫生组织，其作用在于分担疾病风险，从而提高居民医疗服务的可及性，以达到恢复、促进居民健康的目的。我国医疗保障组织的保障职能分属于国家卫生健康委员会及地方各级卫生健康委员会、人力资源和社会保障部及地方各级人力资源和社会保障厅（局）、民政部及地方各级民政厅（局）。

医疗保障组织是基于医疗保障制度设立的，依据医疗保障组织保障职能的形式，可以分为医疗保险组织和医疗救助组织。国家卫生健康委员会及地方各级卫生健康委员会主管新型农村合作医疗（随着我国城镇居民基本医疗保险与新型农村合作医疗整合工作的推进，国家卫生健康委员会及地方各级卫生健康委员会承担的新型农村合作医疗行政管理职能和经办服务职责将陆续划转同级人力资源和社会保障部门承担），人力资源和社会保障部及地方各级人力资源和社会保障厅（局）主管城镇基本医疗保险，属于医疗保险组织；民政部及地方各级民政厅（局）主管我国医疗救助，属于医疗救助组织。

（四）卫生监督组织

卫生监督组织（health supervision organization）是依据公共卫生法规的授权，对公民、法人和其他组织贯彻执行卫生法规的情况进行督促检查，行使卫生行政执法权力的组织。目前世界范围内的卫生监督组织有三种类型：一是独立于卫生系统之外自成体系；二是国家各部门分头执法，没有设置统一的卫生监督机关，由各部门自成体系进行专业范围内的监督工作；三是政府设立统一卫生监督执法组织。英国采用第一种组织类型，美国和法国采用第二种组织类型。我国采用第三种组织类型。

我国的卫生监督组织是卫生组织体系中的一类特殊的组织，不属于严格意义上的行政组织，不直接向人群提供卫生服务，是一类介于行政与服务之间过渡状态的组织体系，其主要职责是协助政府履行卫生行业的监督、管理职责。我国卫生监督组织由卫生行政部门、卫生监督机构、技术支持机构组成。卫生行政部门作为各级政府的组成部分，是代表国家行使卫生行政权，管理社会公共卫生事务的行政部门；各级卫生监督机构是在同级卫生行政部门的领导下分级履行卫生监督职责；技术支持机构主要由疾病控制机构、科研院所、检验机构组成，承担卫生监督抽样检测、仲裁检验以及突发公共卫生事件检测出证等任务。

三、卫生服务组织

卫生服务组织（health service organization）是以保障居民健康为主要目标，直接或间接向居民提供预防服务、医疗服务、保健服务、康复服务、健康教育和健康促进等服务的组织。卫生服务组织有广义和狭义之分。狭义的卫生服务组织包括医疗机构、专业公共卫生机构等卫生服务组织。广义的卫生服务组织还包括血液及血液制品生产组织、药品和医疗器械生产机构、药品检验机构、医学科研组织、医学教育组织等。

我国的卫生服务组织体系是一种多元化的组织体系，由政府、企业和非营利部门共同构成，各部分相辅相成,形成优势互补的"网络化"体系。政府以及国有卫生事业单位是卫生服务组织体系中的基础性组成部分,医药卫生企业是公共卫生服务组织体系中的重要组成部分,非营利部门是政府在公共卫生资源的重要补充。

我国的卫生服务组织体系可以按照职能和区域分类。按照职能划分,可以分为医疗机构、专业公共卫生机构和其他卫生服务机构;按照区域划分,根据我国城乡二元化结构,可以划分为城市卫生服务组织体系和农村卫生服务组织体系。

（一）卫生服务组织的职能分类

卫生服务组织按职能划分为医疗机构,公共卫生机构,以及包含医学科研机构、医学教育机构、卫生信息机构和医药企业在内的其他卫生服务机构。

医疗机构是指经卫生行政部门批准设立的从事疾病治疗,同时兼具预防、康复、健康咨询等多种功能的,保障人民健康的服务组织。医疗机构包括各类医院和基层卫生机构。医院是医务人员向患者提供诊治疾病、医疗护理等卫生服务的场所。医院按专业分为综合医院、中医医院、中西医结合医院、专科医院、护理院等;按运营目的分营利性医院、非营利性医院;按归属方式分卫生部门附属医院和其他部门附属医院;按所有制方式分公立医院、民营医院、中外合资医院、股份制医院、独资医院;按地域分城市医院和乡村医院。基层医疗保健机构包括社区卫生服务中心(站)、乡镇及街道卫生院、村卫生室、门诊部及诊所等,其作用在于融医疗、预防、保健工作为一体,为居民提供初级卫生保健服务。

专业公共卫生机构主要包括疾病预防控制机构、专科疾病防治机构、健康教育机构、妇幼卫生服务机构、采供血机构、急救机构、生育技术服务机构等。疾病预防控制机构是由政府设立的实施疾病预防控制与公共卫生技术管理,并提供相应服务的公益事业单位。此类机构运用预防医学理论与技术进行卫生防疫工作的监测、科研与培训,是各地卫生疾病预防控制业务技术的指导中心。国家、省(自治区、直辖市、)、省辖市(自治州、盟)、县(区、县级市、旗)各级都设有疾病预防控制机构,如疾病预防控制中心(Center for Disease Control and Prevention, CDC)、专业防治所、卫生防病中心、预防保健中心、食品卫生检验所等。妇幼保健机构是提供妇幼卫生服务的专业组织,包括省(自治区、直辖市)、地区(市、州、盟)、县(区、市、旗)各级妇幼保健院所、妇产科医院、儿童医院和儿童保健所。健康教育机构是面向社会实施健康教育的职能部门,从国家到地方各级分别设立了健康教育中心(所/科),具有业务指导和学术研究等多种职能。健康教育机构通过多种形式向公众普及卫生知识,增强公众的健康意识,提高公众的自我保健能力。

其他卫生服务机构包括医学科研机构、医学教育机构、卫生信息机构以及医药企业。医学科研机构的根本任务是贯彻党和国家有关发展科学技术的方针政策和卫生工作方针,创造新知识,产出新成果,为实现医学科学现代化作出贡献。我国的医学科研机构按管理隶属关系分为独立研究机构和附属性研究机构两类,按专业设置分为综合研究机构和专业研究机构两类,按规模分为研究院、研究所、研究室三类。医学教育机构是培养、输送各级各类卫生人员,对在职卫生人员进行培训的专业机构。我国医学教育机构设有高等医学院校、中等医学院校和卫生干部进修学校等机构。卫生信息机构是从事卫生信息管理与服务、负责卫生信息技术与网络建设及相关研究的专门机构。我国各级卫生行政部门均设置卫生统计信息中心(办公室)。医药企业是指以盈利为目的,专门从事药品生产、经营活动以及提供相关服务的具有法人地位的经济组织。

（二）卫生服务组织的区域分类

我国政府实行的是城乡二元制的管理体制,据此我国卫生服务组织体系分为城市卫生服务组织体系和农村卫生服务组织体系。城市卫生服务组织体系是指城市两级卫生服务网络,农村卫生服务组织体系是指农村三级卫生服务网络。

我国城市卫生服务组织体系由社区卫生机构和市级卫生机构两个层级组成。社区卫生机构是社区卫生服务工作的主要载体,提供基本医疗服务和基本公共卫生服务,是以社区居民为服务对象,以妇女、儿童、老年人、慢性病患者、残疾人、贫困居民等为重点人群,提供基本医疗、预防、保健、健康教育、康复指导等综合性卫生服务的机构。它是非营利、公益性机构,主要由社区卫生服务中心和服务站组成。市级城市卫生机构包括综合性医院、妇幼保健院、疾病预防控制中心、卫生监督所、信息统计中心等。

我国农村卫生服务组织体系由县及县级以下卫生组织机构构成,是以县级医疗卫生机构为中心,乡镇卫生院为枢纽,村、组卫生室(所)为基础的三级卫生保健网络。县级医疗卫生机构是农村预防保健和医疗服务的业务和技术指导中心,包括县医院(和/或中医院)、疾病预防控制中心、妇幼保健院(所)、卫生学校、药品检验所、各种疾病防治机构等单位,承担农村预防保健、基本医疗、基层转诊、急救以及基层卫生人员的培训及业务指导职责。乡镇卫生院是农村综合性卫生事业单位,既提供预防、保健和基本医疗等卫生服务,也受县级卫生行政部门委托承担公共卫生管理职能。村、组卫生室(所)是农村三级卫生保健网络的基础,是广大农民群众利用医疗卫生服务的第一接触点,承担村、组的公共卫生服务及一般疾病的诊治工作。

四、卫生第三方组织

第三方组织即指非政府组织(non-governmental organization,NGO)。NGO 这一概念最早见于 1945 年签署的联合国宪章,1998 年国务院将设于民政部的社会团体管理局改为民间组织管理局,"民间组织"一词从此作为"NGO"的官方用语开始被正式使用。与 NGO 相关的词汇还有"公民社会""第三方组织"和"非营利性组织"(non-profit organization,NPO)等。对于非政府组织的内涵及外延没有统一的界定,不同国家和地区有不同的侧重。但由于其独立于政府和服务组织之外,为以示区别,将其称为第三方组织。通常认为非政府组织指不属于政府、不由政府部门建立的组织,具有组织性、非政府性、非营利性、自治性和志愿性五个特征。但在我国几乎不存在完全符合以上标准的第三方组织。很多由民间发起的组织都挂靠于不同的政府部门,或者是政府部门下设的事业单位,有些组织的工作内容也由政府部门予以界定或管理。然而这些组织与行政组织或服务组织仍有着明显的不同,即没有政府赋予的行政权力,工作方式和运作机制上也不受政府部门严格限制。在我国,只要是依法注册的正式组织,从事非营利活动,满足志愿性和公益性要求,具有不同程度的独立性和自治性,都可称为第三方组织。

卫生第三方组织可以分为卫生专业组织和卫生信息组织两大类。

(一)卫生专业组织

卫生第三方组织按组织范围分为国际性组织和区域性组织,按职能类型分为学术组织、公共卫生组织和医疗卫生基金会等。典型国际组织有世界卫生组织(World Health Organization,WHO)、红十字会与红新月会国际联合会(International Federation of Red Cross and Red Crescent Societies,IFRC)、康复国际(Rehabilitation International,RI)以及各学科领域国际专家联合团体等。我国与卫生相关的学会主要有中华医学会(Chinese Medical Association,CMA)、中华中医药学会(China Association of Chinese Medicine,CACM)、中华预防医学会(Chinese Preventive Medicine Association,CPMA)、中国医院协会(Chinese Hospital Association,CHA)、中国医师协会(Chinese Medical Doctor Association,CMDA)、中国红十字基金会(Chinese Red Cross Foundation,CRCF)、中国初级卫生保健基金会(China Primary Health Care Foundation,CPHCF)、中国医学基金会(China Medical Foundation,CMF)、中国医药卫生事业发展基金会(China Health & Medical Development Foundation,CHMDF)等。

（二）卫生信息组织

卫生信息组织是指从事卫生信息科学与技术研究的专业性、非营利性的社会组织，是由从事卫生信息工作和与其相关工作的单位和个人自愿结成的学术团体。国际卫生信息组织如美国国立医学图书馆（National Library of Medicine，NLM），我国比较有影响的卫生信息组织有中国卫生信息学会（Chinese Health Information Association，CHIA）、中华医学会医学信息学分会（Chinese Society of Medical Information，CSMI）、中国医药信息学会（China Medical Informatics Association，CMIA）等。

第二节　卫生信息资源规划理论与方法

信息资源规划旨在解决信息化建设中信息资源开发、整合、共享的关键技术问题，消除"信息孤岛"，实现信息资源有效利用。信息资源规划的理论基础是数据管理和战略规划，其技术实现则以信息工程学方法为主要路径。本节介绍卫生信息资源规划相关理论与方法。

一、卫生信息资源规划理论

信息资源规划对信息资源有效利用、强化管理规范、支持科学决策、提升工作效率至关重要。信息资源规划以信息资源管理为基础，侧重信息资源开发利用的统筹规划，其主体是战略数据规划，建立基础标准和数据管理规范。基础标准的建立贯穿于战略数据规划过程，旨在解决集成化信息系统建设问题。

信息资源规划理论基础有两个方面，一是数据管理理论，二是信息资源战略规划理论。

（一）数据管理理论

数据管理是利用计算机硬件和软件技术对数据进行有效收集、存储、处理和应用的过程。其目的在于充分有效地发挥数据的作用，实现数据有效管理，其关键在于数据组织。数据管理经历了人工管理、文件系统、数据库系统三个发展阶段。数据共享管理是管理工程科学的重要研究方向。当今社会，数据管理在各种管理工作中起着越来越重要的作用。

1. 数据管理的理论基础　数据管理的理论基础由价值论、法理、产权保护理论构成。

（1）数据资源价值论：数据是可再生、可重复利用的资源。数据具有满足国家发展广泛需求的资源属性，具有明显的潜在价值和可开发价值。数据资源凝聚着人类科技活动、社会活动和经济活动的价值。数据要发挥价值，首先要形成资源，继而通过科学的技术和方法进行管理和使用，即需要将已形成的数据资源形成数据资源体系进行体系化管理。我们应从资源理论和价值理论角度，认识数据的资源属性和价值。数据资源是人类科技活动的产物，其来源可靠，质量有保证，又不断补充和更新；其数量、质量、产品形态及存储与传输方式可以通过人为控制；其价值的实现与开发者的能力和开发方法密切相关；它能在应用过程中增值（衍生新数据产品、产生新知识）。数据价值的突显与其可共享性有关。诸多科学技术的突破诞生在学科交叉的前沿领域，它的研究需要相关学科领域的知识、信息和数据的支持，必然决定了数据的应用不限于本专业、本领域，而是必为不同学科研究者所需求。数据具有可以无限复制的资源属性，这决定了它不会为了满足某时某人需求而影响任何时候他人需求。数据资源在广泛应用过程中发挥最大效用，并通过面向全社会共享而实现效用剧增。数据已经成为国家基础性战略资源。以容量大、类型多、存取速度快、应用价值高为主要特征的大数据，正快速发展为发现新知识、创造新价值、提升新能力的新一代信息技术和服务业态，日益对生产、流通、分配、消费活动以及经济运行机制、社会生活方式和国家治理能力产生重要影响。

（2）数据共享的法学基础：数据共享原则首先是人们自愿接受并服从法律法规。数据共享管理需要法学理论支持,相应法规体系需要服从资源属性及公共利益,应受到道德原则与社会政策的制约,从而保证共享管理的正常秩序,提高人们共建共享意识,维护纳税人权益和国家利益。就数据共享保护的立法模式而言,目前在世界范围内主要存在两种:一种是美国模式,另外一种是欧盟模式。美国模式强调从宪法角度保护私人财产、保护个人隐私。美国联邦政府的政策倾向一直是以自发性规范为主、由从业者提出自律方案。欧盟模式是以政府为主导实现对私有数据资料的保护。美国模式与欧盟模式各有千秋。一般而言,美国模式较为松散,不统一;而欧盟模式则较为死板、严格。有学者提出建议,主张所谓的综合模式,这种模式大致可以分为两种:一种是以美国模式为主,适当加入欧盟的一些制度;另一种是以欧盟模式为主,适当加进美国的制度。日本个人信息保护立法外形类似欧盟立法模式,实质上更多采纳了美国立法的许多做法。美国与欧盟虽然在个人数据的保护上有较大的不同,但他们于 2000 年 12 月达成“安全港协议”,该协议旨在协调双方的个人数据保护尺度,保证两个经济实体间的国际贸易能正常进行。从当前我国数据的产生和分布情况看,现有的少量数据主要是靠专项事业和各类科技计划的国家投入而产生并积累的,是分布在各部门、单位乃至个人手中的国有资产。因此,实施数据共享管理,就是提高国家的投资效益。我国目前适宜选择以欧盟模式为主的综合模式。

(3) 数据产权保护:当今社会,网络通信的时效性、参与性和覆盖面空前提升,人们在电子时空构成一个具有较多“自由权利”的虚拟社会。人们有意或无意使用拥有产权保护的商业数据和个人数据,可能触碰法律的红线。世界各国正在积极制定和完善相关法律法规。数据产权保护包含个人数据产权保护和商业数据产权保护两类。个人数据(individual data)指自然人存放于计算机内的姓名、出生年月日、身份证统一编号、特征、指纹、婚姻家庭、教育、职业、健康、病历、财政情况、社会活动及其他足以识别该个人的资料。个人数据在网络技术上具有身份性、共处性、易侵害性、受控性特点。美国特别重视对儿童隐私的保护,美国国会在 1998 年 7 月 17 日提出《儿童网络隐私权保护法案》(*Children's Online Privacy Protection Act*),保护儿童在网络中的隐私权。欧洲国家与美国相比,更重视通过立法来保护个人资料的安全。欧洲议会 1995 年 11 月通过了《欧盟数据保护指令》(*EU Data Protection Directive*)。其保护的范围几乎包括了所有关于个人数据处理的安全性问题。英国自 1984 年起每年颁布的系列《数据保护法》(*The Data Protection Act*)以防止侵害个人数据为目的,对由计算机处理记录的个人资料的收集、持有、公开等行为进行了限制。法国在 1978 年制定了《计算机与自由法》,该法对个人数据保护方面的条款包括:采取公平合法的手段收集个人数据,数据主体有权控制其个人数据的用途和操作;数据用户所收集的个人数据信息必须是准确的,内容是真实的;禁止收集带有敏感性质的个人数据。在互联网时代的今天,电子商务已成为商业活动的主要组成部分。商业数据涉及商业机密、知识产权、关键业务信息、业务合作伙伴信息和客户信息。商业信息保护的重点概括为四个方面:商业数据的存储与保护、商业数据的收集与整理、商业数据的使用与维护、商业数据的传输与披露。世界各国对商业数据保护主要采用两种模式,一是法律规制模式,二是行业自律模式。法律规制模式又包括一般立法模式和特别立法模式。一般立法模式是指制定关于信息资料保护的一般性规范文件,通过建立一个公共的机构来强制实施综合的网络隐私保护,以欧盟、澳大利亚等为典型。该模式是绝大多数采用法律保护网络隐私的国家所偏好的模式,该模式也是欧盟在评价别国资料隐私保护水平是否充分时优先认同的模式。不过,各国对于该类网络隐私保护机构权限的规定差异较大,而且很多该类机构缺乏强制执行的机制,这些问题是目前各网络隐私保护模式共有的缺陷。在商业数据保护的行业自律方面,美国的发展较为成熟。我国主要以行业协会规范的模式予以实现,如中国互联网协会和电子商务协会的相关自律规范。商业数据法律规制与行业自律相结合是理想化模式,如“安全港协议”(Safe Harbor)。

2. 面向应用的数据管理　随着信息技术的进步,管理信息系统正面向整个组织、全国乃至全球提供大规模业务支持，而数据管理作为管理信息系统的核心功能，也进入面向应用的数据管理阶段。面向应用的数据管理是指针对机构数据全生命周期所涉及的应用过程数据的管理，即对数据变化的管理，或者说是针对描述数据的数据（元数据）的管理。

面向应用的数据管理的数据对象，主要是那些描述构成应用系统构件属性的元数据，这些应用系统构件包括流程、文件、档案、数据元（项）、代码、算法（规则、脚本）、模型、指标、物理表、抽取—转换—装载方法（extract transformation load method，ETL method）过程、运行状态记录等。元数据（metadata）是描述数据的数据，主要是描述数据属性（attribute）的信息。这些信息包括数据的标识类属性，如命名、标识符、同义名、语境等；技术类属性，如数据类型、数据格式、阈值、计量单位等；管理类属性，如版本、注册机构、提交机构、状态等；关系类属性，如分类、关系、约束、规则、标准、规范、流程等。除了传统元数据属性以外，每个不同的构件还有其特有的属性，比如流程要有参与者和环节的属性，物理表要有部署的属性，指标要有算法和因子的属性等。每一个构件必然对应一个或多个（一个构件的不同分类）元模型，元模型是元数据的标准，每一个元数据都应该遵循其对应元模型的定义，比如每个数据项（元）都有自己的名字、标识符、数据类型、数据格式、发布状态、注册机构等属性，这些属性的集合就是这个数据项的元数据。每个数据项的元数据都由元模型约束，而元模型则包括数据项的描述属性、每个属性的描述方式以及描述规则等。

面向应用的数据管理采用主动的元数据管理模式，即遵循元模型的标准，通过人机交互过程加载元数据（本地元数据），在可能的情况下同时产生数据对象（应用系统构件）的配置或可执行脚本（如果条件不具备，也要利用人机交互所产生的元数据，作为其他相关工具产生可执行脚本的依据）。每当需要变更配置或修改脚本时，也是通过人机交互过程实现，同步产生新的元数据，保证了元数据与实际的一致性。

（二）信息资源战略规划理论

战略信息资源是与机构战略相关的，是机构战略管理过程中所需要及所产生的信息资源的总和。它是决定机构命运的、机构决策所必需的、关系机构发展全局和长远规划的信息资源。信息资源战略规划是指在国家级、行业级总体规划指导下，对机构内部战略信息资源管理进行的规划，包括对战略信息资源的识别与管理。如何正确应用战略规划方法，针对机构的具体特点和规划需求来进行信息资源的战略规划，是国家信息资源规划中重要且迫切需要解决的问题。

1. 战略规划的概念　所谓战略规划，就是制订组织的长期目标并将其付诸实施，它是一个正式的过程和仪式，一些大机构都有意识地对大约 50 年内的事情做出规划。制订战略规划首先是确定目标，即机构在未来发展过程中应对各种变化所要达到的目标。当目标确定了以后，考虑使用什么手段、什么措施、什么方法来达到这个目标。最后，将战略规划形成文本，以备评估、审批、修正。战略规划的内容由方向和目标、约束和政策、计划和指标三个要素组成。机构的决策者在设立方向和目标时应综合考虑自身价值、优势与外部环境，找到环境、机会与自己组织资源之间的平衡，找到最能发挥组织长处的活动集合以达到目标。将近期任务制订为计划与指标，通过计划进行机会和资源的匹配。最优计划有可能达到最好指标。

战略规划是多层次的。一个机构一般应有三层战略，即机构级、业务级和执行级，每一级均有三个要素。层次与要素构成战略规划矩阵，即战略规划框架结构，详见图 2-2-1。

这个结构中，上下左右关联，而左下和右上相关，上下级之间是集成关系。这点在计划和指标列最为明显，这列是由最实在的东西组成，上级的计划实际上也是下级计划的汇总。左右之间是引导关系，约束和政策是由目标引出，计划和指标则由约束和政策引出。

制订战略规划的方式有五种。第一种是领导层授意，自上而下逐级制订，这种方式在很多机构里都运用；第二种方式是自下而上，以事业单位为核心制订；第三种是领导层建立规划部门，由规划

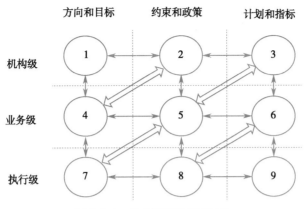

图 2-2-1　战略规划的框架结构

部门制订；第四种是委托负责、守信、权威的咨询机构制订，当然这里所说的负责、守信、权威是一些必要的条件，可能还会有更多的条件，如果咨询机构不具备这些必要的条件，那么对机构来说是非常危险的；第五种是机构与咨询机构合作制订。在实际制订规划过程中，这五种方式往往是相互结合在一起来操作的。

　　如何执行好战略规划，也是战略规划的主要内容，又叫战略规划的操作化。战略规划的实现和操作存在着两个先天性的困难。一是这种规划一般均是一次性的决策过程，它是不能预先进行实验的；二是参加规划的专家多为机构中人员，他们面对内部变革以适应外部变化时，往往持消极态度。为了执行好战略规划，首先应当做好思想动员，让各种人员了解战略规划的意义，使各层干部均能加入战略规划的实施；其次是把规划活动当成一个连续的过程，在规划制订和实行的过程中不断进行评价与控制，不断调整；三是激励新战略思想，使机构获得生命力源泉。

　　2. **战略规划的模式**　从机构战略理论的演进过程来看，在机构战略的形成过程中一般有几种基本思维模式，可以概括为经典模式和演化模式。详见表 2-2-1。经典模式有钱德勒（Chandler）战略思维"三匹配"模式、安索夫（Ansoff）"四要素"模式以及安德鲁斯（Andrews）优劣势分析法［又称 SWOT 分析法（strength-weakness-opportunity-threat analysis）］。机构战略思维不断革新，形成演化的机构战略规划模式，可以大致分成以下三种：一是以环境为基点的战略规划模式，例如贝恩 - 梅森范式（又称市场结构 - 市场行为 - 市场绩效模型，structure-conduct-performance，SCP）和波特的市场定位模式；二是以资源能力为基点的战略规划模式；三是整合的战略规划模式。

　　3. **战略规划与信息资源规划**　从目前来看，许多机构（尤其是大型机构）在制订未来 3～5 年机构发展战略规划的同时，也制订了或着手制订着信息资源的战略规划。

　　从一些机构的信息战略规划的内容和实施效果看，目前存在的主要问题是：侧重网络建设规划，在构筑方案和设备选型等方面过细，而在信息资源开发利用方面的规划过粗；信息资源整合只提出空泛的目标，数据中心建设和数据集中管理等规划缺乏可操作性，尤其是缺少标准化建设方面的规划；应用系统规划没有制订业务流程重组和提升先进管理模式的策略，缺少集成已有应用系统的办法，在新应用软件系统选型方面描述过细，如主要是企业资源规划（enterprise resource planning，ERP）软件容易形成"企业信息化 = 网络 + ERP"的错误模式。实际上，这些机构信息化建设面临的瓶颈问题并不是网络搭建、设备和应用软件选型，而是如何将分散、孤立的各类信息变成网络化的有效信息资源来充分利用，将分散的信息系统进行整合，消除"信息孤岛"，实现信息共享。概括说，信息资源规划的任务有三项：一是建立全机构信息系统的功能模型；二是建立全机构信息系统的数据模型；三是建立全机构信息资源管理的基础标准。其作用是帮助理清并规范表达用户需求，落实"应用主导"的原则；整合信息资源，消除"信息孤岛"，实现已有应用系统的集成和集成化的系统开发；指导供应

表 2-2-1   战略规划模式及其内涵

战略规划模式分类	战略规划模式	战略规划模式内涵
经典模式	"三匹配"模式	机构环境、机构战略与机构组织结构之间两两相互作用。机构只能在一定的客观环境下方能持续发展,机构的发展要适应环境变化。机构首先要在对环境进行分析的基础上制订出相应的战略与目标,再依据战略与目标确定或调整其组织结构,以适应战略与环境的变化
	"四要素"模式	企业战略规划应当考虑四个因素:企业的产品与市场范围,即企业现有的产品结构及其在所处行业中的市场地位;成长向量(发展方向),即企业的经营方向与发展趋势(包括企业产品结构与业务结构的调整,以及相应的市场领域与市场地位的变化);协同效应,即企业内部各业务、组织,各部门之间的协调效果;竞争优势,即企业及其产品与市场所具备的优于竞争对手的条件和优势
	SWOT 分析法	机构战略的形成过程实际上就是把机构内部的条件因素与外部环境因素进行匹配的过程,这种匹配能够使机构内部的强项和弱项(即优势和劣势)同机构外部的机会和威胁相协调。将机构内外部条件各方面内容进行综合和概括,分析组织的优势(strengths)和劣势(weaknesses)、机会(opportunities)和威胁(threats),可以帮助机构把资源和行动聚集在自己的强项和机会最多的地方,使机构战略更加明朗
以环境为基点的模式	SCP 范式	即市场结构 - 市场行为 - 市场绩效模型(structure-conduct-performance model),侧重于从机构外部环境出发来理解机构战略的实质。机构内部条件基本上被排除在战略过程之外,极有可能引发机构的非理性扩张欲望与扩张行为
以资源能力为基点的模式	"资源能力"战略思维模式	机构应当从其内部资源与能力出发来寻求竞争优势,并通过资源和能力的持续积累提升其竞争优势;机构还应当从其内部资源与能力状况出发来选择其经营领域、业务范围及成长方向
整合模式		机构经营地域与产业领域的选择,相关战略的制订与实施时综合分析与评判机构内外因素,考虑机构现有资源能力的可作为性、战略实施的有效性。上下结合制订战略规划,主要评价指标是动态匹配性

链管理(supply chain management,SCM)、企业资源计划(enterprise resource planning,ERP)、客户关系管理(customer relationship management,CRM)等应用软件的选型并保证成功实施。

信息资源规划是机构发展战略规划的延伸,它既可以看成是企业发展战略规划的一个重要组成部分,也可以看成是企业战略规划下的一个专门性规划,它与人力资源战略规划、财务战略规划、生产战略规划、市场战略规划、研究与开发战略规划处于同等重要的地位。

信息资源规划是机构战略规划的基石,其质量的好坏直接影响着机构信息管理系统开发的成败。信息是机构的生命线,是流淌在机构中的血液,它支撑着机构的运作,维系着机构的命运,决定着机构的未来,因此信息资源规划的优劣将会影响着机构发展战略实施的效果。

由于信息资源规划是一项耗资巨大、技术复杂、实施周期长的系统工程,因而它需要以机构高层的战略规划为导向,从战略层面把握信息资源规划的目标和功能框架。

二、卫生信息资源规划方法

信息资源规划方法应综合"系统建构"(system architecture)、"信息技术建构"(information technology architecture)以及系统逻辑集成的理念。信息资源规划的方法主要有信息工程学方法和信息组织方法,这是本小节重点阐述内容。

此外,对于企业信息资源,其规划有较为成熟的框架和工具,如 Zachman 框架、IRP2000、EA(enterprise architect)、Rational Rose、Power Designer,详见相关书籍,本小节不予详述。

（一）信息工程学方法

信息工程学作为一个学科，其范围要比软件工程更为广泛，它包括了为建立基于当代数据库系统的计算机化企业所必需的所有相关学科。信息工程学方法是信息资源规划的基本方法。本小节主要介绍信息工程学方法的特点和组成构件。

1. **信息工程基本特点**　信息工程学定义有三个基本点：信息工程的基础是当代的数据库系统；信息工程的目标是建立计算机化的企业管理系统；信息工程的范围是广泛的，是多种技术、多种学科的综合。信息工程的基本特点是：①位于现代数据处理系统的中心。借助于各种数据系统软件，对数据进行采集建立和维护更新。使用这些数据可以生成日常事务单据，例如打印发票、收据、运单等；供上级部门或专业人员查询、汇总分析、创建图表和撰写报告；帮助管理人员进行决策；供审计员检查数据。②数据是稳定的，处理是多变的。首先，一个机构所使用的数据类很少变化，即，数据实体类型是不变的，除了偶尔增加新的实体外，变化的只是实体的属性值。其次，针对某些数据项集合构建的数据模型是稳定的，数据模型表达数据项的逻辑结构。在信息工程中，数据模型是建立计算机化处理的坚实基础。虽然数据模型相对稳定，但数据应用处理过程却是变化的。事实上，系统分析员和最终用户可以经常地改变处理过程。只有建立了稳定的数据结构，才能使机构管理上或业务处理上的变化能被计算机信息系统所适应。③最终用户必须真正参加开发工作。最终用户（end user）主要包括机构高层领导者和各级管理人员。他们最了解业务过程和管理上的信息需求，所以从规划到设计实施，在每一阶段上都应该有最终用户的参加，尤其是在总体规划阶段。最终用户参与开发，由被动使用系统变为主动开发系统，数据处理部门由独立开发变为培训、组织、联合最终用户开发，可以提升规划效用。

2. **信息工程组成构件**　系统规划可以采用自顶向下规划（top-down planning）和自底向上设计（bottom-up design）两种思路，在此基础上，马丁在《信息系统宣言》一书中提出了"信息工程"的 13 块构件。详见图 2-2-2。构件具体任务和功用详见表 2-2-2。这 13 块构件是相互联系的，构成一个统一体。

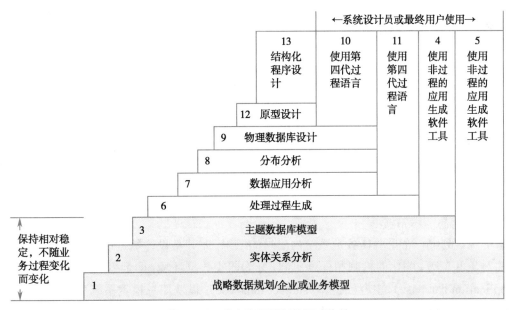

图 2-2-2　信息资源规划的组成构件

图 2-2-2 中每块构件都依赖于它下面的那一块，但是，这些构件可以有几种不同的组合方式。图中所表明的新计算机运用环境，完全不同于旧的系统分析方法所适应的环境。这种环境用自动化方

法实现时,会极大提高企业计算机应用开发的效率。它会使应用系统的建设跟上管理工作的迅速变化;它可以大大降低数据处理系统的维护费用;它代表了管理工作中数据处理技术的主要变化。

表 2-2-2　信息资源规划组成构件说明

构件序号	构件名称	构件任务和功用
构件 1	企业或业务模型(enterprise or business model)/战略数据规划	构件 1 是其他所有构件的基石。其开发在战略数据规划期间进行,力图确定企业的目标及为了达到目标所需要的信息
构件 2	实体关系分析(entity relationship analysis)	构件 2 是自顶向下的数据类型及其关系的分析。实体关系分析有时需要在整个机构范围内进行,有时只针对某个部门进行
构件 3	主题数据库模型/数据建模(data modeling)	数据建模产生详细的数据库逻辑设计。构件 3 是构件 2 的扩展,使构件 2 细化并稳定。一些按特定区域、特定应用项目需求建立的局部数据模型,不满足信息工程的目标。构件 3 使整个机构中,数据的定义和结构取得一致,至少使得那些必须共享或用于整个系统中的数据在定义和结构上保证完全一致。构件 1 和 2 要求提出整个组织的数据实体,此时为初步实体模型。初步实体模型划分成的大组有时被称为主体数据库,即详细模型。信息工程方法为高层领导提供了一个用于指导信息资源开发的行动计划
构件 4 和 5	使用非过程的应用生成软件工具	构件 4 和 5 保证应用项目的迅速建立。构件 1、2 和 3 形成未来大部分数据处理所依赖的基础。这个基础建成后,尽量利用非过程语言从数据库中提取信息以便快速生成报告和图表
构件 6	处理过程生成	构件 6 是计算机化处理过程设计的基本工作。需要用图形方法表达数据和进行生成、检索、更新或删除等操作。这些数据库作用图建立后,还要把它们直接转换成第四代过程语言的编码图,此为构件 11 的基础
构件 7、8 和 9	构件 7:数据应用分析;构件 8:分布分析;构件 9:物理数据库设计	构件 7 分析人们将怎样使用数据,进而制订数据分布的策略(构件 8)和数据库的物理组织(构件 9)。创建事务处理量大的应用系统有必要进行详细的数据使用分析。这类数据管理系统可能和典型数据库管理系统迥然不同
构件 10 和 11	使用第四代过程语言	构件 10 和 11 是第四代语言和程序生成软件,用其建立计算机处理过程要比使用 COBOL 语言(common business-oriented language,COBOL)或者 PL/1(programming language one)这类第三代语言快得多。它使用户从程序设计中得到解脱。在数据共享而非私有情况下,使用第四代语言应与数据模型相联系
构件 12	原型设计	构件 12 表示许多情况下人们使用第四代语言来建立原型。这些原型可以在用户反复试用过程中进行多次调整
构件 13	结构化程序设计	构件 13 表示某些情况下一些由原型确定的处理过程可以使用第三代语言(通常是 COBOL)来重新编程,这样可以适应具体机器的性能

(二)数据信息组织方法

信息资源规划中一个重要任务是系统内信息的组织,尤其是设计数据的整体布局。根据数据信息组织的对象和范畴、序化的机制和程度不同,分为四类数据环境,即数据文件(data file)、应用数据库(application database)、主题数据库(subject database),以及信息检索系统(information retrieval system),其中,主题数据库是当前主要数据信息组织方式,而总体数据规划是信息资源规划的最宏观层次。

1. **主题数据库**　20 世纪 70—80 年代信息化初级阶段,发达国家遇到了包括"信息孤岛"问题在内的"数据处理危机"问题,詹姆斯·马丁(James Martin)提出了主题数据库概念和有关理论方法以解决这些问题。主题数据库是用支持机构或组织的决策分析来处理的、面向主题的、集成的数据集合。这里"主题"是一个抽象的概念，是在全局或较高层次上将机构信息系统中的数据综合、归类并进行分析利用的抽象。

主题数据库是一个面向数据分析型处理的数据环境，它与面向过程的操作型数据库设计的区别详见表2-2-3。

表2-2-3　主题数据库与操作型数据库的比较

项目	主题数据库	操作型数据库
面向的处理类型	开发主题，建立面向主题的分析型数据环境	设计面向明确具体应用的数据库系统
面向的需求	数据的分析处理需求更灵活，没有固定模式，对用户需求的了解不确切	有一组较确定的应用需求
系统设计的目标	建立全局一致的数据环境以作为机构决策支持系统的基础，保证数据是面向主题的、集成的、全局一致的和随时间不断变化的	事务处理性能是系统设计的一个主要目标
数据来源或系统的输入	数据主要来自业已存在的系统内部。设计如何从现在的数据源中得到完整一致的数据，如何将所得到的数据进行转换、重组、综合，如何有效地提高数据分析的效率与准确性	数据输入通常来自组织外部。设计如何通过与外部交互得到数据，如何将获得的数据用适当的方式进行存储，如何对数据进行联机的查询更新等操作，如何保证数据的安全可靠与正确
系统设计的方法和步骤	将需求分析的过程贯穿在整个设计的过程中。设计人员在与用户不断地交流中，将系统需求逐步明确与完善	业务过程和规则比较规范而固定。系统设计人员收集需求和分析需求，清楚应用的需求和数据流程。系统设计一般采用生命周期法或原型法

总之，主题数据库的系统设计是一个动态反馈和循环的过程。一方面数据库的数据内容、结构、分割以及其他物理设计根据用户所返回的信息不断地调整和完善，以提高系统的效率与性能；另一方面，通过不断地理解最终用户（领导）的分析需求，向用户提供更准确、更有用的决策信息。使用主题数据库，将大大加快应用项目的开发速度。

2. 总体数据规划　任何机构在建立以计算机为基础的信息系统时都必须从一个阶段发展到下一阶段，不能实现跳跃式发展。美国管理信息系统专家诺兰（Richard L. Nolan）提出了著名的信息系统进化的阶段模型，即诺兰模型，将计算机信息系统发展划分为六个阶段：初始阶段、普及阶段、控制阶段、集成阶段、数据管理阶段和成熟阶段。详见图2-2-3。诺兰模型总结了发达国家信息系统发展的经验和规律。因此，无论在确定开发管理信息系统的策略，还是在制订管理信息系统规划的时候，都应首先明确本单位当前处于哪一发展阶段，进而根据该阶段特征来指导管理信息系统建设。

总体数据规划的目的是建立全机构范围的稳定的数据模型，并在此基础上做出长远的管理信息系统建设的规划。总体数据规划的工作量多，难度大，因此，必须组建健全的专职的工作团队。工作团队应责权明确，由最高层管理者直接领导，并指定负责全面规划工作的信息资源规划者和核心小组成员，还需要通过一批用户分析员和广大的最终用户相联系。这种组织机构及工作方式详见图2-2-4。

图2-2-4说明了信息资源规划者进行"自顶向下"规划和数据管理员进行"自底向上"详细设计工作之间的相互关系。自顶向下的全局规划需要负责人全面掌握，包括数据资源乃至整个信息系统的规划工作。信息资源规划员必须听取高层管理者的意见，而高层管理者必须签字批准信息规划员所做的规划，保证规划上下一致、达成共识，以便付诸实践。自顶向下的规划人员应着眼于全机构，来决定该机构需要什么样的数据库或者其他数据资源。数据管理员则对收集的数据进行分析，并综合成所要建立的每个数据库。

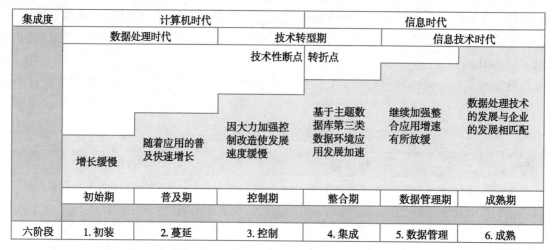

集成度	计算机时代			信息时代		
	数据处理时代		技术转型期		信息技术时代	
			技术性断点	转折点		
				基于主题数据库第三类数据环境应用发展加速	继续加强整合应用增速有所放缓	数据处理技术的发展与企业的发展相匹配
		因大力加强控制改造使发展速度缓慢				
	随着应用的普及快速增长					
增长缓慢						
	初始期	普及期	控制期	整合期	数据管理期	成熟期
六阶段	1.初装	2.蔓延	3.控制	4.集成	5.数据管理	6.成熟

图 2-2-3 诺兰六阶段数据处理发展阶段

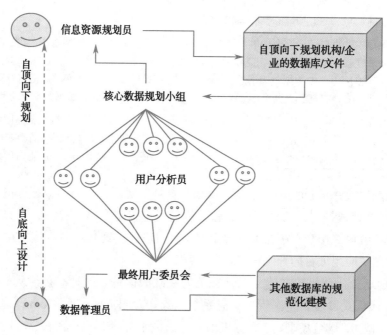

图 2-2-4 总体数据规划的人员和工作关系

信息资源规划员与数据管理员都需要最终用户的帮助，但他们所需帮助的内容不同。信息资源规划员需要各个职能部门用户的帮助，但所需信息不必太详细；数据管理员则需要和许多最终用户一起，在一段时间内对一些主题数据库进行详细的、精确的审查，力图使这些主题数据库做到尽可能稳定。上述两方面工作都需要计算机化的工具，自顶向下规划工具需要与自底向上的设计工具相一致，这些工具可以相互支持，可用于对彼此的规划工作进行交叉检查，必要时两种设计都必须是可修改的。

总体数据规划的内容应当在业务规划、信息技术规划、数据规划三个层次上进行。规划分三步完成：业务分析，建立机构模型；实体分析，建立主题数据库模型；对数据进行分布分析。

第三节 卫生信息资源规划需求分析与建模

信息资源规划是一项系统工程，是机构战略规划的重要组成部分，必须以信息系统工程方法论为指导，采用工程化方法，遵循一定的标准规范来进行，其过程的重要环节是需求分析和系统建模。

信息资源规划的设计开发过程包括梳理业务流程，理清信息需求，建立信息标准和信息系统模型。用这些标准和模型来衡量现有的信息系统及各种应用，符合的就继承并加以整合提升，不符合的就进行改造优化、选购或重新开发。

一、信息资源规划一般流程

信息资源规划的基本流程包括采用组织架构分析、职能域分析、业务流程分析等工具梳理业务活动和过程，采用数据流程和数据字典分析数据需求，采用功能建模、数据建模、系统建模工具建立卫生行业信息模型，采用信息工程方法建立信息系统建设规划模型，从而完成信息资源规划的业务架构规划、数据架构规划、应用架构规划、技术架构规划、管理实施规划。

卫生信息资源规划的主要内容应该按照不同层面用户需求来实施。我国往往按照卫生信息资源总体规划以及公共卫生信息系统、医疗服务信息系统、区域卫生信息平台的划分，自上而下地规划医疗卫生信息系统的业务要求，建立卫生信息资源规划模型。从行业整体出发，逐步细化到各个领域，有利于信息整合，建立信息标准，从而避免出现信息孤岛。

信息资源规划流程详见图 2-3-1，主要过程详见图 2-3-2。

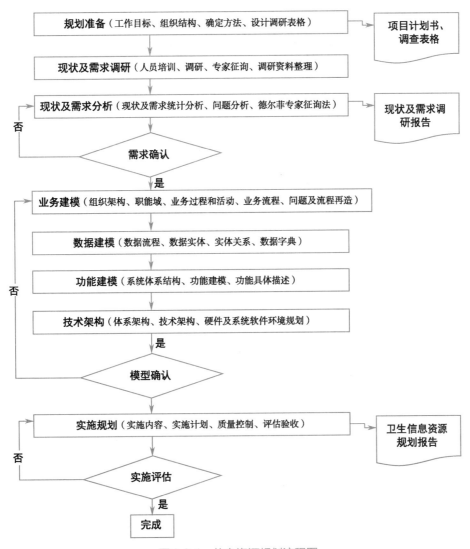

图 2-3-1　信息资源规划流程图

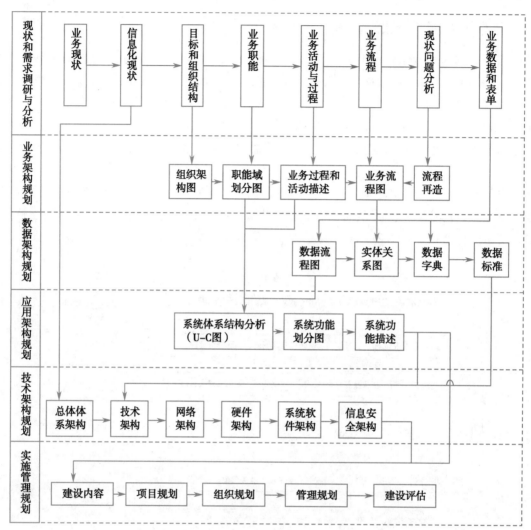

注：U-C图表示过程对数据类的使用（use）和产生（create）。

图 2-3-2　信息资源规划需求分析与建模主要过程图

　　准备阶段需要完成确定工作目标、建立组织架构、明确工作方法、制订调查表格等任务。需求调研阶段需完成业务现状及发展调研、业务及管理需求调研、信息化现状分析、信息化需求分析等任务。建模阶段任务有业务建模、数据建模、功能建模和技术架构。此阶段伴随一个重要任务，即制定和应用信息资源规划五类基础标准，包括数据元素标准、信息分类编码标准、用户视图标准、概念数据库标准和逻辑数据库标准。实施规划阶段需明确任务内容、计划进度、质量控制和评估验收。

　　上述流程中，需求分析与建模是规划任务主体和关键。

　　信息资源规划需求分析与建模任务解析详见图 2-3-3。

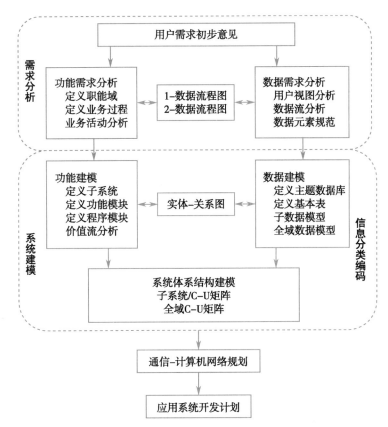

注：C-U 矩阵是用来表达过程与数据之间的关系。矩阵中的行表示数据类，列表示过程，并以字母 U（use）和 C（create）来表示过程对数据类的使用和产生。C-U 矩阵是管理信息系统（management information system，MIS）开发中用于系统分析阶段的一个重要工具。

图 2-3-3 信息资源规划需求分析与建模任务解析图

二、卫生信息资源规划需求分析

信息资源规划的第一阶段是进行需求分析。信息资源规划的需求分析是按职能域（function area）进行的，所谓职能域是对管理工作的主要业务活动领域的抽象，而不是对现有机构部门的照搬。职能域的划分是通过对数据流的量化分析，提出数据流分析报告来定义的。职能域的划分和定义具有稳定性，不同业务、不同规模的机构虽有不同的职能域，但只要其管理活动领域不变，职能域也相应不变。需求分析包括业务流程分析、数据流分析和建立全机构信息资源管理的基础标准。业务流程分析是为了系统、概括地把握一个职能域的业务功能结构，也就是人们常说的"业务梳理"。梳理的结果用简明的"职能域 - 业务过程 - 业务活动"三个层次来表达完整的业务功能结构，即为业务模型（business model）。其中，业务过程或业务流程（business process）是职能域中一组联系紧密的活动。业务活动（business activity）是不可再分解的最小功能单元。数据流分析首先需要绘制各职能域的数据流程图（data flow diagram，DFD），包括一级数据流程图（1-DFD）和二级数据流程图（2-DFD）。l-DFD 解决职能域之间、职能域与外部的数据流问题，2-DFD 解决职能域内部的业务过程和数据存储、使用之间的关系，即职能域内部的数据流问题，然后完成数据流程图中所标注的用户视图登记和规范化。将上述两项工作结合起来，进行数据流的量化分析，也就是分析各职能域之间、各职能域与外部单位之间的各种数据流的流量统计，把按日、月、年提取的输入、存储和输出的数据做成数据流分析报告。这对于其后的数据建模、数据环境的改造提升和网络系统建设都具有重要的意义。建立全机构信息资源管理基础标准包括数据元素标准、信息分类编码标准、用户视图标准、概念数据库标准和逻辑数据库标准。

（一）卫生服务体系职能域分析

结合本章第一节中我国医疗卫生服务体系构成及各部分职能，按照信息资源规划的基本原理和方法，首先应按信息工程的思想方法来重新认识组织，解析医疗卫生服务领域的各个职能域，从总体上明确医疗卫生服务体系的基本职能划分，从而为各个医疗卫生服务职能域提供进一步需求细化，为医疗卫生信息系统的建立提供顶层设计的依据。

1. **职能域划分**   职能域反映的是一个机构中的一些主要业务活动领域。职能域的划分是规划第一阶段的重要工作，职能域应保持相对的稳定性，划分职能域时需要考虑几个问题：一是机构的长期目标是什么；二是预计会发生或很可能发生什么样的变化；三是所定义的职能域是否包括了这些目标和将来的变化；四是应控制机构职能域划分的个数。

按照卫生业务职能，卫生服务体系职能域划分可用图表示，详见图 2-3-4。

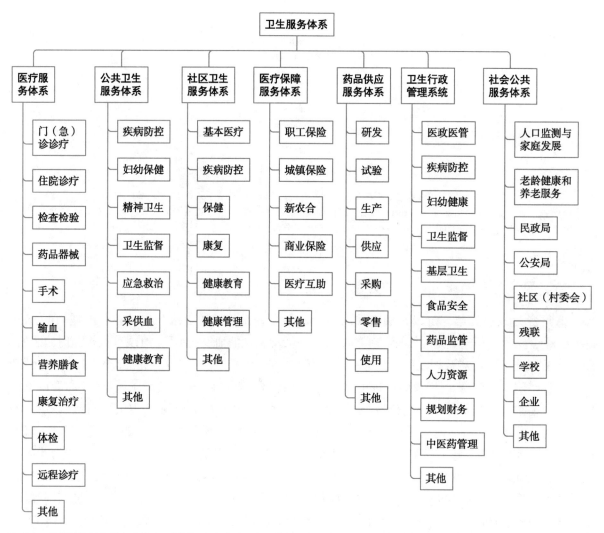

注："人口"系国家卫生健康委的人口监测与家庭发展司和其他人口统计相关职能部门；"民政"系民政部下属相关司局；"残联"系中国残疾人联合会等社会团体以及社会救助、康复辅助相关职能部门；"老龄委"系国家卫生健康委的老龄健康司、民政部的养老服务司等相关职能部门。

图 2-3-4   卫生服务体系职能域划分图

2. **主要职能域分析**

（1）医疗服务体系主要包括城市和农村的一、二、三级综合性医院，专科医院，卫生院，诊所，主要具有门（急）诊诊疗、住院诊疗、检查检验、药品治疗、手术、输血、营养膳食、体检等方面的医疗服务功能。

（2）公共卫生服务体系由国家、省／自治区／直辖市、地市、县区各级公共卫生机构组成，主要包括疾病预防控制中心（Center for Disease Control and Prevention，CDC）（有些地区有细分的眼病防治所、牙病防治所等机构）、健康教育所、妇幼保健所、精神卫生中心、急救中心、血液中心、卫生监督所等，负责疾病预防控制、健康教育、妇幼保健、精神卫生、应急救治、公共卫生应急管理、采供血、卫生监督等方面的公共卫生服务。

（3）社区卫生服务体系包括基本医疗及公共卫生服务两大部分。社区卫生服务的主体是社区卫生服务中心（乡村卫生院），社区卫生服务中心是以居民个人健康为中心、以家庭为服务单位、以社区 [按街道（镇）行政区划分的居民生活区域] 为服务范围，提供预防、保健、基本医疗、康复、计划生育、健康教育六位一体服务的基层医疗卫生服务机构。社区卫生服务中心在行政上接受所在地区卫生健康委员会的领导与监管，是一级医疗服务机构，与二、三级医疗机构一起构成医疗服务体系。社区卫生服务中心在公共卫生业务上接受所在地区公共卫生机构的管理和技术指导，与上级公共卫生机构构成全区域公共卫生体系，开展公共卫生服务的各个业务条线的具体工作，实现社区综合防治。社区卫生服务是服务居民的工作，离不开与社保、社区管理、居民管理的其他政府服务机构在人口信息、公共卫生服务方面的信息关联与业务协作，这些机构包括医疗保障局、新型农村合作医疗管理中心、卫生健康委员会、派出所、民政局、老干部局、居委会（村委会）、学校及幼托机构、企业等。社区卫生服务中心的定位是为社区居民提供以常见病、多发病为主的基本医疗与公共卫生服务，包含业务科室（提供中心的基本医疗与公共卫生服务）、医技辅助科室（提供诊断和治疗的医技辅助服务）、行政管理科室（负责人力资源管理、财务资产管理、基本医疗与公共卫生服务质量控制管理以及信息统计）。社区卫生服务中心下设社区卫生服务站，由社区卫生服务中心派出的全科服务团队在责任区提供六位一体的综合卫生服务，社区卫生服务中心及其下设的社区卫生服务站共同构成社区卫生服务平台。公共卫生条线管理由市级公共卫生机构（疾病预防控制中心、卫生监督所、精神卫生中心、眼病防治所、牙病防治所、妇女保健所、儿童保健所、健康教育所）、区县级公共卫生机构通过社区卫生服务中心公共卫生质量控制与管理部门、条线负责人来实现对社区卫生服务中心、服务站（团队）各公共卫生条线的质量控制与管理。

（4）医疗保障服务体系由城镇职工基本医疗保险、城镇居民基本医疗保险、新型农村合作医疗和城乡医疗救助、工会等社会团体开展的多种形式的医疗互助、商业健康保险共同组成。负责城镇职工基本医疗保险、城镇居民基本医疗保险的机构有人力资源和社会保障局或医疗保障局等部门，医疗保障局数据中心负责医保的基金账户、交易数据管理、城乡医疗救助。

（5）药品供应服务体系由药品生产商、供应商、零售商等企业，以及医疗卫生药品使用部门构成，药品生产商、供应商为医疗卫生机构、药品最终使用者提供药品的研发、试验、生产、供应、销售服务，医疗机构提供药品临床试验的场所和条件，并采购、使用药品。卫生行政部门负责药品研发、生产、供应、采购、使用的监管。

（6）卫生行政管理系统由国家、省／自治区／直辖市、地市、县区各级卫生行政管理部门构成，负责医疗卫生的行业管理、对各级医疗卫生机构政策法规执行情况的监管、卫生规划制订和实施落实。卫生管理主要业务职能域包括医政医管、疾病预防控制、妇幼健康、卫生监督、基层卫生、卫生应急、药品监管、食品安全、人力资源、规划财务、中医药管理、科技教育、统计信息等。

（7）社会公共服务体系包括与居民信息、医疗卫生服务信息相关的公安局、民政局、老干部局、老龄健康和养老服务部门、残联、居委会（村委会）、学校及幼托机构、企业等机构部门。

（二）卫生业务流程分析

业务过程是由一个或多个相连的程序或活动组成的，在具有明确的角色功能和相互关系的组织结构内，它们共同实现一个业务目标或政策目标。每个职能域都包括一定数目的业务过程，业务过程的命名应符合它们所起的作用,并可用简单的短语加以定义。业务过程定义用来描述活动及这些活动之间的关系,过程的开始条件和终止条件,以及各活动的信息如参与者、相关数据和计算机技术应用等。识别业务过程一般缺乏较好的形式化方法,主要靠有经验的业务人员和分析人员进行反复提炼。

卫生业务模型可用业务流程描述。卫生业务是由居民或者患者对医疗及公共卫生服务的需求所引起的;卫生业务的过程是由居民或者患者接受医疗及公共卫生服务的一系列业务活动串联而形成。医疗机构提供医疗服务,社区卫生服务机构提供基本医疗和基本公共卫生服务,药品生产和供应部门为医疗和社区卫生服务机构提供药品服务,在服务过程中获得医疗保障经费支持,同时医疗卫生机构与人口、民政、社区、学校等社会公共服务体系之间交换共享信息。在整个卫生业务过程中,政府卫生行政管理部门依照国家、行业相关法律法规,对医疗卫生行业实施监管。卫生业务顶层流程详见图 2-3-5。

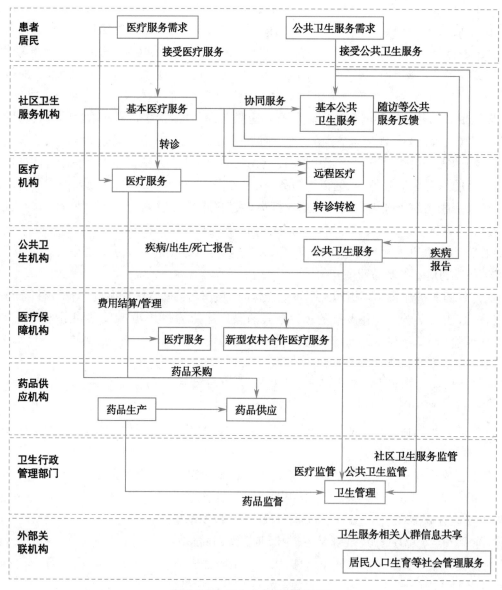

图 2-3-5 卫生业务顶层流程图

1. 传统业务模式的局限 我国卫生服务组织体系的传统业务模式的局限性使得卫生信息资源规划愈发重要且必要。

（1）信息系统建设各自为政：在卫生业务中，医疗、公共卫生、医保、医药等各个业务条线均由条线的业务管理部门管理，如医政管理医疗业务、疾病预防控制中心管理疾病预防控制的公共卫生业务、妇幼保健所管理妇幼保健业务、精神卫生中心管理精神卫生业务、卫生监督所管理卫生监督业务等。虽然各条线间在实际业务中存在诸多信息的交换及业务协作的需求，但各条线管理的业务模式限制了通过信息共享的方式实现各条线间的信息交换和业务协作。各业务部门为了本条线的管理需要独立从基层医疗卫生机构采集信息，使基层医疗卫生单位为了满足多个条线业务要求，需重复录入数据，既增加数据不一致性，又造成人力资源浪费。

（2）信息化发展缺乏整体规划：传统的卫生信息化建设是由各个业务管理条线的局部业务需求驱动的，在建设中未考虑与其他业务条线的结合，往往各业务条线管理部门各自建设、独立运行。这种建设模式带来的结果就是区域卫生信息资源缺乏整合，业务条线之间缺乏协作，信息难以实现共享，信息孤岛现象严重，信息利用效果不好。

（3）多个业务核心造成信息资源浪费：传统的医疗卫生业务流程是根据不同条线的业务需求设计的，因此具有多个业务核心。多个业务核心既不利于业务流程的统一规划、信息资源整合，又使得医疗卫生信息化建设为了满足不同部门的需求而建立不同的数据中心，因而形成信息孤岛。

（4）传统业务流程造成健康档案应用推进困难：健康档案是卫生信息的核心，但传统卫生业务流程上的问题影响了健康档案的信息采集、共享、利用。具体表现在：①信息采集难。传统业务流程决定了健康档案信息采集的难度，主要表现：上门直接采集健康档案信息不符合人性化需求，获得数据的可能性小、真实性差；很多业务数据是在事后录入，增加工作量，影响时效性、准确性；社区卫生服务条线间无法自动采集共享信息。②信息共享难。现有的条块分割业务流程决定了健康档案信息难以共享，主要表现在：业务与健康档案的数据隔离；业务条线间的数据隔离；各医疗机构间的数据隔离；社区与防治机构间的数据隔离；社区与区域内其他系统间的数据隔离；业务条线管理与团队工作任务间的脱节。由于无法实现相互间的信息交换与共享，社区卫生服务工作的效率不高。③信息利用差。由于健康档案采集难、更新难，与其他业务系统整合难，使得健康档案信息利用差，主要表现在健康档案信息未能被业务系统有效利用，未能被社区诊断分析利用，不能为绩效考核利用。

2. 流程再造　　开展卫生信息资源规划，就是为了从医疗卫生行业用户的角度分析应用需求，梳理业务流程，为设计卫生信息系统建设的总体框架和卫生信息系统的合理应用提供科学依据，流程再造重点就需要考虑信息共享和业务协同。

（1）信息共享：信息共享是资源整合、互联互通的基础，是业务流程整合的前提条件。信息共享流程整合的具体做法是：提高对信息共享的认识，在管理体制、业务运行模式上充分体现信息共享意识；建立具有信息共享特点的应用系统，如医疗机构之间的双向转诊系统，需要共享诊疗信息、检查检验结果、居民健康档案，信息一次采集，多次应用；建立区域性的信息共享公共服务平台，通过这个平台实现信息整合。

（2）业务协同：业务协同是在信息共享基础上，为实现不同医疗卫生机构处理共同的服务事项或为同一个服务对象提供医疗卫生服务而建立的连续性的业务流程，是为了保证信息流与业务流同步而提出的信息整合需求，是比信息共享应用更加复杂、应用效果更好、效率更高的一组信息整合过程。如区域医疗业务协同，即医院之间的双向转诊不是简单的诊疗信息共享，为了实现双向转诊的目标，方便患者，必须建立医疗机构之间规范的双向转诊流程，如社区卫生服务中心转诊到上级医院流程、上级医院接受转诊流程、上级医院转回社区卫生服务中心流程等，双向转诊的过程包括转诊申请、挂号预约、转诊审核、接受转诊患者、接受转诊审核等。再如公共卫生业务协同，即孕产妇保健的社区建档、初检、医疗复检、入院分娩、出院回社区随访的流程；传染病管理在医疗机构、公共卫生机构、社区卫生服务机构、卫生行政管理部门之间的疾病报告、个案调查核实、流行病学调查、疫点消毒、患者隔离及密切接触者医学观察、应急接种、卫生宣教等流程。上述示例均体现出公共卫生业务协同,提高了公共卫生业务管理的规范性、及时性,提高了医疗机构、社区卫生服务机构公共卫生服务效率。

(3)流程再造后的电子健康档案应用实例:以健康档案为核心整合各类业务信息就是以各级各类医疗卫生机构的医疗卫生服务业务信息为基础,通过健康档案整合医疗服务、公共卫生服务信息及业务流程,实现医疗、康复、疾病预防控制、妇幼保健、特殊人群服务、健康教育、卫生管理等业务的资源整合、信息共享、业务协同。以健康档案为核心的流程整合具体做法是:通过信息平台互联互通,对各业务条线的业务流程与信息流程统一规划、高度整合,实现健康档案系统的统一高效。以健康档案为核心的流程整合过程框架示意详见图2-3-6。

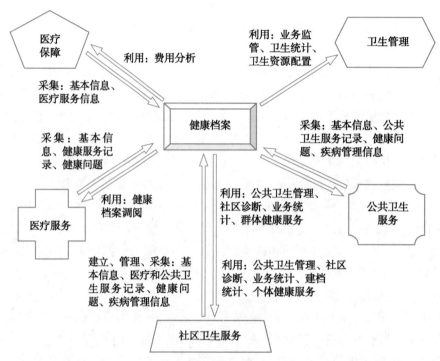

图 2-3-6　以健康档案为核心的流程整合过程框架示意图

通过这一案例可以看到,区域卫生业务流程的优化为健康档案信息采集、交互、共享、利用提供方便,能实现:①在业务过程中便捷地从信息源头采集信息。在业务服务过程中采集数据,数据一点采集、多点应用,条线间实现信息共享与数据交换,从而提高数据采集效率,提高各业务系统的协同工作能力。②在业务流程中共享、交换及动态更新健康档案信息。加强了业务与健康档案的数据整合,条线间的数据与业务整合,各医疗机构间的数据与业务整合,社区与防治机构间的数据与业务整合,社区与区域内其他系统间的数据整合,业务条线管理与团队工作任务间的业务整合,实现及时、动态更新居民健康档案,以方便对居民提供更人性化服务。③在卫生业务管理中加强信息的多种应用。标准化健康档案(基本信息、健康摘要、疾病目录、服务记录)信息的展现与应用:健康档案信息为业务条线有效利用,并以此为基础提供全程的、连续的保健服务;利用健康档案信息实现社区诊断;条线业务信息自动生成管理报表,为社区卫生服务工作的绩效考核提供全面的客观数据,从而提高社区卫生服务中心的卫生业务水平和科学管理水平。

三、卫生信息资源规划建模

在规范化需求分析的基础上进行系统模型的建立,是信息资源规划的核心和关键性工作。系统建模一般需要建立三种模型,即信息系统功能模型、信息系统数据模型和信息系统体系结构模型。

卫生信息资源规划的主要成果就是建立起全卫生行业集成化的信息模型——功能模型、数据模型和系统体系结构模型。需求分析是系统建模的准备，系统建模是需求分析的继续和"定型"。只有建立起全卫生行业集成化的信息系统模型，在这种总体模型的指导、控制和协调下，才能实现卫生信息化的总体目标。系统建模的目的是使机构领导、管理人员和信息技术人员对所规划的信息系统有统一的、概括的、完整的认识，从而能科学地制订总体方案：通信网络方案、计算机体系结构方案、应用系统开发方案、信息管理制度与人员机构建设方案等，保证成功地进行集成化的机构信息化建设。

（一）功能建模

定义系统的功能模型是对规划小组，尤其是对规划分析人员的水平和经验的考验。系统功能建模就是要解决"系统做什么"的问题，是系统功能结构的抽象或概括性表示。功能模型拟定的子系统是面向规划的逻辑系统，是对机构信息系统功能宏观上的把握，对机构组织结构的变化应有一定的适应性。在应用开发中再按照面向对象技术的开发方法，以存取主题数据库为基本机制，加强可重用模块的开发和类库建设，按用户需求来组装具体的物理系统。

1. 功能建模的概念和表示法 经过功能需求分析所得出的业务模型，在很大程度上是当前业务流程的反映，由业务模型过渡到功能模型的主要分析工作是对业务过程和业务活动作计算机化的可行性分析。

在业务模型的基础上，对业务活动进行计算机化可行性分析，将能由计算机自动进行处理和人机交互进行的活动挑选出来，并综合现有应用系统程序模块，按照"子系统 - 功能模块 - 程序模块"组织、建立机构系统功能模型。一般来说，业务模型与功能模型有对应关系，详见图 2-3-7。

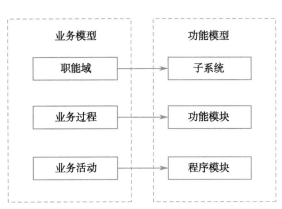

图 2-3-7 业务模型与功能模型之间的对应关系

经过功能需求分析，在业务模型的基础上建立功能模型，实际上就是用两类人员都能理解的表述方式，对要开发的信息系统的功能结构做出简明准确的定义。为科学表达系统功能模型的层次结构，以便于建立计算机化的文档，需要对功能建模进行编码，其编码规则详见图 2-3-8。

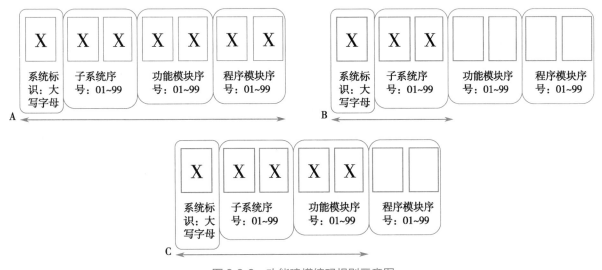

图 2-3-8 功能建模编码规则示意图

A. 完整 7 位为程序模块标识；B. 末 4 位空格为子系统标识；C. 末 2 位空格为功能模块标识。

功能建模的主要工作包括：①了解机构领导关于管理体制和管理机制方面的意见，掌握已有的有关管理模式的研究成果；②业务领导参与复查职能域和业务过程定义，并与规划分析人员取得共识后形成规范化功能需求文档，在该需求文档的基础上，由规划分析人员进行计算机处理的可行性研究，提出可自动化处理与人机交互完成的模块；③选取已经开发和使用的应用系统中的有用程序模块；④如有可能，借鉴同类系统的有关模块。

按照卫生业务组织架构及业务职能域分析、卫生业务模型规划，通过整合卫生信息系统功能，规划卫生信息系统功能模型。卫生信息系统顶层功能模型详见图2-3-9。

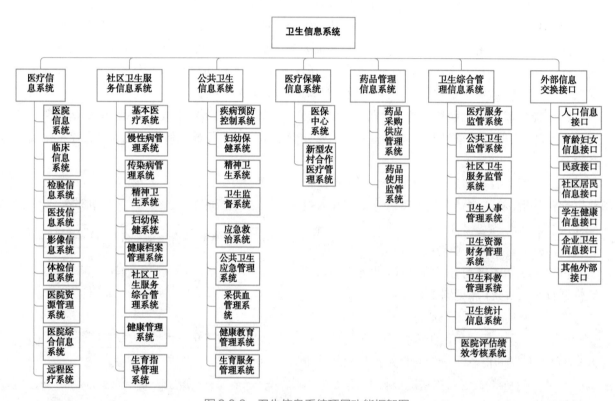

图2-3-9　卫生信息系统顶层功能框架图

卫生信息资源规划工作包括了大量复杂的调查资料的分析整理，而且资料的存储、修改和对后续信息化建设工作的支持更需要规划信息、知识记存与使用的连续性。为此，必须要求信息资源规划有一定的工具和协同办公的环境，并将成果电子化，形成信息资源库。各级领导、业务人员和规划分析人员关于信息资源开发利用的意见、经验和知识应予记录，使之在卫生信息化建设的全过程中发挥指导、控制和协调的作用。卫生信息资源复杂多样，需要通过建模进行梳理。

卫生信息资源规划的主要方法有需求分析法、文献检索法、比较分析法、现场调研法等。功能建模一般有两种思路：一是演绎法，自顶向下、逐步求精；二是归纳法，自底向上、综合集成。建立卫生信息资源规划功能模型过程一般经由五个步骤来完成，即建立卫生信息资源服务的功能大类和子类，业务建模，定义职能域，定义业务活动过程和业务活动分析。

2．功能建模的关键步骤　通过职能域功能分析取得业务模型后需要进行计算机化的可行性分析。从各子系统的定义到功能模块的定义，力求准确完整，各功能模块的程序模块分解也要求比较恰当。

（1）定义子系统：定义子系统是建立功能模型的首要工作，就像建立业务模型首先要研究职能域的定义一样。首先，规划核心小组要通过讨论提出子系统的划分，然后适当调整规划小组，按子系统分工研究提出子系统的初步定义。在研究提出子系统定义的过程中，要注意研究和回答四个问题：一是子系统的目标是什么，即需要对系统总体目标进行分解，作更具体的界定；二是说明子系统的边界，即覆盖哪个职能域或跨职能域，为哪个管理层或跨管理层服务；三是确定信息加工处理深度或信息系统类型，如事务处理系统（transaction processing system，TPS）、管理信息系统、联机事务处理/联机分析处理（online transaction processing/online analytical processing，OLTP/OLAP）、决策支持系统（decision support system，DSS）、主管信息系统（executive information system，EIS）、战略信息系统（strategic information system，SIS）等；四是列出子系统的主要功能，主要运用"关键成功因素"和"价值流"分析思想，在业务过程计算机化可行性分析的基础上加以识别。每一功能模块需要用短文加以描述。

（2）定义功能模块和程序模块：在子系统划分定义工作完成后，就要对每一子系统定义功能模块和程序模块，这时要注意研究和回答六个问题：一是怎样由功能模块体现子系统的目标，即对子系统的目标进行分解，落实到具体的功能模块上；二是说明功能模块的边界，即它属于哪个职能域或跨职能域，为哪个管理层次或跨管理层服务；三是信息加工处理深度或模块类型，如属于事务处理、信息形成模块，还是属于联机事务处理/联机分析处理（OLTP/OLAP）或更为高层的DSS/EIS/SIS模块；四是突出关键性功能模块（或反映主业的功能模块），这要借助"关键成功因素"和"价值流"分析来识别；五是通过分解与集结的权衡，确定功能模块-程序模块的层次关系，分解要注意控制细化程度，集结要注意控制综合程度；六是分析选取已经开发和使用的有用模块，如果可能，分析选取类似系统的有用模块，程序模块则不必用短文加以描述。

（二）数据建模

系统数据建模是信息资源规划的核心问题，是系统信息结构的抽象，是整个信息资源规划过程中难度最大、最重要的工作。数据模型就是将功能模型所需要的数据按照其内在联系组织起来，也就是从系统的角度、过程的角度，将所有输入/输出的数据按逻辑关联性归纳成一个个的数据类，然后借助于分析人员的经验，辅以一些分析方法，将这些数据类归并为主题数据库，即系统的数据环境-基本表的组织结构。它解决系统"信息组织"问题，是数据环境重建的根本保障。

卫生信息资源规划的数据的建立，主要在国家卫生信息化框架的宏观指导下，参考国家卫生数据集，建立本地化的数据集，通过原始数据项用户视图、原始数据项归类、数据元抽取、数据元归类、数据元标准化等步骤完成标准化数据模型的建立。

1. **数据建模基本概念**　数据模型（data model）是对用户信息需求的科学反映，是规划系统的信息组织框架结构。数据模型分为两种，一种是全域数据模型，即整个集成系统的所有主题数据库及其基本表；另外一种是子系统数据模型，即某个子系统所涉及的主题数据库及其基本表。全域数据模型与子系统数据模型的关系是：全域数据模型的所有主题和基本表都分解到各子系统的数据模型中；全域数据模型的某一主题或基本表可以存在于几个子系统数据模型中，它们之间完全保持一致；全域数据模型是对各子系统数据模型的统揽，每一基本表的创建和维护必须由具体的子系统负责。

数据建模工作一般在信息资源规划第二阶段展开，是数据库设计最重要的前导性工作。数据建模的主要工作是识别、定义主题数据库及其基本表，提出规划系统的数据模型初稿，包括系统有哪些主题数据库、每个主题数据库有哪些基本表，以及它们之间有何联系。

数据模型分为概念数据模型和逻辑数据模型。

（1）概念数据模型：概念数据模型是全域或某一职能域的全部概念数据库的列表。概念数据库（conceptual database）是最终用户对数据存储的看法，反映了用户的综合信息需求。经过用户视图规范化和数据流的分析，可以对各职能域的信息需求加以综合，由此建立全域（某信息资源规划范围内）的概念数据模型。建立规范的概念数据模型，需要较广泛深入的业务领域知识和经验，因此需要业务行家参与，以便分析、识别、定义出各个数据库名称和数据内容，并形成统一的模型。概念数据库一般用数据库名称及其内容（简单数据项或复合数据项）的列表来表达，采用"散集表达法"，每个概念的主题数据库有如下的表达形式：数据库名称（数据库内容列表）。

（2）逻辑数据模型：逻辑数据模型由逻辑数据库（logical database）组成，是系统分析设计人员的观点，是对概念数据库的进一步分解和细化，是全域或某一职能域的全部基本表及其关系的表述。逻辑数据模型能更科学准确地反映用户的信息需求。逻辑数据库由一组规范化的基本表（base table）组成。由概念数据库演化为逻辑数据库，主要工作是采用数据结构的规范化原理与方法，将每个概念数据库分解、规范化成第三范式（third normal form，3NF）的一组基本表，一个逻辑数据库就是这一组三范式基本表的综合。逻辑数据库的表述，包括各基本表的标识、名称、主码和属性列表以及一级基本表之间的关系。①实体与关系：在数据组织的各种模式中，"关系模式"有它特有的优越性，特别适合机构管理数据环境的建设。按照关系模式的观点，现实世界中有联系的一些数据对象就构成一个"数据实体"或简称为"实体"（entity），例如，"设备"这个实体，是设备编码、设备名称、设备生产厂家、出厂日期、设备原值等数据对象的抽象，这些数据对象称为实体的"属性"（attribute）。实体与实体之间存在着关系或联系（relationship）。有三种基本的关系：一对一、一对多和多对多。②表（table）及其属性表（attribute table）：表是数据分析工作中常用到的概念，它是一组有联系的数据抽象。数据分析工作经常需要列出一个表所含的数据元素或数据项，而不具体考察每一行的数据项的值。数据库逻辑设计的主要工作是仔细分析哪些是基础数据，哪些是非基础数据，怎样将基础数据组织成"基本表"，如何根据基本表来设计非基本表（如各种归档表、中间表、临时表、虚表等）。③基本表（base table）：是由机构管理工作所需要的基础数据所组成的表，而其他数据则是在这些数据的基础之上衍生出来的，它们组成的表是非基本表。基本表可以代表一个实体，也可以代表一个关系，基本表中的数据项就是实体或关系的属性。基本表应该具有一些基本特性：原子性，即表中的数据项是数据元素；演绎性，即可由表中的数据生成系统全部的输出数据；稳定性，即表的结构不变，表中的数据一处一次输入，多处多次使用，长期保存；规范性，即表中的数据关系满足第三范式（3NF）；客观性，即表中的数据是客观存在的数据，是管理工作需要的数据，不是主观臆造的数据。④ E-R 图：即实体 - 关系图，它是反映实体及其关系的图。

2. 数据建模方法　数据建模过程是从用户视图到主题数据库，从数据流程图到 E-R 图，从数据实体到基本表的研究开发过程。数据建模是在规范化需求分析的基础上进行的。建模前的调研工作包括：各个职能域的用户视图及其组成；各个职能域的数据流程图（1-DFD、2-DFD）；各个职能域的输入数据流、输出数据流和数据存储分析报告；全域的数据元素集；全域的数据元素 - 用户视图分布分析报告等。

（1）数据建模的基本工作和步骤：数据建模的基本工作包括①识别定义业务主题，按主题将用户视图分组定义为实体大组，提出概念数据模型；②按业务需要进一步分析实体的属性，规范化数据结构产生基本表，提出逻辑数据模型；③数据元素规范化，进一步审核基本表的组成。数据建模工作由三步组成：第一步，进行实体关系分析，可以从业务主题出发确定实体大组，识别各个实体；也可以从数据流程图出发，确定各个实体及关系，绘制 E-R 图，建立概念数据模型。第二步，进行数据结构化分析，利用数据结构规范化的理论和方法，将每一实体规范化到第三范式（3NF），形成基本表，并确定基本表之间的关系，得到逻辑数据模型。第三步，进行数据元素规范化分析，利用数据元素规范化的理论和方法，建立较完整的类别词表和基本词表，以便控制数据元素的一致性，使基本表进一步规范化。

（2）基本表与数据元素规范化：数据建模的第三步数据元素规范化分析，是在需求分析（用户视图组成）过程中对数据元素做初步规范化工作的继续深入。前面已经讲过基本表与数据元素的概念和关系，在每一个主题数据库都分解为一组基本表之后，就要认真研究每个基本表的组成，其单元应该是在信息系统中具有"原子意义"的数据元素，而不是还可以分解的复合数据项。同时，还要注意解决由于众多基本表的组成而积累起来的"数据元素集"中的一致性问题，即通过分析，发现并处理"同名异义"和"同义异名"的数据元素。为此，要用好"基本词表"和"类别词表"。当然，这种分析处理工作是需要软件工具来支持的，靠人工很难完成。

（3）一级表和二级表的划分：每一主题数据库只划分出两级基本表，即一个一级表和若干个二级表。一级表与二级表的关系通常是一对多的关系。基本表之间通过外键关联，例如，一般机构的管理信息系统中所必需的"组织机构"和"员工"两个主题数据库模型，详见图2-3-10。

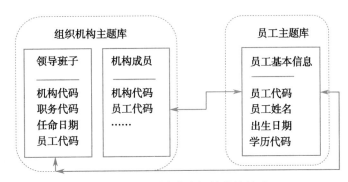

图2-3-10 基本表之间的外键关联

其中，基本表"领导班子"中某位干部的姓名、出生日期等信息，不是在这个表中存储的，而是通过该干部的"员工代码"值，存储在"员工基本信息"表中。同样，基本表"机构成员"存储着每一机构部门中所有员工，但每个员工的基本信息（如出生日期、学历等）也是通过该员工的"员工代码"值，存储在"员工基本信息"表中。这样，基本表"领导班子"和基本表"机构成员"中的"员工代码"起到向外的连接作用，称为外键或外码（foreign key，FK）。一般来说，一个基本表的外键是另一基本表的主键。

3. 卫生业务数据流程和实体关系 卫生业务的数据模型规划应依据卫生职能域、卫生业务流程，采用卫生业务数据流程图（data flow diagram，DFD）及卫生业务数据实体关系图表述。卫生业务数据流程图主要分析卫生业务的医疗、公共卫生、社区卫生、医疗保障、药品供应、卫生管理六大职能域的数据流关系。卫生业务数据实体关系图主要分为医疗卫生基础及公共域数据模型。

卫生业务数据流程是医疗卫生各领域、各机构业务及管理协同过程，也是信息交换与共享过程。这一过程体现了各种医疗卫生服务业务之间的协作性与连续性。健康档案的卫生信息系统建设，一方面为健康档案信息的收集提供一个数据整合平台，另一方面也为医疗卫生机构之间的业务协作提供一个应用整合平台。卫生业务数据流程采用数据流程图（DFD）描述。卫生总体信息流程是医疗卫生服务数据的顶层流程，描述区域医疗服务、公共卫生服务、社区卫生服务、医疗保障、药品供应、卫生综合管理等卫生服务过程及其数据存储，以及主要外部数据接口之间的信息交换关系。

卫生业务总体信息流程描述需要包含主要过程、主要数据存储、主要外部接口、主要信息流等内容，卫生服务总体信息流的主要数据流及与主要过程、主要外部接口的关系，详见表2-3-1a和表2-3-1b。

卫生业务需要应用和产生的各类卫生业务数据构成一个数据实体，建立卫生业务数据实体关系模型，是卫生信息资源规划业务建模的重要内容之一。卫生业务数据实体关系模型建立的依据是业务流程分析及业务数据流程分析，业务流程决定数据产生的逻辑及先后时间，而数据流程决定数据的来源与去向。

表 2-3-1a　卫生服务总体主要信息流列表

序号	信息流	来源	去向
1	居民信息系统内：就诊患者、医保和新型农村合作医疗患者、社区卫生服务居民、公共卫生报告调查监测的个案居民；系统外：户籍居民、帮困居民、残疾人、流动人口	系统内：医疗机构、社区卫生服务机构、公共卫生机构、医保及新型农村合作医疗部门；系统外：公安、民政、残联、居委会（村委会）	社区卫生服务机构、健康档案
2	医保、新型农村合作医疗患者基本信息	医保及新型农村合作医疗部门	医疗机构
3	健康档案信息	健康档案	二、三级医疗机构，公共卫生机构，卫生综合管理，居民公众
4	医疗服务记录、诊疗信息、转诊信息	医疗服务记录	社区卫生服务机构
5	诊疗信息、转诊信息	社区卫生服务记录	医疗机构
6	社区卫生服务记录	社区卫生服务记录	公共卫生机构
7	疾病报告与监测	医疗服务	公共卫生机构
8	公共卫生服务个案信息	公共卫生服务记录	社区卫生服务机构
9	医疗、公共卫生监测信息	医疗服务记录、社区卫生服务记录、公共卫生服务记录	卫生综合管理
10	医疗费用明细、结算及医保统计报表	医疗服务、社区卫生服务	城镇医保管理部门、新型农村合作医疗管理部门、保险公司
11	医疗、社区卫生服务、公共卫生服务的费用、工作量、效率、质量信息，建档数量、建档率、质量统计指标及报表	医疗服务记录、社区卫生服务记录、公共卫生服务记录	卫生综合管理
12	建档数量、建档率、质量统计指标及报表	健康档案	卫生综合管理
13	医疗卫生服务质量、满意度统计指标	第三方评价机构	卫生综合管理
14	卫生统计指标及报表	卫生综合管理	卫生健康委员会
15	医疗卫生服务机构绩效	卫生综合管理	卫生健康委员会
16	人口监测	社区卫生服务记录	人口监测与家庭发展司
17	残疾人服务统计	社区卫生服务记录	各级政府的残联部门
18	离休干部服务统计	社区卫生服务记录	老干部局

表 2-3-1b　主要数据存储

序号	产生数据	产生数据过程	数据存储
1	社区卫生服务记录	社区卫生服务	社区卫生服务记录（报告、核实、建档、体检、随访、筛查、监测、调查、评估）
2	健康档案	健康档案管理	健康档案（社区、家庭、个人）
3	医疗服务记录	医疗服务	医疗服务记录（就诊记录、病史、医嘱、检查、转诊、费用）
4	公共卫生服务记录	公共卫生服务	公共卫生服务记录（报告、核实、建档、监测、调查、筛查、随访）
5	综合管理主题数据	综合管理	综合管理主题数据（指标、报表、报告）
6	医保服务记录	医保结算与管理（城镇医保、新型农村合作医疗、商业医保、医疗求助、医疗互助）	医保服务记录（医保账户、费用结算、报销、理赔明细记录）

卫生业务数据实体关系模型主要描述如下业务数据实体及其关联关系。①卫生活动参与者：主要包括服务人员及服务对象。服务人员隶属于服务机构，机构又隶属于地区，服务人员具有一定的角色属性，例如医生、护士、家庭医生，角色又具有参与业务活动的权限属性，如医生具有医嘱和病史书写权限。②卫生活动记录：包括卫生服务业务记录，如诊疗记录、随访记录，而服务记录可能产生进一步的详细服务记录，如病史记录、服务费用记录等，而健康档案是针对服务对象个体而建立的所有卫生服务记录的档案记录。③卫生资源：卫生活动中会使用到相关医疗资源，如药品、设备等。④属性代码：卫生业务活动的各类数据实体具有不同的属性，用属性实体（代码）表示，如地区、医保属性、服务项目、医学术语及编码、供应商、卫生管理主题、角色的权限等。

4. 卫生信息数据标准　卫生信息是卫生领域经过卫生行业业务加工处理后有价值的数据。卫生信息产生于一定的卫生信息源系统，再经过卫生信息系统的采集、处理、通信、存储，形成卫生领域的知识或消息，应用于卫生领域的各类决策。为了在卫生领域各系统间实现信息的共享、交换，在各个卫生信息系统采集、处理、存储的数据，必须有一个统一的标准，以便让各个信息系统能够在语法、语义层次上互相识别，数据标准就是卫生信息实现共享交换的标准。

卫生信息分为活动、实体、角色、参与、活动关联、角色关系六个大类，卫生领域的所有信息均由这六个大类的信息继承而来。

（1）基础数据标准：基础数据是指卫生信息系统中所共同使用的数据，主要应用于信息系统集成的信息注册与共享。这些数据在医院信息集成平台及区域卫生信息平台上注册，以便各个连接到平台上的应用系统能够统一识别，实现信息的共享、应用的协同等互操作性。基础数据主要由卫生服务对象、卫生服务机构、卫生服务提供者、卫生数据字典构成，它们之间的关系是：卫生数据字典应用于卫生服务对象、卫生服务机构、卫生服务提供者；卫生服务提供者隶属于卫生服务机构；卫生服务机构、卫生服务提供者为卫生服务对象提供服务。卫生基础信息架构模型详见图2-3-11。

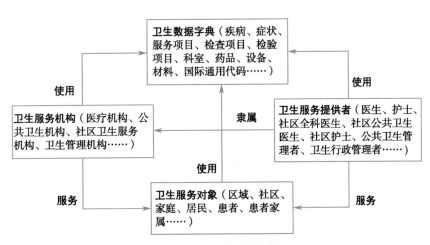

图2-3-11　卫生基础信息架构图

卫生基础信息的概念数据模型描述区域卫生信息系统中涉及的区域、家庭、居民、患者、医疗卫生机构、医疗卫生工作者、其他机构、角色、权限等基本信息的数据结构。

（2）代码：代码信息是指在卫生信息数据集中用编码标识的、规范的术语数据集及数据元标准，代码唯一标识了卫生信息的语义结构。语义结构是卫生信息系统互操作规范中信息结构采用的标准化数据元，即数据元的编码标准，采用编码名称、编码说明、采用标准、数据格式、值域描述。代码信息用于规范标准化卫生信息数据元的数据格式及取值范围，便于卫生信息的统计分析，保障卫生信息系统间共享数据的规范释义及系统间的互操作性。常见医疗卫生代码有人员属性、机构属性、疾病症状诊断、医疗服务、检验检查、药品、费用、公共卫生服务等类代码。

（3）健康档案数据模型：居民健康档案是社区卫生服务与居民健康管理过程中服务事件和干预活动的客观记录，它是以居民健康为目标，以信息技术为手段，有序整合，动态记录，客观反映个人、家庭、社区的健康问题、健康事件和卫生服务的科学和规范的数字化资料。电子健康档案（electronic health record，EHR）是社区卫生服务机构对辖区内所有服务对象、服务人群实现健康管理的有效手段，从不同角度反映个人、家庭、社区个性和共性的健康信息，是以居民健康为中心，家庭为单位，社区为范围，需求为导向，以儿童、妇女、老年人、慢性病患者等特殊人群为重点的居民健康信息应用平台。健康档案数据标准是记录社区、家庭、居民基本信息和主要健康问题，疾病管理，主要服务目录的数据元及数据集标准。

居民健康档案的基本框架由个人健康档案、家庭健康档案、社区健康档案共同组成。个人健康档案分为核心档案与扩展档案两部分。核心档案主要记录个人基本信息、主要健康问题摘要、疾病管理和主要健康服务记录目录；扩展档案主要记录社区卫生各业务条线个人详细服务记录。个人健康档案是关键，是主要内容。家庭健康档案主要记录家庭基本信息、家庭成员、家系图、家族病史、家庭健康危险因素。社区健康档案分为核心档案与扩展档案两部分。核心档案主要记录社区基本信息、社区人口学信息、社区主要健康问题、社区健康危险因素及环境信息、社区医疗卫生资源信息；扩展档案主要记录与社区相关的健康服务、干预活动详细记录，在实际应用中以社区卫生各业务条线上与社区相关的详细服务记录的形式体现。居民健康档案的总体架构详见图2-3-12。

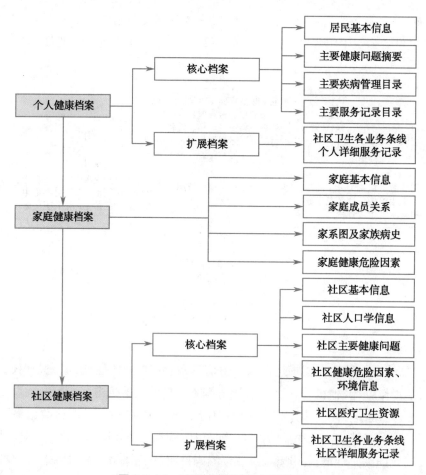

图2-3-12　居民健康档案数据架构图

（4）电子病历数据模型：电子病历是医疗机构对门（急）诊、住院、健康体检患者（或保健对象）临床诊疗和指导干预的数字化的医疗服务工作记录；是居民个人在医疗机构历次就诊过程中产生和被记录的完整、详细的临床信息资源。电子病历是指医务人员在医疗活动过程中，使用医疗机构信息系统生成的文字、符号、图表、图形、数据、影像等数字化信息，是能实现存储、管理、传输和重现的医疗记录，是病历的一种记录形式。

使用文字处理软件编辑、打印的病历文档，不属于"数据"范畴的电子病历。电子病历数据标准是记录电子病历的数据元及数据集标准。电子病历数据标准用于统一规范医疗机构诊疗信息的采集及电子病历数据库的建立，也用于统一规范基于电子病历的医院信息平台及区域卫生信息平台诊疗数据的采集接口标准、电子病历共享数据库建立。电子病历数据记录由病历概要、病历记录、转诊记录、医学证明及报告，以及建立这些数据记录的医疗机构信息等数据实体集构成。电子病历的数据实体及相互的隶属关系构成病历的基本架构，详见图2-3-13。

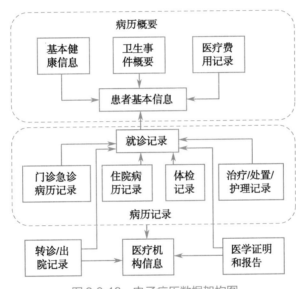

图 2-3-13　电子病历数据架构图

（5）公共卫生数据模型：公共卫生管理业务包括城乡居民健康档案管理、健康教育、预防接种、儿童保健管理、孕产妇保健管理、老年人健康管理、高血压患者管理、糖尿病患者管理、精神疾病患者管理、传染病及突发公共卫生应急处理以及卫生监督等服务。各项服务的服务对象、内容、流程、要求、考核指标等都有相应文档记录和数据建设的规定和要求。数据建设的标准架构详见图2-3-14。

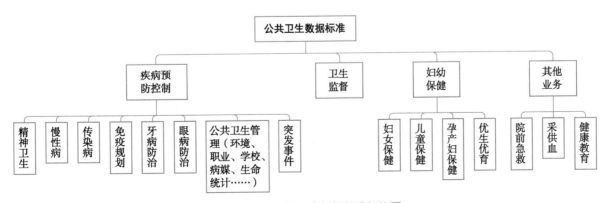

图 2-3-14　公共卫生数据标准架构图

（6）卫生资源数据模型：卫生资源是指提供各种卫生服务所使用的投入要素的总和，包括人力资源、物资资源和经济资源。人力资源：医生、护士、医疗卫生技术人员的注册、职称、执业、培训教育等信息资源，每千人的医生护士数据等信息。物资资源：卫生机构的资产情况、医用设备的物资情况以及药品情况等。经济资源：卫生经费投入、支出情况等。从地域角度，卫生资源又分为区域性卫生资源和医疗机构内部的卫生资源。卫生资源数据标准详见图2-3-15。

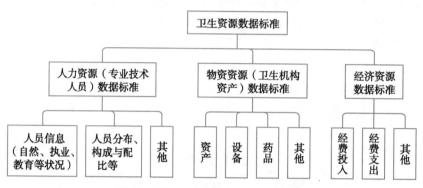

图2-3-15　卫生资源数据标准架构图

（三）体系结构建模

在信息工程方法论中，信息系统体系结构（information system architecture）是指系统数据模型和功能模型的关联结构，采用C-U矩阵来表示。它对控制模块开发顺序和解决共享数据库的"共建问题"均有重要的作用，是决定共享数据库的创建与使用责任、进行数据分布分析和制订系统开发计划的科学依据。

1. 体系结构建模基本原则　系统体系结构建模工作应在对机构的业务模型进行深入分析的基础上，准确界定应用系统模块功能范围、管理层次和信息加工深度，分清不同管理层次上的模块控制和处理功能。根据系统功能模型中程序模块的分类，重点识别可重用的程序模块，建立通用类库，进一步形成构件对象模型。

系统建模是由各职能域规划小组和核心小组联合进行的深入分析研究工作过程，需要有统一的、科学的方法和规范，还要注意加强指导、控制与协调。规划核心小组要充分发挥作用，注意做好"三控制"和"三协调"工作。"三控制"包括：①控制规模，系统的目标和边界应该是有限的，界定后不要在建模过程中不适当地膨胀；②控制细化程度，不论功能模型还是数据模型都要做到概念层和部分逻辑层，分解与细化要适当，不能与系统的逻辑设计相混淆，处理好分解与集结、粗与细的关系；③控制一致性，认真执行统一的规范和标准，凡不符合规范和标准的要及时纠正，规范和标准有问题要认真研究、统一解决。"三协调"包括：①协调部门与整体的信息利益，避免信息私有和自采自用的倾向，追求信息共享和全局信息资源优化管理；②协调业务管理人员与信息技术人员的关系，注意调动和保护两类人员的积极性，引导和鼓励相互学习、相互尊重、加强讨论、扬长避短；③协调个人与集体、小组与大组之间的关系，既要提出发挥每个规划分析人员、每个小组的知识经验优势和创造精神，又要强调群体意识和体现集体智慧，把建模过程作为共同学习和提高的过程。

2. 系统体系结构模型　系统体系结构模型分为全域系统体系结构模型和子系统体系结构模型。全域系统体系结构模型即全域C-U阵，它表示整个规划范围所有子系统与主题数据库的关联情况。子系统体系结构模型即子系统C-U阵，它表示一个子系统的所有功能模块与基本表的关联情况。全域系统体系结构模型详见图2-3-16，其中，行代表各子系统，列代表各主题数据库，行列交叉处的"C"代表所在行的子系统生成所在列的主题数据库，即负责该主题数据库的创建和维护；"U"代表所在行的子系统使用所在列的主题数据库，即读取该主题数据库的信息；"A"表示既生成又使用所在列的数据库。子系统体系结构模型详见图 2-3-17，每一个子系统做一个 C-U 矩阵，其中各列代表基本表（分别属于某主题数据库），各行代表各子系统的功能模块或程序模块，行列交叉处的"C"代表所在行的模块生成所在列的基本表，即负责该基本表的创建和维护；"U"代表所在行的模块使用所在列的基本表，即读取该基本表的信息；"A"表示既生成又使用所在列的基本表。

	主题数据库1	主题数据库2	主题数据库3	……
子系统1	C	A	U	…
子系统2	U	C	A	…
子系统3		U	C	…
……				

图 2-3-16 全域系统体系结构模型的一般模式

	基本表1	基本表2	基本表3	……
模块1	C			
模块2		C		
模块3	U	U	C	
模块4			A	…
……				

图 2-3-17 子系统体系结构模型

3. **C-U 矩阵建立方法** 从子系统 C-U 矩阵的构成内容可以看出，识别基本表与功能/程序模块之间的关系，可以从两个方向进行，逐一地考察一个子系统的每个功能/程序模块。基于"以数据为中心"的思路，我们按照图 2-3-18 的模式来寻找功能/程序模块。基本表与功能/程序模块关联模式详见图 2-3-18。

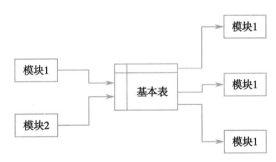

图 2-3-18 基本表与功能/程序模块关联模式

采用两级 C-U 矩阵来分别表达全域系统体系结构和子系统体系结构，科学、简明且实用。全域 C-U 矩阵可以表示出全系统有哪些主题数据库，有哪些子系统，以及各子系统对各主题数据库的存取关系（即负责创建或使用的责任分工）。每个子系统 C-U 矩阵可以表示出一个子系统有哪些主题，有哪些其他的基本表，有哪些功能模块、程序模块，以及功能/程序模块存取库表的关系。子系统 C-U 矩阵若经过"C"对角占优算法形成模块-基本表开发的优先顺序控制机制，如图 2-3-18 所示，要开发模块 2，必须先开发模块 1，因为基本表 1 是由模块 1 创建的，依次类推，会对子系统的开发起重要的指导作用。子系统 C-U 矩阵可以看出模块开发的优先顺序。

两级 C-U 矩阵可以通过运行支持软件工具、人-机交互定义基本表与模块关系来自动生成。其存储作为电子化的规划元库（PR）的重要组成部分，可由机构首席信息官（chief information officer，CIO）和系统设计开发人员随时查看系统的体系结构、掌握机构信息化的进度、指导数据库建设和应用开发。

两级 C-U 矩阵对于信息资源总体规划中引进、订制应用软件系统或改造现有应用系统，都有参照指导作用。

4. 卫生信息系统体系架构 卫生信息系统建模必须根据卫生业务规划、数据规划的业务模型、功能模型，以及数据模型进行。功能模型确定系统功能划分，数据模型确定数据存储架构。卫生信息系统总体架构示例如图2-3-19所示。

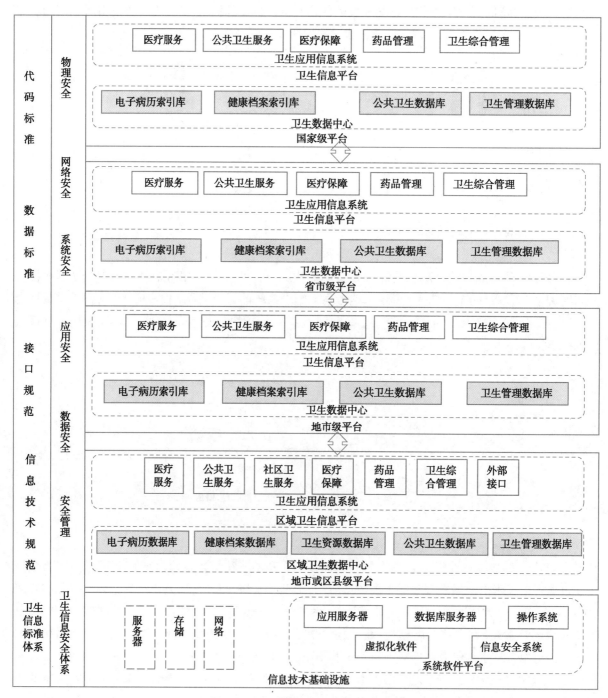

图2-3-19 卫生信息系统总体架构图

2019年10月，世界卫生组织在《数字健康全球战略（2020—2024）》（草案）中提出"数字健康"概念，意指开发并利用数字技术普及健康知识及进行相关实践的领域，涵盖物联网、人工智能、大数据等数字技术在健康管理方面的应用。数字技术赋能的医疗卫生与传统线下医疗之间的边界日益模糊，数字化的医疗卫生产业和医疗卫生产业的数字化互为表里，融合渗透、一体化发展趋势明显，即传统线下医疗必将演进为数字化、网络化、智能化的数字健康。数字化是数字健康战略实施的必经之路,智能化是数字健康战略实施的终局。卫生信息系统总体架构的设计必然反映这一趋势。图 2-3-20 提供一种智慧医疗系统总体架构示例。

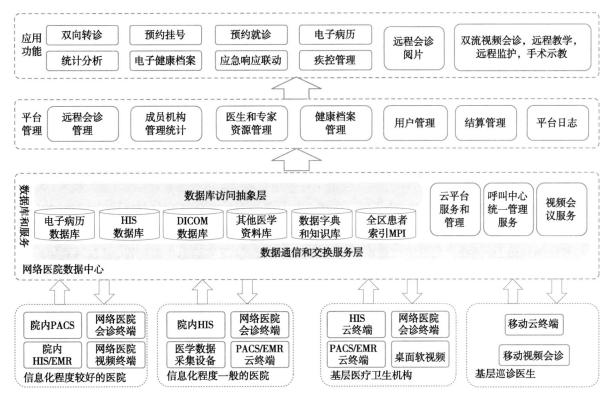

注:HIS 为医院信息系统(hospital information system);DICOM 为医学数字成像和通信(digital imaging and communications in medicine);MPI 为消息传递接口(message passing interface);ACS 为门禁系统(access control system);EMR 为电子病历(electronic medical record);PACS 为影像存储与传输系统(picture archiving and communication system)。

图 2-3-20 智慧医疗信息化总体架构示例

（黄亚明）

思 考 题

1. 简述面向应用的数据管理核心思想。
2. 简述信息资源规划的一般流程。
3. 简述卫生信息资源规划的需求分析包括哪两个方面。
4. 简述信息资源规划中数据建模基本概念。
5. 试述卫生信息资源规划中体系结构建模基本原则和模型范例。

第三章

卫生信息资源管理基础

卫生信息资源管理是指对医疗、卫生、保健工作中信息活动的各种要素（包括信息、技术、人员、机构等）进行合理的计划、组织和控制，以及实现卫生信息资源的充分开发和有效利用所进行的综合管理，属于医疗卫生行业的信息资源管理问题。本章在简要介绍卫生信息资源管理的基本理论、技术与方法的基础上，系统介绍卫生信息资源管理的流程与模式，卫生信息资源配置、开发与利用。

第一节　卫生信息资源管理理论、技术与方法

一、卫生信息资源管理理论

卫生信息资源管理是一个交叉领域，涉及的相关基础理论主要包括卫生信息组织理论、卫生信息服务理论、卫生信息交流理论、卫生信息分析理论等。综合掌握各个基础理论知识，对于深入理解卫生信息资源管理体系、加深对相关理论核心的理解并运用这些理论来分析和解决卫生信息资源管理中的实际问题非常重要。

（一）卫生信息管理理论基础

1. 香农信息论　信息论可分为狭义信息论、一般信息论、广义信息论三大类。美国数学家香农（Claude Elwood Shannon，1916—2001 年）是信息论的创始人，也是 20 世纪贡献最大的科学家之一。他为解决通信技术中的信息编码问题把发射信息和接收信息作为一个整体的通信过程来研究，突破性地提出了通信系统的一般模型；同时，首次提出信息熵的概念，使信息定量化；并以概率论的观点对信息进行度量。这些贡献奠定了信息论的理论基础，在整个信息研究历程中具有划时代的意义。

香农在 1948 年发表的论文《通信的数学理论》是信息论作为一门独立科学诞生的标志。香农通信系统模型详见图 3-1-1。

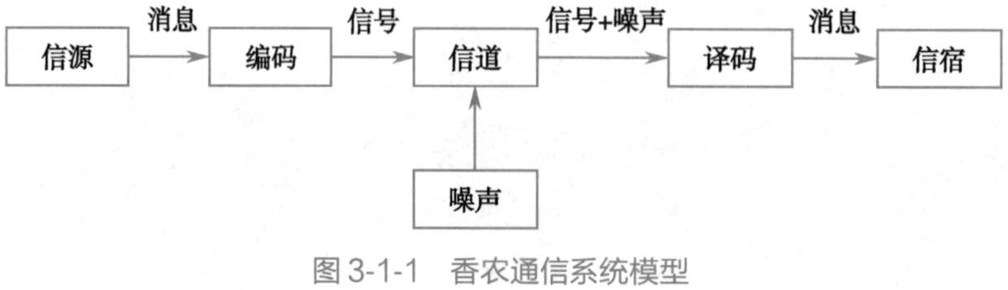

图 3-1-1　香农通信系统模型

模型中所提信源，即消息的来源，指人、机器或自然界的物体等；编码是把信息变换为信号的措施，分为信源编码和信道编码；信道是信息传递的通道或传输信息的媒介；噪声是信息在信道中传输

时受到的干扰,分系统内噪声和系统外噪声;译码是把信道输出的编码信号进行反变换,还原为信道能识别的符号;信宿是信息的归宿,是信息的接收者,可以是人、机器等。

香农定义信息熵为自信息的数学期望,即信源的平均信息量。

基于数据量的信息度量:反映在计算机信息处理工作中,按反映信息内容的数据所占存储空间的大小来衡量信息量的大小。一个计算机系统的信息处理量、数据库或信息存储介质的信息存储量常用字节数 B、kB、GB 等来度量。

2. **系统论** 系统论由美籍奥地利生物学家贝塔朗菲于 20 世纪 40 年代创立,主要研究一般系统所共同遵从的规律和法则,因此又被称为一般系统论。系统科学为科学认识提供了新思路、新方法。

系统论主张把研究的事物看作是一个整体、一个系统,从系统的整体角度出发来研究系统内部各个组成部分之间的有机联系,以及和系统外部之间的相互关系。系统论的基本原理有:整体性原理、层次性原理、开放性原理、目的性原理、稳定性原理、相关性原理。

3. **控制论** 控制论是研究各种系统的控制规律的科学。它主要研究动物和机器中的控制问题。1948 年美国数学家诺伯特•维纳出版的专著《控制论(或关于在动物和机器中控制和通信的科学)》是控制论的奠基性著作。

控制论认为,控制是指事物之间的一种不对称的相互作用。事物之间构成控制关系,必然存在主控事物和被控事物。控制者通过不断地对被控对象施加作用和影响,来实现其控制目标的过程,有正馈和反馈。这是控制论的基本概念。正因为有了反馈,控制的行为才有了目的性。

4. **信息科学** 信息科学是以信息作为主要研究对象,以信息的运动规律作为主要研究内容,以信息方法论作为主要研究方法,以扩展人的信息功能特别是智力功能作为主要研究目标的一门综合性学科。

信息科学的基础是哲学、数理化和生物科学,主体是信息论、控制论和系统论(图 3-1-2),主要工具是电子科学和计算机科学。研究内容包括:探讨信息的基本概念和本质,研究信息的数值度量方法,阐明信息过程的一般规律,揭示利用信息来描述系统和优化系统的方法与原理,寻求通过加工信息来生成智能的机制和途径。

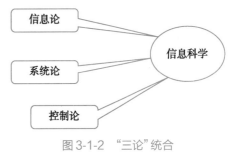

图 3-1-2 "三论"统合

(二)卫生信息组织理论

卫生信息组织是开展信息服务的基础和前提,其目的是根据使用需要建立起信息资源管理系统和检索工具,以便于信息资源的开发和利用。

1. **卫生信息组织的含义** 卫生信息组织的概念有广义和狭义之分。

广义的卫生信息组织是指在卫生信息活动中,为了控制信息的流向、流速、数量和质量,将杂乱无序的信息规整为有序状态的信息的活动。其内容包括:信息搜集与选择,信息分析与揭示,信息描述与存储。

狭义的卫生信息组织是广义概念的核心部分,即信息描述与序化,是指利用一定的科学规则与方法,通过对卫生信息的外在特征和内容特征的描述和序化,实现无序信息流向有序信息流的转化,从而保证用户对信息的有效获取和利用,以及信息的有效流通与组合。

2. **卫生信息组织基本内容及其理论** 卫生信息组织的基本内容包括两个层面:一是卫生信息加工与整序,二是卫生信息组织规范。

(1)卫生信息的加工与整序:采用一定的方式,将某一方面大量的、分散的、杂乱的信息整序、优化,并形成一个便于有效利用的系统,是信息组织活动的主要内容。在这一过程中,信息在被描述、揭示的基础上,组织生成一个有序的、可利用的系统。卫生信息组织分为信息描述、信息标引及信息排序三个主要阶段。

1）信息描述：信息描述是指根据信息组织和检索的需要，按照一定的描述规范或规则对信息的形式特征（如该信息的名称、责任者、表现形式、日期及编号等）和内容特征（即该信息所涉及的中心事物和学科属性等）进行分析、选择和记录的活动。在分析和选择信息的形式特征和内容特征的基础上，根据一定的规范和标准进行分项描述，就形成一个包括若干个数据项的集合，即记录。

在实际信息组织过程中，数据项往往因描述对象及信息管理机构的加工要求不同而异。不同类型和不同使用目的的检索工具和数据库可能会选用不同的数据项，而任何一个数据项都有可能成为未来数据库的检索入口。因此，数据项选取得恰当与否，不仅关系到能否准确地代表所描述的信息，而且影响到数据库的功能和检索的效果。

2）信息标引：在信息描述过程中，揭示信息的内容特征是通过信息标引来实现的。信息标引是指在对信息内容进行分析的基础上，根据一定规则，用特定标识系统中的标识来表达信息内容特征及相关属性的信息处理过程，即对信息内容特征进行深层次的揭示并将其转化为主题标识的过程。

在信息标引过程中，"主题"是一个基本概念，同时也是一个非常宽泛的概念，是指某一具体信息所介绍、论述、说明、研究、表现的对象或问题。它可以是具体的，也可以是抽象的。完整的主题可以由若干不同的概念因素组成，如"对象 - 方法 - 作用 - 条件 - 结果"等不同结构。

3）信息排序：信息排序是按照一定规则和方法把经过描述和标引之后的信息记录组织排列成一个有序的整体，并贮存在特定载体上的过程。其方法主要有：分类组织法、主题组织法、字顺组织法、号码组织法等。

在信息排序存储的过程中有几个要点：首先，信息存储必须按一定的方式和规则进行，以保证有效地进行检索和提取，例如：存储空间如何划分，信息是采用集中方式储存管理还是采用分布式储存管理更好等。其次，信息储存方式在很大程度上依赖于信息组织中其他各环节的组织方式和结果，如：将不同信息载体分区储存，有利于根据物理特点分别保护；将信息按不同专题内容分别储存，有利于对信息的进一步利用；将信息按不同限制性要求进行分别储存，有利于管理和用户利用的方便性；将信息的用户利用率作为信息储存的标准，有利于提高用户对信息的使用效率。信息储存是形成各类卫生信息系统的一项必不可少的环节。

（2）卫生信息组织规范：卫生信息组织规范包括组织活动各个环节所涉及的一系列标准，本部分介绍信息描述规范、标引语言规范和网络信息排序三个方面。

1）信息描述规范：信息描述需依据一定的描述规范与标准进行。不同领域的信息专家或学者根据各领域信息资源的特点及检索需要在长期研究和实践的基础上，建立起一系列的信息描述规范和标准。目前，国际上影响最大、使用最为广泛的文献描述标准是《国际标准书目著录》（*International Standard Bibliographic Description*，ISBD）和遵循 ISBD 的机读目录（machine readable cataloging，MARC）。为描述和组织网络信息资源，这两种描述中都增加了囊括网络信息的相关字段，如：ISBD 对信息资源的获取都增加了获取方式注明，MARC 则扩大网络信息资源的覆盖范围，增加并修改 008 字段第 26 位数据元的代码，同时修改 5×× 字段和增设 856 字段等。在网络信息描述标准中，都柏林核心元数据集（Dublin Core Metadata Element Set，DCMES）影响最大且已经被许多国家及学科领域所接受。

2）标引语言规范：标引语言又叫检索语言，是根据信息检索的需要创建，并用来描述信息特征和表达信息检索提问的一种人工语言。它依据一定的规则对自然语言进行规范，并将其编制成表以供信息标引及检索时使用。

标引语言的主要特点有，①标识的简明性：即标识的形式简洁、含义明确；②标识的单义性：即标引与概念唯一对应，排除了同义现象和多义现象；③标识的关联性：即标识之间建立了联系以反映信息内容之间的关系。

标引语言分分类语言和主题语言两种，分别用以满足分类标引和主题标引规范化的需要。分类标引语言是按信息内容的学科属性来系统揭示和组织信息的方法，而分类标引依据的是工具，是分类法。主题标引语言是按信息内容的主题名称来系统揭示和组织信息的方法，它可以分为标题法、元词法、关键词法和叙词法。

3）网络信息排序：网络的出现及网上信息的急剧增长，给分类法的发展提供了新的契机。由于分类法和主题法符合人们按类检索信息的习惯，所以传统的信息排序方法在网络信息组织中得到了非常广泛的应用。如在传统信息组织中，运用最广泛的信息标引及组织方法是分类法和主题法，它们在传统的图书馆文献资料整理工作中起着重要的作用。在网络环境下，在网络信息资源的加工整理中，这两种方法仍广泛地运用于信息内容特征的标引及其组织排序。

3. **数字卫生信息组织模式理论**　随着网络的兴起和普及，数字信息被越来越多地接触，越来越多的医药卫生信息资源以数字形式服务于大众，数字信息资源已逐渐成为信息资源的主体。由此，信息组织的重心也由传统的纸质文献信息组织转移到数字信息的组织。数字信息因具有种类繁多、获取方式多样、网状的组织方式、内容之间关联程度高等特征而著称，因此，数字化信息组织的模式也随之呈现出多层面、多样化的特点。从组织对象的范围来看，数字信息资源组织的模式可以划分为三个层次。

（1）微观层面的组织模式：数字信息资源以文件、超媒体、数据库与网站方式呈现并服务于用户，我们将这种以电子信息资源内容本身为对象、最靠近用户端的信息组织模式称为微观层面的信息组织模式。

1）文件（file）：首先是要将网络外丰富的信息资源电子化，形成网络文件。其表现是，除了形成文本信息之外，还可以是存储程序、图形、图像、图表、音频、视频等非结构化信息或多媒体信息。

2）超文本（hypertext）/超媒体：超文本组织法是一种非线性的信息组织方法，它的基本结构是结点和链。结点用于存储各类信息，表现为知识单元、信息单元；链则用来表示各结点之间的关联。通过建立各结点之间的超文本链接，构成相关信息的语义网络，实现超文本信息组织。用户可以从任意一个结点开始，根据信息之间的联系，从不同角度浏览并查询信息。随着多媒体技术的发展，图像、声音、视频、动画等多媒体信息已逐步进入超文本系统中，将超文本进一步发展成为超媒体。超媒体数字信息资源组织的优势表现在：信息的非线性编排，信息表达形式的多样性、伸缩性强，能体现信息间的引用与被引用关系等。同时，这种信息组织方式比以往的线性组织方法似乎更符合人们的思维习惯。

3）数据库（database，DB）：数据库是指长期储存在计算机内有组织的、可共享的数据集合。在数据库中，数据被按照一定的数据模型组织、描述并储存，具有较小的冗余度，较高的独立性和易扩展性，并可为各种用户所共享。数据库技术目前已被广泛应用于公共卫生、社区卫生、医院管理等卫生信息系统的多项职能中，尤其是对于结构化和半结构化卫生数据资源的组织，数据库具有比较成熟的优势。数据库技术与网络技术的融合使得进入互联网的各个独立的数据库之间通过链接联系起来，为跨库检索和资源整合奠定了坚实的基础。

4）网站（website）：网站是一种用标记语言，比如超文本标记语言（hypertext markup language，HTML）、可扩展标记语言（extensible markup language，XML）等，将信息组织起来，再经过相应解释器或浏览器进行翻译，所得到的包括文字、声音、图像、动画等多种信息的集合。从网络的组织结构可以看出，网络是集信息提供、信息组织和信息服务于一体的信息集散地。

（2）中观层面的组织模式：为微观层面的信息组织提供各种支持的信息组织模式称为中观层面的信息组织模式。信息编目和学科信息门户属于中观层面的组织模式。

1）信息重组模式——编目（cataloguing）：编目是指按照一定的标准和规则，对一定范围内文献信息资源实体的外部特征和内容特征进行分析、选择、描述，并予以记录形成款目，进而再按一定顺序将款目组织成为目录或书目的过程。随着信息存储技术的发展，越来越多的资源以电子的形态展现给用户。图书馆的资源已不再局限于实体资源，还包括互联网上海量的虚拟数字资源，因此，在信息组织过程中图书馆除了以机读目录组织馆藏资源编目之外，还必须对网上的信息进行编目。

为了能在机读目录中揭示数字信息，MARC 的制订者新增了可揭示网络资源特征的相应字段，如 856 字段用于描述统一资源定位系统（uniform resource locator，URL）、存取方式、主机名称、路径、文档名称等信息。MARC 格式与 DCMES 等元数据格式在网络资源组织中各有优势与不足，因此在网络资源组织过程中两者应相互补充。一般来说，前者用于组织专业性较强的学术信息，后者则用于组织普通的网络资源。当然，也可同时使用两种格式。联机计算机图书馆中心（Online Computer Library Center，OCLC）的合作联机资源目录（Cooperative Online Resource Catalog，CORC）就同时用 MARC 和 DCMES 进行编目。这个层面的信息组织方式（编目）的优点是每条记录都要经过严格的选择，具有较强的针对性和较高的可靠性。但是由于网络资源数量庞大且变化多端、编目的范围与繁简程度难以确定并统一等问题，使得网络资源编目的发展也受到了一定程度的制约。

2）学科信息门户（subject information gateway，SBIG）：是为了改善当前网络环境条件下信息检索低效率的状况而提出的一种新型网络信息组织模式。在开放式数字信息服务环境下，学科信息门户是一种面向特定学科领域信息资源、工具与服务的整合平台，它致力于将特定学科领域的数字信息资源、工具和服务集成到一个平台中，由此为用户提供方便的信息检索与服务入口。

学科信息门户的特点是可以按照特定学科（或特定专题）用户的要求对网络中相关的数字信息资源进行针对性强、深入程度高的揭示，在给用户"指路"的同时也提供更专业、更完整的信息服务，从而保证专业用户在本领域的"信息超市"中选择高质量的资源和"一站式获取"。

（3）宏观层面的组织模式：对信息资源框架的组织与建设称为宏观层面的信息组织。网络资源指南、搜索引擎和数字图书馆是代表性的宏观层面的信息组织模式，其结果是形成检索工具。

1）网络资源指南：网络资源指南是网站的分类链接列表，是人工建立的网站分类目录。它根据人工浏览互联网页面的习惯，选择所录用的链接资源，再将各种资源按一定的分类体系（自己设计的分类体系或已有的分类法）进行组织，并辅之以年代、主题、地区等划分类目。由此形成分类树状结构目录。

20 世纪 90 年代以来，杜威十进分类法、美国国会图书馆分类法、国际十进分类法等国际著名的传统分类法和主题词表都纷纷被改造为适合于网络信息组织的工具。这些分类工具规范性强，体系相对完善，有利于提高网络信息组织的质量。

2）搜索引擎（search engine）：搜索引擎是指根据一定策略，运用特定的计算机程序搜集互联网上的信息，在对信息进行组织和处理后，为用户提供检索服务的系统。搜索引擎具有以下特点：①定期自动搜寻有关万维网（Web）站点，采集各类信息；②自动对这些资源进行标引、著录，并将标引结果组织到数据库中；③提供基于 Web 的检索和各种检索限制，并可按相关度、时序等标准输出检索结果。

3）数字图书馆（digital library）：上述组织模式一般是有控制的、相对集中的、有序和规范的。但从总体来看，由网络互联在一起的分布信息仓储是异构的，这些独立的信息仓储具有各自不同的组织、描述和检索方式，难以实现跨仓储的统一利用。人们需要一种跨仓储的、统一的、高效的访问和利用工具，以及高质量信息的生成、组织和提取途径。数字图书馆正是迎合了这种需要。与其他的模式相比，数字图书馆信息组织的特点表现在：①以数字对象为组织单元。与以网站（网页）或文件为对象的组织相比，这种组织更为深入，可以实现对知识内容的标引而不仅限于文件标题或关键词。②资源存储分布化。数字资源存放在不同结构的不同空间。构成数字图书馆数据层的各个"存储小间"有着不同的目标和存储对象,每个存储小间在本地对各自的信息进行组织,并施以相应的筛选、索引、联合等控制,由不同的单位(机构)建设或管理,在此基础上,借助于数字图书馆的开放框架,在各信息仓储间进行互联,在总体上构成一个分布式的数字信息系统。

伴随着技术的发展和衍化,各种信息组织模式在不同的层次上呈现出交叉应用的特点,"临床医学知识库在线咨询平台"(MD Consult)就是融合了多种信息组织模式的典型应用。MD Consult 是汇总了医学领域中比较有代表性的临床医学知识的临床医学知识库型在线咨询平台,它将世界上领先的医学信息资源整合到一个网络服务系统之中,可提供临床诊断支持、医学文献参考、治疗方案发现等医学信息服务,帮助医生更好地解决临床医学工作中遇到的各种问题并协助他们做出更好的临床决策。

(三)卫生信息服务理论

伴随着卫生信息数量的激增和人们对信息服务的质量要求越来越高,卫生信息服务经历从无到有,从零散到系统,从自发到组织管理的一个漫长过程。而无论在哪一个时期,信息需求总是信息服务产生和发展的原动力,也是信息服务理论发展的基石。

1. 信息需求与信息服务的含义　信息服务(information service)是建立在信息需求的基础上的。因此,信息需求是信息服务研究中的一个重要组成部分,在学科理论体系中起到了桥梁纽带作用。

信息需求(information demand)是指人们在实践活动中为解决各种实际问题而产生的信息不满足感和必要感,是人们内心体验中的一种感受。在实践活动和待解决的实际问题相对稳定的情况下,按照"信息是否被用户表达",可将信息需求划分为潜在信息需求(是指未表达出来的信息需求)、现实信息需求(是指表达出来的信息需求);也可按照信息是否被用户意识到,将信息需求划分为客观信息需求(未被用户意识到的信息需求)和主观信息需求(用户意识到的信息需求)。事实上,用户对信息的需求总是处于一种客观状态,所需信息内容的数量和质量通常与其所处的环境或工作任务密切相关。因此,用户信息需求是一种基于客观需求基础上,与用户意识和表达程度相关的用户心理活动。

在用户产生信息需求的基础上,信息服务就是指以信息为内容,并以不同的方式向用户提供服务以满足其信息需求的过程。

2. 卫生信息服务的含义　卫生信息服务就是采用不同的方式向用户提供所需卫生信息,以满足其对特定类型信息需求的一项活动。卫生信息服务以提供卫生信息或信息产品为内容,其服务对象是对卫生信息服务具有客观需求的信息用户。卫生信息服务包括以下含义:①卫生信息服务以卫生信息提供作为基本方式,使记录状态的信息转变为记录状态和接受状态的医疗卫生信息;②卫生信息服务中提供的信息和面对的用户是有选择性和针对性的;③卫生信息服务具有一定的目的性,满足不同层次用户对于卫生信息的多方面需求。尽可能地为用户提供全面准确的卫生信息是信息服务的根本任务。

3. 卫生信息服务商品及其特征

(1)卫生信息服务商品的内涵:信息商品指的是用来交换并能满足人们某种需要的信息产品。卫生信息服务商品则是在卫生信息服务过程中产生的、可用来交换并能满足人们某种需要的信息产品。与一般信息商品一样,它是非物质商品,具有一系列与普通商品不同的经济特性,正是这些特性导致了它在生产、交换和消费中的不同经济现象和经济规律。

(2)卫生信息服务商品的特征:卫生信息服务商品的特征可以从两方面来概括,一是从其效用属性,即使用价值的角度来说,卫生信息服务商品具有共享性和非对称性,使得它的使用价值在商品交换中为购买者所获得或利用之后,销售者并没有因此而失去它。二是从其市场流通特性来说,卫生信息服务商品属于知识型的无形产品,供给、流通和需求的满足是紧密结合在一起的。

与一般信息商品一样，卫生信息服务商品在有效时间内可以多次买卖和多次使用。其流通的结果往往是产生新的信息，具体表现为：信息用户知识量的增加、用户知识结构的改变或用户制订与之相关的决策等。卫生信息服务商品具有时效性，其使用价值和价值的衡量在一定程度上取决于其时效性。而且，卫生信息服务商品的流通常常伴随着信息的反馈，从而作为改进和完善商品的依据。

4．卫生信息服务要素及模式理论　卫生信息服务活动是以信息用户为导向、以信息服务者为纽带、以信息服务内容为基础、以信息服务策略为保障的活动。信息服务活动的组成要素及这些要素之间的相互关系的描述，就可以构成一种模式（mode），主要包括：以信息传递为主、以信息需求和用户问题为导向的服务模式。

卫生信息服务的基本模式是指对卫生信息服务的组成要素及其基本关系的描述。与普通信息服务相似，信息用户、信息服务者、信息服务内容和信息服务策略这四个要素是卫生信息服务的主要组成部分，是任何卫生信息服务活动都存在的组成部分，只是彼此的关系程度和作用方式不尽相同，这也就成了区别不同模式的主要依据。

卫生信息服务的基本模式可分为如下三种。

（1）传递模式：传递模式描述的是源于信息服务内容（信息系统、文献等）并以信息服务产品为中心的信息服务过程，详见图3-1-3。

从图3-1-3中可以看出，信息服务者通过对信息进行加工或建立信息系统等，形成信息服务产品，并以某种策略提供给用户使用。在这一过程中，服务者

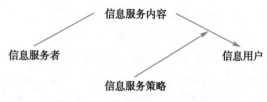

图3-1-3　信息服务的传递模式

的生产劳动使原有信息得以增值，信息服务产品的生产占有重要地位。这种模式包括源于信息交流的"米哈依洛夫模式"、源于信息加工传递的"兰卡斯特模式"和源于知识状态变化的"维克利模式"等。虽然这些模式并没有明确区分服务要素，但我们可以从中分析出上述四个要素。

传递模式关注信息服务产品的生产是值得肯定的，但不重视信息服务者的特定服务和信息用户的能动性及信息使用情况是其缺陷。

（2）使用模式：使用模式描述的是源于信息用户的信息需要并以用户信息使用为中心的信息服务过程，详见图3-1-4。

从图3-1-4中可以看出，信息服务者根据用户的信息需要，以某种策略生产信息服务产品并提供给用户，满足用户的信息需要。这是源于信息需要、终于信息需要的满足的过程。在这一过程中，信息用户对信息的需要和使用占有重要地位，形成了服务活动的出发点和归宿。

这种模式的典型代表就是威尔逊（T. D. Wilson）的研究成果，我们称之为"威尔逊模式"。使用模式虽然充分注意到了信息用户在信息服务活动中所受到的个性因素和社会环境因素的影响，重视用户信息需要的发掘和满足，重视用户对信息服务产品的选择，但没有注意到信息需要是如何产生的、用户除了产品外还需要哪些特定服务等重要问题，因而服务效益经常受到影响。

（3）问题解决模式：问题解决模式描述的是源于信息用户当前有待解决的问题并以用户问题解决为中心的信息服务过程，详见图3-1-5。

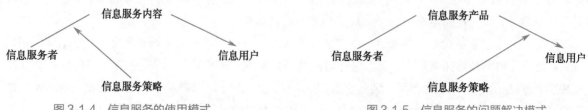

图3-1-4　信息服务的使用模式　　　　　　　　图3-1-5　信息服务的问题解决模式

从图 3-1-5 中可以看出,信息用户参与信息服务活动的前提假设是用户当前面临着有待解决的实际问题,并要寻求合适的信息服务的帮助,以求得问题的最终解决。服务者明白并了解这一点,对信息和信息产品进行加工生产,形成有针对性的信息服务产品,运用适当的策略把特定的服务和信息服务产品提供给用户,帮助用户解决问题。这是坚持用户导向性,以问题为中心的服务过程,是始于问题、终于问题解决的过程。

问题解决模式典型代表就是费古逊(Chris Ferguson)提出的"现场 / 远程服务模式"(On-site/Remote)。与使用模式相比,问题解决模式描述了用户信息需要的产生过程,以及为了解决问题所需的特定服务。虽然都是从信息用户出发,但服务者的行为依据不同,前者以用户的需要为依据,后者以用户有待解决的问题为依据;虽然都要回归到信息用户,但对用户最终目的的假设不同,前者的假设是满足需要,后者的假设是解决问题。从信息服务实践角度看,问题解决模式更符合实际情况,更有利于信息服务活动的开展和积极的信息效用的取得。传递模式和使用模式的信息服务不会消失,但基于问题解决模式的信息服务项目会越来越多。

（四）卫生信息交流理论

信息交流(information communication)是不同的主体之间借助某种符号系统,利用一定的通道或方式进行信息传递与反馈。这一过程的完成,需要借助一系列相关要素的共同作用。卫生信息交流包括卫生学术信息交流和医患信息交流两个主要方面。

1. **卫生信息交流模式**(model of medical information communication)

（1）牛场大藏 - 津田良成的典型标本模式:1980 年日本信息界的专家牛场大藏和津田良成等人在日本科学技术厅的委托下编辑出版了《科学技术信息工作现状和展望丛书》第二卷,该书比较全面地阐述了医学信息的产生、流通和利用过程,详见图 3-1-6。

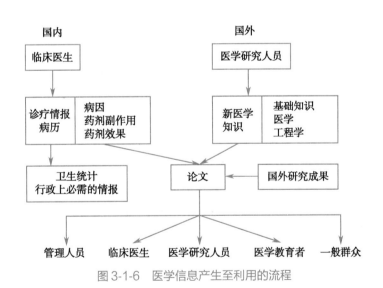

图 3-1-6　医学信息产生至利用的流程

可以看出,信息产生于医学研究人员的研究工作和临床医生的医疗工作,利用信息的则是临床医生、医学研究人员、医学教学人员、卫生行政管理人员和一般群众。从信息源来说,有国内的,也有国外的研究成果。

诊断的目的在不同时代虽然有一定差别,但都是为了能在治疗的过程中获得正确的信息,即首先把收集到的信息,主要是临床表现,对照典型病例诊断要点进行判断,提出初步诊断(病名),选择最适宜的诊疗措施。在诊断和治疗各阶段中若信息不足,可反馈重新获取新的信息或补充修正,详见图 3-1-7。

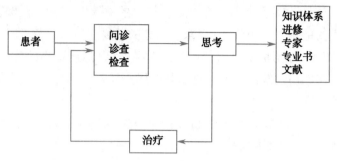

图 3-1-7   诊断的情报流程

此外，在不断使用该系统的同时，对"典型病例"需要的信息也在进行不断的完善。因此，医生在诊断时就是对照典型病例的理论知识对患者进行分析判断，并且这种分析判断是根据治疗控制理论进行的。但是，对照典型病例对每个患者进行分析判断是十分困难的，详见图 3-1-8。

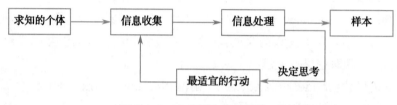

图 3-1-8   决定思考的信息流程

（2）穆尔的"医-患"信息交流模式：1970 年，弗雷德里克·穆尔在《内科学文献》杂志上，发表了《信息技术与医疗》一文，认为患者才是医疗信息的发生源，并分别从医生和患者两个方面来描述医患之间的信息交流过程。

穆尔认为作为临床医生，所从事的信息活动有：①获取患者病历、家族病史、患者身体与精神异常情况的信息；②将从患者获取到的各种情况与已存储的知识进行对比分析；③在此基础上，判断还需要获取哪些有关患者的资料，应做哪些处理；④进行必要的处理之后，观察患者发生了哪些变化；⑤进行经验的汇总、积累和存储。另外，穆尔还认为患者是最早发觉自己身体异样现象的人，所以患者是医学信息的发生源，此时，患者可以根据病情选择自己处理或请医生诊治，详见图 3-1-9、图 3-1-10。

（3）贝梅尔-穆森的诊疗循环模式：贝梅尔和穆森认为，在几乎所有的人类行为中，我们都能分辨出三个阶段，即观察、推理和处理。在科学研究中也同样存在这三个阶段。首先，调查者观察并收集资料（测量值或数据），得出一个基于假设的结论。其次，在理论知识和推理基础之上得出一种解释，否决或修订这一理论。最后，制订一个新的科研或试验计划以拓宽其知识，详见图 3-1-11。

据此，贝梅尔等人认为，在医学信息交流中也存在着这样一个诊疗循环，包括观察、诊断和治疗三个阶段。

（4）基于证据的诊疗决策模式：所谓基于证据的诊疗决策模式，就是从现代循证医学出发进行医疗诊治决策的模式。循证医学是指临床医生对患者的诊治，都应该有充分的科学依据，任何决策都要建立在科学证据的基础之上，而这种证据也应是当前最佳的证据。根据这个概念，循证医学在临床实践中，至少应该包括三个组成部分：患者、医生、最佳证据。其具体的诊疗决策模式详见图 3-1-12。

医生的循证医学临床实践大致可分为四个步骤：①根据就诊患者的情况，形成临床问题；②进行文献检索，寻找可以回答临床问题的最佳证据；③评价证据的可靠性和实用性，通常根据证据的性质分为 A、B、C、D、E 五个等级；④将证据信息提供给患者，通过和患者的共同讨论，结合实际情况做出最佳的诊疗决策。

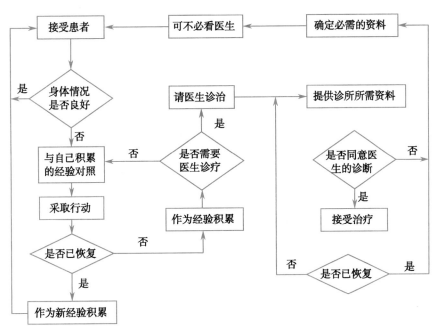

图 3-1-9 医生诊疗程序图

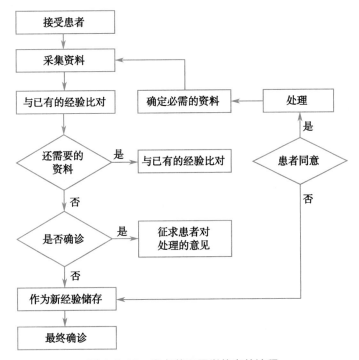

图 3-1-10 患者获取医学信息的流程

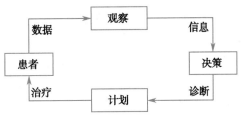

图 3-1-11 诊断治疗循环图

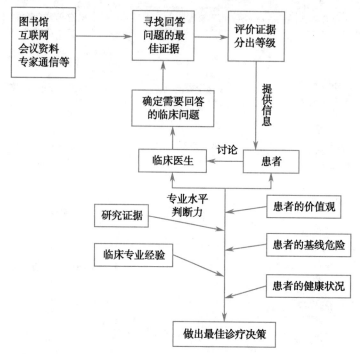

图 3-1-12 基于证据的诊疗决策

2. 卫生信息交流障碍分析 卫生信息交流障碍是医护人员、患者、医学研究人员、管理者、医学教育者等相关主体在信息交流过程中发生的信息损耗或偏差现象。其中,由于医学专业化程度较高,医生与患者之间信息不对称现象尤为明显,医患信息交流障碍非常突出。

(1)卫生信息交流障碍分析

1)医患之间的语言障碍:医患之间的语言障碍是指医生和患者在交流有关疾病情况和治疗方案时,由于双方的信息不对称及语言表达不当或错误引发的信息交流效果低下的现象。

2)医患之间的时间障碍:医患沟通不仅依靠语言和技巧,还必须有时间的保障。在当下的医疗管理体制下,尤其是大医院的医生每天要看大量的患者,这使得医生花在每一个患者身上的时间非常有限。

3)医患之间的沟通心理障碍:医患之间的沟通心理障碍是指患者在和医生交流的过程中由于受到某些心理因素的影响而不愿意坦白地、完全地交流信息的现象。

(2)疏通卫生信息交流障碍的措施

1)普及医学知识,加强民众卫生健康知识的教育。

2)建立医患沟通制度。

3)加强医生沟通技巧的培养和提高医生的语言沟通、行为沟通和换位思考能力等。

(五)卫生信息分析理论

信息在使用过程中才能体现价值。一切与信息有关的活动,如搜集信息、存储信息、组织信息、检索信息,其最终的目标是为了利用信息。信息分析则是用户利用信息进而体现其价值的重要途径。信息分析中的分析则不仅仅是与"综合"相对应的一种揭示局部和个别的思维方法,更是一种方法体系,它揭示复杂对象各组成部分的内在联系,研究和认识完整系统的整体。信息分析可被定义为:一种以信息为研究对象,根据拟解决的特定问题的需要,收集与之有关的信息进行分析研究,旨在得出有助于解决问题的新信息的科学劳动过程。

1. 卫生信息分析的方法论基础 信息分析的过程中既需要使用哲学的方法,如推理方法、比较方法，又需要使用一些数学方法，如统计学、计量学等。尤其是在针对医疗卫生数据的流行病学分析过程中，统计学方法的运用更为普遍。

（1）逻辑推理：信息分析的实质是对研究对象所含信息量及其变化的分析，其研究目的是根据数据对内容进行有效的逻辑推断。从哲学上来讲，该方法的可行性是以客观世界的可知论为前提的，即人们可以通过对客观信息的分析研究，正确认识客观世界的规律。在这一认识过程中，信息分析强调的是正确有效的分析推理能力，其方法原理也就在于正确的推理。信息分析的过程就是层层推理的过程，故推理是这一方法的核心之一。目前基本的推理有以下三种。

1）趋势推理：这是一种纵向推理，也叫作贯时性推理，是分析表征某一特征的信息的内容、数量、重要性强度等指标在不同时序里的变化和差异。

2）共变推理：根据表征两个以上事件的信息同时出现的状况进行推理，得出其间的相关性结论。

3）因果推理：从表示特定事件的文字符号（词、数字等）的变化来推断事件的发展变化。

（2）比较分析：比较分析不是对单一信息的分析，它往往是对一定事件内或各种载体中的有关信息的分析，故推理的过程即为比较的过程，即对载体内容中的有关内容单元所做的各种比较，故比较也是信息分析的基础之一。运用较多的比较分析方法有以下四种。

1）趋势比较：也称为历时性比较，主要强调同一事件内容在不同时期内的变化，从表征事件的有关信息的时序变化中把握事件的发展规律。

2）不同内容群比较：针对一个主题，比较来自不同信息源的内容，从而得出结论。比如钓鱼岛事件发生后，可以比较各国大报大刊对这一事件的反应，从而推知各国在这一问题上的立场。这种比较是共时性的，说明同一事件在同一时期，不同的信息来源对此事件的反应。

3）内容内比较：对同一文献中不同主题的比较，以揭示他们的相关性和内在联系，说明同一信息源对不同事件的反应。西方社会学家试图通过分析《纽约时报》对白人和黑人的用词和《泰晤士报》对美国人和英国人的刻画，得出人们意识形态方面的结论，这一过程就是内容内比较的过程。

4）有标准的信息比较：以一定的标准做尺度，对同类的信息进行相应的比较。标准可以是抽象的，也可以是具体的，例如，在选订外国报刊时，对其公正性、客观性的分析标准就很抽象，而在评估其可读性时，对用词、文风、编排等特征的比较所依据的标准要具体很多。

以上推理和比较类型不是孤立存在的，在具体运用中很多研究和分析过程要综合运用多种方式。

2. 卫生信息分析的步骤　卫生信息分析可分为既相互独立又相互联系的五个步骤。具体如下。

（1）课题选择：对于卫生管理专业人员而言，信息分析的课题主要是为解决卫生保健服务实践中遇到的具体问题而提出来的。选题是课题成败的关键，也是研究水平的标志，选题中要考虑到需要与可能、求实与创新、战略与战术、长远与当前等诸多关系，做到审时度势、扬长避短、讲究效益。选题一般要经过提出课题、分析课题、初步调查和撰写开题报告等步骤。

（2）制订课题研究计划：信息分析也是一项研究型活动，和其他科研活动一样，也要有详细的研究计划。计划的内容要阐述课题目的、制订调查大纲、选定研究方法、预计成果形式、明确人员分工、明确完成时间与实施步骤、制订课题计划表。

（3）信息收集：信息分析所要收集的信息可以分为文献信息和非文献信息两种。文献信息根据载体的不同，可分为印刷型、缩微型、机读型和声像型；根据编辑出版形式不同，可以分为图书、期刊、报纸、研究报告、会议文献、专利文献、标准文献、政府出版物等。非文献信息包括实物信息、口头信息。非文献信息主要采取实际调查法进行收集。

（4）信息整理、鉴别与分析：信息整理使信息从无序变为有序，成为便于利用的形式。信息整理一般包括形式整理与内容整理两个方面。形式整理基本上不涉及信息的具体内容，而是凭借某一外在依据，对信息进行分门别类的整理，是一种粗线条的信息初级组织，如按承载信息的载体分类整理、按使用方法分类整理、按内容线索分类整理;内容整理主要指对信息资料的分类、数据的汇总、观点的归纳和总结等,分别称为分类整理、数据整理和观点整理。鉴别的过程就是将质量低劣、内容不可靠、偏离主题或者重复的资料剔除的过程,同时也是区别重要信息和次要信息的过程,以便在选用信息资料时做到心中有数,具体指标如可靠性、先进性、适用性等。分析过程中,研究人员通过定性或定量的方法,提出观点,得出结论,形成新的增值的信息产品。因此,信息分析是整个信息分析流程中最重要的一个环节。

(5)报告编写:任何研究成果,最终总是要用文字记录下来,一方面便于得到社会的认可,另一方面可以使其进入科学交流系统,发挥更大的社会作用。因此,编写研究报告是信息分析工作的最后一道工序,也是很重要的一个工作环节。

二、卫生信息资源管理技术

卫生信息管理中要用到的信息技术很多,如计算机技术、网络技术、数据库技术、多媒体技术、传感技术、虚拟现实技术以及智能信息处理技术等,其中网络技术、数据库技术、多媒体技术被认为是现代信息技术的核心,计算机技术是上述技术得以应用的基础。上述各个技术之间相互独立又相互融合、作用,最终形成一个个系统为我们所使用。本部分主要对其中最常用的几项技术进行介绍。

(一)计算机技术

21世纪,计算机对医药信息科学和生命科学的应用产生了巨大而深远的影响。计算机技术在卫生信息系统的研究与应用中占据着主要地位,是实现现代卫生信息资源管理与规划的基础。计算机技术主要包括计算机硬件技术、计算机软件技术、计算机网络技术和数据库技术。

1. 计算机硬件技术 计算机硬件系统是信息系统运行的物理基础与平台,硬件基础设施则又进一步包括网络平台、计算机主机和外部设备几部分。其中,网络平台是信息传递的载体和用户接入的基础,计算机主机则包括了硬件设施与数据存储系统,而外部设备则提供了人工操作进行信息传输、转入与储存的手段。

2. 计算机软件技术 软件分为系统软件和应用软件两大部分。系统软件是管理计算机硬件资源、为其提供支持和服务的各种通用软件的总称。常用的系统软件有操作系统、程序设计语言、开发工具软件及常用服务程序等。应用软件是指专门为某一应用目的而开发的软件系统。常用的应用软件有以下几大类:数值运算系统、办公信息处理系统、管理信息系统、图形图像处理系统、计算机辅助系统、网络通信软件、娱乐和教育软件等。

3. 计算机网络技术

(1)计算机网络的定义:计算机网络就是利用通信设备和通信线路将不同地理位置、具有独立功能的多个计算机系统互连起来,通过网络软件(即网络通信协议、信息交换方式和网络操作系统等)实现网络中资源共享和数据通信的系统。计算机网络的定义有4个要点。

1)包含两台以上的不同地理位置并具有"独立"功能的计算机。

2)通信设备与通信线路:网络中各个节点可以用双绞线、同轴电缆、光纤、微波、卫星等传输介质实现物理连接。

3)网络通信软件:网络中各个节点互相通信、交换信息必须遵守一定的规则和约定,这些约定和规则的集合就称为"协议"。

4)数据通信与资源共享:计算机网络的目的就是数据通信以及资源共享(包括软件资源和硬件资源)。

(2)因特网(Internet)的定义:又称互联网,是全球最大的计算机互联网络,连接了几乎所有的国家和地区,不计其数的计算机连接到Internet上。Internet的发展不断改变人们的生活方式和思想观念，已经成为现代社会工作、学习、生活的重要组成部分。

4. 数据库技术　数据库就是数据的仓库。数据库技术就是研究数据库的结构存储、设计、管理以及应用的基本理论和实现方法，并利用这些理论来实现对数据库中的数据进行处理、分析和理解的技术。数据库技术是现代信息科学与技术的重要组成部分，是计算机数据处理与信息管理系统的核心。它实现了计算机信息处理过程中大量数据的有效组织和存储，在数据库系统中减少数据存储冗余、实现数据共享、保障数据安全以及高效地检索数据和处理数据，力求尽可能从根本上解决数据的共享问题。

（二）通信技术

广义上讲，用任何方法，通过任何传输媒介将信息从一个地方传送到另一个地方，均可称为通信。通信的目的是进行消息的有效传递与交换。光纤通信技术、卫星通信技术和移动通信技术形成了现代通信技术的三大主要发展方向。

1. 光纤通信技术　从 1965 年首次提出光纤可用于通信的"神话"预言，到目前光纤已遍及长途干线、海底通信、局域网、有线电视等各领域，短短 40 年，光纤通信发展之快、应用之广、规模之大，充分显示了其强劲的发展势头和广阔的应用前景。光纤通信的新技术主要有：光放大技术、相干光通信技术、多信道光纤通信技术、光孤子通信技术、光交换技术、波长变换技术等。光纤通信具有许多显著的优点：传输频带宽、通信容量大、传输损耗小、重量轻、体积小、抗电磁干扰性能好、保密性能好等。

2. 卫星通信技术　卫星通信是指利用人造地球卫星作为中继站，转发无线电信号，在两个或多个地球站之间进行的通信。卫星通信是当今主要的通信方式之一。卫星通信与其他通信手段相比，具有以下特点：通信距离远，通信覆盖面积大；通信机动灵活，可进行多址通信；通信频带宽，传输容量大；传播稳定可靠，通信质量高等。

卫星通信的主要技术有：信号编码技术、数字信号调制技术、多址技术、国际通信卫星的通信技术、甚小口径天线终端（very small aperture terminal，VSAT）卫星通信技术和国际卫星移动通信技术等。

3. 移动通信与移动端开发技术　移动通信是当今通信的主流方向之一。第一代移动通信采用模拟方式，在 20 世纪 80 年代中期得以应用。仅时隔几年，移动通信就从模拟方式发展到数字方式。20 世纪 90 年代，基于时分多路复用的北美数字式高级移动电话系统（digital advanced mobile phone system，D-AMPS）和欧洲的全球移动通信系统（global system for mobile communications，GSM）的第二代移动通信相继问世，它采用数字方式。2014 年第四代移动通信技术（4th generation mobile networks，4G）已经被广泛应用。现在第五代移动通信系统已经投入使用。移动通信技术的发展带动着通信产业进入了前所未有的大发展时期。

伴随着移动通信的发展，各种移动端开发技术也越发为人们所重视，主流移动端系统典型代表是 iOS、Android、Windows Phone 以及 Harmony OS。

目前应用程序（application，App）的技术框架主要分为三种。

（1）原生应用程序（Native App）：一种基于智能移动设备本地操作系统（如 iOS、Android、Windows Phone 操作系统），并使用对应系统所适用的程序语言编写运行的第三方应用程序，由于它是直接与操作系统对接，代码和界面都是针对所运行的平台开发和设计的，能很好地发挥出设备的性能，所以交互体验会更流畅。

（2）Web App：一种采用 HTML 语言编写的存在于智能移动设备浏览器中的应用程序，不需要下载安装，可以说是触屏版的网页应用，由于它不依赖于操作系统，因此开发了一款 Web App 后，基本能应用于各种系统平台。

（3）混合式应用程序（Hybrid App）：一种用原生技术（Native 技术）来搭建 App 的外壳，壳里的内容由 Web 技术来提供的移动应用，兼具"Native App 良好交互体验的优势"和"Web App 跨平台开发的优势"。

（三）传感技术

现代信息技术的三大技术基础传感技术、通信技术和计算机技术分别构成了信息技术系统的"感官""神经"和"大脑"，而传感器是信息获取系统的首要部件，被公认为是现代信息技术的源头，是信息社会的一门重要基础技术。

传感技术涉及传感器机制研究、分析设计与研制、性能评估与应用等，是一门多学科交叉的现代科学技术。

传感器原理简介：传感器一般由敏感元件和转换元件两部分组成，由于传感器输出信号一般都很微弱，需要相应转换电路将其变为易于传输、转换、处理和显示的物理量形式。另外，除能量转换型传感器外，还需外加辅助电源提供必要的能量，所以有时还有转换电路和辅助电源两部分，传感器的基本组成详见图 3-1-13。

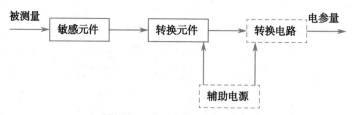

图 3-1-13 传感器的组成框图

其中，敏感元件是传感器中能直接感受或响应被测量的部分，它的功能是直接感受被测量并输出与之有确定关系的另一类物理量。例如温度传感器的敏感元件的输入是温度，它的输出则应为温度以外的某类物理量，传感器的工作原理一般由敏感元件的工作原理决定。转换元件是传感器中将敏感元件的输出转换为电参量（电压、电流、电阻、电容、电感等）的部分。如果转换元件输出的信号很微弱，或者不是易于处理的电压或电流信号，而是其他电参量，则需要相应转换电路将其变为易于传输、转换、处理和显示的形式（一般为电压或电流信号）。转换电路的功能就是把转换元件的输出量变为易于处理、显示、记录、控制的信号。

（四）多媒体技术

多媒体技术是利用计算机将文本、图形、图像、声音、动画、视频等多种媒体信息，进行处理和综合集成，以供人机交互使用的一个计算机应用分支。根据其特点，可将多媒体技术定义为一种能够综合处理多种媒体信息，建立起它们之间的逻辑联系，使其构成一个具有人机交互性能的系统的计算机应用技术。其基本技术和关键技术为音频技术、视频技术和图像处理技术。

1. **音频技术** 音频技术发展较早，主要内容涵盖音频数字化、音频编码、语音合成及语音识别等内容。其中音频数字化是目前较为成熟的技术，而音频信息的编码与压缩技术则是音频技术中非常重要的研究内容。

音频数字化实际上就是对音频采样和量化。连续时间的音频信号离散化通过采样来实现，就是每隔相等的一小段时间采样一次，这种采样称为均匀采样；连续幅度的离散化通过量化来实现，就是把信号的强度划分成一小段一小段，如果幅度的划分是等间隔的，就称为线性量化，否则就称为非线性量化。

2. **视频技术** 视频是由一幅幅单独的画面（称为帧）序列组成，与动画一样，这些画面以一定的速率（单位帧率，即每秒钟显示的帧数目）连续地投射在屏幕上，使观察者具有图像连续运动的感觉。典型的帧率从 24f/s 到 30f/s，这样的视频图像看起来是连续的。通常，伴随着视频图像还有一个或多个音频轨,以提供声音。世界各地使用的视频标准不完全相同,主要有 NTSC 制(National Television System Committee,NTSC system)和 PAL 制(Phase Alternation Line,PAL system)两种标准。美国、加拿大和日本等国使用 NTSC 标准,NTSC 标准为每秒 30 帧,每帧 525 行。我国及欧洲大部分国家采用 PAL,PAL 标准为每秒 25 帧,每帧 625 行。还有很少的国家使用 SECAM 制(Sequential Color and Memory system,SECAM system)。

与计算机有关的视频处理技术包括两个方面:视频数字化和视频编码技术。

3. **图像处理技术**　图像处理的内容极为广泛,如放大、缩小、平移、坐标变换、坐标轴旋转、透视图制作、位置重合、几何校正、校正、灰度反转、二值图像、灰度变换、伪彩色增强平滑、边缘加强和轮廓线抽取、等灰度线制作、图像复原、图像重建、局部图像选出或去除、轮廓周长计算、面积计算以及各种正交变换等。图像处理的目的是使图像更清晰或者具有某种特殊效果,使人或机器更易于理解。因此,为了不同目的就要采用不同的处理方法,有时还要综合采用几种处理方法。

(1)图像增强:医学图像的成像原理有别于普通图像成像原理,再加上外界各种物理因素的影响,往往导致医学图像的对比度较普通图像而言,相差了很多,因而常出现边缘模糊,细节信息不清晰等问题,致使诊断结果不准确,因此需要使用图像增强技术,提高图像的显示效果。图像增强技术是多种技术的综合效果,它试图改变(或改善)图像的视觉效果,或把图像转换成某种适合于人工或机器分析的图像形式。

(2)图像恢复:在图像的形成、传输存储、记录和显示过程中不可避免地存在着不同程度的变质和失真,图像恢复就是研究从所获得的变质图像中恢复出真实图像。

(3)图像识别:图像识别就是对图像进行特征抽取,如抽出图像边缘、线和轮廓,进行区域分割等,然后根据图形的几何及纹理特征,利用模式匹配、判别函数、决定树、图匹配等识别理论对图像进行分类,并对整个图像作结构上的分析。

(4)图像编码(图像压缩):图像信息的传输和存储要解决的问题是怎样保持图像的质量或在允许的保真条件下压缩存储及传输量。数字图像需要编码成计算机能处理的信号,通常用标准二进制编码。数字信号特别是数字图像信号主要的问题是数据量太大,无论是导入计算机,还是保存其数据都是困难的。特别是传输图像首先碰到的困难是图像数字信号占频太宽——“信息容量”问题。图像编码除了解决数据压缩、图像传输问题外,第 3 个目的是提取图像中的特征,以便快速识别及实时控制。从数据压缩角度看编码主要分为两大类:保持图像质量的压缩以及在允许的保真条件下对信息的保真度压缩。另外,如果从目前已有的实用方案的角度来分类,可以分为 3 大类,即预测编码、变换编码及统计编码。而这些方法既适用于固定图像编码,也适用于电视信号编码。

(五)云计算技术

2007 年,云计算(cloud computing)首次被提出。美国国家标准与技术研究所定义云计算为:“云计算是一个使用方便、按需求通过网络获取共享、可配置的计算资源(包括网络、服务器存储空间、应用程序服务等)的一种模式,在这种模式中的各种计算资源应该能够在几乎没有人为介入的情况下被快速提供和使用。”

1. **云计算实现基本原理**　云计算将计算任务分布在大量计算机构成的资源池上,使各种应用系统能够根据需要获取存储空间、计算力和各种软件服务,其核心是分布式存储和计算集群,即存储云和计算云。

存储云可以用基于云平台的 Greenplum 数据库来说明。Greenplum 是一个无共享体系结构的平台(分布式结构中所有节点相互独立),查询由管理节点策划并分为多个平行执行的部分,这些工作通过一个互相连接的、具有高速宽带的网络互相通信,每个节点与它本地的磁盘都有独立的高速通道,从而简化了体系结构并且具有高扩展性能。Greenplum 支持 50PB 级海量数据的存储和处理,能将来自不同平台、不同部门、不同系统的数据集成到数据库中集中存放，并且存放详尽的历史数据轨迹，使业务用户不用再面对一个又一个的"信息孤岛"，也明显降低了信息管理人员管理维护工作的复杂度。

计算云类似映射 - 规约（Map-Reduce）的并行处理机制。Map-Reduce 是一个编程框架，是一种处理海量数据的并行算法，主要应用于大规模数据集的并行计算。Map-Reduce 工作流程可分为映射（Map）和规约（Reduce）两个阶段：在 Map 阶段模型将问题分解为若干个 Map 函数来完成计算，这些函数在集群的不同节点上执行；Reduce 阶段是对每个 Map 所产生的中间结果进行合并操作，每个 Reduce 处理的 Map 中间结果相互不交叉，所有 Reduce 产生的最终结果经过简单连接即形成一个完整的结果。Map-Reduce 分布式处理框架不仅能用于处理大规模数据，而且能将很多烦琐的细节隐藏起来，比如自动并行化负载均衡和备份管理等，大大简化了程序员的开发工作。

2. **卫生信息系统的云计算**   随着医疗卫生建设的信息化和数字化，国内越来越多的医院正加速实施基于信息化平台和医院信息系统（hospital information system，HIS）、影像存储与传输系统（picture archiving and communication system，PACS）等体系的建设，以提高医院的服务水平与核心竞争力。今后卫生医疗行业的信息化建设重点将以健康管理为核心，实现人人享有电子健康档案，使公共卫生机构、医院、社区卫生服务中心、家庭医生和居民有效共享利用健康信息，为全民开展自我健康管理，享有方便、高效、优质的医疗卫生服务提供信息支撑。

云计算技术将推动医疗信息化发展，基于云技术构建的卫生信息应用服务平台，将解决医疗卫生需要的特殊化、复杂化，并满足各个层次医疗卫生机构的个性化需要。

三、卫生信息资源管理方法

卫生信息管理技术和方法是实现卫生信息管理目标的核心和基础，其中技术是实现手段，侧重工具性；而方法反映的是具体行为方式，侧重对若干做事过程集合中的动作组合逻辑的某些共同特征的概括，是基于具体信息逻辑基础上的规律总结。在卫生信息资源管理流程中，有些流程以技术实现为主，有些则以依据方法总结规律为主，本节主要介绍卫生信息组织方法和卫生信息分析方法。

（一）卫生信息组织方法

卫生信息组织方法是按照一定的科学规律对信息进行不同层次、各个侧面序化的方法，具有多样化、多层次化、立体化的特点。卫生信息资源类型主要有文献信息资源、网络信息资源和卫生管理信息系统资源，三种类型信息资源的组织方法各有特点，但在信息组织思想方法上有许多共同之处。按照信息组织的对象划分，信息组织可分为语法组织、语义组织、语用组织三个层面。

1. **语法组织方法**   以信息形式（外部）特征为依据来组织信息的方法均为形式范畴的方法。常见的方法有如下三种。

（1）字顺组织法：从字、词角度集约有关信息，满足人们检索的一般要求。具体包括音序法、形序法和两法并用三种形式。从字顺组织法的发展史来看，音序法逐渐占据了主导地位。

（2）代码法：以信息代码为依据进行序化，既易于接受又便于管理。代码一般使用拉丁字母或阿拉伯数字，如专利代码和商品代码等，一般按照代码的自然顺序进行排列。

（3）时空组织法：按照信息概念、信息记录、信息实体等产生和存在的时间、空间特性或其内容所涉及的时间、空间特性来组织排列信息的一种方法。任何事物都是在特定的时间和空间中产生、存在、运动着的，因此，时空组织法可用于任何信息概念、信息记录和信息实体的组织排序。未来，人们所拥有的全部信息资源将按全球时空坐标进行统一组织和管理，即构成所谓的"数字地球"。

2. **语义组织方法**   语义组织方法是以表达信息内容特征的标识为依据来组织信息的一种方法。以下简要介绍三种主要的方法。

（1）分类组织法：分类组织法是根据某一特定的分类体系和逻辑结构组织信息的方法。其核心思想是根据信息内容的学科属性与相关的其他特征，对各种类型的信息予以系统地揭示、区分，并进行序化和组织。其特点是按学科属性建立信息的等级和关联体系，具有很好的层次性和系统性，便于用户在浏览检索中进行扩检和缩检，且符合人类认识事物的逻辑思维方式，有着长期的、广泛的应用基础。

国际疾病分类（international classification of disease，ICD），是 WHO 制订的国际统一的疾病分类方法，它根据疾病的病因、病理、临床表现（包括症状、特征、分期、分型、性别、年龄、急慢性、发病时间等）和解剖位置 4 个主要特性，对疾病分门别类，使其成为一个有序的组合以及用编码的方法来表示的系统。每一个特性构成一个分类标准，形成一个分类轴心，因此 ICD 是一个多轴心的分类系统。ICD 分类的基础是对疾病的命名，而疾病又是根据其内在本质或外部表现来命名的，因此分类与命名之间存在一种对应关系。当对一个特指的疾病名称赋予一个编码时，这个编码就是唯一的，且表示特指疾病的本质和特征，以及它在分类中的上下左右联系。

（2）主题组织法：主题组织法是按照信息主题特征进行序化组织的一种方法。这种方法是字顺法在语义信息中的特殊应用。它既采纳了字顺法直截了当、便于检索的优点，又兼顾了相同内容集聚的特点，便于人们从内容角度直接获取信息。与分类法相比，主题组织法的特点是可以集中与一个主题相关的各个方面的信息，检索的直接性、通用性好，适合于进行各种专指检索。

主题法又分为标题法、单元词法、叙词法、关键词法等。其中，关键词法采用从信息中直接选取能够反映信息主题概念的、具有实际检索意义的关键词作为主题词，不需编制主题词表，能够在计算机中实现自动标引，方便易行，成本低，因而在网络中被广泛应用。目前基于关键词的检索方法是几乎所有搜索引擎都采用的方法。

医学主题词表（Medical Subject Headings，MeSH）是由美国国立医学图书馆研制的用于标引、编目和检索生物医学文献的英文受控词表。MeSH 是大多数生物医学文献数据库对文献进行主题标引和主题检索的指导性工具。MeSH 的收词类型包括：主题词、款目词、副主题词和特征词。主题词的树状结构表将字顺表中的主题词按照每个词的词义范畴和学科属性，分别归入 16 个大类之中，每一个大类都用一个拉丁字母表示（A～N，V，Z）。多数大类又进一步细分为若干个下级类目，甚至可多达 11 级类目，形成一个树状结构体系。每一个主题词都有一个或多个树状结构号，该号是联系字顺表和树状结构表的纽带。

（3）本体：知识组织学的本体是特定应用领域所公认的、关于该领域的对象（包括实际对象和逻辑对象）及对象关系的概念化表述。有研究者根据它与主题法、分类法的亲缘关系，称之为实用分类体系。本体主要通过特定领域的对象与对象关系的概念化表述，对特定领域的知识内容进行组织、管理。比如对某一学科领域的物质、对象、事件、行为、时间、空间等加以形式化的定义，对它们之间的关系进行规范化的描述，然后通过这些对象之间的逻辑关系以及一定的推理规则，挖掘和利用这一学科领域的知识。

由于本体具有良好的概念层次结构，本体中的概念与概念之间蕴含了丰富的语义关系，具有比分类法、主题法更强的知识发现、知识导航功能，因此本体在信息组织中的应用受到了广泛的关注。目前本体主要被用于对网络信息的知识内容进行组织和管理。

一体化医学语言系统（unified medical language system，UMLS）由美国国立医学图书馆（NLM）研制，旨在建立一个计算机化的可持续发展的生物医学检索语言集成系统和机读情报资源指南系统，提高计算机程序"理解"用户提问中生物医学词汇含义的能力。一体化医学语言系统由四个部分组成：元叙词表、语义网络、专家词典和相关词典项目、支持性软件工具。它不仅是语言翻译、自然语言处理及语言规范化的工具，而且是实现跨数据库检索词汇的转换系统，可以帮助用户在连接情报源，包括计算机化的病案记录、书目数据库、事实数据库以及专家系统的过程中对其中的电子生物医学情报作一体化检索。

3. 语用组织方法　除了上述语义和语法方法外，还将结合用户的需求采取一些其他的方法，如权值组织法和概率组织法等。

(1) 权值组织法：是指按信息的重要性序化信息的方法，即根据不同信息的重要程度赋予不同的权重值，然后通过复杂的计算，以权值大小为依据来序化信息的方法。

(2) 概率组织法：是在未全知信息情况下，根据事件发生的概率大小对信息进行序化的方法。

在实际信息组织操作过程中，由于事物的多向成族性，仅仅运用某一种或某一层次的信息组织方法难以满足需要，因此，往往将不同层次的不同信息组织法综合起来加以运用。

（二）卫生信息分析方法

卫生信息分析借助于信息分析工具，对特定卫生信息进行分析，进而得出规律性结论，其主要特征是综合性，具体表现在这些方法的来源、方法的性质和方法的结构等方面。

卫生信息分析方法的主要来源基本包括 6 个领域：逻辑学的方法、系统分析的方法、图书信息学的方法、社会科学的方法、统计学的方法、预测学的方法。此外，软件技术及有关的计算机应用技术使卫生信息分析的方法和手段产生某些重大的变化。因此，卫生信息分析方法的来源多，方法的类别和数量多，方法的性质多元。

1. 定性分析法　又称专家调查法、专家评估法，是以专家作为索取信息的对象，依靠专家的知识和经验，由专家通过调查研究对问题做出判断、评估和预测的一种方法。

(1) 专家个人调查法：是由专家个人进行调查、分析和判断的方法。这是一种由来已久的调查研究方法，科技专家为了科技探索选取课题、开发应用等自身研究的需要，通常对本领域及相关领域进行调查，以了解现状和发展趋势。

(2) 专家小组讨论法：参加专家小组讨论会的专家一般来自某一专门领域，不跨领域的特点正是专家小组讨论法与智囊团式讨论法的一个重要区别，例如，科研部门在制订规划、技术论证、确定方案、引进项目时，通常召开专家会议进行调查，征询专家们的意见，要在会议上对各种不同观点和意见展开充分讨论，以求达成一致意见，作为决策的依据。

(3) 头脑风暴法：所谓头脑风暴，就是激发创造性思维。由 A. F. Osbom 首创，其目的是获得有价值的设想。方法是制订一套讨论规则，在短时间内营造思想活跃的气氛，诱发出大量的创造性设想。其基本思想是，若要得到有价值的设想，首先要能提出较多的设想。设想数量越多，获得有价值的创造性设想的概率就越大。

(4) 德尔菲法：又称为专家集体预测法，是于 1964 年被创造的一种科学预测的定性信息分析方法。此方法是在预测领导小组的主持下，就某个科学技术课题向有关专家发出征询意见的调查表，通过匿名函询的办法请专家们提出看法或进行论证，然后由研究小组汇总整理，把整理结果作为参考意见再发给这些专家，供进一步分析判断，提出新的论证。如此反复多次，按意见收集情况做出预测。

2. 系统分析方法　系统分析把研究的事物看作是一个整体或系统，从系统的整体角度出发研究系统内部各个组成部分之间的有机联系，以及它们和系统外部之间的相互关系，是一种综合研究方法。它采用定量方法或定性结合定量方法，对社会、经济、技术等诸多领域进行综合分析和综合比较，并根据不同事物的共同规律来建立一般性的数学模型，为精确描述客观世界各种各样的系统提供有效的认识工具。这里主要介绍层次分析法和关联树分析方法。

(1) 层次分析法（analytic hierarchy process, AHP）：是美国著名运筹学家、匹兹堡大学教授 T. L. Saaty 在 20 世纪 70 年代初提出的一种定性分析与定量分析相结合的系统分析方法，是一种将人的主观判断用数量形式表达和处理的方法，简称 AHP 法。其基本思想是：把复杂问题的各个因素按相互关系划分为有序的递阶层次,并根据客观现实的判断就每一层次各元素两两相互重要性给予相应的定量表示,然后综合判断,从而确定诸因素的相对重要性和对上层因素的影响。AHP 法体现了决策思维分解、评判、综合的一般过程,是定性与定量分析方法的结合,特别适用于选择方案措施时难以精确定量的场合。

(2) 关联树分析方法:为了将研究对象逐一开展细分,以明确其组成的基本要素和单项要素以及它们之间的相互联系而使用的树状图,即以树状分支结构对对象进行分解和表达其相关关系,被称为关联树(relevance tree)。具体的关联树因其应用的角度或者解决问题的性质上存在差别,因而有各种专门的关联方法:目标关联树、结构关联树、功能关联树、远景关联树和故障关联树、用相关数技术评估的规划方法(planning assistance through technical evaluation of relevace numbers,PATTERN)和计划 - 规划 - 预算法(planning programming budgeting system,PPBS)等。

1) 目标关联树法:目标关联树又称为目标树,用于将总体目标或抽象目标分解为子目标或具体的目标,并表明目标之间的相互关系。详见图 3-1-14,各目标之间的层次和次序关系、从属相关关系都可显示出来。

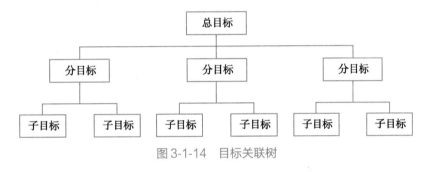

图 3-1-14　目标关联树

在总目标明确之后,要全面逐步梳理与总目标相关的问题和因素,按从属关系进行分级,形成关联树的分支,按并列关系进行细分,形成同一级的子项。可以用上下结合的方式构造出整个关联树,即采用自上而下方式形成关联树的上部,采用自下而上方式形成关联树的下部,再适当调整上下的结合,使之成为一体。

2) PATTERN 法(planning assistance through technical evaluation of relevance numbers):PATTERN 法是 1963 年被开发出的方法,因应用在美国国家航空和航天局的阿波罗计划中而闻名。其全称是“用相关数技术评估的规划方法”,英国在“研究开发目标与技术规划”,日本在“工业垃圾处理规划”“医疗检查信息系统开发”“扩大洗衣机市场研究”等项目中,都广泛采用了这一方法。

PATTERN 法被认为是一种典型的相关树法,其研究问题的步骤详见图 3-1-15。根据脚本分解出相关树后,用相对于总目标的相对直接相关树来反映各子项与目标的相关程度,也就是评估结果。

3) 计划 - 规划 - 预算法(planning programming budgeting system,PPBS):计划 - 规划 - 预算法又称规划方案预算制,是将组织战略、目标、方案、项目和预算结合起来考虑的计划。从 20 世纪 40 年代末到 20 世纪 70 年代的 30 年中,系统分析沿着两条明显不同的路线得到迅速发展。运用数学工具、经济学原理分析和研究新型防御武器系统即其中的一条路线。20 世纪 60 年代初期,美国国防部部长麦克纳马拉把这套方法应用于整个军事领域,并很快在各政府部门

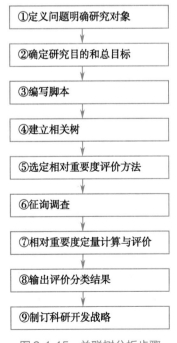

① 定义问题明确研究对象

② 确定研究目的和总目标

③ 编写脚本

④ 建立相关树

⑤ 选定相对重要度评价方法

⑥ 征询调查

⑦ 相对重要度定量计算与评价

⑧ 输出评价分类结果

⑨ 制订科研开发战略

图 3-1-15　关联树分析步骤

推广,形成了著名的"计划 - 规划 - 预算法"(PPBS)。

PPBS 主要有三个工作阶段:规划阶段、计划阶段和预算阶段。各个阶段彼此衔接,且有一定时间的重叠,详见图3-1-16。

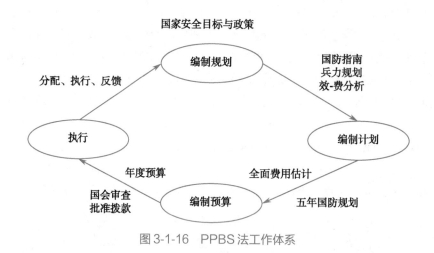

图 3-1-16　PPBS 法工作体系

关联树大多数是按纵向展开,根据需要也有横向的。以关联树为工具的这种信息分析方法具有一些明显的优点:直观性强,表达清晰而简洁,容易发现遗漏的因素,便于分析和讨论等。

3. **信息计量方法**　信息计量方法是由多种方法构成的综合体。按研究手段可分为信息统计分析法、数学模型分析法、系统分析法、矩阵分析法、网络分析法等。其中,信息统计分析法是其中最基本、最重要的一种方法。信息统计分析法是利用统计学方法对信息进行统计分析,以数据来描述和揭示信息的数量特征和变化规律,从而达到一定研究目的的一种分析研究方法。信息计量方法可以用来测定核心期刊,指导信息收藏管理,测定检索工具的完整性,研究信息利用规律,研究科学发展的特点,预测学科发展和评价科技人才等。

4. **相关与回归分析**

(1) 相关分析:相关分析法就是在掌握一定的数据和事物之间相关性的基础上,通过对一些特定的相关关系的定性或定量分析进行逻辑推理的一种信息分析方法。按事物之间的联系方式,相关分析的起点通常强烈依靠研究者的经验。彼此之间相互联系是事物的普遍特点之一,在信息分析中,常常利用相关分析,由已知信息来推知未知信息。

一般来说,相关是指事物或现象之间的相互关系,是一种不完全确定的依存关系。相关关系是相关分析的研究对象,而函数关系则是相关分析的工具。

要想准确地反映两个变量之间的相关程度,除绘制散布图作定性分析外,还需对其做定量分析,求出相关系数。相关系数是测定变量之间相关密切程度和相关方向的代表性指标。相关系数用 r 来表示,数值为 $-1 \leqslant r \leqslant 1$。完全正相关时 $r=1$;完全负相关时 $r=-1$;完全无相关时 $r=0$。在教育研究中,极少会遇到完全相关的两个特型,大多情况处在 -1 到 1 之间。

计算相关系数的方法很多,主要有积差相关、等级相关、肯德尔和谐系数。

(2) 回归分析:卫生信息分析中,我们常常需要从一个或多个变量去估计另一个变量,研究变量之间的联系。回归分析就是对具有相关关系的两个或两个以上变量之间数量变化的一般关系进行测定。这种测定需要确定一个相应的数学表达式,以便从一个已知量来推测另一个未知量,为预测提供一个重要的方法。回归方程则是通过一定的数学方程来反映变量之间相互关系的具体形式。

回归分析的内容和步骤为:①根据适当的数学模型对变量观测值进行统计处理和计算,确定变量间在一定意义下最优的定量关系式,即回归方程;②检验回归方程的统计学意义,以判断所建立的回归方程是否有意义；③根据有意义的回归方程对因变量进行预测或对自变量进行控制，并指出这种预测和控制的可靠程度；④如果是多重回归，还需对偏回归系数作假设检验，以分辨在影响因变量的诸因素中，哪些是重要因素，哪些是次要因素，从而找出问题的主要矛盾。

5. **循证医学分析**（evidence-based medicine analysis） 医学领域中有一类重要而独有的文献信息资源类型，那就是医学实验资料。针对此类医学信息的特殊性，引入了独特的分析方法，即循证医学分析方法，其中荟萃分析（meta-analysis）是一种从统计学的角度进行分析的方法，是循证医学分析的主要组成部分。荟萃分析（meta-analysis）是指用统计学方法对收集的多个研究资料进行分析和概括，以提供量化的平均效果来回答研究的问题。其优点是通过增大样本含量来增加结论的可信度，解决研究结果的不一致性。荟萃分析通过对同一课题的多项独立研究的结果进行系统的、定量的综合性分析，形成量化综述。

第二节 卫生信息资源管理流程与模式

一、卫生信息资源管理流程

卫生信息资源管理分为 6 个阶段：资源规划、资源开发、资源配置、系统运行、信息和用户反馈、规划目标对比分析（图 3-2-1）。这也是卫生信息资源管理的基本工作内容。有效地管理信息必须使每个环节都能有效地运转并形成互相协调、密切配合的有机整体。

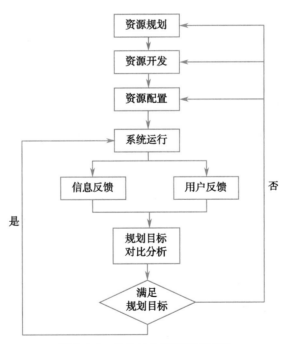

图 3-2-1 卫生信息资源管理流程

（一）资源规划

资源规划作为整个资源管理的第一步，需要提供规划方案制订、规划方案优化、规划目标制订等功能。通过对比分析，形成最优方案。确定方案后，需要确立规划的目标，明确信息资源管理的目的。卫生信息资源管理首先要求卫生信息资源管理人员能够清楚地认识到他们对信息资源的需求程度,然后再制订符合实际发展情况的信息资源战略,设计合理的信息资源管理体系,培养高效的信息资源管理理念,制订高效合理的信息资源管理规范及标准。

（二）资源开发

在确立了资源规划方案与系统目标后,则进入资源开发阶段。资源开发阶段是指对组织内所需的各项医疗卫生信息资源进行开发,是资源从无到有的过程。这是一个对资源由表及里的加工过程。

这一阶段主要是通过建立医疗卫生信息系统或平台的方式,实现对区域内或机构内的信息资源的采集、存储、加工处理。其中,信息获取就是获得原始信息,必须明确需要什么信息以及可以从哪里和怎样才能得到信息。卫生数据信息的加工处理方法是:首先要对数据信息进行审查核实,其次按资源的类型、性质、数量、大小进行分组,然后计算有关指标值,进行汇总计算。数据分析就是最后对处理得到的新信息,根据统计学原理,通过统计表格式直观地进行表现,以便于传递和使用。

在这个阶段,需要制订开发方案、维护开发目标、监控开发进度、评估开发结果。其中开发方案是根据资源规划方案和系统目标,确定资源开发的详细内容和开发步骤,并将其存储下来。

（三）资源配置

资源开发阶段结束后,将进入向信息用户提供信息资源的资源配置阶段。资源配置阶段是将现有的采集加工后的信息资源作为配置对象在区域内、系统内合理分布,将其分配给各个不同的卫生行政管理部门和医疗卫生机构的过程。配置过程以全局最优的方式设置配置方案和配置计划,以系统目标为依据,敲定资源配置分目标,并以方案、计划和目标为基础,指导资源配置活动。

资源配置的结果是各个信息资源需求主体完成了所需资源的合理分布和最优配置,但最终配置效果如何,还需要经过一定时间的系统运行过程,得到资源利用情况的反馈后,才能给出答案。

（四）系统运行

系统运行阶段是在资源配置结束后,资源真正开始服务的阶段。在这一阶段中,资源与资源的需求方进行交互,形成资源使用情况相关记录、资源变更情况记录、资源使用效果记录等,这些记录是需求实体对资源使用过程中各种活动和行为的反映。采集资源运行阶段的各种信息有利于对资源规划、开发和配置作评估、修正和优化。

（五）用户反馈

反馈阶段是资源使用过程中的用户、管理人员等对资源使用情况进行反馈的过程。反馈内容不仅包含系统的运行状况,还包含各类建议、意见等,这些内容是用户和管理人员在资源运行过程中发现并经过初步分析后得到的结果。除了机构部门内部的种类信息,还包括组织内外各类与卫生资源的规划、开发、管理和利用有关的政策、方针、意见等资源。这些信息资料对于获取卫生行政管理部门和医疗卫生机构的信息需求、资源开发意见、资源规划方向有重要的指导意义。

（六）对比分析

对比分析阶段是在充分获取资源运行情况、信息反馈和用户反馈后,摸清当前系统运行现状和问题的前提下,将其与原有的资源规划总体目标进行分析的过程。分析中可以采用多种模型、方法,并通过对比分析发现资源运行中哪些环节未达到规划目标;哪些环节超过了规划目标;规划目标的完成情况怎样;是什么原因导致目标(被/未被)有效完成。

二、卫生信息资源管理模式

自从有了人类,就有了人类为了生存而适应环境、不断与疾病和伤痛作斗争的行为,就有了医疗卫生保健活动,继而产生了相应的卫生信息资源。对卫生信息资源管理的历史沿革进行研究之后发现,可以将其划分为 4 个阶段,即传统以记录为中心的管理阶段、技术管理阶段、资源管理阶段、知识管理阶段。每个阶段都有相应的信息资源管理模式。

（一）以记录为中心的管理模式

随着人类社会的发展以及造纸术和印刷术的发明，记录医药卫生保健信息的文献和其他各类文献大量产生，图书馆便应运而生。图书馆是早期的信息管理机构，主要以文献的收藏和利用为目的，并在长期发展过程中逐渐形成了科学的信息管理方法和手段。而与此同时，各类卫生组织也创立和发展起来，逐渐形成以卫生行政组织、卫生服务组织以及民间组织为主的完整的卫生组织体系。其中医学图书馆是卫生组织中的一类专门从事卫生信息管理活动的机构，其主要针对医药卫生文献信息进行搜集、加工、存储和利用等管理活动。而其他卫生组织也逐渐有了自己独立的卫生信息管理科室，其中医院是最为典型的卫生组织之一，其独立的卫生信息管理科室的工作主要以病案管理和图书资料管理为主，并应用图书馆的管理方法，疾病按照国际疾病分类（international classification of disease，ICD）进行分类组织，图书文献按照医学学科进行分类组织，以方便医务人员及患者的查阅和利用。

这一时期的卫生信息管理主要是以文献信息为中心，以病案室和图书馆为主要场所，以图书管理的技术、方法为手段，由专门的管理人员通过手工操作的方式对其进行管理。

（二）以技术为中心的信息资源管理模式

自20世纪40年代成功研制出第一台计算机以来，计算机在科学计算功能和信息（数据）处理功能两个方面显示出强大的生命力，尤其是在信息处理方面显示出广阔的应用前景。计算机发明研制不到10年就被应用于图书馆的文献信息加工和管理，形成简单的信息系统。其目的是提高文献信息加工处理和查找的效率，实现对文献信息流的控制。在这类计算机信息系统中，只要把原始文献的信息进行一次分析，输入计算机系统，就能从中选取和编制出二次文献索引的信息。这种文献信息加工和管理的计算化不仅大大缩短了二次文献出版分发的时差，而且还扩大了文献收录的范围。随着计算机技术的发展，计算机信息处理功能越来越强，使人们对文献的加工有可能从宏观层次向微观层次深入，从文献的局部信息扩展到全文信息，极大地提高了人类对文献信息的处理和管理能力，提高了图书馆及图书信息部门对文献信息流的自动化控制程度。计算机在被用于图书馆及信息部门文献信息管理的同时，也被广泛应用于各行各业各类机构的行政记录处理、财务数据处理以及经营活动处理中。

技术管理阶段着眼于用计算机处理信息并对信息流进行控制，技术因素占主导地位，技术专家是主角。该阶段电子数据处理、电子信息技术和计算机信息系统成为卫生信息管理关注的热点，数据、数据库和信息技术成为信息的代名词，信息管理被看作是各类业务信息管理系统的应用。

（三）以资源为中心的信息资源管理模式

信息资源管理的概念最早于20世纪70年代末80年代初在美国出现，它的提出基于两个背景：一方面是技术管理阶段纯粹的技术手段不能实现对信息的有效控制和利用，另一方面是当代社会经济发展使得信息成为一种重要的资源，迫切需要从经济的角度思考问题，并对这种资源进行优化配置和管理。

在第一种背景下，信息技术被迅速地运用于信息管理，建立了各类现代化的信息系统和网络，人们以为这样便可以一劳永逸地实现信息的有效管理和利用。但信息技术的高度发展和广泛应用带来了许多新的、复杂的难题，新的信息媒介和信息传播方式在社会中的广泛应用中产生了许多始料未及、传统管理无法应付的问题，在顾及信息的高效处理、传播、利用和共享的同时，信息安全和信息利益这两大问题变得非常棘手。可见，技术管理理念下各类信息管理系统的建立虽然能够高效地解决组织信息管理中的许多问题，但它仅仅是在微观层次上着眼于个别机构和组织。随着技术的进一步发展，这种模式必然导致信息系统的分散和向小型化发展的趋势，使得信息的管理和控制反而变得更加困难，宏观层次的信息共享和信息效益无法实现。这种纯技术的信息管理逐渐暴露出许多问题和缺陷，人们不得不重新思考信息管理的方向。于是，进入20世纪70年代以后，人们着手利用行政的、法律的、经济的手段，从微观和宏观的结合中，解决社会信息化进程中的各种矛盾、冲突并协调这一进程中的利益关系，妥善处理信息管理中人与物的复合关系，这样就逐渐形成了信息资源管理的思想和观念。

在资源管理阶段，规范人们的信息行为和协调各方的信息权益问题成为重点，信息被作为一种重要的经济资源受到人们广泛关注。因此，这一阶段的主要任务就是全面考察卫生信息作为经济资源的性质、利用状况、效用实现的特征和规律，从经济角度对其进行管理和优化配置，使其效益最大化。

（四）以用户为中心的信息资源管理模式

信息资源管理克服了信息技术管理阶段只重技术因素的作用而忽视经济、社会、人文因素的缺陷，使得信息管理活动取得了长足进步，发挥了巨大作用，但信息资源管理仍然存在较大的局限性，表现在：①仅关注显性知识尤其是记录型信息的管理而忽略了对另一类十分重要的知识，即隐性知识的管理，从而大大限制了其管理范围和信息管理效能的发挥；②仅仅关注人类智力劳动的最终成果——记录型信息，对获得这一成果的学习与创新过程却视而不见，因而无法将信息的吸收与创造（生产）过程纳入管理范畴，不能实现全方位的信息管理；③仅仅关注将信息提供给利用者，而对利用者产生需求信息的根本原因重视不够，致使它难以将信息升华为知识，从而限制了信息效用价值的实现；④仅仅关注信息在组织内部的免费流动，未能将信息看作一种资产，以资产管理的方式来管理和运作信息，从而忽视了信息的增值问题，影响了组织对信息的评价。

知识管理（knowledge management，KM）正是在克服信息资源管理固有的缺陷基础上发展起来的，是一种重视与人打交道的信息管理活动，其实质是将结构化与非结构化的信息与人们利用这些信息的规则联系起来。美国波士顿大学教授达文波特1997年所著的《营运知识》（*working knowledge*）一书标志着知识管理正式问世。知识管理的含义非常广泛，定义也因此多种多样。但究其本质，知识管理源于知识在生产过程中的特殊作用，其出发点是把知识视为重要的资源，并把最大限度地掌握和利用知识作为提高企业竞争力的关键。

知识管理阶段主要是以知识（显性知识和隐性知识）为主要研究对象，以创新为最终目标，以信息技术为工具，以人为核心。知识管理是在信息资源管理基础上发展起来的新阶段，是社会形态由信息经济向知识经济过渡的产物。

上述卫生信息资源管理的四个发展阶段主要是反映了卫生信息管理在不同时期的主导因素，各个阶段的主导因素并不是相互孤立和割裂的，而是相互重叠，相互促进的。

第三节   卫生信息资源配置效率与改进

一、卫生信息资源配置的基本内涵

（一）卫生信息资源配置的定义

卫生信息资源配置是以人们的卫生信息需求为依据，以卫生信息资源配置效率和效果为指针，调整当前的卫生信息资源分布和分配预期的过程。

卫生信息资源配置主要是对卫生信息本体、卫生信息人员、卫生信息设备和设施等进行合理分配和布局，通过设计、调整卫生信息资源的分布和流向，以尽可能小的配置成本，取得尽可能大的配置效率，达到卫生信息为人们高度共享的目的，促进卫生信息价值最大化，使人们的医药卫生信息需求得到有效的保障，最大限度地提高人类的健康水平。

（二）卫生信息资源配置的基本特征

卫生信息资源配置过程可用公平与效率衡量。社会的经济发展应兼顾公平与效率，卫生信息资源均衡配置应体现公平与效率两重特征。

卫生信息资源公平配置，对于不同时代、不同政治文化、不同社会体系，都有不一致的理解，缺乏统一和客观的准则。卫生信息资源配置过程具有经济性特性，在配置过程中它体现资源的共有特性，包括自然垄断性、公共产品性、外部效应性、稀缺性等特征，这就要求我们充分认识卫生信息资源配置机制，结合卫生信息资源配置的经济特性在配置过程中达到"规则公平、资本公平、结果公平"。卫生信息资源配置必须借助一定形式才能实现，其流动形式通常可分为社会性（组织）形式和操作性（过程）形式两种，而社会性形式又包括区域间卫生信息资源流动、机构间卫生信息资源流动等层次。

二、配置效率分析

（一）影响因素分析

卫生信息资源有效配置的目标可以有两种表述方式：一是使有限的信息资源产生最大的效益；二是为取得预定的效益尽可能少地消耗信息资源。前者要求在一定量的信息资源的条件下，通过资源合理安排、组合，以追求产出效益的最大化。后者为了既定的效益目标，通过合理地组织、安排各种信息资源的使用，使总的资源成本最小。

1. **管理体制**　要实现信息资源有效配置目标，就要在市场机制的基础上，进行科学的管理。科学的管理是信息资源有效配置不可缺少的手段。卫生信息资源的科学管理就是利用现代化管理方法来研究卫生信息资源在经济活动中的利用规律，对卫生信息资源配置过程中的种种矛盾进行统筹解决，以求得最优化的经济效果。

2. **技术条件因素**　网络技术条件与卫生信息资源配置有着密切关系。从信息资源开发者角度考虑，随着技术的进步，信息开发手段更加先进，例如计算机技术、通信技术的发展，使信息资源开发更加广泛、迅速；同时，技术的进步、信息量增加，使信息资源更加丰富；另外，技术的进步降低了信息资源开发者投入成本。从信息资源利用者角度考虑，技术进步同样提高了信息资源利用率，同时扩大了利用范围，为进一步开发提供了新的保证。可见，技术条件也是卫生信息资源有效配置的影响因素。

3. **人文的因素**　卫生信息资源开发和利用中不可避免地涉及人的因素。从信息资源开发者角度看，信息资源需要人来开发，开发者的素质从某种程度上影响着资源的有效配置。即使在其他条件都非常优越的情况下，开发者素质不高也会影响对信息资源的开发，从而影响信息资源配置的有效性。从信息资源利用者角度来看，新福利经济学代表人物伯格森（Bergson）和萨缪尔森（Samuelson）对影响福利（效用）的一切变量，即一定人文条件下社会所有个人购买的商品和提供的要素以及其他有关变量进行关联分析，从而寻求"社会福利函数"关系。只有当社会福利函数值最大时，社会福利（效用）才能达到最大。

由于影响福利（效用）的各种因素可以有不同的组合，究竟选择哪一种组合，应根据资源使用者的倾向决定，因此，在既定的技术和资源条件下，信息资源的配置是否达到适度，与资源使用者有关，倾向不同，资源配置的效率也不同。

由于信息资源分布的分散性和科技发展水平的不平衡性，人们对不同信息资源的可获得性是不一样的。信息资源利用者总是遵循最省力法则，利用那些易于获取的信息资源。只有在这些资源不能满足其需求的情况下，才会去考虑那些相对较难取得的资源。因此，必须优化信息资源的内容结构和布局结构，改善流通渠道，使资源使用者能及时、方便地"各取所需"。

信息资源效用的实现，除了取决于信息资源本身的有关因素外，还取决于资源使用者的知识结构、信息意识、创造性能力。能力发挥得越好，信息资源效用就越能发挥。由于存在着社会分工和专业的区别，不同的信息用户对某一信息资源的需求和使用能力是不同的，这种"不同"反映到效用问题上，表现为效用的实现程度不同。

总之，影响信息资源有效配置的因素是多方面的。各个因素在影响的程度、角度上是不同的，各因素的相互作用也不是孤立的。

（二）配置效率的评价标准要求

卫生信息资源配置效率的评价标准要求既是衡量卫生机构信息资源配置情况的检验，又是指导卫生机构进行合理信息化建设的指南。建立一套统一的卫生机构信息资源配置效率的评价标准，一方面是为了正确、科学、客观地评价卫生机构信息资源配置水平，为国家相关部门掌握卫生机构信息资源配置状况和制定卫生信息化相关决策提供依据；另一方面是为了指导卫生机构在进行基础设施建设方面求真务实、统筹规划。

卫生信息资源配置效率的评价标准应本着科学、客观、实用的原则。具体可归纳为以下几个要求。

1. **符合国家卫生资源配置建设过程中的相关政策** 建立卫生信息资源配置公平性测量指标体系应遵循国家关于医疗体制改革中的坚持"公平优先，兼顾效率"原则，把实现健康公平、卫生服务的可及性公平、实际服务利用公平和筹资公平等作为总原则。

2. **符合导向目的性原则** 指标体系从人、财、物等多个方面考虑，以引导卫生机构信息、资源合理配置并能健康发展为宗旨，以为卫生机构乃至国家有关部门进行宏观决策提供科学客观的参考依据为目的，进一步推进我国卫生信息资源的合理配置，为卫生信息化做出贡献。

3. **符合科学合理性原则** 任何指标体系的建立都应遵循科学合理性原则。科学合理的指标体系就要以公认的理论知识为依据，设置各层次的指标，合理地应用到公平性评价中。科学合理的指标体系应尽量选取规范化定量指标，详细反映卫生机构信息资源配置公平性情况，并结合客观的定性指标，使其反映的公平性情况具有高度代表性。

4. **符合系统全面性原则** 任何评价指标体系应尽可能完整地反映所要评价内容涉及的各方面因素，指标体系中各指标不是孤立地存在着，每个指标在体系中都处于一定位置上，起着特定作用，指标之间应尽可能地相互关联，构成一个不可分割的系统。研究应系统全面地选取卫生信息资源配置过程各个环节的关键因素，应覆盖卫生机构信息资源配置工作的各个重要环节。

5. **符合实用易行性原则** 指标选取应遵循评价数据易取得、易计算，且能反映基本情况的原则，指标体系的建立，应以公平性评价过程简便易行为原则。

6. **代表性原则** 任何一个指标体系都很难做到面面俱到，因此必须抓住评价客体的重点和关键之处，尽可能地选取对评价客体影响程度大、代表性高的综合指标和专业指标，保证配置效率评价指标体系中的每个指标都能在某一环节或某一方面具有代表性。同时，也要注意各指标之间的层次性和相互关系，避免不同层次间指标隶属关系的错乱和指标内涵的重叠。

7. **定性与定量相结合的原则** 卫生信息化建设是个复杂的现象，其资源配置效率评价也具有多个维度。有些可以量化，但有些只能定性。因此，在设计指标体系时，既要考虑定量指标，也要兼顾定性指标，要做到定量指标与定性指标的科学结合。

需要指出的是，上述各项原则并非简单的罗列。指标体系设立的目标导向性决定了指标体系的设计必须符合科学性的原则，而科学性原则需要通过系统性来体现。在满足系统性原则之后，指标体系的设立还必须是可操作的和有代表性的，即要满足实用性原则与可操作性原则。上述各项原则都要通过定性与定量相结合的原则才能体现。最后，所有上述各项原则皆由评价的目的性所决定，并以目标导向性原则为前提。

三、配置优化

卫生信息资源配置是卫生行业信息化建设中一项非常重要的基础性工作。优化卫生信息资源配置,提高资源配置效率,才能使卫生信息资源发挥最大效用。在卫生信息资源优化过程中,需要始终坚持整体优化、利益均衡、开放、共享的基本原则。

（一）优化配置内容

在卫生资源配置中,有效地组织各种要素是配置的基础,现有的要素主要有信息资源、人力、技术设备条件、财力等,每一种要素及要素之间的组合都影响着具体的配置过程和配置质量与效率。信息资源的可靠性、准确性、完整性、及时性等质量指标是资源配置质量的关键因素;配置人员的素质、能力及工作责任心影响着具体配置过程的效率与质量;配置中所需的技术设备及系统软件的稳定性、先进性、可维护性同样也影响着配置活动;配置中所需的经费应及时补充到位,否则配置活动无从谈起。有效地组织资源要素过程中,可以采取集中和合作方法实现卫生信息资源配置模式的优化,实现整体结构的优化。具体内容如下。

1. **网络资源基础结构优化** 在考虑各地实际情况的基础上,充分优化现有网络基础结构,为卫生信息资源的优化配置奠定基础。

2. **卫生信息资源配置结构的优化** 在卫生信息资源配置中,应坚持"统筹规划、重点突破、国家主导、统一标准、互联互通、资源共享"的指导方针,发挥政府和有关部门的宏观调控和组织协调作用,加快卫生信息资源的共享建设。避免条块分割、重复建设、资源浪费的现象;加强卫生信息资源的基础设施建设,促进卫生信息资源建设向产业化方向发展;制定有关的政策法律和规范标准,尤其是相应的隐私保护方面的法规,来规范各方的行为,确保各方的利益,营造卫生信息资源共建共享的良好环境。卫生信息资源配置应打破只为本部门服务的观念,树立大服务观。使机构、系统间信息资源建设统筹规划、协调,减少重复,突出重点和特色。

3. **卫生信息资源内容结构的优化** 首先,重视卫生信息资源的标准化,这是关系到机构、系统间能否高效价廉互通的关键。其次,重视卫生信息资源的质量。质量远胜于数量,制定卫生信息资源内容评价的标准,完善质量控制体系。各种卫生信息经过筛选、过滤与优化组合,针对不同用户的需求,组合成一个系统,这样不仅可以有效地控制信息的流速、流量和流向,而且可以向患者提供更好的专业化医疗卫生服务。

（二）优化配置的措施

1. **强化国家对卫生信息资源配置的引导作用** 共享可极大地节约人力成本,提高工作效率,而且最大限度地降低差错率。辖区居民通过卫生信息资源共享可避免不必要的重复检查及各级医院的频繁往返,极大地方便了辖区居民的就医,节省了看病费用。卫生资源共享对本区各医疗机构及社区卫生服务机构之间进一步优化配置医疗资源,充分发挥本区在医疗、教学和科研上的团队优势,创新医疗服务模式,建立一体化的患者服务体系起到了积极的作用。同时有效地促进了本区在医疗、教学和科研三方面同步发展、齐头并进,达到全国先进水平。

2. **卫生投入政府主导,建立和健全相应政策** 坚持并落实卫生信息资源公益性,一要强化政府责任和卫生信息资源的投入。二要打破城乡、地区界线,建立新的更加科学的城乡统一的区域卫生信息资源配置指标体系和规划,改善农村、西部地区卫生服务条件,加快卫生事业发展。三要制定相关法律法规,为广大农民提供有法律保证的社会保险。同时,通过进一步调整国民收入分配结构和财政支出结构,加大对农村、西部地区卫生资源投入,支持和保护卫生事业发展。

3. **建立健全统筹城乡卫生信息资源合理配置的新体制机制** 克服卫生信息资源配置的不协调性,一要建立城乡卫生技术人力资源良性互动新机制。培养留得住、走不了、用得上、适合农村需要的卫生技术人员;建立城乡卫生技术人员定期互动机制,即城里卫生技术人员定期下基层,农村卫生技术人员按时到医学院校和城市大医院培训进修;城市大医院与乡镇医院组建医院集团,由集团统一调配医生轮流到基层和农村医院工作,从机制上根本解决基层和农村医院人才短缺的问题。二要建立城乡卫生信息资源良性互动新机制。加快城乡医疗卫生互动信息网建设;充分利用城市丰富的医疗卫生资源,扶持农村卫生事业;充分利用报纸、广播、电视、网络等各种媒体,及时向广大农村发布相关的医疗、卫生、教育等信息,支持农村卫生工作发展。通过城乡医疗卫生互动信息网建设,有利于城乡、上下级医院的沟通,方便急诊、急救,促进基层医院专门人才的培养,实现医学人才的合理调配,提高各级医院的工作效率,节约卫生成本。三要建立城乡文化信息资源良性互动新机制。加快城乡文化交流与整合,建立和完善促进农村社会事业发展的财政转移支付制度,增加农村医疗、卫生、教育、文化投入。改善农村卫生文化信息建设环境条件,提高农民健康意识和健康素质,进一步促进农村卫生事业加快发展。

4. 加强卫生信息资源管理　为了解决卫生信息不对称性可能造成的资源浪费和配置效率低下、医疗经营暗箱操作、市场欺诈的问题,保护患者的利益,必须加强政府对卫生信息的管制。一要加强国家对卫生信息网的投入和建设,通过网络向广大群众普及卫生科普知识,提高农民健康意识,增强维权意识和能力。二要政府建立医疗卫生服务信息披露制度。构建信息平台,通过强制性的信息披露来营造公开、公平、透明、安全和规范的信息环境,确保所有患者都能平等地使用医疗卫生服务信息。最大限度地实现信息共享、业务协同。

5. 效率优先,兼顾公平　卫生信息资源配置过程应符合我国社会主义本质,体现我国社会主义优越性,调动全社会人员更好更有积极性地建设我们国家。卫生信息资源配置过程中,要多考虑为弱势群体提供服务的卫生机构。公平能促进效率,并且有利于效率的实现,效率也为公平提供基本的物质基础,二者相辅相成。在进行社会主义医疗体制建设时,要全面考虑各个地区各个人群卫生服务配置水平,使每个人都能享受同等待遇的卫生服务;国家要通过各种办法,用政策等方式加以调节,改善现有卫生服务水平,在公平与效率之间应寻找一个最佳契合点,实现最高配置效率和最公平卫生服务。

第四节　卫生信息资源开发利用策略和方法

卫生信息化的核心和本质是卫生信息资源的开发和利用。现代信息技术的迅速发展及在医疗卫生行业的广泛应用,为卫生信息资源的开发利用提供了强有力的技术支持。卫生信息资源的开发与利用已经逐渐成为卫生信息化建设的重要发展战略。

一、卫生信息资源开发

(一)卫生信息资源开发的内涵

卫生信息资源开发是指人类为了使卫生信息资源增值或使之得到充分利用,对其进行的搜集、宣传、报道、重组、转化、再加工、再生产、再创造等一系列活动和为了使这一系列活动得以有效进行而开展的卫生信息人员培养、卫生信息设备制造、卫生信息系统建设等活动。它不仅包括对卫生信息本体的开发活动,还包括对卫生信息人员的培养、对卫生信息技术的研究、对卫生信息系统的建设、对卫生信息设备的制造等一系列活动。

(二)卫生信息资源开发的任务

卫生信息资源开发是一项复杂的管理与技术活动,它强调卫生信息人员、卫生信息技术等多要素的综合作用。就目前的认识,卫生信息资源开发的基本任务有以下几个方面。

1. 建立卫生信息的基础设施　卫生信息基础设施（health information infrastructure，HII）是指根据卫生各部门当前业务和可预见的发展对信息的采集、处理、传输和利用的要求，构筑通信网络、数据库、支持软件、各种标准等组成的基础环境。各地区的卫生部门或具体单位应该在充分利用现有资源和公共资源的基础上，从自身经济实力与发展需要出发，经过科学规划和调研考察，按阶段建立起比较完善的卫生信息基础设施。

2. 创建卫生信息资源标准　建立卫生信息资源管理基础标准是开发卫生信息资源的一项基本工作。目前国际上已有多项卫生信息标准，如卫生信息交换标准（health level seven，HL7）等。我们应以国际卫生信息标准为基础，结合我国实际情况建立一套卫生信息标准，以实现我国卫生信息资源的有效开发。

3. 建立健全卫生信息资源法制　随着人类卫生保健信息需求的不断增长以及计算机网络技术在卫生事业领域的广泛应用，卫生信息行为日渐频繁和重要，卫生信息安全、个人隐私等问题也层出不穷，迫切需要建立相应的卫生信息法律、法规，规范人们的卫生信息行为，调节相互间的卫生信息权益关系。

4. 培养卫生信息资源管理队伍　理想的卫生信息管理人才必须具有复合型知识结构，能承担起卫生信息资源管理的各项任务，他们不仅应该具有信息技术的知识，还必须具有卫生管理及一定的医学专业背景知识。因此，应加强这支队伍的建设，并通过他们组织好各种教育活动和培训工作，提高中高层管理干部和行政人员、医生、科研人员的信息化认识水平与信息化技能，组织全员参与卫生信息资源的管理开发和利用。

（三）卫生信息资源开发的模式

卫生信息资源开发要与卫生信息的需求特点相结合，同时也要与卫生信息本身的类型和特点相结合。进行卫生信息资源开发时，要综合考虑资源特点和需求方向。因而，卫生信息资源开发模式主要有两类：需求驱动型开发模式和价值驱动型开发模式。

1. 需求驱动型开发模式　需求驱动型开发模式也称面向卫生信息用户的开发，开发的核心是服务，主要是通过卫生信息资源拥有机构与需求机构和人员之间的交互性行为提高信息资源拥有机构的服务水平。具体包括如下内容。

（1）信息搜集型开发：主要指服务机构为了开发更加细分的市场、制订更加有效的销售组合、设计更加合理的摆放设置以及提供更加专业的推荐服务等而进行的卫生信息搜集工作。目的是发掘和搜集用户的原始数据，为更深层次的分析提供数据基础。

（2）宣传与教导型开发：主要指卫生信息资源的所有者通过各种形式和途径吸引用户，并向用户传递卫生信息资源的描述信息或指导用户如何利用卫生信息。

（3）代理服务型开发：主要指为了使用户更加方便地利用卫生信息资源，减少用户在利用卫生信息资源过程中的不确定性，而由更加专业的卫生信息服务人员进行的代理检索、搜集和分析等服务，以及用户交互界面设计或者卫生信息系统软件的开发等。

（4）共建共享型开发：主要指为方便用户集中地利用分散的卫生信息资源，实现多个卫生信息资源拥有者之间的资源共建共享和互联互通，打破部门、区域和行业的限制，实现卫生信息资源一处存贮，多处使用，降低卫生信息的冗余和消除卫生信息孤岛，减少投入，增大效益，发挥卫生信息资源最大价值而进行的开发工作。

2. 价值驱动型开发模式　价值驱动型开发模式也称面向信息资源本体的开发，是指以已经存在的卫生信息资源本体为开发对象，通过对卫生信息资源本体的分类、聚合、排序、变形、抽取、过滤、浓缩、提炼、检索、翻译、评价和总结等活动，实现卫生信息资源的价值升值。具体包括如下内容。

（1）翻译和转化型开发：是指根据用户的需要，将不同类型、不同载体、不同形式、不同文种的卫生信息资源进行形式转换,方便用户利用的开发活动。从多角度展现信息、表达信息,提供更加方便和低成本的服务。

(2)翻新和整理型开发:主要指将历史积累的或从前的卫生信息资源从一种新的角度,重新整理后发表出版,满足社会各界需求的开发活动。

(3)转移与移动型开发:主要指将卫生信息资源在不同的区域、组织、部门、科室间以不同的目的转移流动,为卫生信息资源开辟新的应用领域。

(4)主题集成型开发:指根据用户的特定需要,将已经存在和分散的卫生信息资源根据主题重新组合,形成特定的信息系统,生成新的卫生信息产品的开发活动。这种开发方式打破原有的卫生信息组织结构,将分散在各个地区、领域、期刊的同主题卫生信息根据一定的规则抽取出来,重新梳理、排序和分类等,形成新的卫生信息组织结构。

(5)研究评价型开发:主要指通过对某一时期某一学科或某一专题的现有卫生信息资源进行归纳整理、系统分析,做出综合叙述和评价建议,或根据其发展规律,预测未来一段时间内的发展动向和趋势的开发活动。

二、卫生信息资源利用策略

(一)经济策略

美国政府通过款项划拨、赠款、贷款、补偿奖励等各种形式投资电子健康档案(electronic health record,EHR),推进 EHR 建设和应用,资金主要分配给那些不太可能采用电子健康档案系统的医疗机构,如小型诊所、农村卫生室、社区卫生服务中心等。此外,联邦政府还提供税收抵免、绩效奖励、卫生信息技术基金等财政支持,各州也在积极寻求其他可行的筹资方式,州政府、慈善机构、金融机构等都可作为资助方,通过特种税、发行债券等方式筹集资金,用于州公私合作组织机构建设和技术建设;同时,通过向医疗保健机构、医疗保健支付方、公共卫生机构等信息共享参与方收取费用,解决长期运营的资金问题。

我国也正在通过多种形式的融资方式辅助电子健康档案的利用。政府为试点单位提供一定的科研基金,医疗机构在利用电子健康档案过程中,应该根据自身特点,找准适合的利用业务,同时发展特色医疗服务,以便获取更多的医疗资源。同时,对于电子健康档案的利用,医疗机构可以尝试与多个企业进行合作开发与商业利用。最直接有效且能长远地支持医疗机构电子健康档案的利用的方式就是将利用结果应用在患者或进行健康护理的居民身上,以诊费或护理费用等形式逐渐维持电子健康档案的利用。

(二)法律策略

卫生信息资源包含大量关乎个人隐私的信息,近年来,对患者隐私权的保护已受到越来越多的关注。尤其是在信息化时代,健康信息的机密性不仅会由于不正当地接触、储存信息受到威胁,而且还面临着在信息传输过程中由于信息被截取、篡改而产生的危险。信息安全是有效保护隐私权的技术前提和保障。为此美国政府在 1996 年制定了《健康保险携带和责任法案》(*Health Insurance Portability and Accountability Act*,HIPAA),据此美国卫生与公众服务部于 2000 年 12 月制定电子医疗保健信息交换的安全标准,规定了一系列关于管理、技术和物质方面的安全程序,以保护电子医疗信息的安全,同时又要求为每位患者提供唯一的识别符,采用电子签名等技术实现医疗数据在使用过程中的用户认证,以保证医疗数据的一致性和不可否认性。

随着我国医疗信息化的发展,国家和社会对于医疗信息的隐私保护日益重视,在 2009 年制定的《基于健康档案的区域卫生信息平台建设指南(试行)》中明确规定"隐私保护及信息安全是区域卫生信息平台所要重点解决的问题",并专门规定了信息系统需要采用诸如身份认证,角色授权,责任认定，电子签名和数字时间戳等技术手段来实现上述目标。

通过不断完善的法律法规制定，卫生信息资源的开发利用能够实现最大化的效益，同时信息资源的安全性管理有了良好的保障。

（三）行政策略

卫生信息资源具有隐私性、安全性等特征，因此，在对其开发利用的过程中，国家职能部门可以通过试点、考核、规划、协调、监督、检查等方式采取相应的行政策略，来开发和利用卫生信息资源。

1. **试点**　组织专家，开展健康档案、电子病历及相关技术规范标准的科技攻关和试点应用工作。

2. **考核**　医院信息化考核是发现问题、解决问题、总结经验的主要方法。考核的方法有医院信息化评审、医院信息软件测评等。

3. **规划**　规划的制定是联结目标与目标之间的桥梁，是联结目标和行动的桥梁，也是政策策略的一种表现形式。

（四）技术策略

有很多对卫生信息资源进行开发利用的技术已趋于成熟，并在成熟技术、集成平台和标准化等技术策略中得到运用和实践。

1. **成熟技术**　成熟技术主要有万维网服务（Web service）、中间件技术、数据整合技术、智能App、物联网等。

2. **集成平台**　以医院信息化为例，一个完善的医院信息系统通常由上百个子系统组成，牵涉众多的专业领域。庞大的系统需要非常专业化的软件开发与分工，整合不同厂商有特色的专业系统是医院信息系统的发展趋势，医院信息化必须保证各个系统的有效集成和数据的高度共享才能够取得成功。然而这些系统通常是随着医院的发展需求逐步建设的，它们来源于不同的厂家，基于不同的技术，缺乏统一的信息交换标准，这些系统低效或无效的集成整合已经逐渐成为制约医院数字化发展的主要障碍。因此，在医疗信息系统集成（integrating the healthcare enterprise，IHE）、医学数字成像和通信标准（digital imaging and communication in medicine，DICOM）、卫生信息交换标准（health level seven，HL7）等国际标准的基础上，制定覆盖医疗业务流程的系统集成规范，开发基于规范的系统集成平台，为遗留的、当前的以及将来的系统提供一个统一且标准的数据交换和工作流协同的平台，是非常有必要的。

3. **标准化**　在标准化方面，可通过卫生信息交换标准（HL7 标准），实现电子病案的数据交换与传递；利用医学数字成像和通信标准（DICOM），实现电子病案数字医学影像的信息交换；通过 LIS 的美国材料实验协会（American Society of Testing Materials，ASTM）标准和国际通用 HL7 标准，使得电子病案与 LIS 实现广泛对接，使检验数据信息在电子病案中得到充分利用；利用国际疾病分类，做到病案信息标准化和规范化；此外，还应做到医学术语标准化，需要一种术语集，既能满足用户结构化、智能化地记录临床信息，又能处理自然语言，还能反映临床术语的逻辑关系，从而为临床决策支持、数据分析等提供基础。例如，医学系统命名法 - 临床术语（systematized nomenclature of medicine-clinical terms，SNOMED CT）就是这样一种注重语义互操作性的医学信息编码和参考术语系统。SNOMED CT 编码为医学术语标准化提供了借鉴对象。

三、卫生信息资源分析利用方法

计算机信息管理系统在医疗机构的广泛应用、电子病历的大量应用以及医疗设备的数字化，促进了医学信息的数字化，使得医院数据库的信息容量快速累积，这些宝贵的医学信息资源对于疾病的诊断、治疗和医学研究都是非常有价值的。数据挖掘、数据仓库、网格技术、并行计算、分布式计算、分布式系统基础架构（Hadoop）等技术成为了卫生信息资源分析利用的方法。

（一）海量的数据挖掘技术

数据挖掘就是应用一系列技术从大型数据库或数据仓库中提取人们感兴趣的信息和知识，这些知识或信息是隐含的，事先未知而潜在有用的，提取的知识表示为概念、规则、规律、模式等形式。也可以说，数据挖掘是一类深层次的数据分析。

数据挖掘适用于医学数据分析这类缺乏先验知识的多维数据分析，从缺乏先验信息的海量数据中发现隐含的、有意义的知识，预测未来趋势及行为，做出前瞻性的基于知识的决策。例如：数据挖掘在脱氧核糖核酸（deoxyribonucleic acid，DNA）分析领域应用最为普遍，研究热点集中在 DNA 序列间相似性搜索，多基因共同控制性状表达以及不同基因在疾病不同阶段的功能作用等问题；在医学图像分析研究中，数据挖掘技术主要用于目标组织的特征表达，即图像特征自动提取和模式识别。这类问题的研究过程中，一些新兴技术的应用，如小波理论、神经网络、模糊逻辑推理等，可能产生突破性成果。此外，在一系列老年性疾病及其并发症的课题中，利用数据挖掘技术对生理监护数据进行多维分析也是一类新的研究热点。

（二）数据仓库技术

数据仓库是一个面向主题的、集成的、相对稳定的、反映历史变化的数据集合，用于支持管理决策。一方面，数据仓库用于支持决策，面向分析型数据处理；另一方面，数据仓库是对多个异构数据源历史数据的有效集成，并在集成后依据主题进行重组。存放在数据仓库中的数据一般不再修改。

数据仓库的设计是一个动态的反馈和循环的过程。不同于传统的数据库在部署后的一段时间里保持相对不变，数据仓库始终处于不断的变化之中，以应对它所服务的业务环境的变化。在原始数据进入数据仓库之后，它通过不断地理解用户的需求，提取出准确有用的决策信息提供给用户；同时数据仓库又会根据用户所返回的信息不断地调整和完善内部数据的内容、粒度、分割、结构以及物理设计，从而提高系统的性能和效率。构建医学信息数据仓库模型通常涉及数据的选择、变换、建模、评估、解释模型、运用和巩固模型等步骤。

相对于传统数据库系统的重点是快速、准确、安全可靠地将数据存进数据库中而言，数据仓库更侧重于能够准确、安全、可靠地从数据库中取出数据，经过加工转换成有规律的信息之后，再供管理人员进行分析使用。

（三）网格技术

网格将高速因特网、高性能计算机、大型数据库、传感器、远程设备等融为一体，为科技人员和普通老百姓提供更多的资源、功能和服务。网格体系结构的最初模型是沙漏模型。目的就是用中间的核心服务，把上下两端较多的对象连接起来，其好处是做一个很细的中间核心部分，其作用是对不同功能、不同接口、不同表现形式的各种资源进行多个层次的抽象，最后给网格用户或网格应用提供不依赖具体资源特性而访问资源的统一访问接口。通过这种方式，把大量的两端对象连通，避免了用不同的方法把两端的不同对象连接起来所需要付出的大量工作和繁重劳动。

信息网格不仅较好地解决了互通互操作问题，而且在此基础上提炼所有有用信息，并把用户最关心的内容经过智能的分析整理，以最终用户容易理解的方式，及时地、准确地送到用户手中，为用户决策作依据。卫生信息资源服务在跨越时空组织资源和服务的同时，更应充分支持个性化信息服务。因此，基于信息网格的卫生信息资源服务不仅使得用户通过因特网可以随时随地获取卫生信息，而且使用户获得"网格信息资源"中的知识内容。

（四）可扩展的并行计算技术

并行计算技术是云计算的核心技术，也是最具挑战性的技术之一。可扩展性是云计算时代并行计算的主要考虑点之一，应用性能必须能随着用户请求的增多、系统规模的增大而有效地扩展。

1. 并行分类算法　在进行分类规则挖掘时，决策树是一种常用的技术。决策树是一个分类器，递归地对训练集进行划分，通过计算信息增益比来处理有未知属性值记录的训练集，直至每个子集的记录全属于一类或某一类占压倒性的多数。树的每个非叶节点都包含一个分割点，决定了数据是如何划分的。

2. 并行聚类算法　一种无监督的学习方式，它是一个将数据库中的数据划分成具有一定意义的子类，使得不同子类中的数据尽可能相异，而同一种子类中的数据尽可能相同的过程。由于聚类处理对象多为海量数据库和高维数据类型，算法计算的时间和空间复杂性很高。

（五）分布式计算

分布式计算是一门计算机科学，它研究如何把一个需要巨大的计算能力才能解决的问题分成许多小的部分，然后把这些部分分配给许多计算机进行处理，最后把这些计算结果综合起来得到最终的结果。

要想实现分布式计算，首先就要满足三方面的条件：①计算机之间需要能彼此通信；②需要有实施的"交通"规则；③计算机之间需要能够彼此寻找。只有满足了这三点，分布式计算才有可能实现。

一个分布式网络体系结构包括了超轻量软件代理客户端系统，以及一台或多台专用分布计算管理服务器。此外，还会不断有新的客户端申请加入分布式计算的行列。当代理程序探测到客户端的中央处理器（central processing unit，CPU）处于空闲时，就会通知管理服务器此客户端可以加入运算行列，然后就会请求发送应用程序包。客户端接收到服务器发送的应用程序包之后，就会在机器的空闲时间里运行该程序，并且将结果返回给管理服务器。应用程序会以屏保程序，或者直接在后台运行的方式执行，不会影响用户的正常操作。当客户端需要运行本地应用程序的时候，CPU 的控制权会立即返回给本地用户，而分布式计算的应用程序也会中止运行。

（六）分布式系统基础架构技术

Hadoop 实现了一个分布式文件系统（hadoop distributed file system，HDFS）。HDFS 有高容错性的特点，并且设计用来部署在低廉的（low-cost）硬件上；而且它提供高传输率（high throughput）来访问应用程序的数据，适合那些有着超大数据集（large data set）的应用程序。HDFS 放宽了（relax）可移植操作系统接口（portable operating system interface，POSIX）的要求，可以通过流的形式访问（streaming access）文件系统中的数据。Hadoop 平台是当今应用最为广泛的开源云计算编程平台，它是一个在集群上运行大型数据库处理应用程序的开放式源代码框架，支持使用 Map-Reduce 分布式调度模型来实现资源的虚拟化管理、调度和共享。

第五节　卫生信息资源利用的方式

不同类型的卫生信息资源因所属的专业领域和自身特点不同而具有不同的作用和发挥其作用的方式。本节主要介绍电子病历、居民电子健康档案和卫生机构信息人才的开发与利用方式。

一、电子病历的开发利用

电子病历是医疗机构对门诊、住院患者（或保健对象）临床诊疗、指导干预的卫生服务工作记录。电子病历系统中结构化数据，可为医院的医疗质量、医疗安全、医院管理、医学研究以及对患者提供的医疗服务提供信息和决策支持。

（一）医疗质量

1. 病历质量管理与控制　医疗质量评价体系大致包括医疗行为内在质量、医疗行为管理质量和医疗结果质量。电子病历系统中文档的规范化和疾病模板的灵活性不仅促进了病历格式的标准化，而且有利于大量有用数据的有效提取。电子病历系统对医疗质量的影响多集中于医疗行为质量管理方面，它虽然对时限控制、格式缺陷等方面的质量监测已经有了许多相对成熟的措施，但是，对于病案内容的逻辑性、全面性以及合理性的监测缺乏普适性的方法。

2.**合理用药监管**　电子病历具有医嘱录入药物治疗时显示患者药物过敏标志，可查询药品常用剂量、用法、说明书，并支持抗菌药物等特殊药品分级使用管理等功能。能实现通过数据导入方式，将抗菌药品使用信息导入到中间库中，然后以统计报表和图示的方式将分析结果显示出来，从而使医院获得日常抗菌药品管理工作决策依据的目的。同时，电子病历数据也为行业监管部门检查及医院自查工作提供了快速、高效的方法。

此外，电子病历系统提供监测控制门诊、住院用药医嘱，审查抗生素药品使用，实施抗菌药物分级管理，提供无权开抗菌药物处方警示的服务（如确需使用，须经过上级具有抗菌药物处方权医师的审查）。医疗质量管理人员可根据对抗生素分级管理质量的统计分析，对医生、科室进行考核。

3.**医院感染监测**　感染管理是涉及多学科多专业的综合管理，需要及时收集并分析源于医院信息系统的大量数据，利用电子病历数据资源，通过数据挖掘技术充分利用现有临床信息系统的数据资源，满足感染管理的数据需求。灵活的上报模板设置与监测条件设置不仅能适应业务内容的变化及扩展，也为管理和科研带来极大便利，同时能够帮助感染管理人员减少在收集资料上花费的精力和时间，实现医院感染管理的自动化、程序化。

4.**医疗费用监控**　利用信息化中各种手段对医疗费用实行监控，规范医疗行为。在提高医疗质量的同时，完善监督机制，对建立有效的医院管理机制、提高医院竞争力起到推动作用。

5.**高值耗材监控**　通过电子病历系统能够有效地实现高值耗材的信息化管理，加强设备管理部门对高值耗材的管理，避免不合格和不合法耗材的使用。通过条形码的全程跟踪，全程掌握高值耗材的使用情况，明确每个环节的相关责任人，一定程度上可提高整个流程的管理质量。

（二）医疗安全

电子病历是记录医疗诊治对象健康状况及相关医疗服务活动的信息资源库，通过这些实时的数据来呈现出医疗的一切过程，通过对卫生信息资源的开发利用，尽可能地降低各类医疗安全事件发生的概率，具备医疗纠纷举证价值，是保障医疗安全的重要措施。目前，电子病历在医疗安全的风险管理中主要是体现在安全性管理，具体包括：危急值检测、危重患者警示及处理、医疗知情告知警示及建议性临床决策、智能辅助诊断等。

（三）医院管理

病案统计信息是医院管理不可缺少的重要内容，可用于医院管理的各个方面。

1.**病案统计信息中门诊信息的开发利用**

（1）门诊诊疗人数分析：通过对门诊诊疗人数逐年变化趋势、医院门诊诊疗人数构成等分析可以对医院门诊情况进行宏观把控，对整合医疗资源、提高医疗资源的利用率、扶持优势专科、提高医院的整体竞争能力具有非常重要的意义。

（2）门诊疾病谱研究：门诊疾病具有季节性、流行性、专家效应性等特点。对门诊疾病谱的研究有助于医院的整体规划，甚至一个区域的卫生规划，对于疾病的预防控制也将发挥重要作用。

（3）门诊量峰值点研究：采用时间序列法研究门诊量日峰值点出现的规律，合理设计门诊排队叫号系统，最大限度地减少患者等待时间，可消除三长一短现象，落实以患者为中心的理念。

（4）门诊量季节变动分析：通过对门诊量季节变动分析可以合理安排门诊医务人员和配套设施，未雨绸缪，合理引流，更好地开展医疗工作。

2.**病案统计信息中住院信息的开发利用**

（1）住院患者地域来源分析：通过对住院患者地域来源分析，可以了解医院服务范围和患者来源特点,为医院发展、横向联系、对口资源支持提供参考依据。

(2)患者基本结构分析:了解一个医院或一个区域患者群的基本结构,分析患者从事职业、患者生活水平和习惯等,对于一个医院的基本建设乃至一个区域的医疗卫生规划是十分有意义的。

(3)住院患者疾病谱研究:随着人们生活水平的不断提高及医疗卫生条件的不断改善,同一区域内疾病谱是变化的。疾病谱研究对于医院建设整体规划、专科建设、人才战略都是十分有意义的。

(4)手术分级研究:医院的甲类手术率直接反映了它的硬实力,腔镜手术率反映了它掌握现代技术的能力,术者的年龄结构反映了它的发展潜力。为了人们健康的根本利益及临床科学的有序发展,国家卫生健康委员会要求三级以上医院严格执行手术分级制度,手术分级研究无疑是检验这一制度执行情况的有力武器。

(5)临床路径研究:病案首页对于各医院临床路径总体方案确定,如病种选择、住院期限、拟施行的手术方式、住院费用控制等提供了大量的关键信息。

(6)病案首页信息与疾病诊断相关分组(diagnosis related groups,DRGs):疾病诊断相关分组作为患者住院费用的付费依据是指按照患者的诊断、年龄、手术、并发症等因素将所有住院患者分为数百个DRGs组,通过科学测算制定出每一个组别的付费标准,并以此标准对医疗机构进行支付的一种方法。病案首页信息是决定诊断相关分组最基础的信息,也是保证诊断相关分组及预付费制工作顺利实施最重要的因素之一。DRGs的实施既对病案首页信息质量提出了要求,也拓展了病案首页信息的利用途径。

3.病案统计信息中医院管理信息的开发利用

(1)医院医疗质量分析:患者对医疗服务的满意度、中级以上医师比例、患者治愈好转率、术前术后诊断符合率、病理诊断阳性率、同一疾病反复住院率等指标反映了医院的医疗质量和医疗业务技术水平,每个指标都有着十分重要的意义。

(2)医院经营状况分析:平均每人次门诊费用、平均每人次住院费用、药品比例是反映医院社会效益水平及经营状况的指标,也是国家卫生健康委员会及省级卫生健康委员会对各医疗机构严格限制的指标。医院在注重社会效益的前提下也要提高经济效益,降低医疗成本,体现医务人员的智慧和劳动成果。定期或不定期从宏观上对患者的费用信息进行比较和趋势分析就一定能从经济角度查找出医院运行的弊端,通过持续改进,使医院经营步入良性循环的轨道。

(3)医院工作效率分析:运用平均病床工作日、实际床位使用率、床位周转次数、手术前平均占用病床日、平均住院日等统计指标来分析和评定医院工作效率,可以了解医院人员、设备、技术、物资的利用及潜力,对改进医院管理有重要意义。

(四)医疗服务

在医疗关系中,患者是被服务的对象,需要随时掌握和了解一切信息。目前,医疗机构管理模式逐步向服务理念转换,随之形成了一些客户关系管理系统,例如随访系统、信息查询系统、短信平台、内外网互联互通平台等。这些服务的基础来自大量的病历数据。

1.随访系统 电子病历在随访系统的应用实现中,从门诊随访和住院随访两个方面着手。

(1)门诊随访:对门诊患者进行随访治疗时,利用患者唯一标识,医生在工作站可看到患者上次出院小结及历次诊疗记录,系统自动调用随访病历模板,医生录入完成随访病历后,系统自动更新患者的随访结果信息。通过门诊临床信息,随访病历与门诊病历实现了统一,处方、申请单与病历实现了统一。免去了医生重复书写的烦琐,提高了门诊效率。

(2)住院随访:住院电子病历系统已经涵盖患者在院期间的全部病历文档。通过患者唯一标识,住院医师可查看患者历次住院及门(急)诊病历,对于需要随访的患者,不管本次住院在医院的哪个科,医生都可以记录其随访信息。住院随访病历可根据本次住院的全部病历文档自动生成,医生一般只需审核一下即可。随访病历的自动生成利用了结构化病历结点的引用,通过定义结点引用关系,可以实现结点级的数据提取。

2. 信息服务平台 打造一个公共的医院信息平台来代替原来数量众多的点到点数据接口,为医院信息化建设提供标准和规范,只要各应用系统都支持这些标准和规范,原则上就能与应用信息平台进行数据交换,并能同与平台相连的应用系统进行数据交换。通过医院信息平台的建设,为医院信息化建设提供标准和规划,并为医院内部信息共享提供一个共享和利用平台,同时为医院对外部(如区域卫生数据中心)提供一个统一的信息对外出口。

(五)医学研究

临床医疗中会实时产生大量的信息数据,通过信息系统采集的以电子病历为核心的数据是重要的科研数据资源。

据统计,绝大部分的临床科研基础数据来自住院病历,电子病历为数据的获取提供更为快捷的检索方式。当医生需要相关科研数据和资料时,只需要某一个或某几个检索关键字便可完成。除此之外,可以将数据仓库技术与结构化电子病历相结合,将数据转化为知识,实现医学研究的现代化管理。

医务人员使用电子病历系统可以方便地存储、检索和浏览病历,可以方便、迅速、准确地开展各种科学研究和统计分析工作,减少人工收集和录入数据的工作量,提高临床科研水平。

二、电子健康档案的开发利用

(一)服务居民

1. 信息的查询需求 电子健康档案作为电子文件形式的健康档案,具有现行查考作用,这也是档案利用的基本需求。在医疗机构利用电子文件的业务活动中,查阅已往病史、检查报告、病情诊断信息等是电子健康档案目前的主要利用方式,也是电子健康档案满足医疗机构业务活动如疾病诊断治疗、身体健康状况测评等的基本方式。

2. 信息的共享需求 电子健康档案利用的另一方面是通过现有的信息技术完成信息的互联互通,实现医疗卫生行业内电子健康档案的信息共享。这种利用既解决了医疗机构与个人在健康信息方面的信息不对称的问题,又增加了医疗机构间对于居民健康信息的交流,减少了居民健康信息的冗余和重复,还能防止医疗资源利用不合理甚至浪费现象的发生,促进小型、落后医疗机构单位向大型、发达医疗机构单位学习。

(二)疾病诊断

辅助医疗机构日常工作的开展是电子健康档案利用的主要目的,最普遍且最常见的利用方式是疾病的辅助诊断和治疗。医院利用电子健康档案查询患者的健康信息,如患者血型、过敏史、预防接种史、既往疾病史、免疫状况、治疗史、医学警告、家族遗传病史、健康危险因素、残疾情况、亲属健康情况等信息,通过查询了解患者的健康状况,医生在疾病诊断前或诊断过程中,更全面地判断患者患病的原因,快速给出相应的治疗方案,缩短会诊时间、验证诊断结果时间,减少医疗事故发生和重复诊断,提高诊断的质量和决策水平。

(三)双向转诊

不同等级或类型的医疗机构单位可以利用电子健康档案更好地完成患者在医院间的转诊治疗。医院对于转诊的病患,通过查阅该患者的电子健康档案,了解其在原诊疗医院诊断结果和治疗过程,获得精确、完整的诊断历史信息并作为诊疗辅助信息。在此基础上,医生结合原有诊断,给出更好的治疗方案,进一步减少医院误诊,也提高了卫生资源的利用率。综合医院完成居民疾病的主要治疗后,会根据其身体状况及电子健康档案中的信息,建议其转诊到专科医院、乡镇卫生所、社区卫生服务中心或其他医疗机构继续治疗或采取康复措施,而转诊后的医疗机构可以通过电子健康档案了解转诊患者的信息,采取相应的后续治疗和康复措施帮助居民恢复健康,并为患者提供更全面的健康服务、康复治疗、健康跟踪等服务,这个过程同时也是向其他医疗机构学习的过程。

（四）疾病监测预警

在共享居民电子健康档案的基础上,医疗机构对电子健康档案中相关的信息进行数据的预处理,生成可以直接挖掘的医疗数据集,对数据集之间进行关联规则挖掘,发现一份或多份电子健康档案中某些数据的关联性,从而分析影响居民健康状况的因素,并得出与疾病或生活习惯等之间的必然或关联关系,为患者或疾病研发新的治疗方案。具体表现如下。

1. **预测疾病** 医院通过对电子健康档案进行数据挖掘,归纳已有病例诊断规则,同时在专家决策系统的支持下,为患者提供相应诊疗方法、指导新的病例的诊治、提高医生和检查人员的专业技能和医院诊疗水平,特别是中医的诊断治疗更适合应用这种方法。医生在诊断患者疾病后,根据电子健康档案中所提供的生理参数等数值进行数据挖掘后得出结果,预测患者可能存在关联疾病、其他伤亡危险的可能性,某类周期性疾病发作的可能性等,给出患者预警信息,以便患者提前做好应对措施。或根据病因提供相应的治疗方案、饮食禁忌。医院通过使用聚类分析、序列分析等方法,对电子健康档案中某类患者某项疾病数据进行数据挖掘,可以分析研究影响该疾病的因素,疾病与基因的关系,完成疾病的病因分析,同时根据治疗过程中的数据研究相关药品的开发。

2. **监控传染病** 电子健康档案数据挖掘不仅是对数据的聚类分析和关联分析,更是对某段时间内出现的相同或相关的信息的聚合分析,通过对这些数据的关注和分析,可以及时发现该地区或某类人群遗传疾病、出现的较为集中的病症或电子病历中某类异常数据等,并由此发现导致居民患病的影响因素,针对影响因素预警、改善居民健康生活、监控并及时发现和预测某些传染病,更好地控制大规模疾病的发生。

三、卫生机构人财物信息资源的开发与利用

对医疗机构人才信息资源的开发和利用,融合现代化管理理念和流程,整合医院已有的信息资源,创建一套能够支持医院运行管理的医院资源管理平台,是医院实现"人、财、物""医、教、研"管理的科学化、规范化、精细化、可持续发展和战略转型的支撑环境,也是医院谋求发展、体制创新、技术创新和管理创新的推动力。

（一）在绩效管理上的开发与利用

卫生信息资源的利用让绩效考核指标的采集、归类变得更加高效,绩效考核中的关键性考核指标,如财务指标、患者指标、流程指标、行为指标等的设置变得更有意义,使绩效管理目标落于实处,并作到更加容易控制、分析和计划。

（二）在监督管理上的开发与利用

依托国家卫生信息网,建成覆盖全国各级卫生监督机构的网络系统,互联互通,实现卫生监督数据信息共享。

省级以上卫生监督机构建立网络化信息应用系统,实现网上受理审批,监督信息公布查询等信息化应用目标。省级以下卫生监督机构建立内部卫生监督网络化办公系统,全面使用计算机处理卫生监督业务,实现卫生监督的实时、动态的高效管理。

（三）在流程优化上的开发与利用

通过研究医疗机构信息资源的演变成因、发展现状、存在问题、影响因素、优化改进、方案设计、未来走向等内容,利用先进的医疗质量管理理念和流程优化重组技术,对医疗流程问题进行系统深入剖析,进而提出优化改进的解决方案,为医疗机构单位的发展提供不断完善的原始分析信息。

（贺培凤 卢学春）

思 考 题 ≫

1. 简述卫生信息资源的开发模式。
2. 论述卫生信息资源管理的流程和模式。
3. 论述卫生信息资源在电子健康档案中的开发利用。

第四章

公共卫生信息资源的规划与管理

本章主要阐述了公共卫生信息资源规划和公共卫生信息资源管理的相关内容。在公共卫生信息资源规划方面，主要阐述公共卫生信息资源的定义、架构模型、内容和需求分析、建模的过程。在公共卫生信息资源管理方面，主要阐述了疾病预防控制、突发公共卫生应急、卫生监督、妇幼保健、采供血、基层卫生服务等公共卫生信息资源的主要内容、管理流程和要求，并简述了相应信息系统的功能和作用。

第一节　公共卫生信息资源

本节主要阐述了公共卫生信息资源的基本内涵、架构模型、内容与来源、传输及存储方式等，使得读者对公共卫生信息资源规划的基本情况有一个基本的认识，为后续的建模、管理和信息系统建设打下理论基础。

一、公共卫生信息资源的基本内涵

公共卫生信息资源规划面向各级各类提供公共卫生服务的业务及管理机构，汇聚、整合和优化各类公共卫生信息资源。因我国公共卫生服务及管理体系涉及机构较多，在公共卫生信息资源整合的过程中需充分考虑各级各类公共卫生机构间的信息共享，同时也要充分考虑医疗卫生业务信息与公共卫生业务信息间的共享、互通。公共卫生信息作为居民电子健康档案的重要组成部分，也需实现与区域卫生信息资源的科学共享和有效利用。

在公共卫生服务过程中，不仅产生或者需要利用涉及区域、社区公众的公共卫生各个管理条线的公共卫生服务信息，而且也产生或者需要利用涉及居民个人、家庭健康的个案信息，如疾病报告及随访信息、妇幼保健体检信息、患者医疗救治信息、患者急救用血信息等。因此，一般而言，我国的公共卫生信息资源主要包括疾病预防控制信息、妇幼保健信息、精神卫生信息、卫生监督信息、突发公共卫生事件应急处置信息、院前应急救治信息、采供血信息和健康教育信息等。

二、公共卫生信息资源架构模型

（一）业务架构

公共卫生体系是由国家、省市、地市各级公共卫生服务与监督管理机构的疾病预防控制、健康教育、妇幼保健、精神卫生、应急救治、采供血、卫生监督等专业组织组成的。这些专业组织在以基层卫生为网底的框架内，构成分工明确、信息互通、资源共享、协调互动的体系，为城乡居民提供均等化的基本公共卫生服务。公共卫生体系的基本功能是对严重威胁人民健康的传染病、慢性病、寄生虫病、地方病、职业病和出生缺陷等疾病及健康危险因素的监测与预防控制；负责城乡突发公共卫生事件应急处置；负责医疗卫生机构及机关、学校、社区、企业的健康促进与健康教育；推动爱国卫生运动；提供环境卫生、食品卫生、职业卫生、学校卫生、流动人口卫生等卫生监督服务。

公共卫生服务职能域业务架构模型可划分为疾病预防控制、妇幼保健、精神卫生、卫生监督、突发公共卫生事件应急处置、院前应急救治、采供血和健康教育这八大领域，详见图4-1-1。

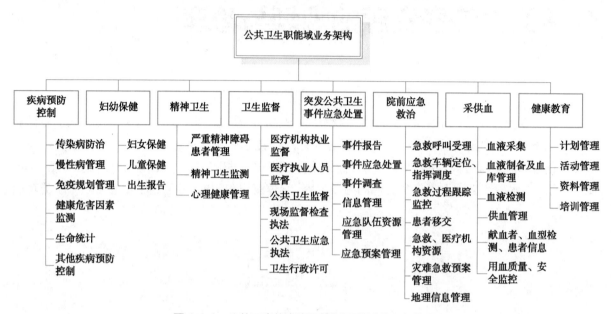

图 4-1-1　公共卫生信息资源规划职能域业务架构图

（二）数据架构

1. **数据概念模型**　数据概念主要分为两大核心，即实体和活动。在实际业务场景描述中，涉及的业务活动或动作会被提炼为活动，而参与活动的主体或客体被标识为实体。实体和活动间通过参与关系进行关联，同时实体和实体间、活动和活动间也存在关联关系，详见图4-1-2。

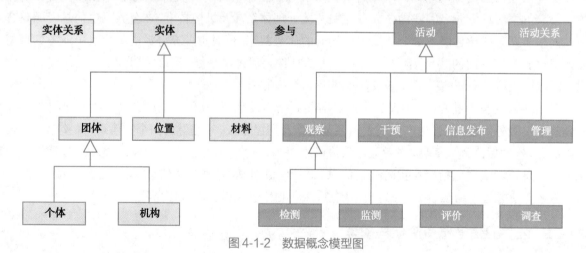

图 4-1-2　数据概念模型图

2. **实体与活动**　将数据概念模型的理论引入公共卫生业务分析，基于公共卫生业务活动的实际情况，抽象出上层的实体和活动子类。实体的子类主要有团体、位置、材料，其中团体的子类包括个体和机构；活动的子类主要有观察、干预、信息发布、管理，其中观察的子类包括检测、监测、评价、调查。

以肿瘤病例登记报告活动为例,详见图4-1-3,实体个体以肿瘤病例报告者的角色,参与到登记肿瘤病例活动;个体中的报告者角色与机构中的医院角色存在所属关系;登记肿瘤病例报告活动与随访肿瘤病例活动存在业务依赖关系。

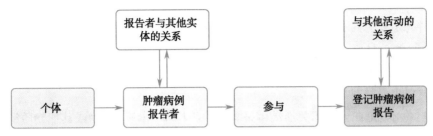

图 4-1-3 肿瘤病例登记报告实体–活动图

（1）扩展到公共卫生全域,公共卫生信息资源规划实体主题域详见图4-1-4。

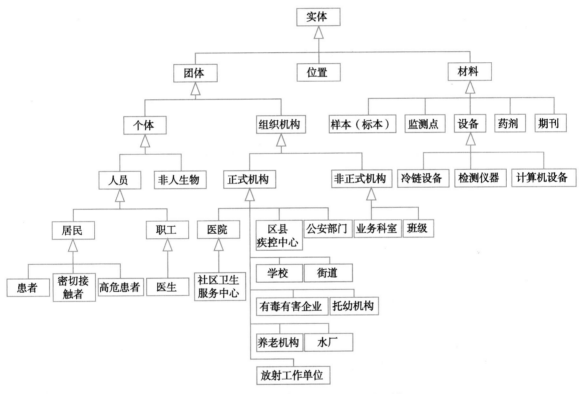

图 4-1-4 公共卫生信息资源规划实体主题域图

如图所示,实体的子类主要有团体、位置、材料,其中团体的子类包括个体和组织机构。

1）团体:团体是对公共卫生具有特定意义的个体或者组织。它包括一个人或一群人,以及某个非人的生命体或生命群体。在一个实例当中,与材料和位置相比,团体具有主观能动性。

其中,个体是一个人或者其他单个生命体。人员是一个人类个体。非人生物是除了在模型中被看作是参与者的人类之外的单个生命体,包括正在被调查的动物。微生物大多数情况下被认为是属于材料的部分。

组织机构是由个体组织起来的群体或集体,具有群体或集体活动的特征。卫生管理部门、医院、政府卫生部门以及管理机构等可作为一个正式组织机构。组织还可以指在一些非正式行为组合和定义的一组相关群体,这类组织就是一个非正式组织,它不具有明显的或法定的组织结构,比如,小区内自发组织起来的老年人舞蹈队,一群在某个地区活动的野生动物等。

2）位置：是指与公共卫生相关的物理位置或通信地址。比如一个地区、一个建筑、一个医院、一个野餐地点、一个检查部位、邮政地址、电话、网址、邮箱等。一个位置可以包含另一个位置。例如上海市是一个位置，长宁区也是一个位置，实际上，上海市包含长宁区。通过位置所包含的信息，我们可以找到这个位置或者向这个位置发送消息。

3）材料：材料是在公共卫生活动中所操作的对象，例如，当一个个案调查认为某食品中含有超标细菌，则这一食品就是材料。在收集其中某种细菌的信息时，这种细菌也是材料。另外，在池塘、野营场所、火车等作为公共卫生关心的作用对象时，这类场所也属于材料。在公共卫生宣传活动中，各种多媒体宣传材料也是材料。

其中，样本（标本）是在卫生相关活动中采集的组织样本、体液、食物或其他物质等。监测点是为了监测的目的而设置的采样点。设备是指可供企业在生产中长期使用，并在反复使用中基本保持原有实物形态和功能的劳动资料和物质资料的总称。药剂是指可以暂时或永久改变或查明机体的生理功能及病理状态，具有医疗、诊断、预防疾病和保健作用的物质，包括天然药物、化学合成药物以及生物制剂等。期刊是一种定期发行的连续出版物，其中包含各种文章内容，是一种介于书籍和报纸之间的出版物。

（2）扩展到公共卫生全域，公共卫生信息资源规划活动主题域详见图4-1-5。

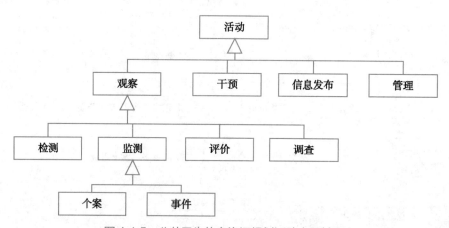

图 4-1-5　公共卫生信息资源规划活动主题域图

活动就是与卫生有关联的所有活动的集合，它主要以收集记录、调查或者改善人员健康状况为目的。在实际工作中，确切的定义和内容应根据实际的活动情况来定义。卫生相关活动的实际例子很多，比如疾病监测、疫苗接种、医学观察等干预活动，药物、食品的管理，疾病指标的检测，样品检验的受理，项目合理性、设备可靠性评价，疾病负担调查等。如图4-1-5所示，活动的子类主要有观察、干预、信息发布、管理，其中观察的子类包括检测、监测、评价、调查。

1）观察：为了确认答案或者得到具体结论值而实施的行为，通常是伴随工具测量、识别的现实行为。观察活动既包括测量的过程，也包括测量的结果，比如对病毒载量的检测中，不但检测测量的活动属于观察，测量的结果也是观察。在取值方面，观察结果是关于观察对象的具体信息，其值的具体类型和约束依赖于活动的类别，即不同的观测有不同的取值。

其中，检测是指用指定的方法检验测试某种物体（气体、液体、固体）指定的技术性能指标。监测是对装备、系统或其一部分的工作正常性进行监视而采取的任何在线测试手段。监测在时间上会有一个延续性。个案作为监测的子类，在流行病学中是具有具体公共卫生学意义的一种情况或单个个体的卫生事件。个案是单一个体的卫生事件的体现，其实际活动包含了公共卫生所关心的与某种疾病或者情况相关的临床、检验、流行病学指标的观测。比如，测量某地新发病例的生命体征，询问其家族史,检查其生理生化指标等。事件是指在一个局部地区或集体单位中,短时间内突然有很多相同的患者出现。这些人多有相同的传染源或传播途径。事件是短时间内局部地区大量个案的集合体,因此对于一个事件活动,其活动关联关系一般包括因果关联以及个案之间的关联。评价是指通过详细、仔细地研究和评估,确定对象的意义、价值或者状态。调查是通过一种手段、方式来了解或者熟悉所想知道的事情或者东西。

2)干预:为了达到某种目的或者避免某种情况发生而进行的政策管理控制或者技术活动,包括政策干预和技术干预。政策干预的例子如对甲类传染病患者实施强制隔离政策;技术干预的例子如食盐加碘预防碘缺乏病。干预所针对的对象可以是个体,也可以是群体。

3)信息发布:卫生工作者及其他个人或组织,对具有公共卫生意义的状况或卫生相关活动进行的发布行为,使相关方知道事件的发生情况。比如卫生行政部门对社会公布当年的某疾病死亡人数,对某疾病的处理流程。

4)管理:管理就是制订、执行、检查和改进。制订就是制订计划(或制定规定、规范、标准、法规等);执行就是按照计划去做,即实施;检查就是将执行的过程或结果与计划进行对比,总结出经验,找出差距;改进首先是推广通过检查总结出的经验,将经验转变为长效机制或新的规定,其次是针对检查发现的问题进行纠正,制订纠正和预防的措施,以持续改进。

（三）功能架构

按照公共卫生信息资源规划的业务架构模型,公共卫生信息资源功能架构模型详见图4-1-6。

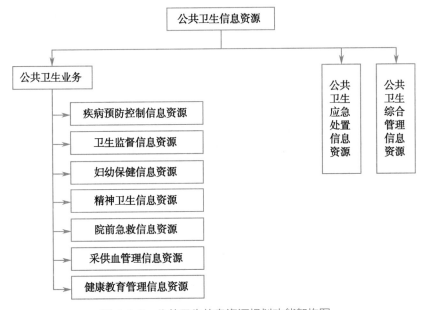

图4-1-6　公共卫生信息资源规划功能架构图

下面以疾病预防控制信息资源和卫生监督信息资源为例进行介绍。

1.疾病预防控制信息资源　包括了对传染病、非传染病及疾病相关因素进行监测、报告、追踪、随访、干预和管理的信息。详见图4-1-7,疾病预防控制信息资源又可分为急性传染病、慢性传染病、免疫可预防疾病、高血压、糖尿病、心脑血管疾病、肿瘤、疾病相关危险因素、精神卫生疾病、病媒生物疾病、生命统计等相关信息资源。

2.卫生监督信息资源　包括了卫生监督对象档案信息、卫生行政许可信息、卫生行政处罚信息等。详见图4-1-8,卫生监督信息资源又可分为一户一档、卫生行政许可、卫生监督检查、卫生检测评价、卫生行政处罚、重大活动卫生监督保障等信息资源。

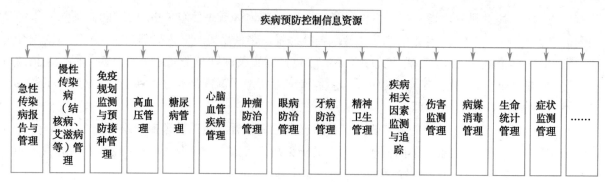

图 4-1-7   疾病预防控制信息资源功能架构图

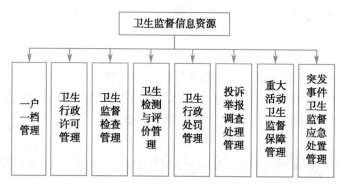

图 4-1-8   卫生监督信息资源功能架构图

三、公共卫生信息资源内容与来源

（一）公共卫生信息资源的内容

1. 公共卫生基础信息   公共卫生基础信息主要包括居民基本信息、组织基本信息（有毒有害企业、学校、公共场所等）和位置基本信息等，是基本不变或缓慢变化的，且是在公共卫生业务开展过程中共享程度高的基础性数据，是公共卫生系统实现系统内数据共享和机构间业务协同的基础，也是公共卫生管理人员开展专业统计分析的根本。基础数据管理主要实现此类数据有效整合，并建立基础数据注册机制。

（1）居民基本信息（人员），详见图 4-1-9。

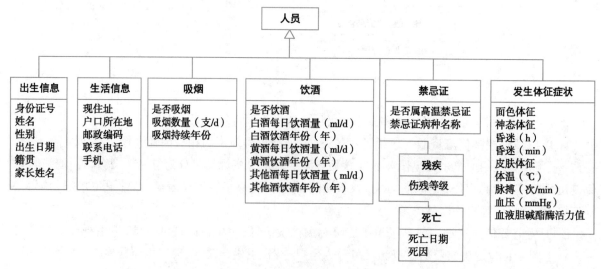

图 4-1-9   居民基本信息（人员）

（2）居民基本信息（患者），详见图 4-1-10。

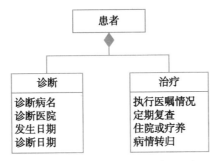

图 4-1-10　居民基本信息（患者）

（3）居民基本信息（职工），详见图 4-1-11。

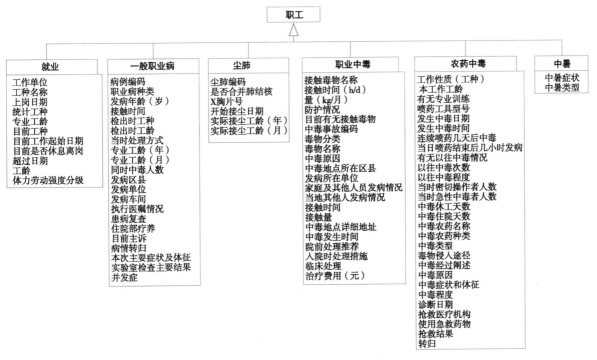

图 4-1-11　居民基本信息（职工）

（4）组织基本信息，以有毒有害企业为例，详见图 4-1-12。

（5）样本（标本），以产品、化学物质为例，详见图 4-1-13。

（6）位置基本信息，以工作场所监测点、工作场所检测点、工种/岗位、工作环境为例，详见图 4-1-14。

2. 公共卫生业务信息　公共卫生业务信息按业务域划分主要包括疾病预防控制信息、卫生监督信息、妇幼保健信息、精神卫生信息、突发公共卫生事件应急处置信息、院前应急急救信息、采供血信息、基层卫生服务信息、健康教育信息等内容，是公共卫生管理人员开展监测、处置、评估和统计分析各项工作的具体体现和结果，往往是随着业务分类的不同而呈现不同的采集内容和状态。

（1）疾病预防控制信息：疾病预防控制信息按业务域划分主要包括传染病报告、预防接种、结核病防治、艾滋病防治、寄生虫病患者监测与管理、慢性病管理（高血压、糖尿病、肿瘤等）、职业病报告与管理、伤害监测、健康相关危险因素监测、死亡监测等内容。

1）传染病报告信息：是依据《中华人民共和国传染病防治法》及其他法律、法规、规范性文件有关规定，由依法许可的各级医疗卫生机构、疾病预防控制机构、采供血机构等发现的属法定报告的传染病需要填写的报告信息。

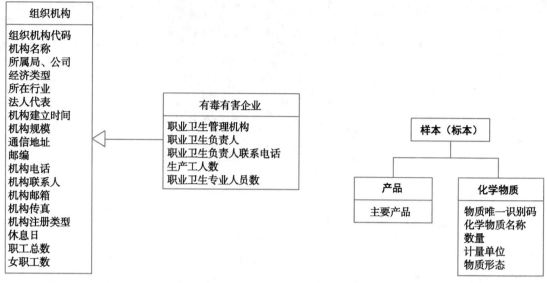

图 4-1-12 组织基本信息(有毒有害企业)　　　　图 4-1-13 样本(标本)-产品、化学物质

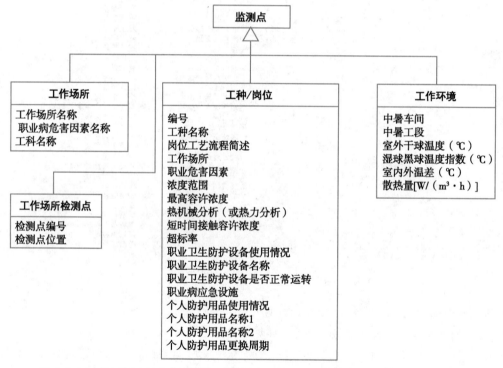

图 4-1-14 位置基本信息(工作场所监测点、工作场所检测点、工种/岗位、工作环境)

2)预防接种信息:是依据《预防接种工作规范》规定,由依法许可的医疗保健机构出具的个人预防接种记录信息。

3)结核病防治信息:是对结核病患者进行诊断、登记、治疗和管理的记录信息。

4)艾滋病防治信息:是对 HIV 感染者和艾滋病患者进行诊断、报告、治疗、管理的记录信息。

5)寄生虫病患者监测与管理信息:是对血吸虫病、慢性丝虫病等寄生虫病患者进行监测与随访管理的记录信息。

6)慢性病管理信息:①高血压病例管理信息,是医生对居民进行高血压筛查和对高血压患者进行随访管理的记录信息;②糖尿病病例管理信息,是社区医生对居民进行 2 型糖尿病筛查和对 2 型糖尿病患者进行随访管理的记录信息；③肿瘤病例管理信息，是由依法许可的医疗保健机构对肿瘤患者进行登记和管理的记录信息；④行为危险因素监测信息，是由依法许可的医疗保健机构在慢性病及其危险因素监测过程中记录的慢性病相关危险因素的医学记录。

7）职业病报告和管理信息：是依据《中华人民共和国职业病防治法》规定，由省级以上人民政府卫生行政部门批准的医疗卫生机构承担出具的职业健康检查报告和记录信息，可分为职业病报告、职业性健康监护等信息。

8）伤害监测报告信息：是由依法许可的医疗保健机构在诊治伤害病例过程中记录的伤害相关信息的医学记录。

9）健康相关危险因素监测信息：持续系统地收集、分析与健康危险因素相关的信息，及时发现危害健康和影响生命安全的生物、化学、物理等因素，为制定卫生政策、进行区域卫生规划、评价疾病预防控制措施等提供科学依据。健康相关危险因素监测按专业类别可分为食品、环境、辐射等方面，需要采集的信息包括可能产生健康相关危险因素的各种生活、作业场所和相关设施及商品情况，以及健康相关危险因素可能危害的种类人群及由此引起的疾病和事件情况。

10）死亡医学证明信息：是由依法许可的专业机构出具的死亡居民的法定医学证明。

（2）卫生监督信息

1）卫生监督检查与行政处罚信息：是卫生监督过程中记录的监督检测与行政处罚的相关信息。

2）卫生行政许可与登记信息：是卫生监督过程中记录的卫生行政许可与登记的相关信息。

3）卫生监督监测与评价信息：是卫生监督过程中记录的卫生监测的相关信息。

4）卫生监督机构与人员信息：是记录的卫生监督机构和人员的相关信息。

（3）妇幼保健信息

1）妇女保健信息：在妇女保健过程中妇女保健服务的相关信息，包括婚前保健服务信息、妇女常见病筛查信息、孕产期保健服务与高危管理信息、产前筛查与诊断信息、出生缺陷监测信息、孕产妇死亡报告信息等。

2）儿童保健信息：在儿童保健过程中儿童保健服务的相关信息，包括出生医学证明信息、儿童健康体检信息、新生儿疾病筛查信息、营养性疾病儿童管理信息、5岁以下儿童死亡报告信息等。

（4）精神卫生信息

1）重型精神疾病报告信息：是对包括精神分裂症、分裂情感障碍、偏执性精神障碍、双相（情感）障碍、癫痫性精神障碍、精神发育迟滞（伴发精神障碍）6种重型精神疾病的确诊病例进行登记报告的记录信息。

2）重型精神疾病管理治疗信息：是对重型精神疾病的确诊病例进行管理和治疗的记录信息。

（5）突发公共卫生事件应急处置信息：突发公共卫生事件应急处置是指通过有组织地实施预防控制策略，有效地防止突发公共卫生事件的发生和发展，以减少或消除其危害，保障公众健康。突发公共卫生事件应急处置信息包括人口学信息、社会经济学信息、接警处警信息、事件报告和管理信息、应急处置信息、人员物资信息和行政管理信息。

（6）院前应急急救信息：院前应急急救是由急救中心（站）和承担院前医疗急救任务的网络医院统一指挥调度，在患者送达医疗机构救治前，在医疗机构外开展的以现场抢救、转运途中紧急救治以及监护为主的医疗活动。院前急救信息主要包括急救资源信息、病患信息、指挥调度信息、急救监护信息和行政管理信息，如急救医护人员、急救车辆和急救药品基本情况，电话调度和用车记录，现场抢救、运送和监护信息，急救技术质量和效果评价情况等。

（7）采供血管理信息

1）血液管理信息：包括血源管理信息、医疗用血量管理信息、供血证管理信息、采血信息、血液供应信息、检测检验信息等。

2）采供血管理信息：包括献血人信息、采血信息、健康体检信息、血液供应信息等。

（8）基层卫生服务信息：基层卫生服务是指在政府领导、社区参与、上级卫生机构指导下，以基层卫生机构为主体，全科医师为骨干，合理使用社区资源和适宜技术，以人的健康为中心、家庭为单位、社区为范围、需求为导向，以妇女、儿童、老年人、慢性病患者、残疾人等为重点，以解决社区主要卫生问题、满足基本卫生服务需求为目的，融健康教育、预防、保健、医疗、康复等为一体，实现有效、经济、方便、综合、连续的医疗活动。由于服务对象的多样性和复杂性，社区卫生服务的内容和模式灵活多样，既可以是针对社区全人群的综合性服务，也可以是针对特殊人群的有选择性服务。社区卫生服务信息的主要内容包括基本公共卫生服务和基本医疗服务。基本公共卫生服务包括居民健康档案、健康教育、预防接种、儿童健康管理、孕产妇健康管理、老年人健康管理、慢性病管理、重型精神疾病患者管理、传染病及突发公共卫生事件报告和处理等；基本医疗服务包括全科诊疗、住院治疗、家庭病床与社区护理、健康体检、中医特色健康管理等。

（9）健康教育信息：健康教育是通过有计划、有组织、有系统的社会教育活动，使人们自觉地采纳有益于健康的行为和生活方式，并且对教育效果做出评价，消除影响健康的危险因素或减少影响健康的危险行为和生活方式，预防疾病，促进健康，提高生活质量。健康教育信息包括基层健康教育服务信息、健康教育机构信息、健康教育工作信息等。

（二）公共卫生信息资源的来源

公共卫生信息资源数据的来源多样，主要包括以下方面。

1. 公共卫生信息系统   公共卫生具有丰富的内涵，涉及多个业务领域，包括疾病预防控制、妇幼保健、精神卫生、卫生监督、突发公共卫生应急处置、采供血、健康教育等。整体而言，公共卫生信息化建设仍采取以病种或单个业务条线管理为分类依据的建设模式。各类公共卫生信息系统是公共卫生信息资源的重要来源。

2. 基层卫生服务信息系统   基层卫生服务是社区卫生服务中心或乡镇卫生院直接面向居民开展的公共卫生服务，如慢性病管理、预防接种、疾病筛查、健康教育、卫生监督协管、妇幼保健等。

3. 医疗机构信息系统   医疗机构中涉及的临床诊疗诊断信息、实验室检验信息等部分信息，是公共卫生业务支撑或公共卫生管理的信息需求，是公共卫生信息资源数据的有效补充。

四、公共卫生信息资源传输及存储

（一）数据传输

1. 数据传输方式与标准   公共卫生信息资源传输主要有以下几种方式。

（1）数据在线填报：采用该方式采集的数据主要是无法直接从医疗机构信息系统（主要指临床诊疗系统）交换获取的卫生数据，包括疾病流行病学信息、疾病干预和随访信息以及危险度评估信息等。这种方式通过不同权限用户登录完成数据填报的方式实现数据的采集。

（2）数据交换：采用该方式采集的数据主要是可从相关卫生机构信息系统或平台（包括临床诊疗或其他卫生业务系统）交换获取的卫生数据，主要包括疾病诊断信息、患者用药信息、患者基本体征信息、实验室检测检验信息等。公共卫生信息资源数据交换统一通过各级区域卫生信息平台实现。数据交换主要根据区域公共卫生业务及管理要求制定的数据接口标准来实现。

（3）医生工作站智能提醒填报传输：采用该方式采集的数据主要是在临床医生的门诊工作过程中，医生经医生工作站的提醒（在疾病诊断信息的基础上进行提醒），填报完成的疾病报告信息。在填报过程中，医院信息系统（hospital information system，HIS）推送患者基本信息，临床医生补充或审核简要的疾病诊断及相关信息，完成信息填报。该方式一般需要相应的医生工作站或 HIS 进行标准化改造后再接入医疗机构。

（4）物联网自主传输：采用该方式采集的数据是指通过信息传感器、射频识别技术、红外感应器、激光扫描器等各种装置与技术，实时采集的任何需要监控、连接、互动的物体或过程的声、光、热、电、力学、化学、生物、位置等各种需要的信息，例如采用可穿戴设备实时采集血压、心跳、脉搏等数据，通过各类可能的网络接入，将这些信息实时、准确地传送，实现对物品和过程的智能化感知、识别和管理。

2. 数据传输频率　公共卫生信息资源数据的传输可分为以下两种。

（1）实时传输：实时传输主要针对实时性要求较高的公共卫生信息资源数据，如法定传染病报告、突发公共卫生事件报告、职业病报告等，以及通过物联网自主传输的数据。

（2）定期传输：定期传输主要针对实时性要求并不高的公共卫生信息资源数据，如慢性病管理、卫生监测等。

（二）数据存储

1. 数据存储形式　公共卫生数据中心的数据存储形式包括缓冲数据库、业务数据库、操作型数据仓储（operational data store，ODS）、数据仓库等。

（1）缓冲数据库：缓冲数据库主要存储设备的缓冲区域，它在系统进行大量的输入输出和读写操作时，提供一个数据和指令暂时存放的空间，来减轻主存的负担。

（2）业务数据库：主要存储公共卫生体系各业务系统中产生的公共卫生数据以及从外部相关卫生机构获取的医疗卫生数据等。

（3）操作型数据仓储：根据公共卫生业务开展情况，建立多个主题库，按主题进行简单的多维分析，是建立数据仓库的基础。

（4）数据仓库：在公共卫生各条线系统建立数据仓库基础之上采用数据分析和挖掘技术构建的，提供综合查询分析、信息挖掘、决策支持服务的数据存储形式。

2. 数据存储设计　公共卫生资源的统一数据存储，是指在建立统一的公共卫生基础数据库的基础上，实现公共卫生业务数据的合理化汇聚与存储。另外，为支撑公共卫生区域化协同和综合决策利用，需要构建任务数据库、统计分析库，并通过交换共享库实现与其他非公共卫生机构的交换共享。公共卫生信息资源数据存储模型详见图4-1-15。

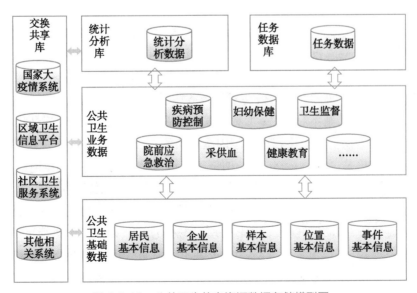

图4-1-15　公共卫生信息资源数据存储模型图

（1）公共卫生基础数据库

1）居民基本信息：包括居民身份标识码、姓名、年龄、性别、出生日期、民族、出生地、国籍、证件类型、证件号、联系电话、常住地址、户籍地址、医疗保险类别、医疗保险卡号码等。

2）机构基本信息：组织机构标识码、组织机构代码、组织机构类型、组织机构性质等。

3）位置基本信息：位置标识码、居民身份标识码、县（区）、乡（镇、街道办事处）、村（街、路、弄等）、门牌号码、地址邮编等。

4）事件基本信息：事件标识码、事件类型、事件发生时间、事件发生地点、居民身份标识码等。

5）样本基本信息：样本标识码、样本类型、送检机构标识码、是否菌毒种、居民身份标识码等。

（2）公共卫生业务数据库：公共卫生业务信息包括疾病预防控制信息、突发公共卫生信息、妇幼保健信息、卫生监督信息、院前应急救治信息、采供血管理信息、健康教育信息等。

（3）任务数据库：任务数据主要是指为了满足主动识别各用户组日常任务工作的需求，进行主动推送的任务信息。

（4）统计分析库：统计分析信息主要是为了满足用户静态报表展示的需求。统计分析库主要存储业务报表中涉及的指标数据等，如疾病发病（患病）率、疾病管理率、危险因素控制率、疾病转归率、疾病死亡率等。

（5）交换共享库：交换共享库是公共卫生信息平台与其他外部平台或系统进行数据交换的信息存储区域。为保证系统的相对独立，设立共享交换库，存放对外共享的信息及从其他外部平台或系统获取的公共卫生信息平台所需的信息。

第二节　公共卫生信息资源需求分析与建模

本节按照信息资源规划的内涵、方法等，从研究分析公共卫生业务职能域出发，整理分析公共卫生业务流程和数据流程，归纳汇总公共卫生信息资源的主要内容，从而引出对公共卫生信息系统的功能及建模的介绍，以上内容也是公共卫生信息资源规划的主要内容。

一、公共卫生业务职能域分析

（一）主要职能

公共卫生服务是由国家、省市、地市各级公共卫生服务与监督管理机构的疾病预防控制、健康教育、妇幼保健、精神卫生、应急救治、采供血、卫生监督等专业公共卫生服务组成，公共卫生服务完善了以社区卫生服务机构为主的基层公共卫生服务功能，公共卫生服务和基层公共卫生服务构成分工明确、信息互通、资源共享、协调互动的公共卫生服务体系，为城乡居民提供均等化的基本公共卫生服务。公共卫生服务体系的基本功能是：①对严重威胁人民健康的传染病、慢性病、寄生虫病、地方病、职业病和出生缺陷等疾病及健康相关危险因素的监测与预防控制；②突发公共卫生事件应急处置；③医疗卫生机构及机关、学校、社区、企业的健康促进与健康教育；④爱国卫生运动的推动；⑤提供环境卫生、食品卫生、职业卫生、学校卫生、流动人口卫生等卫生监督服务。

提供公共卫生服务的主要角色是各级公共卫生服务与监督管理机构（包括疾病预防控制中心、精神卫生中心、卫生监督所、妇幼保健所、健康教育所、眼病防治所、牙病防治所等）、基层卫生服务机构（包括社区卫生服务中心、乡镇卫生院等）医生、公共卫生监督管理人员以及其他辅助人员。公共卫生服务的主要职能包括疾病预防控制、妇幼保健、精神卫生、卫生监督、突发公共卫生事件应急处置、院前应急救治、采供血和健康教育等业务领域。

在公共卫生服务过程中，不仅产生或者需要利用涉及区域、社区公众的公共卫生各个管理条线的公共卫生服务信息，而且也产生或者需要利用涉及居民个人、家庭健康的个案信息，如疾病报告及随访信息、妇幼保健体检信息、患者医疗救治信息、患者急救用血信息等。公共卫生服务的疾病管理、健康教育、妇幼保健、院前医疗救治、急救用血等个案信息，是居民健康档案信息的主要来源。各公共卫生服务机构也需要利用居民健康档案的统计分析结果，评估区域、社区的健康状况，为政府区域公共卫生规划决策提供依据。

（二）职能域划分

公共卫生业务的职能域可划分为疾病预防控制、妇幼保健、精神卫生、卫生监督、突发公共卫生事件应急处置、院前应急救治、采供血和健康教育等。

公共卫生业务的职能域划分详见图4-2-1。

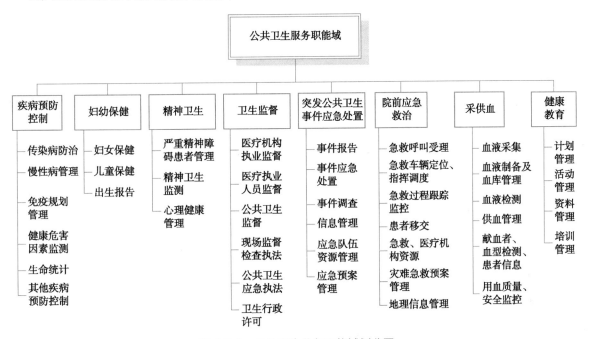

图4-2-1　公共卫生业务职能域划分图

二、公共卫生业务流程分析

（一）业务流程

1. 公共卫生服务业务流程　公共卫生服务业务流程按照公共卫生职能域进一步分析。以下重点分析疾病预防控制、卫生监督、妇幼保健业务流程。

（1）疾病预防控制：疾病预防控制业务主要包括各类疾病报告（疾病疑似报告和确诊报告）、监测、对医疗机构的漏报检查、报告质控、现场核实、病案管理、患者随访、疾病的控制和干预管理等业务过程，按照疾病报告和管理的法律法规和业务规范完成疾病预防控制的业务活动。

参与疾病预防控制业务活动的主要医疗和公共卫生机构是医疗机构（二、三级医院和定点医院），社区卫生服务中心，区县级、地市级、省市级、国家疾病预防控制中心，各级卫生行政管理部门对本地区的疾病预防控制业务实施监管。疾病预防控制业务活动的流程包括疾病报告、疾病监测和筛查、病例处置、疾病干预和管理、业务统计报表等。

（2）卫生监督：卫生监督的主要业务活动包括卫生监督对象一户一档管理、卫生行政许可审批管理、卫生监督检查管理、卫生检测与评价、卫生行政处罚管理、投诉举报调查处理、突发事件卫生监督应急处置、重大活动卫生监督保障管理。

卫生行政许可程序分为：一般卫生行政许可、当场办结程序、告知承诺程序、网上审批和并联审批。卫生监督检查工作程序一般包括准备、检查和处理三个阶段。

（3）妇幼保健：妇幼保健主要包括妇幼保健服务和服务监管两个层面的业务内容，具有参与协作机构多和时间跨度长等特点。其中，妇幼保健服务是由辖区范围内相关医疗保健机构承担，面向特定服务对象（妇女和儿童）提供的有计划、连续的专项系统保健服务。而服务监管则是由业务主管部门负责，在妇幼保健服务过程中针对各项服务的质量、效率、效果等进行动态业务监管，以指导和保证妇幼保健工作按目标、按计划完成。

2. 业务流程图

（1）疾病预防控制：在医疗机构（二、三级医院和定点医院），社区卫生服务中心，区县级、地市级、省市级、国家疾病预防控制中心之间，按照疾病报告和管理的法律法规和业务规范，执行传染病、慢性非传染性疾病、职业病、精神疾病等疾病预防控制的疾病监测、疾病疑似和确诊报告、漏报检查、报告质控、现场核实、随访、疾病控制、干预、管理等业务过程。疾病预防控制业务流程详见图4-2-2。

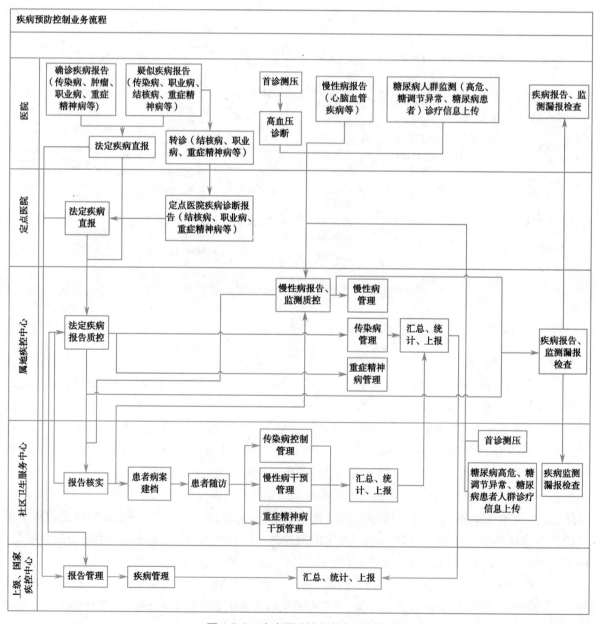

图4-2-2　疾病预防控制业务流程图

（2）卫生监督

1）卫生行政许可：卫生行政许可业务流程详见图 4-2-3。

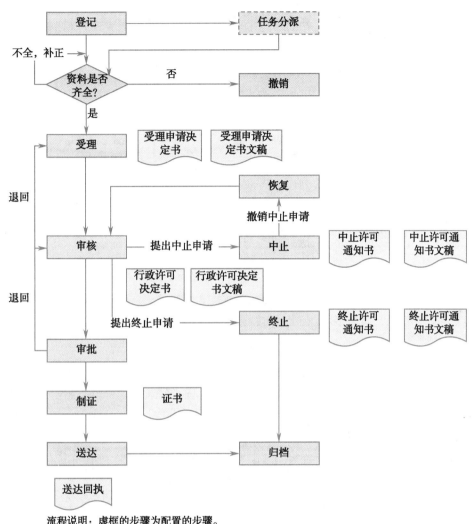

流程说明：虚框的步骤为配置的步骤。

图 4-2-3　卫生行政许可业务流程图

2）卫生监督检查：卫生监督检查业务流程详见图 4-2-4。

（3）妇幼保健：妇幼保健业务流程详见图 4-2-5。

（二）数据流程

1. 公共卫生服务数据流程　公共卫生服务数据流程按照公共卫生职能域进一步分析，以下重点分析疾病预防控制、卫生监督、妇幼保健数据流程。

（1）疾病预防控制：疾病预防控制的数据流程是按照上述疾病预防控制的业务活动过程，收集、处理、产生、利用相关的信息记录，并与区域内其他相关卫生机构发生数据交换的过程。

疾病预防控制的相关信息主要存储于各类报告和记录之中，如传染病确诊和疑似病例报告、向定点医院转诊记录、疾病随访记录、流行病学调查记录、疫区消毒处置记录等；预防接种管理中的预防接种档案、接种计划、接种记录、预防接种不良事件登记、禁忌证记录、传染病史记录、制品库存记录、冷链记录等。

与疾病预防控制业务相关联的除各级疾病预防控制中心外，还涉及医疗机构、社区卫生服务中心、妇幼保健所（院）等其他公共卫生机构。

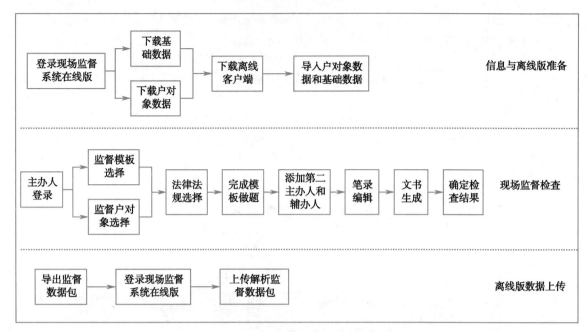

图 4-2-4 卫生监督检查业务流程图

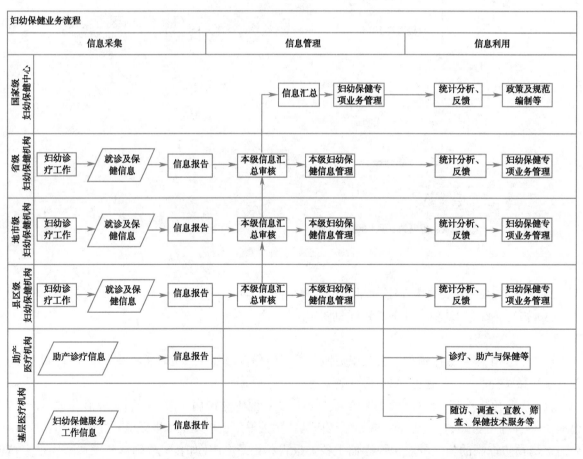

图 4-2-5 妇幼保健业务流程图

（2）卫生监督：卫生监督的数据流程是按照上述卫生监督的业务活动过程，收集、处理、产生、利用相关的信息记录，并与区域内其他相关卫生机构发生数据交换的过程。

卫生监督的相关信息主要存储于卫生监督对象档案、申请登记记录、受理申请决定书、行政许可决定书、监督检查记录、处理记录、卫生检测与评价、监督抽检记录、检验结果告知书等。

　　与卫生监督业务相关联的医疗卫生机构有卫生健康委员会、疾控局、上级卫生监督所、疾病预防控制中心等其他公共卫生机构。

　　(3) 妇幼保健：妇幼保健数据资源收集的核心信息是妇幼保健服务类和管理类信息。利用资源采集的服务类信息，可以获得两大类妇幼保健信息，即儿童保健类信息和妇女保健类信息。通过数据汇总、数据清洗、质量控制、统计分析等处理，产生管理类指标信息，包括出生医学登记信息管理、出生医学证明管理、0～6 岁儿童健康管理与服务评估、孕产妇健康管理与服务评估、妇女健康管理与服务评估等。

2. 数据流程图

　　(1) 疾病预防控制：疾病预防控制业务数据流程详见图 4-2-6、图 4-2-7。

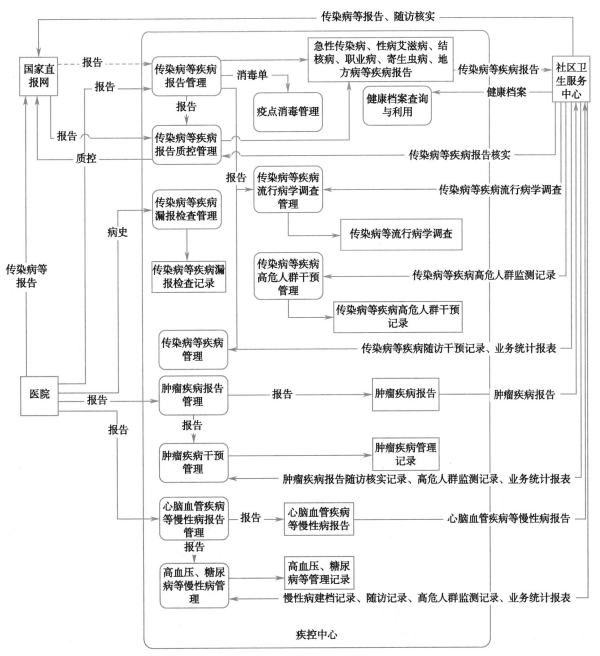

图 4-2-6　疾病报告及管理业务数据流程图

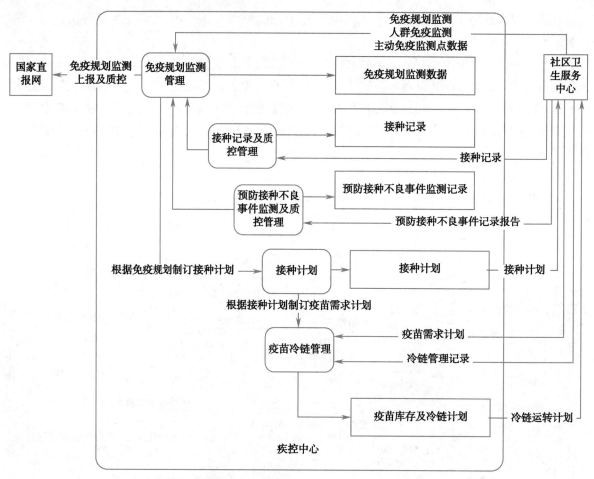

图 4-2-7 免疫规划业务数据流程图

（2）卫生监督：卫生监督业务数据流程详见图 4-2-8。

（3）妇幼保健：妇幼保健业务数据流程详见图 4-2-9。

（三）业务流程中存在的问题及流程再造

通过卫生信息资源规划分析，可发现传统公共卫生服务业务流程中存在的问题及评估进行流程再造的可行性。以下重点分析疾病预防控制、卫生监督、妇幼保健业务流程中存在的问题及流程再造。

1. 传统业务流程中存在的问题

（1）疾病预防控制：疾病预防控制的主要业务流程是疾病和公共卫生事件的监测、报告、核实、随访、干预、管理。传统人工操作的方式是需要通过纸质的报告卡自下而上地传送疾病监测、报告、核实、随访、干预、管理的结果，自上而下地执行质控和监管。在建立疾病预防控制信息系统后，疾病和公共卫生事件的监测和报告虽然通过网络上报，但各级各类医疗卫生机构与该信息系统没有有机整合，不可能通过这个系统按照各自职责完成所有相关的业务工作。

（2）卫生监督：卫生监督管理系统的主要业务流程是卫生行政审批、卫生监督调查处罚、事件处理，主要管理对象是辖地医疗机构、卫生监督对象单位、卫生监督场所及事件。传统的人工处理模式是针对具体监督对象进行全过程的监督管理，并记录监督管理全过程形成相关文书。目前的流程存在的主要问题是各个案件信息相互孤立，案件卷宗之间的信息无法连续共享。

（3）妇幼保健：围产期母亲的健康与安全，直接关系到儿童的健康与安全，在关注儿童健康与安全时，应考虑母亲与儿童全过程保健服务的需求。目前的流程存在的主要问题是各环节信息相互孤立，孕产妇和儿童保健服务相互之间缺乏关联性。

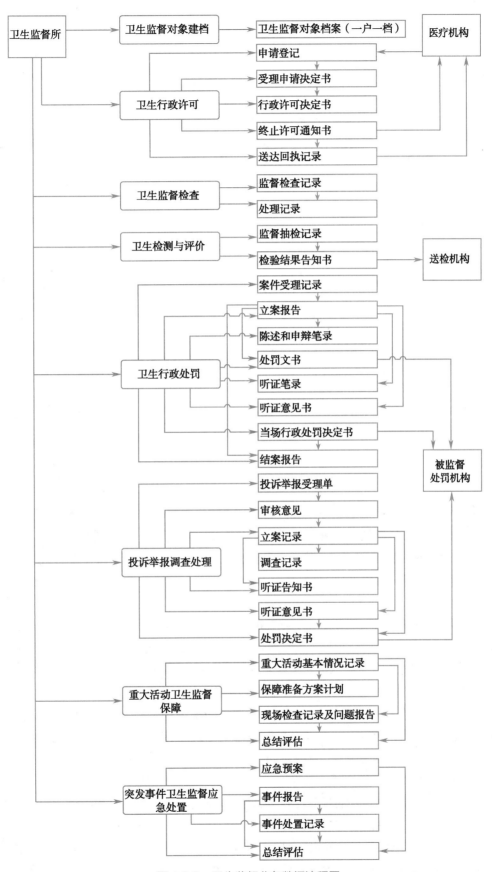

图 4-2-8　卫生监督业务数据流程图

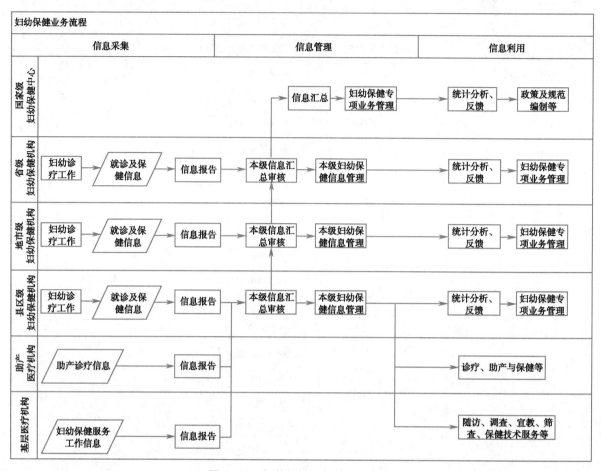

图 4-2-9　妇幼保健业务数据流程图

2. 业务流程再造　公共卫生业务流程再造就是通过卫生信息资源统一规划,合理设计信息化流程,将大数据、人工智能等新技术应用于公共卫生领域,加强相关部门之间的数据交流、信息共享、业务协同,实现对现有流程的全面优化,从而有利于公共卫生服务与管理的各个环节(医院、社区卫生服务机构、公共卫生机构、管理部门)有机结合,提高工作效率和工作质量,实现疾病预防控制的精细化管理和人性化服务。

(1)疾病预防控制:针对疾病预防控制存在的上述问题,可进行如下的业务流程再造。

1)医疗机构在监测、报告疾病或者公共卫生事件时,直接从电子病历中采集信息,在医生工作站上完成疾病报告,并通过医院的防保部门审核后直接上报直报系统。

2)医疗机构在上报疾病或者公共卫生事件时,根据业务管理规则通过网络报告给本地疾病预防控制机构,本地疾病预防控制机构再通过网络报告给上级疾病预防控制机构。因此,需要建立区县、地市、省市三级(或区县、市两级)疾病预防控制信息平台,与辖地医疗机构、社区卫生服务机构信息系统对接,实现信息交换、信息共享、业务协同、业务管理,并可与国家直报网对接,实现信息共享,进行监督管理。

3)社区卫生服务机构通过疾病预防控制信息平台,接受相关患者信息和随访、处理要求,并将随访、处理结果通过网络、平台反馈给疾病预防控制机构,完成一个完整的业务流程。

4)医疗机构、社区卫生服务机构也可通过疾病预防控制信息平台,实现慢性病的双向协同全程管理。即医疗机构确诊的慢性病患者出院后可回社区进行管理,而社区发现需要诊疗的慢性病患者时可转诊到医疗机构接受诊治。

（2）卫生监督：针对卫生监督管理存在的上述问题，可进行如下的业务流程再造。

1）建立卫生监督对象的一户一档管理，从而建立连续的监督管理对象档案。

2）卫生行政许可审批管理、卫生监督检查管理、卫生检测与评价、卫生行政处罚管理、投诉举报调查处理等卫生监督业务均通过监督对象的一户一档进行连续化的、可追溯的管理，从而利于各个业务间的信息共享，避免重复录入，并可通过数据分析，对监督对象进行可持续的监管。

（3）妇幼保健：针对妇幼保健管理存在的上述问题，应考虑母亲与儿童全过程保健服务的需求。因此，孕产妇及儿童健康管理信息系统的建设应以孕产妇和儿童全过程保健服务为核心，以孕产妇及儿童健康服务监管为手段，为卫生行政部门做科学决策提供可靠依据。其主要内容涵盖儿童保健服务、孕产妇保健服务、出生医学信息分析、出生医学证明管理、儿童健康管理与服务评估监管、孕产妇健康管理与服务评估监管、孕产妇及儿童营养状况分析与干预等重要的健康服务与监管等。

三、公共卫生信息资源分析

（一）公共卫生信息资源的归类

公共卫生服务具有业务条线相对独立的特点，业务条线间关联的信息不多。因此，公共卫生信息资源的分类按照公共卫生业务职能域划分比较合适，公共卫生信息资源分类详见图4-2-10。

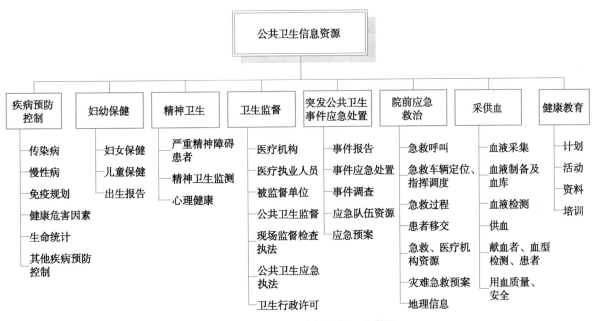

图 4-2-10　公共卫生信息资源分类图

（二）主要信息资源目录

公共卫生主要信息资源目录按照公共卫生职能域进一步分析，以下重点罗列疾病预防控制、卫生监督、妇幼保健业务主要信息资源目录。

1. 疾病预防控制

（1）传染病信息：包含疾病报告及质控、核实记录、患者档案、访视记录、流行病学调查记录、漏报检查记录、症状监测（发热、腹泻、肝炎、呼吸道感染等）记录、个案汇总与统计等。

（2）慢性病信息：包含疾病报告及质控、核实记录、患者档案、访视记录、肿瘤高危监测记录、漏报检查记录、个案汇总与统计等。

（3）免疫规划监测与预防接种信息：包含预防接种档案、接种计划、接种记录、预防接种不良事件登记、禁忌证记录、传染病史记录、制品库存记录、冷链管理记录等。

2. 卫生监督

（1）卫生监督对象一户一档信息：卫生监督对象档案。

（2）卫生行政许可信息：包含申请登记记录、受理申请决定书、行政许可决定书、终止许可通知书、送达回执记录等。

（3）卫生行政处罚信息：包含案件受理记录、立案报告、陈述和申辩笔录、处罚文书、听证笔录、听证意见书、当场行政处罚决定书、结案报告等。

3. 妇幼保健

（1）妇女保健信息：包含婚前保健服务信息、妇女常见病筛查信息、孕产期保健服务与高危管理信息、产前筛查与诊断信息、出生缺陷监测信息、孕产妇死亡报告信息等。

（2）儿童保健信息：包含出生医学证明信息、儿童健康体检信息、新生儿疾病筛查信息、营养性疾病儿童管理信息、5岁以下儿童死亡报告信息等。

四、公共卫生信息系统规划与建模

（一）总体规划

1. 系统建设目的　公共卫生信息系统的建设是按照国家有关法律法规和政策、标准的要求，以计算机技术、网络通信技术等现代化手段，对整个公共卫生体系各主要阶段所产生的业务、管理等数据进行采集、处理、存储、分析、传输及交换，从而使卫生行政部门、公共卫生机构能够进行全面的、自动化的管理，同时为它们以及社会公众提供全面的、自动化的各种服务，将大数据、人工智能等新技术应用于公共卫生领域，提高公共卫生监测的效能，提升公共卫生服务的效率、质量，有效促进人群健康和预防疾病。

2. 系统建设目标　公共卫生信息系统的建设目标是建立可以供区域内的公共卫生服务机构、医疗机构、社区卫生服务机构、公共卫生监督管理部门等进行信息共享的平台，并与上级公共卫生管理机构的信息平台和区域医疗信息平台实现信息共享、互联互通，支持公共卫生各个条线的业务开展和管理。

3. 系统建设原则

（1）总体规划、顶层设计：考虑到公共卫生与医疗之间的密切联系，以及各级公共卫生机构对公共卫生服务的管理需求，国家及各地方公共卫生信息系统建设应该在公共卫生信息资源规划基础上，进行总体规划，做好顶层设计，制定相关的数据标准、代码标准、功能规范，统一规划系统的总体架构，采用分级平台架构，统筹各级公共卫生信息平台建设，既能兼顾各级公共卫生机构的管理职能和应用需求，又能保证各个公共卫生业务条线应用系统、各级公共卫生机构的信息系统之间的信息共享、互联互通。各级公共卫生信息平台建设可以分步实施，但建成后都能实现与已有公共卫生信息平台的连接，并通过与同地区的区域卫生信息平台的连接，实现公共卫生与其他卫生信息系统的连接。

（2）需求驱动、应用主导：应用系统建设首先要满足各个卫生机构当前急迫的业务需求和管理需求。需求首先应该由业务部门提出，并且要有明确的业务管理规范依据。应用系统建成后，要做好系统的应用推进工作，保证应用系统涉及的各个医疗卫生机构、管理部门均能够应用信息系统，疏通业务流程，实现业务流与信息流的同步，从而确保信息系统能够真正发挥其提高效率、控制质量的作用。

（3）条块结合、以块为主：公共卫生服务由众多的业务条线构成，由此，从基层卫生服务机构到本区县、地市、省市、国家各级公共卫生管理机构，均采用条线的管理模式。在建成公共卫生应用系统时，也可以根据公共卫生服务的众多业务条线和公共卫生服务机构的条线管理模式建成条线应用系统。但是，在各个管理层面上（基层卫生服务机构、区县、地市、省市、国家）又存在着信息共享、业务协同和统一管理的需求,因此,在条线公共卫生信息系统建设时,必须兼顾条块的整合,确保系统的互联互通,尤其是在进行基础公共卫生信息系统建设时,需要以居民健康档案为核心,整合医疗和公共卫生信息。

4.系统建设内容

(1)公共卫生条线业务管理应用系统:按照公共卫生业务职能域分析,公共卫生条线业务管理应用系统可以划分为疾病预防控制、妇幼保健、精神卫生、院前急救、采供血管理、卫生监督、健康教育管理等信息系统。

(2)多级公共卫生信息平台:按照我国的公共卫生管理体系,应建立的公共卫生信息平台有国家、省市、地市、区县公共卫生信息平台。

(3)公共卫生应急指挥系统:公共卫生应急指挥系统是建立在公共卫生信息平台上,整合各个条线公共卫生信息系统信息,实现公共卫生监测预警、报告、资源调配、数据分析、应急处置、信息发布等平战结合的公共卫生应急管理的指挥系统。

(4)公共卫生决策支持系统:公共卫生决策支持系统是建立在公共卫生信息平台上,挖掘利用公共卫生数据中心的数据仓库,为疫情分析、公共卫生事件分析、资源分析、社区诊断、公共卫生服务监管、质量监管、绩效等提供智能分析,为公共卫生应急和管理提供决策支持的系统。

(5)公共卫生数据中心:公共卫生数据中心是各级公共卫生业务、管理和资源信息的数据库以及公共卫生决策支持数据仓库的数据存储服务中心及数据利用服务中心,按照公共卫生信息平台分级部署,并与区域卫生信息中心实现基础信息的整合和共享信息的交换。

(6)公共卫生信息网络:公共卫生信息网络是连接各级公共卫生平台、各级公共卫生机构及公共卫生服务相关卫生机构的区域计算机网络,与卫生信息网进行整合或者实现一体化。

(二)功能模型

按照公共卫生业务职能域分析对公共卫生信息系统进行总体功能设计,因此,公共卫生信息系统由条线业务管理应用系统、公共卫生信息平台、公共卫生应急指挥系统、公共卫生决策支持系统构成,系统的功能模型详见图4-2-11。

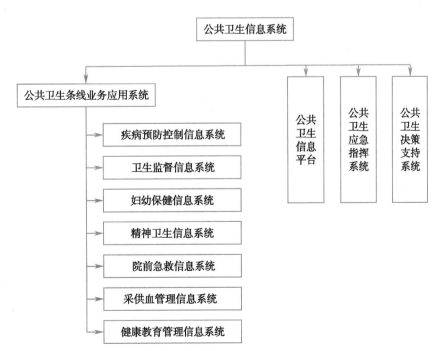

图4-2-11　公共卫生信息系统功能模型图

（三）数据模型

公共卫生业务需要应用和产生的各类卫生业务数据构成一个数据实体，建立公共卫生业务数据实体关系模型，是公共卫生信息资源规划信息系统规划设计的重要内容之一。公共卫生业务数据实体关系模型建立的依据是公共卫生业务流程分析及公共卫生业务数据流程分析，业务流程决定数据产生的逻辑及先后时间，而数据流程决定数据的来源与去向。

（四）系统建模

公共卫生信息系统建模依据公共卫生业务模型、功能模型、数据模型，按照公共卫生信息系统的建设目标、原则及建设内容规划公共卫生信息系统的总体架构。公共卫生信息系统的总体架构详见图4-2-12。

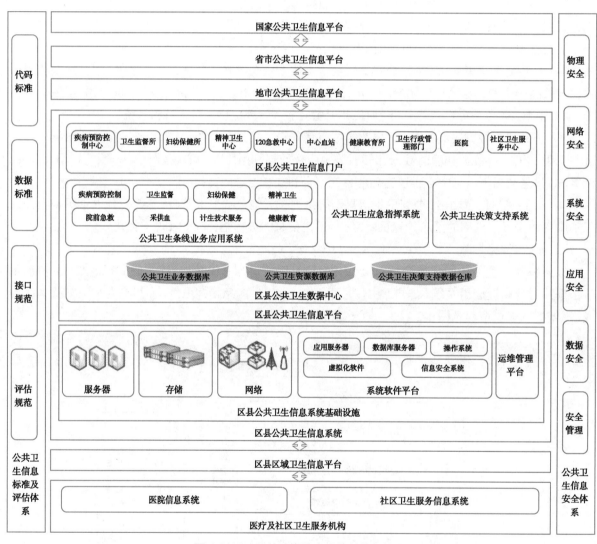

图4-2-12　公共卫生信息系统总体架构图

第三节　疾病预防控制信息管理

本节从概述疾病预防控制工作入手，阐述了疾病预防控制信息资源的主要内容、管理流程和要求，并简述了相应信息系统的功能和作用。

一、疾病预防控制工作概述

（一）概念

疾病预防控制工作是我国卫生工作的重要组成部分。广义的"疾病预防控制信息"是涉及疾病预防控制行业领域的信息活动和各种要素（人、技术、设备等）的总称。而从来源来看，"疾病预防控制信息"可以说是在以预防疾病、保护和促进人群健康为目标的有组织的疾病预防控制活动中产生的一系列有意义的数据集合，反映了疾病预防控制活动的特性与变化。这些疾病预防控制活动既包括对传染病、寄生虫病、地方病以及一些慢性非传染性疾病和健康相关危险因素等进行的预防和控制活动，也包括对重点人群（譬如职业人群、妇女、儿童以及老年人等）的保护，同时还包括对社会大众采取的健康教育、健康政策干预等的措施，从而保障社会大众的健康。

（二）范围

疾病预防控制信息包括了对传染病、非传染病及疾病相关因素进行监测、报告、追踪、随访、干预和管理的信息，详见图4-3-1。

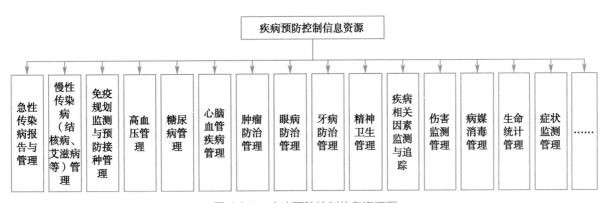

图 4-3-1　疾病预防控制信息资源图

（三）特征

1. **目的性**　信息数据庞大而繁杂，但对于特定用户来说信息需求又是有一定范围的。因此信息往往有明确的针对性，即根据疾病预防控制活动的任务、服务对象和发展的实际需要选择满足需求的信息。

2. **系统性**　所谓信息的系统性，是指信息空间上的完整性和时间上的连续性。把与某一疾病发病或死亡问题有关的散布在不同地区、不同部门的信息收集齐全，才能对该问题形成完整、全面的认识。

3. **及时性**　信息具有时效性。信息应能及时反映疾病发生发展的最新情况，过时的数据不仅会使其价值降低或丧失，还有可能造成工作上的损失。

4. **可靠性**　真实可靠的信息是正确决策的重要保证。在疾病预防控制领域中，信息是通过报告、监测、监督等科学手段收集而来的，具有较高的准确性和科学性。

5. **预见性**　由于疾病预防控制工作本身的前沿性和持续性，疾病预防控制信息既有立足于现实需要的实际性，又因为需要考虑未来的发展而具有一定的超前性。

二、疾病预防控制信息的主要内容

（一）传染病控制

传染病是指由各种病原体引起的具有传染性的疾病，传染病的传播特性使其成为危害人民身体健康,威胁人民生命安全的重要疾病。进入 21 世纪以来,尽管医学模式发生了转变,卫生改革的任务也随着人民生活水平的提高和经济的发展而改变,但预防和控制传染病在未来很长时间内,仍将是我国疾病控制管理的主要任务。

传染病预防控制与管理是一项极其重要的工作,最终目标是保护每个公民的健康,我国政府十分重视传染病的管理工作。《中华人民共和国传染病防治法》于 1989 年 9 月 1 日起正式实施,是新中国成立以来第一部有关传染病管理的卫生法律,也标志着我国传染病管理走上了法治化的管理轨道。2004 年和 2013 年分别对《中华人民共和国传染病防治法》进行了修订和修正。《中华人民共和国传染病防治法》明确规定传染病分为甲类、乙类和丙类,国家对传染病防治采取预防为主的方针,防治结合、分类管理。

传染病防治涉及的工作主要包括传染病报告、传染病监测、流行病学调查、疫情处置、医疗救治、社区管理、预防接种等。

各级人民政府领导传染病防治工作,各级卫生行政部门主管传染病防治及其监督管理工作,各级疾病预防控制机构承担传染病监测预测、流行病学调查、疫情处置以及其他预防控制工作。医疗机构承担传染病报告、与医疗救治有关的传染病防治工作和责任区域内的传染病预防工作,城市社区和农村基层医疗机构在疾病预防控制机构的指导下,承担城市社区农村基层相应的传染病防治工作,国家支持和鼓励单位和个人参与传染病防治工作。

1．传染病报告信息   传染病报告信息是依据《中华人民共和国传染病防治法》及其他法律、法规、规范性文件有关规定,由依法许可的各级医疗卫生机构、疾病预防控制机构、采供血机构等发现属法定报告的传染病之后需要填写的报告信息。传染病报告信息包括人口学信息、社会经济学信息、亲属信息、传染病流行病学信息、疾病诊断信息、死亡信息和行政管理信息。

2．预防接种信息   预防接种信息是依据《预防接种工作规范》规定,由依法许可的医疗保健机构出具的个人预防接种记录信息。预防接种信息包括人口学信息、社会经济学信息、亲属信息、疫苗接种信息、业务管理和行政管理信息。

3．结核病防治信息   结核病防治是指对结核病患者进行诊断、登记、治疗和管理。结核病防治信息包括人口学信息、社会经济学信息、疾病诊断信息、疾病治疗信息、检测检验信息、体检信息、随访管理信息、死亡信息和行政管理信息。

4．艾滋病防治信息   艾滋病防治是指对 HIV 感染者和艾滋病患者进行诊断、报告、治疗、管理。艾滋病防治信息包括人口学信息、社会经济学信息、亲属信息、疾病诊断信息、疾病治疗信息、检测检验信息、体检信息、死亡信息、业务管理信息和行政管理信息。

5．寄生虫病患者监测与管理信息   寄生虫病患者监测与管理是指对血吸虫病、慢性丝虫病等寄生虫病患者进行监测与随访管理。寄生虫病患者监测与管理信息包括人口学信息、社会经济学信息、疾病诊断信息、疾病治疗信息、检测检验信息、体检信息、业务管理信息和行政管理信息。

（二）慢性病控制

广义的慢性病指长期的不能治愈和几乎不能完全治愈的疾病。我们一般所说的慢性病,主要包括恶性肿瘤、心脑血管病、高血压、糖尿病、精神病等一系列非传染性疾病。

随着我国工业化、城镇化和人口老龄化进程的加剧,我国居民医疗卫生服务需要量明显提高,尤其是慢性疾病的患病率持续上升,疾病负担日益加重,慢性病的预防控制管理工作面临越来越大的挑战。

慢性病控制管理涉及的工作主要包括高危人群的早期发现和规范化管理、常见慢性病及危险因素的监测和调查、常见慢性病患者的诊疗、社区预防和随访管理、健康指导、健康咨询、健康评估以及科学研究等。

各级卫生行政部门、疾病预防控制机构、传染病防治机构、基层医疗卫生机构和医院在预防与控制慢性病工作中均设立相应的机构,配备人员,履行防控职责。慢性病的发生是各种危险因素长期积累的结果,与社会环境、经济、个体、生活方式和生理心理因素以及医疗保健服务等关系密切,涉及生命周期的各个阶段。在慢性病控制管理的工作中,需要采取政策和技术相结合的综合措施,同时,需要卫生部门、政府其他部门和非政府组织密切协作,共同采取行动,才能有效遏制慢性病患病率快速增长的趋势。

1．高血压病例管理信息　高血压病例管理是指医生对居民进行高血压筛查和对高血压患者进行随访管理。高血压病例管理信息包括人口学信息、社会经济学信息、健康状况信息、行为危险因素监测信息、疾病诊断信息、疾病管理信息、疾病治疗信息和行政管理信息。

2．糖尿病病例管理信息　糖尿病病例管理是指社区医生对居民进行 2 型糖尿病筛查和对 2 型糖尿病患者进行随访管理。糖尿病病例管理信息包括人口学信息、社会经济学信息、健康状况信息、行为危险因素监测信息、疾病诊断信息、疾病管理信息、疾病治疗信息和行政管理信息。

3．肿瘤病例管理信息　肿瘤病例管理是由依法许可的医疗保健机构对肿瘤患者进行登记和管理。肿瘤病例管理信息包括人口学信息、社会经济学信息、健康状况信息、疾病诊断信息、疾病治疗信息、患者管理信息和行政管理信息。

4．伤害监测报告信息　伤害监测报告是由依法许可的医疗保健机构在诊治伤害病例过程中记录相关伤害信息的医学记录。伤害监测报告信息包括人口学信息、社会经济学信息、流行病学和诊断信息、行政管理信息。

5．行为危险因素监测信息　行为危险因素监测是由依法许可的医疗保健机构在慢性病及其危险因素监测过程中记录的慢性病相关危险因素的医学记录。行为危险因素监测信息包括人口学信息、社会经济学信息和健康相关危险行为监测信息。

（三）地方病控制

地方病是指相对局限于某些特定地区,在特定的自然条件和社会因素作用下,因长期暴露于有致病因素的环境中而经常发生或造成地方性流行的疾病。地方病分类按病因可分为自然疫源性(生物源性)和化学元素性(地球化学性)两类。自然疫源性病由微生物和寄生虫引起,是一类具有传染性的地方病,包括鼠疫、流行性乙型脑炎、流行性出血热、血吸虫病、疟疾等;化学元素性病是因为当地的水或者土壤中某些元素或化合物过多、不足或比例失调,再通过食物和饮水作用于人体所产生的疾病,元素缺乏型如地方性甲状腺肿、地方性克汀病等,元素中毒性如地方性氟中毒、地方性砷中毒、地方性硒中毒等。

地方病控制工作涉及的相关信息包括:对病因的调查、对地方病发病的监测和调查、综合防治措施的开展及转归评估等,主要记录人口学信息、社会经济学信息、疾病流行病学信息、疾病诊断信息、疾病治疗信息、检测检验信息、体检信息、业务管理信息和行政管理信息等。

我国是地方病流行较为严重的国家,病区多集中在偏远贫困的农村。地方病的流行不仅危害病区广大群众的身体健康,而且严重制约病区经济发展和社会进步。地方病的防治需要各地区各部门齐抓共管,社会广泛参与,加大综合防治力度。

（四）职业病控制

职业病是指企业事业单位和个体经济组织等用人单位的劳动者,在职业活动中,因接触粉尘、放射性物质或其他有毒有害因素而引起的疾病。职业病的分类和目录由国务院卫生行政部门会同国务院安全生产监督管理部门、劳动保障行政部门制定调整并公布。

职业病控制工作包括职业性健康监护、职业病报告与鉴定、监督管理。职业性健康监护主要涉及职业病危害预评价、职业卫生技术服务以及健康宣传。产生职业病危害的用人单位要建立职业病防治管理档案并定期进行更新，为劳动者建立职业健康监护档案。职业卫生技术服务机构要依法从事职业病危险因素检测和评价工作。用人单位和医疗卫生机构发现职业病患者或者疑似职业病患者时，应及时向所在地卫生行政部门报告，确诊为职业病的患者所在的用人单位还应向所在地劳动保障行政部门报告。当发生职业病危害事故时，监管部门要开展对事故的调查，组织控制职业病危害事故现场，采取控制措施，进行监督管理。

1. 职业性健康监护信息 职业性健康监护是根据劳动者的职业接触史，对劳动者进行有针对性的定期或不定期的健康检查和连续的、动态的医学观察，记录职业接触史及健康变化，及时发现劳动者的职业性健康损害，评价劳动者健康变化与职业危险因素的关系。职业性健康监护信息包括人口学信息、社会经济学信息、劳动者健康状况信息、体检信息、检测检验信息和行政管理信息。

2. 职业病报告信息 是指依据《中华人民共和国职业病防治法》规定，由省级以上人民政府卫生行政部门批准的医疗卫生机构承担出具的职业健康检查报告。职业病报告信息包括人口学信息、社会经济学信息、疾病流行病学和诊断信息、死亡信息和行政管理信息。

（五）健康相关危险因素监测

健康相关危险因素监测是持续系统地收集、分析与健康危险因素相关的信息，及时发现危害健康和影响生命安全的生物、化学、物理等因素，为制定卫生政策、进行区域卫生规划、评价疾病预防控制措施等提供科学依据。

健康相关危险因素监测按专业类别可分为食品、环境、辐射、学校等方面。需要采集的信息包括可能产生健康危险因素的各种生活、作业场所和相关设施及商品情况，健康危险因素可能危害的种类人群及由此引起的疾病和事件情况。

1. 食品健康危险因素监测信息 可分为食源性疾病预防与控制、食品安全评价、公共营养监测等内容。其中，食源性疾病预防与控制信息包括人口学信息，社会经济学信息，可能产生食源性疾病风险的各种生活、作业场所和相关设施及食品信息，检测检验信息，疾病诊断信息，死亡信息和行政管理信息。食品安全评价信息包括社会经济学信息、可能产生食品安全风险的各种作业场所和相关设施及食品信息、检测检验信息、安全评价信息和行政管理信息。公共营养监测信息包括人口学信息，社会经济学信息，可能产生营养问题的各种生活、作业场所和相关设施及食品信息，检测检验信息，疾病诊断信息和行政管理信息。

2. 环境健康危险因素监测信息 可分为城乡饮用水水质及危险因素监测、公共场所卫生及健康危险因素监测、居住等室内环境健康危险因素监测、环境相关疾病预防与控制等。其中，城乡饮用水水质及危险因素监测、公共场所卫生及健康危险因素监测、居住等室内环境健康危险因素监测信息均包括社会经济学信息，可能产生危险因素的相关生活、作业场所和相关设施及商品信息，检测检验信息和行政管理信息；环境相关疾病预防与控制信息包括人口学信息，社会经济学信息，可能产生环境相关疾病的各种生活、作业场所和相关设施及商品信息，检测检验信息，疾病诊断信息，死亡信息和行政管理信息。

3. 电离辐射健康危险因素监测信息 可分为放射危险因素监测、电离辐射危险因素卫生评价、放射工作人员健康监护等。其中，放射危险因素监测信息包括社会经济学信息，可能产生放射危险因素的相关生活、作业场所和相关设施及商品信息，检测检验信息和行政管理信息；电离辐射危险因素卫生评价信息包括社会经济学信息，可能产生放射危险因素的相关生活、作业场所和相关设施及商品信息，检测检验信息，卫生评价信息和行政管理信息；放射工作人员健康监护信息包括人口学信息、社会经济学信息、可能产生健康问题的相关作业场所和相关设施及商品信息、检测检验信息、疾病诊断信息和行政管理信息。

4. 学生相关健康危险因素监测信息 可分为学生健康状况监测，学生因病缺课、休学、退学及死亡情况监测，学生常见病监测等。其中，学生健康状况监测信息包括人口学信息，社会经济学信息，可能产生健康问题的相关生活、作业场所和相关设施及商品信息，检测检验信息和行政管理信息；学生因病缺课、休学、退学及死亡情况监测信息包括人口学信息、社会经济学信息、体检信息、疾病诊断信息、就学状态信息、死亡信息和行政管理信息；学生常见病监测信息包括人口学信息，社会经济学信息，可能产生疾病风险的各种生活、作业场所和相关设施及商品信息，检测检验信息，疾病诊断信息，死亡信息和行政管理信息。

（六）生命统计

生命统计是指及时、准确地收集辖区内居民的人口、出生、死亡及其他相关的生命统计信息，科学地评价人群健康水平，为制定卫生政策提供依据。

生命统计工作的内容主要包括：组织和指导辖区内各级医疗机构开展出生、死亡登记和报告；负责收集辖区内医疗机构的出生、死亡报告，负责审核、整理、编码、录入、转卡、分析，并按要求按时上报；按照档案管理有关规定，对各种出生和死因原始资源、统计资料等相关资料进行管理与保存；开展出生、死因核实，组织实施漏报调查；定期对临床、防保等各类有关人员进行技术培训和技术指导；定期与当地公安、民政、妇幼部门核对出生、死亡信息，及时做好补报工作；对辖区内出生、死亡报告工作进行督导、质控和考核，撰写工作通报，及时反映评估结果；做好本地区人口出生、死亡数据的统计分析，为当地社会发展和卫生政策的制定提供信息支持；开展死亡网络直报工作，对辖区内医院死亡病例网络报告工作进行督导、质控和考核，并及时进行漏报调查，发现异常死亡报告信息进行调查和采取相应措施。

1. 出生医学证明信息　出生医学证明是依据《中华人民共和国母婴保健法》出具的，证明婴儿出生状态、血亲关系，申报国籍、户籍，取得居民身份证号码的法定医学证明。出生医学证明包括人口学信息、社会经济学信息、亲属信息、出生时健康状况信息和行政管理信息。

2. 死亡医学证明信息　死亡医学证明是由依法许可的专业机构出具的死亡居民的法定医学证明。死亡医学证明信息包括人口学信息、社会经济学信息、死亡信息和行政管理信息。其中，死亡信息主要记录了根本死因、直接死因、死因推断、死亡地点、死亡最高诊断依据等。

三、疾病预防控制信息的管理

（一）疾病监测

1. 作用与意义　疾病监测信息系统是用于实时捕获和分析描述疾病发病或死亡相关数据的互操作信息系统，用于监测并评估疾病的发展趋势和影响，指导疾病的预防、监控和救治。

2. 管理内容　常规的疾病监测信息系统包括数据收集、数据分析和信息反馈。

（1）数据收集：包括以人群为基础的监测系统，例如我国的法定传染病报告系统；以特定人群（高危人群）为对象的哨点监测系统，例如我国的艾滋病哨点监测系统；以实验室方法对病原体开展检测检查的监测系统，例如我国的流行性感冒监测系统。这些系统采集到的数据大多数都是医院因症就诊网络发现的。目前多地都在开展基于医院信息系统或电子病历系统推送疾病诊疗数据的信息化建设，并且通过专题调查、线索查病、疾病筛查、健康体检等多种方式和途径汇集数据。疾病监测数据包括人口学数据、疾病发病或死亡数据、相关实验室检测数据等。

（2）数据分析：疾病监测数据的分析是指以决策者或管理者的特定需求为依托，以定性和定量研究方法为手段，通过对疾病监测数据的整理、鉴别、评价、分析、综合等系列化加工过程，形成新的、增值的信息报告，最终为不同层次的科学决策服务。通过对数据的质控、计算和分析，描述疾病的自然史，发现疾病变化的趋势和影响疾病分布的因素，确定疾病流行的薄弱环节，此外，也可以描述不同疾病的发病水平和人群图谱。

（3）信息反馈和利用：利用信息网络技术，建立反馈信息的渠道。信息的反馈可以分为纵向和横向两个方向。纵向包括向上反馈给卫生行政部门，向下反馈给下级监测机构；横向反馈包括将信息反馈给医疗卫生机构、科研单位等。信息的利用是通过系统门户，浏览、定制信息服务或形成互动。

（二）健康相关危险因素监测

1. **作用与意义**   健康相关危险因素监测信息系统是用于实时捕获和分析描述疾病、健康或行为危险因素相关数据的互操作信息系统，用于监测和评估危险因素，识别易感人群（高危人群），估计卫生服务需求，为确定预防项目与政策提供依据。

2. **管理内容**   常规的健康相关危险因素监测信息系统包括数据收集、数据分析和信息反馈。

（1）数据收集：主要是系统地收集影响健康的相关危险因素的有关数据，包括社会学、经济学、遗传、行为、环境、职业、心理等多方面量表。需要采集的数据包括可能产生健康危险因素的各种生活、作业场所和相关设施及商品情况，健康危险因素可能危害的种类人群及由此引起的疾病和事件情况。例如影响慢性非传染性疾病的危险因素大致可以分为三类：环境危险因素、行为危险因素、宿主危险因素，需要收集吸烟、饮酒、膳食、肥胖与超重、体力活动、病原体感染、心理、遗传与基因等多方面数据。数据收集一般通过专项调查或主动监测来开展。

（2）数据分析：以定性和定量研究方法为手段，通过对监测数据的整理、鉴别、评价、分析、综合等系列化加工过程，形成新的、增值的信息报告，最终为不同层次的科学决策服务。

（3）信息反馈和利用：利用信息网络技术，建立反馈信息的渠道。信息的反馈可以分为纵向和横向两个方向。纵向包括向上反馈给卫生行政部门，向下反馈给下级监测机构；横向反馈包括将信息反馈给医疗卫生机构、科研单位等。信息利用是通过系统门户，浏览、定制信息服务或形成互动。

（三）疾病管理

1. **作用与意义**   疾病管理信息系统是采用计算机技术对患者个体进行随访与管理的信息管理系统，用于服务对象管理、随访干预和效果评价，降低伤残率、病死率和减少并发症。

2. **管理内容**   常规的疾病管理信息系统包括数据收集、数据分析和信息反馈。

（1）数据收集：系统可以通过个案发现或人群筛查后自动建立管理专案，记录对专案对象进行健康教育和追踪管理的相关信息，主要包括诊疗、用药、实验室检查检验以及健康宣教、自我管理等方面。疾病管理数据是电子健康档案的重要来源，一般是在基层卫生机构进行采集和录入。

（2）数据分析：以定性和定量研究方法为手段，通过对管理数据的整理、鉴别、评价、分析、综合等系列化加工过程，形成新的、增值的信息报告，对管理效果进行科学评估，最终为不同层次的科学决策服务。

（3）信息反馈和利用：利用信息网络技术，建立反馈信息的渠道。信息的反馈可以分为纵向和横向两个方向。纵向包括向上反馈给卫生行政部门，向下反馈给下级监测机构；横向反馈包括将信息反馈给医疗卫生机构、科研单位等。信息利用是通过系统门户，浏览、定制信息服务或形成互动。

四、疾病预防控制信息系统

——中国疾病预防控制信息系统（网络直报系统）的建设与发展

（一）系统简介

2003年严重急性呼吸综合征（severe acute respiratory syndrome，SARS）的暴发，暴露了传染病监测和报告存在的问题。卫生部明确提出建立畅通的疫情信息网络，要利用现代通信手段，在全国建立统一、高效、快速、准确的疫情报告系统，形成纵横贯通的信息报告网络，协助地方完善卫生信息网络与医疗机构信息网络互联互通等工作，要制定疫情和突发公共卫生信息发布制度，根据需要向社会及时发布，增强人们的预防意识，督促各地区采取积极的应对措施。

中国疾病预防控制信息系统于 2004 年 4 月 1 日正式上线运行,由中国疾病预防控制中心建设,系统面向全国医疗卫生用户,以传染病和突发公共卫生事件报告为核心,并为结核病、艾滋病、计划免疫、出生和死因等业务监测和管理提供重要支撑。

中国疾病预防控制信息系统已运行多年,对于全国疾病预防控制业务支撑发挥了巨大作用,取得了良好的经济效益和社会效益,在国内外都得到极高评价。系统从业务方面建立了以传染病疫情报告和突发公共卫生事件报告为核心的基本业务管理模式;涵盖与核心疾病预防控制业务相关的基本公共卫生信息、健康相关危险因素监测、死亡病例报告、重大疾病主动监测和国家重点控制疾病等专病或单病种的监测业务应用。

（二）系统功能

中国疾病预防控制信息系统使用虚拟专用网络（virtual private network,VPN）连接乡镇、县（区）、地（市）、省、国家五级卫生行政部门和医疗卫生机构,并建立了地（市）、省、国家三级公共卫生信息网络平台。

应用系统采用五层平台架构,包括操作系统平台、系统软件平台、应用系统平台、业务运行平台和业务系统功能。其中操作系统平台是应用软件运行的基础平台。系统软件平台包含网站服务器、应用服务器和关系数据库服务器。应用系统平台提供业务通用的服务,支持整个系统平滑扩展,为以后增加数据分析系统和知识管理系统提供基础。业务运行平台则针对突发公共卫生事件监测系统的业务需求,支持监测系统业务运行,并提供与数据采集、分析和统计相关的业务定制功能。业务系统功能则具体实现传染病报告、突发事件报告、专病管理、健康危险因素监测、公共卫生基础信息和重点疾病主动监测等。

目前,中国疾病预防控制信息系统已上线包括传染病监测报告管理系统、突发公共卫生事件管理信息系统、艾滋病综合防治信息系统、健康危险监测信息系统、基本信息系统在内的二十余个子系统。

随着地（市）、省、国家三级公共卫生信息网络平台的建设完善,充分利用结构化电子病历信息,提高数据采集质量和效率,并减轻基层医务人员工作压力,推动了各省与国家之间基于平台进行数据交换和共享的需求日益增长。一方面,加强以人为核心的传染病全周期监测管理的信息系统建设。完善医院信息系统疾病监测管理功能,实现医疗机构与传染病网络直报系统的自动化对接。逐步构建"医院数据推送、疾控业务管理、社区随访干预"三位一体业务协同的信息化应用模式,促进临床诊疗和公共卫生数据的整合衔接。另一方面,进一步加强信息安全管理。严格遵循国家有关规定和标准规范要求,加强患者隐私保护和分级授权管理。建立疾病预防控制网络与信息安全保障体系,保证信息系统等级保护与信息化项目同规划、同立项、同实施,优化信息安全工作流程,实现智能化信息安全管控,保证重要信息系统安全平稳运行。推进电子签名服务和数据加密等应用,保证疾病预防控制信息系统得到有效数据,访问用户身份真实、行为可控和可追溯。

第四节　突发公共卫生应急信息管理

本节从概述突发公共卫生应急工作入手,阐述了应急事件处置过程中信息采集内容,处置管理流程和要求,并简述了相应信息系统的功能和作用。

一、突发公共卫生应急工作概述

（一）突发公共卫生事件概念及分类

1. 概念　突发公共卫生事件（public health emergency,PHE）是指突然发生,造成或可能造成社会公众健康严重损害的重大传染病疫情、群体性不明原因疾病、重大食物和职业中毒以及其他严重影响公众健康的事件。根据突发公共卫生事件的性质、危害程度、涉及范围，划分为一般（Ⅳ级）、较大（Ⅲ级）、重大（Ⅱ级）和特别重大（Ⅰ级）四级。

2．分类　　根据表现形式可将突发公共卫生事件分为以下两类：一是在一定时间、一定范围、一定人群中，当病例数累计达到规定预警值时所形成的事件；二是在一定时间、一定范围，当环境危险因素达到规定预警值时形成的事件，病例为事后发生，也可能无病例。

（二）突发公共卫生事件应急工作组织体系与职责

突发公共卫生事件应急工作的组织体系主要包括突发公共卫生事件应急指挥机构、日常管理机构、专家咨询委员会及应急处理专业技术机构。

1．突发公共卫生事件应急指挥机构与职责　　突发公共卫生事件应急指挥机构包括国务院设立的突发公共卫生事件应急处理指挥部、省级人民政府成立的地方突发公共卫生事件应急处理指挥部以及县级以上地方人民政府卫生行政主管部门。

各级卫生健康委员会及地方各级人民政府卫生行政部门依照各自职责和2006年2月发布实施的《国家突发公共卫生事件应急预案》的规定，在国务院及各级人民政府的统一领导下，负责组织、协调全国及相应行政区域内的突发公共卫生事件应急处理工作，并根据突发公共卫生事件应急处理工作的实际需要，提出成立突发公共卫生事件应急指挥部的建议。

（1）全国突发公共卫生事件应急指挥部职责：负责特别重大突发公共卫生事件的统一领导、统一指挥，并做出处理突发公共卫生事件的重大决策。根据突发公共卫生事件的性质和应急处理的需要确定相应的成员单位。

（2）省级突发公共卫生事件应急指挥部职责：负责本行政区域内突发公共卫生事件应急处理的协调和指挥，并做出处理本行政区域内突发公共卫生事件的决策，决定要采取的措施。省级突发公共卫生事件应急指挥部由省级人民政府有关部门组成，实行属地管理的原则。

2．日常管理机构与职责　　国务院卫生行政部门设立卫生应急相关部门，负责全国突发公共卫生事件应急处理的日常管理工作。

各省、自治区、直辖市人民政府卫生行政部门及军队、武警系统应参照国务院卫生行政部门突发公共卫生事件日常管理机构的设置及职责，结合各自实际情况，指定突发公共卫生事件的日常管理机构，负责本行政区域或本系统内突发公共卫生事件应急的协调、管理工作。各市（地）级、县级卫生行政部门指定相关机构负责本行政区域内突发公共卫生事件应急的日常管理工作。

3．专家咨询委员会与职责　　国务院卫生行政部门和省级卫生行政部门负责组建突发公共卫生事件专家咨询委员会。市（地）级和县级卫生行政部门可根据本行政区域内突发公共卫生事件应急工作需要，组建突发公共卫生事件应急处理专家咨询委员会。

4．应急处理专业技术机构与职责　　医疗机构、疾病预防控制机构、卫生监督机构、出入境检验检疫机构是突发公共卫生事件应急处理的专业技术机构。应急处理专业技术机构结合本单位职责开展专业技术人员处理突发公共卫生事件能力培训，提高快速应对能力和技术水平，在发生突发公共卫生事件时，服从卫生行政部门的统一指挥和安排，开展应急处理工作。

（三）突发公共卫生事件应急工作环节

2011年，国务院修订的《突发公共卫生事件应急条例》中指出突发公共卫生事件应急工作，应当遵循预防为主、常备不懈的方针，贯彻统一领导、分级负责、反应及时、措施果断、依靠科学、加强合作的原则。

突发公共卫生事件应急工作主要包括应急准备、监测预警、应急处置和总结评估四个子环节，这四个子环节循环反复，以达到不断提升应急处理能力的目的。

二、突发公共卫生应急事件信息的主要内容

（一）事件信息

事件信息是指以不同方式报告并记录的各类突发公共卫生事件的详细情况，包括：事件编号、报告人姓名、报告途径、报告人单位、报告日期、事件类别、事件发生日期、事件主要内容说明、涉及人数、发病人数、就诊人数、危重人数、死亡人数、事发单位、事发地址、事发场所、处置类型、处置情况说明等。

（二）人员信息

人员信息包括：姓名、身份证号码、性别、出生日期、政治面貌、血型、药物过敏史、疫苗接种情况、学历、职称、专业技术类别、工作单位、行政职务、联系电话、专业特长等。

（三）物资信息

物资信息包括：物资编号、物资名称、储备形式、所属部门、存放条件、存放地址、物资状态、生产厂家、规格型号、入库时间、失效时间、当前库存、保管人姓名等。

（四）舆情信息

履行统一领导职责的各级政府应加强网络媒体和移动新媒体信息发布内容管理和舆情分析，及时回应社会关切问题，迅速澄清谣言，引导网民依法、理性表达意见，形成积极健康的社会舆论。

（五）评估信息

评估信息指利用风险评估的理论和方法，根据事件信息对疾病或事件的公共卫生风险进行识别、分析和评价，确定其公共卫生风险等级，提出风险管理建议，指导公共卫生风险的管理与控制。评估主要分为日常风险评估和专题风险评估。

三、突发公共卫生事件应急信息的管理

（一）报告范围与标准

突发公共卫生事件相关信息报告范围包括可能发生或已发生的突发公共卫生事件相关信息。突发公共卫生事件的确认、分级是由卫生行政部门组织实施的。

（二）报告内容

信息报告主要内容包括：事件名称、事件类别、发生时间、地点、涉的地域范围、人数、主要症状与体征、可能的原因、已经采取的措施、事件的发展趋势、下一步工作计划等。

（三）事件发生、发展、控制过程信息

事件发生、发展、控制过程信息报告分为初次报告、进程报告及结案报告。

1. **初次报告**　报告内容包括事件名称、初步判定的事件类别和性质、发生地点、发生时间、发病人数、死亡人数、主要的临床症状、可能原因、已采取的措施、报告单位、报告人员及通信方式等。

2. **进程报告**　报告事件的发展与变化、处置进程、事件的诊断和原因或可能因素、势态评估、控制措施等内容。同时，对初次报告的突发公共卫生事件相关信息报告卡进行补充和修正。重大及特别重大突发公共卫生事件至少按日进行进程报告。

3. **结案报告**　事件结束后，应进行结案信息报告。达到分级标准的突发公共卫生事件结束后，由相应级别卫生行政部门组织评估，在确认事件终止后 2 周内，对事件的发生和处理情况进行总结，分析其原因和影响因素，并提出今后对类似事件的防范和处置建议。

（四）报告方式、时限与程序

获得突发公共卫生事件相关信息的责任报告单位和责任报告人，应当在 2 小时内以电话或传真等方式向属地卫生行政部门指定的专业机构报告，具备网络直报条件的同时进行网络直报，直报的信息由指定的专业机构审核后进入国家数据库。

（五）信息监控、分析与反馈

各级卫生行政部门指定的专业机构，根据卫生行政部门要求，建立突发公共卫生事件分析制度，每日对网络报告的突发公共卫生事件进行动态监控，定期进行分析、汇总，并根据需要随时做出专题分析报告。

四、突发公共卫生事件应急信息系统

（一）系统简介

2006 年，卫生部公布的《国家突发公共卫生事件应急预案》指出，信息系统是突发公共卫生事件应急处置的技术保障。突发公共卫生事件应急信息系统是利用计算机技术，实现对"准备"和"应急"这两方面工作的支持。准备工作包括利用计算机自动化技术，生成电子化的突发公共卫生预案，并对其进行维护；收集应急决策需要用到的相关信息，并进行及时更新；对应急工作需要用到的人员、物资、机构等资源信息进行实时更新。应急工作要求能够利用计算机自动化技术及时调用这些预案和信息，并分析当前事情发展状况，提供辅助决策，实现实时通信等功能。

（二）系统业务功能

突发公共卫生事件应急信息系统按业务功能划分，主要包括应急资源管理子系统、资料管理子系统、监测预警子系统、分析决策子系统、指挥调度子系统五个功能模块。

1. 应急资源管理子系统　该子系统是对人员、物资、医疗机构等相关资源进行管理的系统。系统功能可分为三类。

（1）应急资源库的管理：对卫生应急指挥过程中所需要的各类应急资源进行管理。

（2）数据采集：当需要实时采集数据时，如采集实时的床位数据、血液数据等，用户可以通过表单定义工具制订一个报送逻辑界面，发布给相关单位，实现快速的信息采集。

（3）数据分析：对于各类卫生应急资源，以及实时采集的数据资源，系统提供多种分析模型定义功能，能够及时定义相应的统计报告、图表、地理信息系统（geographical information system，GIS）分析等，分析数据，获取综合性的信息。

2. 资料管理子系统　对有关的预案、方案、典型案例、历史事件、业务知识等资料进行维护、管理、服务，支持从上级卫生部门共享知识库获取数据。资料管理子系统的功能如下。

（1）资料分类维护：包括资料内容的录入、导入和更新，相关知识的上下文链接维护，知识附件的上传，知识权限控制等内容。

（2）知识统计：统计各类知识的查询状况，如给出查询率最高的知识项。

（3）资料检索：提供关键词全文检索、逐级分类检索、就近相关检索等功能。

3. 监测预警子系统　监测预警子系统主要负责对突发公共卫生事件的监测并进行预警。其功能主要包括：信息监测、预警、报告和数据分析与展示。

（1）信息监测功能

1）信息收集功能：通过数据接口（或交换）的方式，从卫生部门已有的监测系统抽取相应的数据（或信息），或通过设置信息采集终端采集信息，并对信息进行分类管理。

2）值班信息登记功能：支持工作人员在日常工作或值班时对电话、传真等各种不同方式报告的与突发公共卫生事件应急工作相关的详细情况进行登记。

3）信息核实功能：支持工作人员对有关监测信息核实工作的相关情况和结果进行记录，并对原始数据与核实数据分别进行管理。

（2）预警功能

1）预警规则管理：传染病预警预报需要基于一定的预警规则（方案），预警规则管理是根据流行疾病的名称、波及范围、发病数量等,定义和确定预警指标,还可对生成的预警规则进行修改、删除,预警指标主要依据疾病控制相关业务规则,遵循《国家突发公共卫生事件应急预案》中的事件分级规定进行设置。

2)数据分析与预警:对监测获取的数据,系统自动根据预警规则来扫描、判断,达到预警指标后就自动生成一条分级预警信息。

(3)信息报告功能:系统通过短信、邮件或滚动信息条方式,向指定用户进行事件通知、预警。

(4)数据分析与展示功能:对监测数据进行统计分析与展示,并可进行简单的空间分析。

4.分析决策子系统　分析决策子系统的功能主要包括事件定性定级、应急决策支持、事件信息分析展示、会商决策支持、处置方案管理。

(1)事件定性定级:根据专家会商及有关技术单位的报告等对事件定性定级,登记事件,按照类型级别分类管理,并对有关的专家会商情况、技术单位分析报告等进行管理。

(2)应急决策支持

1)应急预案调阅:根据事件的类型和分级级别,系统自动从应急预案库中搜索和调阅与此类事件处理相关的预案,供应急人员指挥调度时参考。

2)知识支持:基于知识经验资料库,提供事件相关的知识支持。

3)应急资源信息支持:基于应急资源管理子系统,提供应急资源有关数据信息的支持。

(3)事件信息分析展示:是对事件有关的影响范围、涉及人数、资源情况、处置措施等数据提供统计分析、空间分析、可视化展示,对事件应急处置有关的各种信息进行集成显示、叠加显示等。

(4)会商决策支持:支持应急部门通过快捷、实用、有效的会商方式,包括现场的视频会商,进行卫生应急方案研讨、事件性质判定、处理措施的拟订,记录会商的时间、地点、人员、主题内容、结果等过程信息。会商信息管理展现疫情信息、事件信息、综合信息等各类会商信息,同时支持声音、文字、数字、图形、图像的显示,把指挥系统应急形势迅速展现到会商现场。

(5)处置方案管理:其功能是对领导决策、专家会商决定等产生的处置方案及决策的有关原始资料进行管理。根据处置方案,生成卫生应急事件处置流程单,以便指挥调度。

5.指挥调度子系统

(1)处置措施流程单:根据处置方案,生成处置措施流程单,并明确所有任务的责任人、联系人、联系方式等,同时对处置措施进行分类管理。

(2)隔离区划定与管理:根据事件级别不同,在事件发生地点周围划定不同范围的高危区、危险区和隔离区,在电子地图上可以直观显示划定的区域情况,分析和统计隔离区内的人口、资源等数据,并可以分析隔离区内疫情分布和发展趋势。

(3)应急资源调度:根据公共卫生事件的类型与分级级别,结合应急预案,分析突发事件应急处置所需要的卫生应急资源类型和数量、应急专家类型,完成突发公共卫生事件处置的应急资源配置,系统给出应急处置所需的医疗救治机构、急救设备、药剂、疫苗等各类应急资源类型和数量等方面的报表。同时,对所需的每一类应急资源,系统基于电子地图,利用 GIS 空间分析功能,以突发公共卫生事件的事发位置为中心,在电子地图上直观显示出应急资源在周边的分布。应急指挥调度人员可以查看任意指定范围内的各种资源的分布及相关详细资料,测量事件发生地与这些资源的距离,以便能及时将资源调集到指定地点。

(4)调度指令:根据应急方案部署及突发公共卫生事件当时的实际情况,应急指挥调度人员可通过系统实时收集和查看突发事件处置过程中的各种反馈信息,对各应急队伍进行决策指令、情况通报等的上传和下达。

第五节   卫生监督信息管理

本节从卫生监督工作概述入手，阐述了卫生监督过程中信息采集的主要内容，以及对采集信息的管理及应用，并简述了相应信息系统的功能和作用。

一、卫生监督工作概述

卫生监督执法工作是维护群众健康权益的重要保障，是执行国家医疗卫生行业法律法规、维护医疗卫生行业秩序、促进经济社会协调发展、建设健康中国的重要保证，是医疗卫生行业综合监管工作中的重要一环，具有较强的专业性、技术性，涉及了公共场所卫生健康、生活饮用水卫生健康、饮用水卫生安全产品、传染病防治、学校卫生、职业健康、放射诊疗、血液安全等多个业务领域。

二、卫生监督信息的主要内容

（一）建设项目卫生审查信息

建设项目卫生审查是对新建、改建、扩建等建设项目开展审查，采集基本的共性指标。

（二）公共场所卫生监督信息

公共场所卫生监督是对取得公共场所卫生许可证的体育场（馆）、公园、公共交通工具等公共场所经营单位，开展日常监督检查、抽检，并以 2019 年 4 月 23 日第二次修订的《公共场所卫生管理条例》为主要法律依据进行查处。特定信息主要有卫生设施及饮水使用情况和公共场所卫生监督量化分级管理登记评定情况等。

（三）生活饮用水卫生监督信息

生活饮用水卫生监督是对所有集中式供水单位、设定二次供水卫生许可地区取得卫生许可证的二次供水单位、未设定二次供水卫生许可地区的二次供水单位等涉及生活饮用水单位，开展日常监督检查、抽检信息，并以 1996 年 7 月 9 日公布，1997 年 1 月 1 日起实施的《生活饮用水卫生监督管理办法》为主要法律依据进行查处。特定信息主要有水源水类型、制水工艺、消毒、检验能力等。

（四）涉及饮用水卫生安全产品监督信息

涉及饮用水卫生安全产品监督是对涉及饮用水卫生安全产品的生产企业、在华责任单位和销售单位开展日常监督检查、抽检。特定信息主要有产品信息。

（五）学校卫生监督信息

学校卫生监督是对小学及小学以上学校开展日常监督检查、抽检，并以 1990 年 6 月 4 日发布实施的《学校卫生工作条例》为主要法律依据进行查处。特定信息主要有学校类别、办学性质、校内辅助设施、饮用水、健康管理、学校卫生综合评价情况、纳入卫生监督协管服务等。

（六）餐具饮具集中消毒监督信息

餐具饮具集中消毒监督是对餐具饮具集中消毒服务单位开展日常监督检查、抽检，并以 2021 年 4 月 29 日第二次修正的《中华人民共和国食品安全法》及其实施条例为主要法律依据进行查处。特定信息主要有营业执照发照日期、用水类别等。

（七）消毒产品监督信息

消毒产品监督是对消毒产品生产单位、在华责任单位、经营和使用单位开展日常监督检查、抽检，并以 2013 年 6 月 29 日修正的《中华人民共和国传染病防治法》、2017 年 12 月 26 日修订的《消毒管理办法》等法律、法规和规章为主要法律依据进行查处。特定信息主要有产品种类（目录）等。

（八）传染病防治监督信息

传染病防治监督是对各级疾病预防控制机构、已取得有效许可资质的医疗机构和采供血机构等涉及传染病防治单位开展日常监督检查、抽检，并以 2013 年 6 月 29 日修正的《中华人民共和国传染病防治法》及相关法律、法规和规章为主要法律依据进行查处，其中与消毒产品监督相关的信息不重复填报。特定信息主要有单位类别、重点部门、分类监督综合评价结果等。

（九）用人单位监督信息

用人单位监督是对用人单位（以及向用人单位提供可能产生职业病危害设备、材料的单位）开展日常监督检查，并依据 2018 年 12 月 29 日修正的《中华人民共和国职业病防治法》等法律、法规和规章对用人单位以及向用人单位提供可能产生职业病危害的设备、材料的单位进行查处。采集基本的共性指标。

（十）职业卫生技术服务监督信息

职业卫生技术服务监督是对职业卫生技术服务机构开展日常监督检查，依据《中华人民共和国职业病防治法》等法律、法规、规章，对职业卫生技术服务机构进行查处。特定信息主要有认可的业务范围、机构资质情况等。

（十一）放射诊疗监督信息

放射诊疗监督是对涉及放射诊疗的单位开展日常监督检查，并以放射卫生法律、法规和规章为主要法律依据进行查处，包括立案后不予行政处罚和仅实施相关行政措施的案件。特定信息主要有放射诊疗许可情况、放射诊疗设备和配套设备的种类和数量、放射工作人员健康监护、放射工作人员个人剂量监测等。

（十二）职业健康检查、职业病诊断和放射卫生服务技术机构监督信息

职业健康检查、职业病诊断和放射卫生服务技术机构监督是指对职业健康检查、职业病诊断、放射卫生技术服务机构和其他单位（个人）开展日常监督检查，并依据 2018 年 12 月 29 日修正的《中华人民共和国职业病防治法》等法律、法规、规章，对职业健康检查、职业病诊断和放射卫生技术服务机构等被监督单位（个人）实施卫生行政处罚、行政强制及其他措施。特定信息主要有批准 / 备案的业务范围、机构资质的批准 / 备案情况、人员的资质等。

（十三）医疗机构监督信息

医疗机构监督是对已取得医疗机构执业许可证的各类医疗机构开展日常监督检查，并以医疗卫生法律、法规和规章为主要法律依据，对医疗机构及其个人进行查处。特定信息主要有机构级别、经营性质等。

（十四）无证行医监督信息

无证行医监督是以医疗卫生法律、法规和规章为主要法律依据，对非医疗机构和个人行医行为进行查处。特定信息主要有违法地点和以往处罚情况等。

（十五）血液安全监督信息

血液安全监督是对已取得医疗机构执业许可证的医疗机构、已取得采供血执业许可证的采供血机构和未取得许可非法从事临床用血及采供血等违法行为的单位开展日常监督工作，并以血液安全卫生法律、法规和规章为主要法律依据进行查处。采集基本的共性指标。

（十六）妇幼健康监督信息

妇幼健康监督是对取得许可准许从事母婴保健技术服务的医疗机构、妇幼保健机构开展日常监督工作，并对各级各类从事母婴保健、辅助生殖技术服务的机构及人员违法行为实施行政处罚、行政强制及其他措施。特定信息主要有服务项目、违法地点和以往处罚情况等。

三、卫生监督信息的管理

（一）信息采集与报告

1. 卫生监督信息的采集　卫生监督信息的采集有手工填报、应用系统采集和系统导入三种方法。随着卫生监督信息化建设的发展，后两种报告方法将逐步替代手工填报的方法。

2. 卫生监督信息卡　卫生监督信息卡是卫生监督实现网络化的重要基础和前提，着力于收集、汇总卫生监督工作的真实信息，使各级领导掌握卫生监督工作情况，正确评估卫生监督工作现状，同时为领导决策提供依据。

3. 卫生监督信息报告系统　卫生监督信息报告一般是使用国家卫生健康委员会组织开放的卫生监督日常业务应用系统进行报告。主要包括系统管理，卫生监督数据直报与反馈，卫生监督个案数据库管理，卫生监督信息检索，统计分析和生成报表，以及重大公共卫生事件监督的直报、逐级审核和预警等功能。

（二）信息应用

2001 年以来，全国在卫生监督信息的应用方面取得了一些重要成绩，初步实现了国家卫生监督信息管理系统的开发和应用。

1. 卫生监督信息的常规应用　主要包括：编印卫生监督信息简报和信息专报；建设卫生监督信息门户网站；省市之间和省内市、县级卫生行政部门建立互查协查联动机制，联合分析卫生监督工作中存在的问题和差距；充分发挥媒体的健康宣传教育作用，扩大卫生监督的影响；实时对某一卫生监督问题进行统计和分析；为政府、卫生行政部门和卫生监督机构对卫生监督管理制定政策、做好规划、进行决策提供依据。

2. 卫生监督信息数据库的应用　全国各级卫生监督机构通过卫生监督信息网络，运行卫生监督信息报告软件系统，将卫生监督的各类数据，以个案方式在网上直报到省并自动生成各类相应的个案数据库。卫生监督信息数据库主要包括：①被监督单位基本情况数据库；②卫生监督处罚个案信息数据库；③卫生监督机构基本建设数据库。

（三）信息发布

卫生监督信息发布是指卫生行政部门根据法律规定，除涉及国家机密、个人隐私和商业秘密外，将涉及管理相对人权利、义务的卫生监督信息资料依法向社会或个人发布，任何公民或组织均可依法进行查阅或复制。

1. 卫生监督信息发布的内容　卫生监督信息发布坚持公开、透明、及时、准确、全面的原则。按照卫生监督程序要求，卫生监督信息发布的内容分为依据的发布，决定形成过程的发布，结果的发布三类。

2. 卫生监督信息发布的方式　该方式是指卫生监督信息对外发布所采取的方法和形式，可分为依据职权发布和依据申请发布两种。

3. 卫生监督信息的发布过程　该过程是指将卫生监督信息对外发布，包括时间、顺序、方法、步骤等。卫生监督信息发布的过程包括收集和整理、审核、发布三个环节。

（四）信息保存

各类涉及卫生监督信息报告的原始资料应当按国家有关规定纳入档案管理，定期地进行收集、整理、归档并保证资料的完整性，保存期限为 3 年（依据 2011 年 7 月 20 日发布实施的《卫生监督信息报告管理规定（2011 年修订版）》和归档管理的有关规定）。有条件的机构还需对档案进行异地备份保存。

四、卫生监督信息系统

（一）系统简介

国家级卫生监督信息系统建设项目于 2009 年 6 月启动，建立了国家级卫生监督信息平台，开发了全国统一使用的卫生监督信息报告系统，该系统于 2011 年 1 月 1 日正式上线运行。卫生监督信息报告系统具有卫生监督信息报告、卫生监督培训、卫生行政许可、卫生监督绩效考核、卫生监督检查与行政处罚等功能，可对卫生监督信息进行深入挖掘，强化卫生监督信息分析利用，为管理决策、公共服务提供依据。

（二）系统框架

卫生监督信息系统体系架构以卫生监督综合数据资源为中心，建设卫生监督业务应用管理系统，最终形成以卫生监督信息报告和综合决策为主线，以卫生行政许可系统、卫生监督检查和行政处罚系统为主体的卫生监督信息体系。卫生监督信息报告系统、卫生行政许可系统、卫生监督检查与行政处罚信息系统是卫生监督信息系统的主要内容，各系统功能互相独立，又密切联系，是实现卫生监督工作的科学化、信息化管理的重要技术支撑。

（三）系统功能

卫生监督信息系统、卫生行政许可系统和卫生监督检查与行政处罚系统应具备信息采集、信息管理和信息分析利用这三个基本功能。系统应具备在线和离线录入功能，采集的信息在经过审核、修正、删除等操作后，汇总形成数据集，经过统计分析，产出报表、统计图、卫生监督管理指标和质量评价指标等。

第六节　妇幼保健信息管理

本节从概述妇幼保健工作入手，阐述了妇幼保健信息资源的主要内容、管理流程和要求，并简述了相应信息系统的功能和作用。

一、妇幼保健工作概述

"儿童优先，母亲安全"已经成为国际社会的共识。与妇幼卫生信息化密切相关的孕产妇死亡率、婴儿死亡率和期望寿命构成了国际上公认衡量一个国家或地区卫生综合效果和居民健康水平的三大重要指标，同时也被纳入了 WHO 衡量国家或地区经济发展水平和社会文明程度的评价体系。

我国妇幼卫生监测始于 20 世纪 80 年代，主要包括孕产妇死亡监测、5 岁以下儿童死亡监测和出生缺陷监测，即三网监测。经过数十年的建设和发展，我国已经建立了"国家、省、地市、县"四级妇幼保健网体系，在各个层面开展妇幼保健工作。区别于一般以诊疗为主要工作内容的医疗机构，妇幼保健机构的工作主要围绕妇女儿童健康保健展开，涵盖从妇女保健、妊娠、生产，到新生儿保健、儿童健康管理等各个阶段。各级妇幼保健机构的主要业务包括：制订妇幼健康教育工作计划，开展有针对性的健康教育和健康促进活动，定期对健康教育效果进行评估；开展妇幼保健业务的技术研究、业务培训和工作评估，推广妇幼保健领域的适宜技术；针对妇女和儿童的日常保健开展服务工作，例如疾病筛查、健康监测、健康管理、宣传教育等；对各级医疗机构中妇幼保健相关的技术人员进行业务管理、技术指导、人员培训和考核评估；对妇幼保健业务过程中的各种信息进行收集、汇总、上报、分析、反馈和交流，进行相关信息的统计、分析工作，为开展调查与科学研究提供支持，为卫生行政部门决策提供依据。

二、妇幼保健信息的主要内容

（一）妇女保健信息主要内容

1. **婚前保健服务信息**　婚前保健服务是依据《中华人民共和国母婴保健法》规定，由依法许可的医疗保健机构开展的婚前医学检查、保健、咨询服务。婚前保健服务信息包括人口学信息、社会经济学信息、亲属信息、健康状况信息、检测检验信息、体检信息、疾病诊断信息、保健服务信息和行政管理信息。

2. **妇女常见病筛查信息**　妇女常见病筛查是为及早发现和治疗妇女生殖系统疾病，针对妇女群体进行生殖系统常见病和多发病的筛查。妇女常见病筛查信息包括人口学信息、社会经济学信息、健康状况信息、生育情况信息、检测检验信息、体检信息、业务管理信息和行政管理信息。

3. **孕产期保健服务与孕产妇高危管理信息**　孕产期保健服务以孕产妇及胎儿、婴儿为主体，以提高两代人的生命质量为目标，提供以生理、心理、社会适应为目标的综合保健服务；孕产妇高危管理是指通过针对可能影响妊娠结局的危险相关因素进行筛查，筛选出高危孕产妇，并对她们进行重点监护。孕产期保健服务与孕产妇高危管理信息包括人口学信息、社会经济学信息、亲属信息、母子健康状况信息、母亲孕产期保健信息、分娩信息、检测检验信息、体检信息、新生儿健康信息、服务管理信息、死亡信息和行政管理信息。

4. **产前筛查与诊断信息**　产前筛查是在孕早期和孕中期用血清学方法和超声学方法等，对胎儿进行先天性缺陷和遗传性疾病的筛查；产前诊断是指对胎儿进行先天性缺陷和遗传性疾病的诊断。产前筛查与诊断信息包括人口学信息、社会经济学信息、产前筛查信息、产前诊断信息和行政管理信息。

5. **出生缺陷监测信息**　出生缺陷监测是对胚胎或胎儿在发育过程中发生的解剖学和功能上的异常情况进行监测。出生缺陷监测信息包括人口学信息、社会经济学信息、新生儿信息、健康状况信息、分娩信息、出生缺陷信息和行政管理信息。

6. **孕产妇死亡报告信息**　孕产妇死亡报告由依法许可的专业机构出具。孕产妇死亡报告信息包括人口学信息、社会经济学信息、死亡信息和行政管理信息。

（二）儿童保健信息主要内容

1. **出生医学证明信息**　出生医学证明是依据《中华人民共和国母婴保健法》出具的，证明婴儿出生状态、血亲关系，申报国籍、户籍，取得居民身份证号码的法定医学证明。出生医学证明信息包括人口学信息、社会经济学信息、亲属信息、出生时健康状况信息和行政管理信息。

2. **儿童健康体检信息**　儿童健康体检是以儿童为对象，对其提供健康体检、营养指导、生长发育监测、卫生保健等儿童保健服务的措施。儿童健康体检信息包括人口学信息、社会经济学信息、亲属信息、儿童健康状况信息、体检信息、检测检验信息、业务管理信息和行政管理信息。

3. **新生儿疾病筛查信息**　新生儿疾病筛查是医疗保健机构在新生儿群体中，用快速、简便、敏感的检验方法，对一些危及儿童生命，危害儿童生长发育，导致儿童残疾的一些先天性疾病、遗传性疾病进行群体筛查。新生儿疾病筛查信息包括人口学信息、社会经济学信息、亲属信息、相关检测检验信息、疾病筛查信息、疾病诊断信息和行政管理信息。

4. **营养性疾病儿童管理信息**　营养性疾病儿童管理是对营养性疾病儿童进行筛查、登记、追踪和管理。营养性疾病儿童管理信息包括人口学信息、社会经济学信息、亲属信息、健康状况信息、检查检验信息、业务管理信息和行政管理信息。

5. **5 岁以下儿童死亡报告信息**　5 岁以下儿童死亡报告是由依法许可的专业机构出具的 5 岁以下儿童死亡报告。5 岁以下儿童死亡报告信息包括人口学信息、社会经济学信息、亲属信息、死亡信息和行政管理信息。

三、妇幼保健信息的管理

（一）妇幼保健信息的采集

信息采集阶段主要实现妇幼保健相关信息的获取。信息在各级妇幼保健业务活动中产生，通过不同的采集手段实现各级信息的获取，采集手段主要包括纸质报告卡和调查表录入、数据交换、数据导入等多种方式。信息采集的方式包括主动监测和被动监测两类，在已经构建业务信息系统的机构，可以通过区域卫生信息平台或数据交换系统向本级妇幼保健机构提供常规报告，这属于主动监测；也可以由本级妇幼保健机构根据需要向所辖地各个相关机构收集信息，这属于被动监测。

（二）妇幼保健信息的管理

妇幼保健工作的信息管理通常依托区域卫生信息平台或妇幼保健管理信息系统进行，主要围绕妇女和儿童的全生命周期的健康档案进行管理，既包括静态的专项档案信息，也包括历次诊疗、保健、随访等动态信息。同时，由于人口在居住场所上具有一定的流动性，因此在信息管理上要实现妇幼保健专项档案的连续性工作。

（三）妇幼保健信息的应用

收集妇幼保健相关信息，为政府、卫生行政部门和妇幼保健机构针对妇幼保健管理制定政策、做好规划、进行决策提供依据。全国各级妇幼保健机构可通过信息网络运行妇幼保健信息管理系统，将妇幼保健各类数据，以个案方式在网上直报到省，并且自动生成各类相关的个案数据库。在信息分析利用阶段，除产出死亡率、保健覆盖率等人群健康测量指标，汇总报表和分析报告外，视监测目的和信息类型的不同，还涉及信息的质量评价和数据挖掘分析等活动。

（四）妇幼保健信息的存储

各类涉及妇幼保健信息报告的原始资料，应当按国家有关规定纳入档案管理，定期地进行收集、整理、归档，并保证原始资料的完整性，有条件的机构还需对档案进行异地备份保存。需保存的资料包括：手工填写纸质妇幼保健信息卡的，其妇幼保健信息卡及相关的原始资料应当保存；信息来自相关业务文书的，所使用的相关业务文书资料应当保存；信息由业务应用系统自动报送至信息报告系统的，录入业务应用系统的原始资料应当保存；自动报送和录入报告系统的电子数据信息应当备份保存。

四、妇幼保健信息系统

（一）妇幼保健信息系统简介

根据妇幼保健的主要业务需求，妇幼保健信息化工作主要围绕"两条主线、三级平台"展开。"两条主线"即妇女保健业务和儿童保健业务，"三级平台"包括国家级平台、省级平台和区域（地市或县级）平台。国家和省级妇幼保健信息平台以综合集成软件平台为基础，突出妇幼公共卫生信息资源管理与服务。区域（地市或县级）妇幼卫生信息平台以实时监测的软件平台为基础，强化业务过程监控和协同管理。在各级平台上，根据妇幼保健机构的职能，分别开展诊疗、筛查、咨询、宣教、信息管理、统计分析等工作。同时，妇幼保健的信息化工作还需要实现与疾病预防控制、医疗机构、区域卫生等信息系统的集成，从而实现妇幼保健业务与其他医疗卫生工作的衔接与整合。

（二）妇幼保健信息系统总体设计

1. 总体架构　妇幼保健信息系统在国家、省、市、县都可能具备独立的系统，上下级之间又相互连接，形成一体化网络。在每一级内，妇幼保健信息系统同样采用五层平台架构，包括操作系统平台、系统软件平台、应用系统平台、业务运行平台和业务系统功能。系统总体架构详见图4-6-1。

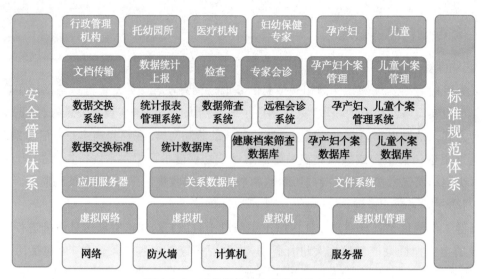

图 4-6-1 妇幼保健信息系统总体架构

2. 功能模块 妇幼保健信息系统应具备信息采集、信息管理和统计分析三个基本功能。系统应具备信息在线录入功能,并提供接口标准,信息经过审核、订正、查重、删除等数据管理操作后,汇总形成数据库,再经过统计分析,产出报表、统计图和质量评价指标报告等管理信息,为业务管理、决策分析、公众服务提供科学支持。

3. 应用架构 妇幼保健信息系统应用架构详见图 4-6-2。该系统是支撑各级妇幼保健服务的核心系统,主要将采集到的信息汇总到信息系统中进行有效管理,并集中对外提供各种服务。信息管理既可以通过独立的妇幼保健信息系统进行,也可以通过与区域卫生信息平台集成完成。

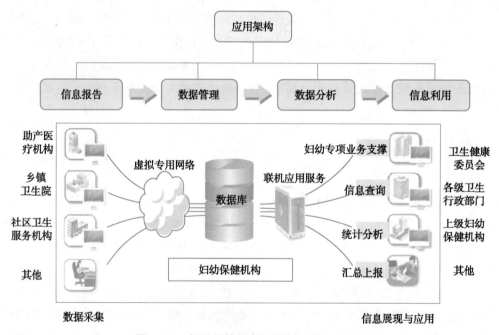

图 4-6-2 妇幼保健信息系统应用架构示意图

(三)妇幼保健信息系统功能

妇幼保健信息系统的主要功能包括:孕产妇及儿童健康服务信息系统和监管信息系统两部分。孕产妇及儿童健康管理信息系统功能总体结构详见图 4-6-3。

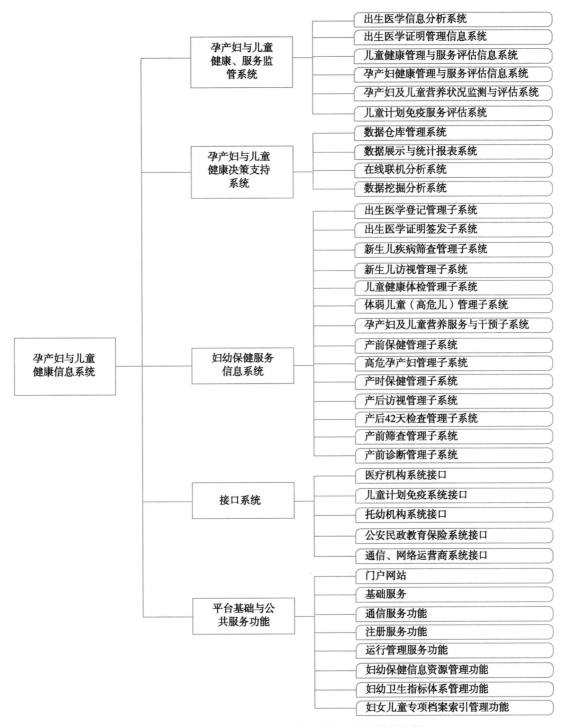

图 4-6-3 孕产妇及儿童健康管理信息系统功能结构图

本部分以儿童健康管理与服务评估信息系统中儿童健康体检部分为例进行介绍,儿童健康体检是定期对7岁以下的儿童进行体格发育测量和评价,其功能简单介绍如下。

1. **基本信息登记** 完成7岁以下儿童基本信息录入。系统支持多种形式数据录入方式。

2. **儿童体检管理** 完成儿童体检数据录入,能够根据体检结果进行评价,产出健康指导意见。系统支持多种形式数据录入方式,并提供健康指导意见模板功能。

3. **转诊登记** 根据儿童体检结果,完成对出生缺陷儿童、营养性疾病儿童的转诊登记。

4. **提醒与预警** 能够根据业务规则对定期体检、转诊登记的时间进行自动提示,自动筛出预约体检、到期未检的儿童；根据体检信息和营养性疾病儿童管理规范，自动筛查出检测指标异常的儿童，给出预警；预设指导及异常情况处理意见等的标准参考值，根据体检信息形成指导及异常情况处理意见等。

5. 结案管理　完成实足年龄 7 岁儿童和确诊死亡儿童的结案登记、迁出儿童登记、失访儿童登记。

6. 信息查询　能够查询 7 岁以下儿童完整的健康体检信息，可根据单个或多个条件组合查询，支持个案查询。

7. 统计与报表生成　生成 7 岁以下儿童保健和健康情况年报表等统计报表，能按不同统计要求生成报表和图形，支持报表格式自定义、条件查询。

8. 打印与输出　具备儿童体检各项信息的打印与输出功能。

9. 数据交互　从其他功能模块提取儿童基本信息及其体检相关信息。

第七节　采供血信息管理

本节从采供血工作概述入手，阐述了采供血过程中信息采集的主要内容，以及对采集信息的管理及应用，并简述了相应信息系统的功能和作用。

一、采供血工作概述

采供血机构是指采集、储存血液，并向临床或血液制品生产单位供血的医疗卫生机构，分为血站、单采血浆站和血库。血站分为血液中心、中心血站和基层血站，其职责是采集、储存血液，并向临床供血和参与临床有关疾病的诊断治疗。单采血浆站是采集血液制品生产用原料血浆的采供血机构，负责向血液制品生产单位提供生产用原料血浆。血库是医院储存血液和参与临床有关疾病诊断治疗的业务科室，分为中心血库和医院输血科（血库）。

血液管理以省、自治区、直辖市为区域，实行统一规划采供血机构、统一管理血源、统一采供血和合理用血的原则。血液管理信息化是保障血液质量、提高血站科学管理水平、提升服务质量和效率的重要手段。

二、采供血信息的主要内容

（一）献血招募

医疗机构提供给患者输血的血液来自各血站招募的无偿献血者。在献血前严格按照规定对献血者进行征询、体检、检验，最终确定献血者是否符合献血要求。招募过程主要采用征询和检查的方式进行信息采集，包括献血者的基本信息、身体状况、既往病史、生活习惯以及社会文化状况等。同时，对献血者进行分类管理，有利于提高献血者的积极性和献血的有效性。

信息内容主要涉及如下方面。

1. 献血核查　献血前通过身份信息，核查献血者是否在献血间隔期内或者是否有不适宜献血情况。

2. 信息登记　献血者的信息登记和管理包括对固定献血者、初次献血者等献血人群细分管理和对献血者量化评价，形成献血者档案，得出本次献血前体检结果及记录献血者本次献血意愿。

（二）血液采集

在献血过程中，采血人员严格按照标准操作规范进行采血，杜绝因自身操作不当造成的血液质量下降的现象。

信息内容主要涉及以下几方面。

1. 本次采集血液品种及采集量。

2. 本次采集过程中是否有异常情况。

3. 血液检测标本、血液留样登记。

4. 血液入库交接。

（三）血液检测

根据实验室检测项目要求，完成所采集血液的检测。

信息内容主要涉及以下几方面。

1. 血液检测标本接收。

2. 血液标本检测报告发布。

（四）血液成分制备、存储与发放

采集的血液严格按照制备标准，通过分离制备得到红细胞悬液和血浆，洗涤、冰冻和解冻红细胞，血浆病毒灭活，冷沉淀等各类血液成分。成品库用于合格血液和血液成分的管理、储存和发放。

信息内容主要涉及以下几方面。

1. 血液出入库交接。

2. 血液制备信息登记。

3. 血液库存信息。

4. 合格血液放行、不合格血液报废信息。

5. 制备、储存、出入库和临床发放等信息。

（五）临床用血

血站面向临床医疗机构，主要是为临床提供合格的血液和血液成分制品，并指导临床进行合理用血。

信息内容主要涉及以下几方面。

1. 血液运输信息。

2. 血液交付信息。

3. 临床输血信息。

三、采供血信息的管理

（一）信息采集与报告

1. 信息的采集方式目前主要有以下几种。

1）人工录入：由操作人员将信息录入信息系统内。

2）仪器接口传输：仪器产生的数据通过一定的接口标准传输至信息系统。

3）文件导入：批量数据使用规定格式的文件导入信息系统。

4）设备读取：使用设备主动读取血袋或标本信息至信息系统。

5）自动采集：通过射频技术，自动读取规定范围内的数据。

2. 根据献血者意愿告知本次献血信息，告知方式主要有以下几种。

1）邮件寄送：常规保留下来的信件寄送方式告知。

2）短信发送：通过短信告知。

3）电子邮件：通过电子邮件告知。

4）微信公众号：献血者通过关注微信公众号，自主查询。

除了需要向献血者告知本次献血信息，系统还需要每日将采集情况及血液库存信息向卫生主管部门报告。

（二）信息管理

1. 每个环节的信息接收后，都应校验数据质量。

2. 按法律法规要求，并结合工作情况，制定一系列信息使用规章制度。

3. 按照工作需要、最小化原则分配信息使用的权限。

4. 每项操作均详细记录操作日志。

（三）信息应用

通过对采供血过程中采集的数据进行应用，更好地服务献血者及用血者。

1. **预约献血**　减少献血现场等候时间及人员聚集，事先预约献血日期、时间、地点及献血种类等，并且判别能否献血，避免不必要的奔波。

2. **查询献血记录及检测结果**　查询献血记录以及每次的检测结果。

3. **查询捐献血液的去向**　查询自己捐献的血液何时送往哪个医院。

4. **电子献血证查询**　查询本人的历次献血证。

5. **自助审证用血**　献血者本人或者符合条件的家属线上进行用血审证。

6. **患者用血费用直接减免**　献血者本人或者符合条件的家属输血后产生的费用，在医院结账时直接予以扣除减免。

（四）信息发布

1. **献血招募信息的发布**

（1）常规或应急向公众发布献血招募信息。

（2）提供献血关爱服务。

2. **献血知识宣传**

（1）向公众发布献血用血常识。

（2）对献血者献血后进行关爱提示。

（3）对采供血过程中发现的问题接受监督和咨询。

（五）信息保存

各类涉及采供血的原始资料应当按国家有关规定纳入档案管理，定期地进行收集、整理、归档，维护原始资料的完整性。有条件的机构还需对档案进行异地备份保存。

系统数据在做好服务器巡检及网络安全的基础上，还采取多种措施保障信息安全。

1. 服务器采取双活存储、双中心运行模式。

2. 每天多点定时备份服务器数据。

3. 建立异地容灾系统。

4. 每年多次进行信息系统应急演练。

四、采供血信息管理系统

（一）系统简介

血液管理信息系统覆盖卫生行政主管部门、各级采供血机构、血液管理机构、临床用血医院，形成统一的实时联网数据中心并对献血招募、血液采集、临床供应、用血服务等业务进行管理，同时建立备份及异地容灾系统。以无偿献血和输血服务工作为主要业务对象，按照"标准化、规范化、有序化、便捷化"原则，提供一系列服务，方便献血者及用血者。

（二）系统框架

血液管理信息系统采用成熟的多层架构，包括操作系统、中间件、应用系统支撑平台、采供血业务管理子系统、献血组织管理子系统和临床用血管理子系统。操作系统跨越多种硬件体系架构，为中间件的运行提供强力支撑。中间件包括网络服务器、应用服务器和关系数据库服务器。应用系统支撑平台实现权限管理、日志管理、审计管理等通用业务，支持业务系统的动态部署，便于业务系统演化。采供血业务管理系统包括献血招募、献血采集、血液检测、血液制备和血液发放等功能模块。

血液管理信息系统包括 Web 服务器群组、应用服务器群组和数据库服务器群组。Web 服务器用来处理来自血站内外的各种客户端的请求，为不同的客户端生成匹配的用户界面。应用服务器处理采供血过程从献血招募到血液发放中的各种业务。数据库服务器用来持久化各种业务产生的数据，包括结构化数据和半结构化数据。整个架构对业务逻辑和业务数据进行集中管理，层次清晰，易于维护和升级。

（三）系统功能

血液管理信息系统主要包括献血招募、血液采集、血液检测、血液制备、血液发放、临床用血一体化等功能模块。献血招募模块主要为献血者提供服务，普及无偿献血知识。献血采集模块实现体检、采血服务的信息管理。血液检测模块实现血液检测的信息管理。血液制备模块实现血液分离成分的过程信息。血液发放模块实现将血液发放到临床医疗机构的过程信息。临床用血模块主要包括审证用血、血费减免等功能。

（四）应用部署

根据业务特点，血液管理信息系统必须安全、稳定、可靠，同时要保障业务正常运转，满足较高的性能要求。首先通过服务器的虚拟化技术构建基础设施云平台，构建各应用子系统 Web 服务器、中间件服务器、数据库服务器。Web 服务器负责与客户端的连接，将收集的信息提交给中间件服务器，将查询和统计结果显示给用户。中间件服务器主要完成业务的逻辑运算，接受来自 Web 服务器的信息和查询请求，并将统计和查询结果返回给 Web 服务器。

在与外部系统的关系上，血液管理信息系统可与区域血液信息系统、区域卫生信息平台实现数据共享，同时支持与符合标准的医院信息系统连接，共享传染病信息和献血记录。

（五）应用效果

血液管理信息系统的应用实现了资源和信息的共享、降低了工作量、规范了工作流程、减少了人为差错，为实现全面质量管理提供了保证，同时为管理者提供及时、准确、直观、全面的采供血数据，为决策和质量分析提供支持，提高了血站业务工作的准确性、可靠性和用血安全性，降低了血站的执业风险。

血液检测系统实现了全面的标本管理、实验管理、报告管理、室内质控等功能，将血液检测的管理模式由基于标本和检测结果管理转变为基于全面血液安全和体系管理，实现设备的无缝连接和检验数据的自动判读。系统从血液全面安全角度设计检测流程控制和报告发放控制，突破了实验室信息管理系统基于数据采集和汇总的设计模式。

第八节　基层卫生服务信息管理

本节从概述基层卫生服务入手，阐述了基层卫生服务机构在业务开展过程中信息收集、应用、管理、存储和发布的要求，并简述了相关业务信息系统应具有的基本功能。

一、基层卫生服务概述

（一）基层卫生服务的概念

基层卫生服务是在政府领导、社区参与、上级卫生机构指导下，以基层卫生机构为主体，全科医师为骨干,合理使用社区资源和适宜技术,以人的健康为中心,以家庭为单位,以社区为范围,以妇女、儿童、老年人、慢性病患者、残疾人等为重点,以解决社区主要卫生问题、满足基本卫生服务需求为目的,融健康教育、预防、保健、医疗、康复等为一体的,有效、经济、方便、综合、连续的卫生服务。

（二）基层卫生服务机构的功能

基层医疗卫生机构是指县及县以下(包括县级)的各类医疗卫生机构,由县(县级市)、乡(镇、街道办)、村(居委会)三级卫生机构(组织)构成,主要承担国家基本医疗和公共卫生服务的职能。基层医疗卫生机构分成如下三个层次。

1. 县级(县及县级市)医院、县级(县及县级市)专业站所,如急救中心、采供血机构、妇幼保健机构、专科疾病防治机构、疾病预防控制中心(防疫站)、卫生监督所(局)、健康教育所(站、中心)等。

2. 乡级(镇、街道办)卫生院、社区卫生服务中心。

3. 村级(村、居委会)村卫生室、社区卫生服务站。

二、基层卫生服务的主要内容

基层卫生服务机构开展的业务内容不断完善。目前,基层卫生服务的主要内容包括基本医疗服务和基本公共卫生服务。

（一）基本医疗服务

基本医疗服务是指医疗保险制度中规定的对劳动者或社会成员最基本的福利性照顾。基层卫生服务机构提供的基本医疗服务主要包括全科诊疗、住院治疗、家庭病床与社区护理、健康体检和中医特色健康管理。

（二）基本公共卫生服务

基本公共卫生服务是指由疾病预防控制机构、城市社区卫生服务中心、乡镇卫生院等城乡基本医疗卫生机构向全体居民提供的服务,是公益性的公共卫生干预措施,主要起疾病预防控制作用。

三、基层卫生服务信息的管理

基层卫生服务的信息管理是指基层卫生服务机构,利用计算机、网络、通信、安全等现代化技术,建立的业务管理信息系统(生产系统),以及各机构间在区域内实现业务协同和数据共享的区域信息平台(协同系统)的有机集合体,通过对基层卫生服务过程中产生的数据进行采集、存贮、处理、提取、传输、汇总和分析,提高基层卫生服务机构的能力、工作质量和管理水平。

（一）信息收集

基层卫生服务机构收集信息需要遵循以下基本要求。

1. **目的性**　基层卫生服务机构信息收集的目的须明确,从本社区的实际情况出发,有针对性地收集与目的有关、适用于本组织的信息。

2. **计划性**　基层卫生服务机构信息的收集要有计划。在计划中应包括收集信息的目的、对象、内容、方法、时间进度以及经费预算等内容。

3. **完整性**　收集的基层卫生服务组织信息应全面、完整。完整的信息资料才能实现对情况的完整、客观评价。

4. **时效性**　多数信息具有很强的时效性。及时有效的信息才有价值,才能发挥作用,"过时"和"扩散"都会导致价值的丧失。因此,对于具有时效性的信息而言,应收集最新的、能够反映最新动态的信息。

5. **准确性**　准确的信息才能为基层卫生服务机构所用,因此,收集的原始数据必须准确、可靠。为此,文字表达要清楚,数据定义要明确,且数据记录和数据计算要正确。

6. **科学性** 按照相关学科的规范来进行信息的收集、录入和编排,方便识别和共享。

7. **经济性** 信息收集要花费人力、物力、财力,要尽可能用少的成本,获得尽可能多的有价值的信息。

（二）信息应用

基层卫生服务机构的信息应用是指运用基层卫生服务机构的信息,提高基层卫生服务组织的管理水平和卫生服务质量。能利用的信息才是有价值的信息,充分、合理地利用基层卫生服务机构的信息,是基层卫生服务机构信息管理工作的最终目标。

（三）信息管理

1. 明确信息需求是基层卫生服务信息管理的首要任务。

2. 保证基层卫生服务机构所需要的所有数据和信息有效地进行采集。

3. 将采集的数据处理成基层卫生服务组织确定目标、制订计划时有用的信息。

4. 为决策提供准确、及时和足够的信息。

5. 不断地改进信息质量,减少无关的描述,增加有效信息。

6. 通过使用适当的信息技术,改进基层卫生服务管理者和工作人员获取知识的方法。

7. 培养和树立基层卫生服务工作人员的信息意识(或信息敏感性),协助提高工作效率和效益。

（四）数据存储

基层卫生服务机构的数据存储应基于区域卫生信息平台,具有匹配的数据存储空间和相应的管理能力,以及迅速的数据检索能力。数据中心应提供足够的存储空间,数据存储能力(不包含影像数据)≥5TB,同时,对海量数据的分级、分层、分区的优化管理和并行处理应该做到稳定高速访问。数据中心还应确保数据完整性和系统安全,具有自动或手动数据备份管理机制,做好数据备份,达到三级及以上等级保护要求。

（五）信息发布

信息发布服务主要是为区域内的健康服务对象提供与健康相关的信息,主要包括健康档案查询、健康信息发布管理、网上预约提醒、健康教育信息服务等。

四、基层卫生服务信息系统

（一）系统简介

基层卫生服务信息系统是指以满足城乡居民基本卫生服务需求为目的,建立提供城乡居民健康档案管理服务、基本公共卫生服务、基本医疗服务、健康信息服务以及机构运营管理服务的信息系统。

（二）总体框架

基层卫生服务机构及信息系统在区域医疗卫生信息体系的定位及与各机构系统间的关系详见图 4-8-1。

基层卫生服务机构与其他医疗卫生机构及外部机构之间具有紧密关系,基层卫生服务信息系统建设需考虑同医保、新型农村合作医疗,公共卫生机构、二级和三级医院以及自身管辖社区卫生服务站、村卫生室之间的关系,以更好地完成基层医疗、公共卫生等方面的工作任务。

（三）系统功能

1. **健康教育管理系统** 健康教育管理系统是在基层卫生服务机构的健康教育管理人员对健康教育相关的机构、对象、资料、计划进行管理的过程中,以及在进行健康教育认识的评估与健康教育结果的评估等健康管理服务过程中,为其提供业务和管理信息化支持的计算机应用软件。其功能主要包括:健康教育管理和信息共享与业务协同。

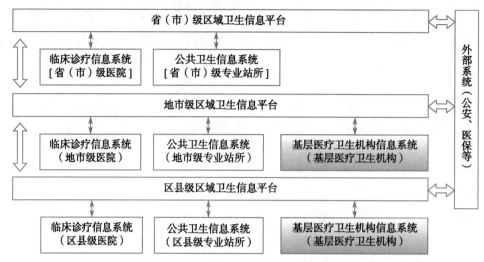

图 4-8-1　基层卫生服务机构及信息系统的定位及与各机构系统间的关系

2. 计划免疫系统　计划免疫系统是在基层卫生服务机构的预防保健人员对预防接种进行管理、提供预防接种服务的过程中,提供业务和管理信息化支持的计算机应用软件。其功能主要包括:预防接种管理和信息共享与业务协同。

3. 儿童健康管理系统　儿童健康管理系统是在基层卫生服务机构的儿童健康管理人员对 0～6 岁儿童进行健康管理的过程中,为其提供业务和管理信息化支持的计算机应用软件。其功能主要包括:儿童健康档案管理、新生儿家庭访视、体弱儿(高危儿)管理、婴幼儿随访管理、学龄前儿童健康管理、儿童体检管理、健康问题处理和信息共享与业务协同。

4. 孕产妇健康管理系统　孕产妇健康管理系统是在基层医疗机构健康管理人员对孕产妇进行健康管理的过程中,为其提供业务和管理信息化支持的计算机应用软件。其功能主要包括:孕产妇健康档案管理、孕期健康管理、产妇访视、产后 42 天健康管理和信息共享与业务协同。

5. 老年人健康管理系统　老年人健康管理系统是在基层卫生服务机构健康管理人员对 65 岁以上老年人开展健康管理的过程中,为其提供业务和管理信息化支持的计算机应用软件。其功能主要包括:老年人专项健康档案管理、老年人健康随访管理和信息共享与业务协同。

6. 高血压患者健康系统　高血压患者健康系统是在基层卫生服务机构健康管理人员对高血压患者、疑似高血压患者进行管理的过程中,为其提供业务和管理信息化支持的计算机应用软件。其功能主要包括:高血压患者健康管理和信息共享与业务协同。

7. 2 型糖尿病患者健康管理系统　2 型糖尿病患者健康管理系统是在基层卫生服务机构健康管理人员对 2 型糖尿病患者、疑似 2 型糖尿病患者进行健康管理的过程中,为其提供业务和管理信息化支持的计算机应用软件。其功能主要包括:2 型糖尿病患者健康管理和信息共享与业务协同。

8. 肿瘤报告管理信息系统　肿瘤报告管理信息系统是在基层卫生服务机构健康管理人员对肿瘤患者进行报告管理的过程中,为其提供业务和管理信息化支持的计算机应用软件。其功能主要包括:肿瘤病例报告卡和随访卡管理、信息共享与业务协同。

9. 脑卒中患者报告管理系统　脑卒中患者报告管理系统是在基层卫生服务机构健康管理人员对脑卒中患者进行报告管理的过程中,为其提供业务和管理信息化支持的计算机应用软件。其功能主要包括:脑卒中患者报告管理和信息共享与业务协同。

10. 重性精神疾病患者健康管理系统　重性精神疾病患者健康管理系统是基层卫生服务机构健康管理人员对重性精神疾病患者开展健康管理的过程中,为其提供业务和管理信息化支持的计算机应用软件。其功能主要包括:重性精神疾病患者健康管理和信息共享与业务协同。

11. 传染病及突发公共卫生事件管理系统 传染病及突发公共卫生事件管理系统是在基层卫生服务机构疾病预防管理人员针对传染病及突发公共卫生事件进行管理的过程中,为其提供业务和管理信息化支持的计算机应用软件。其功能主要包括:传染病及突发公共卫生事件风险管理、传染病及突发公共卫生事件报告和信息共享与业务协同。

12. 死亡登记管理系统 死亡登记管理系统是在基层卫生服务机构健康管理人员对死亡病例登记管理的过程中,为其提供业务和管理信息化支持的计算机应用软件。其功能主要包括:死亡登记管理和信息共享与业务协同。

(夏 天 孟 群)

思 考 题

1. 简述公共卫生信息资源的内容、来源、传输及存储方式。
2. 传染病控制信息主要包含哪些方面? 在我国是怎样进行管理的?
3. 妇女保健信息内容有哪些? 儿童保健信息内容有哪些?
4. 什么是突发公共卫生事件? 它分为哪几类?
5. 基层卫生服务信息系统对信息的管理有哪些? 具体要求是什么?

第五章

医疗服务信息资源的规划与管理

本章从研究分析医疗服务信息资源需求出发,系统介绍了医疗服务信息资源的基本内涵、架构模型、内容、来源、传输与存储方法,归纳总结了医疗卫生职能架构、职能域划分以及运用新技术和新方法进行业务流程与数据流程再造。医疗服务资源的规划与管理方便患者,助力医院高质量发展。通过医院信息平台和以电子病历为核心的医院信息化建设,明确建设目的、建设目标、建设原则以及建设内容,构建医院数据中心,实现数据流、业务流、信息流在不同时间、不同阶段,跨部门、跨区域信息互联互通、业务共享,并开启"三位一体"智慧医院评价新模式。

第一节　医疗服务信息资源

一、医疗服务信息资源的基本内涵

（一）医疗服务概念

医疗服务包括医疗人员遵照执业技术规范提供的对生命由孕育到衰亡的全生命周期的健康医疗服务,例如孕期保健、分娩支持、疾病诊治、临终关怀、预防保健等,也包括与这些服务有关的药品、医疗器械、救助运输、病房住宿等方面的服务。医院是提供医疗服务的主要医疗机构,医院内提供医疗服务的人员包括医师、护士、医技人员、药剂师以及其他医疗辅助人员等。医院通过开展一系列的医疗服务活动为患者提供服务。这些服务活动包括门（急）诊的挂号和收费、住院的入院/出院、诊疗、药品服务、检查检验服务、会诊、转诊以及抢救、手术、输血、输液等各类诊疗业务服务,还包括为支撑这些诊疗业务服务所开展的人员管理、财务管理、设备管理、耗材管理、医疗质量管理等管理服务。

随着科学技术的进步和发展,医疗服务的模式也在发生变化。例如:我国现行推进的分级诊疗将不同级别医院组织起来,共同为患者提供更有效的医疗服务;远程医疗是医疗机构利用信息技术,对异地患者实施咨询、会诊、监护、查房、协助诊断以及指导检查、治疗、手术及其他服务的医疗活动。

（二）医疗服务信息资源概念

医疗服务信息资源是指医疗服务活动中所积累的信息、信息软硬件设备、信息技术等要素的集成。以住院活动为例,其所包含的信息资源有入院信息、患者信息、医护人员信息、病床信息、费用信息、医嘱信息、检查检验结果信息、用药信息、手术信息、护理信息、转诊信息、出院信息等,还包括支撑和管理这些信息的信息系统,例如医院信息系统（hospital information system,HIS）。

（三）医疗服务信息资源的特征

医疗服务信息资源中,医疗服务信息具有鲜明的特征,包括准确性、一致性、及时性、保密性。

1. 准确性　准确性是指医疗服务产生的信息必须准确反映信息的实际来源。医疗服务信息的准确性受医疗服务人员的专业素质，患者的心理和情绪状况，采集设备的可靠性以及收集、存储、分发信息的信息系统影响。为避免人工操作产生差错，当前医院采用许多先进技术，例如：条形码技术，可以使医护人员通过简单的手持式设备扫描得到药品及患者的信息，并将其与医嘱信息相比对，可以有效避免医疗差错。

2. 一致性　一致性是指医疗服务信息必须是可靠的，不能因为访问、存储、处理的方式的不同而得到不同的结果。医疗服务活动众多且繁杂，采集和处理医疗服务信息的系统众多，要确保这些系统在采集和处理医疗信息的过程中有一致的结果。当前医院部署电子病历系统和医院信息平台，将医院的诊疗信息按照信息标准进行规范，实现医院所有信息系统互联互通，最大限度地保证医疗服务信息资源的一致性。

3. 及时性　及时性是指医疗服务信息必须是最接近于实时状况的。信息不能及时更新会直接影响对患者的医疗服务，因此，需要及时对医疗服务信息进行更新，例如：患者医嘱的执行情况要实时更新；医院推出的床旁手持式设备，可以实时更新患者生理指标、用药信息、医嘱执行等信息，并为医护人员做出正确的诊疗提供及时准确的参考依据。

4. 保密性　保密性是指医疗服务信息资源要严格按照规定使用和传输，确保患者的隐私信息不被泄露。医疗服务信息资源包括患者的身份信息、健康状况、疾病状况、生物基因信息等，具有一定的价值，而患者个人医疗信息的泄露，会对患者造成巨大的身心困扰和财产损失。另外，人群的医疗数据信息也具有地区和国家战略的价值。

（四）医疗服务信息资源的作用

医疗服务信息资源的首要作用是为患者提供高质量便捷的医疗服务。医疗服务信息资源的管理和利用，为医务人员诊疗活动提供准确、完整的信息保障和临床决策支持。医院当前流行的患者全息视图，可以把与患者诊疗相关的所有数据完整呈现给医师，极大提高了医师的工作效率。依托大数据和人工智能的疾病辅助诊断系统以及事先建立的患者信息库，在几分钟内迅速浏览上百万份患者病历信息，找出与当前就诊患者相似的病例，并根据得到的相似病例，为医师诊疗提供临床决策支持。

医疗服务信息资源的另一个作用是提高医疗机构的管理水平。通过对医院人员、财务、物资等信息的管理，提高人员绩效，降低运营成本，提高运行效率。医疗绩效管理系统根据医师人员工作投入时间、复杂度，护理人员的护理数量、护理质量等信息，计算医院医务工作者的绩效，并进行绩效考核，促进医院战略目标的实现，例如：医院 HIS 有效管理患者就诊过程中的费用信息，为医院财务管理和核算提供信息，提高医院财务管理效率；医院物流管理系统实时监控医院物资信息，及时调整物资供应策略。

医疗服务信息资源还是医学科研创新的基础。建立医学临床科研平台，将临床医疗信息有效整合，为临床科研人员进行研究提供数据，支撑临床科研成果的产生，例如：临床科研人员通过分析心脑血管患者的临床数据，建立心脑血管疾病风险模型，找出导致心脑血管疾病的危险因素（心率快、尿酸高等），成为促进患者健康的重要手段。

二、医疗服务信息资源架构模型

医疗服务信息资源架构模型通过逻辑结构形式，描述信息资源的组成结构以及复杂信息间的内在联系。参照原卫生部颁布的《基于健康档案的区域卫生信息平台建设技术解决方案（试行）》中健康档案三维逻辑架构模型，以医疗服务信息资源的构成要素为基础，从时间、信息资源生产者以及医疗服务活动三个维度构建医疗服务信息资源架构模型，如图 5-1-1 所示。

医疗服务信息资源不仅需要长期积累、储存，更是需要不断动态更新。如果在体现更新信息的同时，能提供与历史信息进行对比的功能是很有意义的，例如：高血压患者在随访过程中，其血压值是不断地进行变化的，因此在不同时间所采集到的血压值将可以按照时间轴进行排列，以便医疗服务人员能及时了解患者血压值在一定时期内动态变化情况。

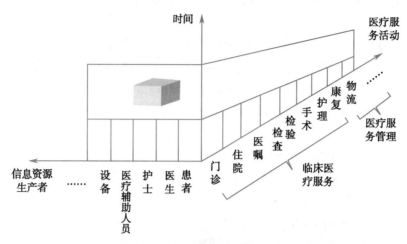

图 5-1-1 医疗服务信息资源逻辑架构模型

三、医疗服务信息资源内容

医疗服务信息资源按照业务域可以分为临床医疗类信息和医疗服务管理类信息。临床医疗类信息主要来源于医疗机构在为患者（或保健对象）提供临床医疗和指导干预过程中产生的各类医疗服务工作记录。医疗服务管理类信息是管理支撑医疗服务活动的人员、物资等相关活动所形成的信息。

（一）临床医疗类信息

临床医疗类信息资源是进行临床医疗服务活动的过程中形成的信息，主要是以电子病历的形式组织、记录和保存。我国发布的《电子病历基本架构与数据标准（试行）》一文中对电子病历的数据内容进行了详细规定，包括病历概要、门（急）诊诊疗病历、门（急）诊处方、检查检验记录、治疗处置记录、助产记录、护理记录、护理评估与计划、知情告知信息、住院病案首页、中医住院病案首页、入院记录、住院病程记录、住院医嘱、出院记录、转诊（转院）记录、医疗机构信息等。

（二）医疗服务管理类信息

医疗服务管理类信息是管理支撑医疗服务活动的人员、物资等相关活动所形成的信息，包括医疗质量、个人档案、绩效考核、设备物资、能耗成本、财务预核算、固定资产、总务后勤、科研管理等信息，还包括科室信息、人员信息、用户角色权限信息、标准代码信息等。

四、医疗服务信息资源来源

医疗服务信息资源的来源也分为两类，临床医疗信息（电子病历）来源以及医疗服务管理信息来源。所有临床活动所产生的信息记录为电子病历文档的数据来源，基于电子病历的医院信息平台将医院各个系统中产生的临床活动数据与信息进行集成与共享，并通过生成规定格式的电子病历文档进行归档与储存。医疗服务信息资源来源如表 5-1-1 所示。

随着医疗服务信息化水平的不断提高，医院的信息系统也不断融合，服务于临床医疗服务的信息系统已经由原来的几十个系统融合成两大系统——医院信息系统和临床信息系统，它们几乎是临床医疗类信息资源的全部来源。而面向医院管理的人力、财务、物资、后勤等系统也逐渐集成为医院资源规划系统，成为医疗服务管理类信息资源重要来源。另外，医疗质量管理控制系统作为医疗服务质量管理的重要手段，是国家各级机构获取医疗机构服务质量信息的重要来源。

表 5-1-1　医疗服务信息资源来源表

来源分类	医疗服务信息资源名称	医院信息系统
临床医疗类资源	病历概要	HIS、CIS
	门（急）诊病历	HIS、CIS
	门（急）诊处方	
	检查检验记录	CIS
	治疗处置记录	CIS
	助产记录	CIS
	护理记录	CIS
	护理评估与计划	CIS
	知情告知信息	CIS
	住院病案首页 中医住院病案首页	HIS、CIS
	入院记录	HIS、CIS
	住院病程记录	HIS、CIS
	住院医嘱	HIS、CIS
	出院记录	HIS、CIS
	转诊（转院）记录	HIS、CIS
	医疗机构信息	HIS
管理类资源	医疗质量、个人档案、绩效考核、设备物资、能耗成本、 财务预核算、固定资产、设备物资、总务后勤	HQMC、HRP
	基础信息	HIS、HRP

注：HIS 是指医院信息系统（hospital information system，HIS）；CIS 指临床信息系统（clinical information system，CIS）；HQMC 是指医疗质量管理控制（healthcare quality management control，HQMC）；HRP 指医院资源规划（hospital resource planning，HRP）。

（一）医院信息系统

医院信息系统（hospital information system，HIS）一般是医院早期以收费为核心的医院内部信息管理系统。随着医院管理功能的逐步健全，医院信息系统已扩展为对医院及其所属各部门的人流、物流、财流的综合管理。对在医疗活动各阶段产生的数据进行采集、储存、处理、抽取、传输、汇总并加工生成各种信息，从而为医院的整体运行提供全面的、自动化管理。HIS 包括入院管理、住院结算、病案管理、药房管理、医技管理、护理管理、挂号、排队等。通过 HIS 可以获得门（急）诊诊疗、住院诊疗、用药、费用等多方面信息。

（二）临床信息系统

临床信息系统（clinical information system，CIS）是支持医院医护人员的临床活动，收集和处理患者的临床医疗信息的医院信息管理系统，并且可以提供临床咨询、辅助诊疗、辅助临床决策的医疗服务，有助于医护人员丰富和积累临床医学知识，提高工作效率，为患者提供更多、更快、更好的服务。CIS 包括住院医生工作站、住院护士工作站、医嘱处理系统、实验室（检验科）信息系统、医学影像存储与传输系统、手术麻醉系统、重症监护系统、患者床边系统、药物咨询系统等。

CIS 所集成的实验室（检验科）信息系统（laboratory information system，LIS）配合医生工作站，完成检验过程的管理，具有检验申请、标本采集管理、标本核收、标本重做、无主标本处理、结果填写、报告审核以及各类检验数据的分析统计等功能。通过实验室（检验科）信息系统，可以获得各项各类实验室检测检验项目及检测检验结果信息，包括生化、免疫、临床检验、血液等常规检验信息和微生物、同位素、基因检测等特殊检验信息。

CIS 所集成的医学影像存储与传输系统（picture archiving and communication system，PACS）是应用在医院影像科室的信息系统。主要的任务是把患者日常的各种医学影像设备产生的图像（包括 X 射线、CT、磁共振成像、超声等）通过医学数字成像和通信标准（digital imaging and communication in medicine，DICOM），以数字化方式海量存储并在一定的授权下调用 X 射线、CT、磁共振成像（magnetic resonance imaging，MRI）、超声等各种医学影像信息，以及患者基本情况和设备型号等参数信息。

（三）医疗质量管理控制系统

医疗质量管理控制（healthcare quality management control，HQMC）系统是依据国家《医疗质量管理办法》，加强医院医疗质量管理，规范医疗服务行为，保障医疗安全的系统。其功能主要包括医疗质量监测、预警、分析、考核、评估等。医疗质量管理控制系统与医院信息系统和临床信息系统深度整合，通过电子病历、护理、核心制度、医院感染、医技全周期质量管理和相关数据上报，可获得医疗服务质量评价方面的信息。

（四）医院资源规划系统

医院资源规划（hospital resource planning，HRP）系统是基于企业资源计划（enterprise resource planning，ERP）的管理思想和技术，整合医院已有信息资源，支持医院整体运行管理统一高效、互联互通、信息共享的医院资源管理平台，为医院实现"人财物""医教研""护药技"管理的科学化、规范化、精细化，以及可持续发展提供支撑。HRP 最大限度发挥医院资源效能，可有效提升传统 HIS 的管理功能，使医院全面实现管理的可视化，使预算管理、成本管理、绩效管理科学化。

五、医疗服务信息资源传输及储存

（一）数据传输

1. 数据传输频率　医院各个信息系统对医疗服务信息资源的传输可分为以下两种。

（1）实时传输：主要针对实时性要求较高的信息，例如，门（急）诊费用结算、临床相关数据采集等。

（2）非实时传输：主要针对实时性要求并不高的信息，例如，住院或护理记录的归档、医院运营数据等。

2. 数据传输方式和标准　随着医疗信息化的发展，医院内的信息系统数量与体量不断增加，信息系统之间的数据传输需求也日益增长。系统间一对一的数据接口变得昂贵而低效，越来越多的大型医院开始采用信息集成平台作为数据传输的中枢。在这种模式下，大部分轻量、复用性高的数据（例如患者基本信息、医嘱数据等）由数据的生产者传输给信息集成平台，再由信息集成平台统一转发给数据的消费者。

数据的传输标准通常与数据类型相关，例如：疾病诊断编码、手术操作编码等遵循国际疾病分类（international classification of disease，ICD）标准；医疗影像数据遵循医学数字成像和通信标准（digital imaging and communication in medicine，DICOM）。此外，在国际上还有卫生信息交换标准（health level seven，HL7）等通用标准。

（二）数据存储

医疗服务信息资源从数据存储的角度，分为结构化数据和非结构化数据。结构化数据大多是存储于关系型数据库的数值型、时间型、短字符串型数据，例如：患者基本信息（医保卡号、姓名、身份证号、联系电话、生日）、挂号信息（患者卡号、挂号时间、挂号科室代码）等。非结构化数据大多以独立的文件存在，或存储于非关系型数据库以及专门开发的程序中，例如各类医疗影像数据。

1. 数据存储需求

（1）文档库存储需求

1）大量的 PDF 文件格式、Word 文档等类型的文件数量，文档库的文件大小相对较小。

2）业务系统调阅文档库时，服务器对小文件的读取效率低。

3）随着文档库内数据的积累，当文件数量达到一定规模时，文件系统支撑存在困难。

4）众多的文档库内 PDF、Word 等文件的数据备份效率低，采用传统的数据备份窗口时间长。

（2）操作型数据存储需求：操作型数据通常采用操作型数据仓储（operational data store，ODS）数据库，是主要依靠业务系统从医疗服务、药品管理、物资管理、经济管理、医院统计和综合管理等系统抓取相关数据生成的一个数据库。ODS 数据库通常采用常见的 Oracle、SQL Server 等关系型数据库实现数据存储，其中大多数业务系统对 ODS 数据库记录的调用模型多以随机访问为主。医院日常医疗业务高峰也是 ODS 数据库对存储 I/O 读取最繁忙的阶段，存储系统提供高性能的同时，也要保证 ODS 数据的业务处理能力。

（3）医疗影像存储需求

1）PACS 的影像图像主要是影像文档，日常并发访问量小，但是文件比较大。

2）PACS 中的医疗影像数据存储量大，增长快，6～12 个月之后大部分数据将作为归档数据。数据需要被安全地保存并随时方便医师调阅，也需要通过分级策略进行存储。

3）随着医院数据量的激增，分级存储设计逐渐发展为在线、近线、离线的三级存储架构。

4）随着数据量的增长，诊断工作站和浏览工作站对在线图像检索速度要求越来越高，达到秒级。

5）部分影像资料用于科研和教学，重要性高，需要可靠有效的容灾数据保护措施。

6）PACS 和 HIS 数据各有特点，特别在存储容量、访问响应速度、访问频率、存储可扩展性等方面存在差异，需要分别考虑，并在有条件的情况下进行分类存储。

7）随着医疗行业竞争日趋激烈，PACS 的建设需要降低投资总拥有成本（total cost of ownership，TCO），提高投资回报率。

8）PACS 的设计具备高扩展性和灵活性，支持容量增长的高度可扩展架构和异构存储环境，以实现无缝扩容，且不增加因扩容带来的管理开销。

2. 数据存储类型

（1）操作型数据仓储：ODS 数据是支持医院内部业务运营所必需的数据，这些数据大部分来自医院各业务系统，为成本分析、绩效考核、经营监督等医院管理职能提供数据支撑和服务。在实际应用中，ODS 数据往往以结构化的形式存储在关系型数据库或其他类型数据库中。

（2）电子病历存储：电子病历数据的存储应遵循 HL7、临床文档结构（clinical document architecture，CDA）、DICOM 等结构化文档标准，以不同的存储格式（关系型、对象、XML 等）存放在关系型数据库、面向对象型数据库、XML 数据库或者其他类型数据库中。对于电子病历数据的访问，需要通过身份识别和权限控制来保障其合法性，并进行数据库审计。

（3）电子化文档：电子化文档主要指的是半结构化或非结构化的电子文档，其中包括原有纸质电子病历的扫描件、以 PDF 或 Word 等格式存储的电子医疗记录或其他相关业务文档、医学文献、手术过程录像、教学课件等多种类型的电子化文档。电子化文档可以直接存储在文件系统中并通过电子化文档管理系统或数据库系统进行统一管理，也可以直接以大字段的方式存储在数据库中并由数据库系统进行统一管理。

（4）知识库管理：知识库是针对医疗活动领域求解的需要，将知识进行结构化，通过计算机系统进行存储、组织、管理和使用，它是一个相互联系的知识片的集合。这些知识片包括与领域相关的理论知识、事实数据、由专家经验得到的启发式知识，例如：某领域内有关的定义、方法论、实践和理论以及常识性知识等。这些知识片可以来自医院内部医疗实践和理论研究，也可以来自医院外部的研究成果和案例。知识库中的内容，以结构化或者非结构化的方式存储在关系型数据库、其他类型数据库或者文件系统中。

3. 数据存储设计   电子病历存储设计通常需要结合医院运行情况、业务系统情况等诸多因素进行考虑。

（1）结构化数据：日门诊总量、门诊业务峰值、影像日产生量以及保存时间等结构化数据。HIS硬件发生故障到业务恢复需要控制在 5～15 分钟之内，这对存储系统稳定性要求较高。

（2）非结构化数据：例如医疗影像数据。由于每天都有大量的患者医疗数据，且电子病历系统需要对患者的这部分数据随时进行调阅，因此，要求数据保存周期较长，需要永久保留患者数据信息。

第二节   医疗服务信息资源需求分析与建模

一、医疗服务信息资源需求分析

（一）职能结构

医疗服务是由各级医院为到医院就诊的患者提供的门（急）诊诊疗、住院治疗以及家庭健康干预、健康体检、康复等各种形式的服务。提供医疗服务的主要角色是医院医师、护士、医技人员、药剂师以及其他辅助人员。医疗服务过程包括门（急）诊挂号收费、住院和入出院、药品服务、检查检验服务、诊疗、会诊、转诊以及抢救、输血输液、手术等各类治疗服务。

医疗服务活动产生患者的入院/出院/转院诊疗信息、费用信息、病史记录信息、医嘱信息、用药信息、检查检验结果信息、会诊信息、转诊信息、护理记录信息以及其他各类治疗记录信息等信息资源，是历史健康信息利用及新的健康信息采集的过程，是居民健康档案信息的主要来源。在医疗服务业务中，医疗服务活动信息是以电子病历为核心的各类诊疗记录。

通过医院信息集成平台，合理整合调配医疗资源，加强医疗信息共享与利用，是减少医疗费用、提高医疗质量的有效举措。医师需要既往的、连续的患者健康档案信息，以便辅助临床医疗决策，通过共享病史信息、检查检验结果信息，可以避免重复检查、重复用药。同时社区卫生服务人员可以利用患者在医院的诊疗信息和治疗方案，评估患者健康状况，制订患者康复计划，为社区患者提供随访服务、康复服务及连续化的健康管理服务。

（二）职能域划分

依照国家卫生健康委员会 2018 年发布的《全国医院信息化建设标准与规范（试行）》医疗服务业务职能域可划分为便民服务、医疗服务、医疗管理、医疗协同、运营管理、后勤管理、科研管理、教学管理、人力资源管理 9 类，其医疗服务职能域划分如图 5-2-1 所示。

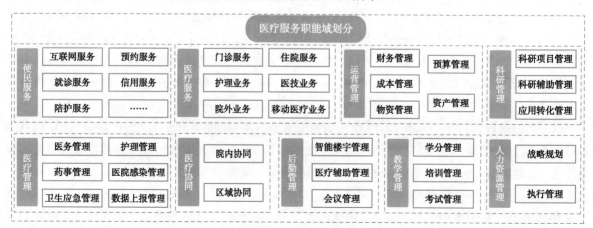

图 5-2-1   医疗服务职能域划分

（三）业务流程分析

1.**业务流程**　医疗服务业务流程不仅包括门（急）诊、住院、检查检验、手术、输血、康复等诊疗服务过程，还包括医技收费、挂号收费、药房收费、出入院收费、医保结算等经济管理过程，这是医疗服务的前台业务管理过程；医疗服务机构对内管理流程主要包括医务、护理、病案、供应、药品、人事、财务、设备、物资、科研、教学、行政办公、信息管理以及统计决策分析等医院管理过程，这是医疗服务的后台管理过程。下面主要通过门（急）诊、住院两个业务流程的描述，说明医疗服务业务流程。其门（急）诊业务流程如图5-2-2所示。

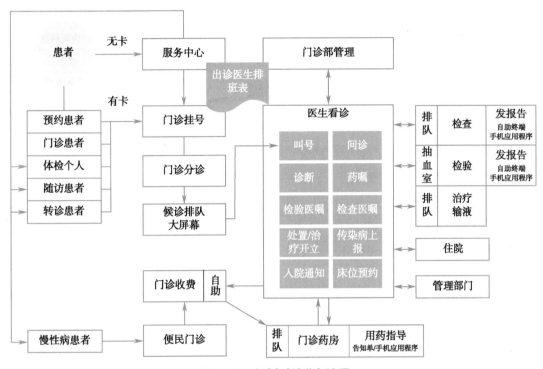

图 5-2-2　门（急）诊业务流程

（1）门（急）诊：门（急）诊业务流程分为两条主线，即以费用结算为核心的医疗服务经费管理流程和以电子病历为核心的医疗业务处理流程，其目的是实现门（急）诊医疗服务的经济管理和临床医疗过程。

门（急）诊业务由门（急）诊挂号自助机/App、看诊医师、门诊药房、检查检验科室、门诊收费处、服务中心、门诊部等服务角色组成，并在患者与这些服务角色之间进行交互，实现门（急）诊费用管理流程以及临床业务流程两个信息流同步。

（2）住院：住院业务流程是以临床医疗为主线的处理过程，围绕患者安全和医疗质量进行，以费用为核心的经济业务运行贯穿其中。

住院业务由住院处、住院医师、住院护士、药学部（住院药房、配液中心）、检查检验科室、手术室、输血科、病案室、服务中心等服务角色组成，并在住院患者与这些服务角色之间进行交互，实现住院费用业务流程以及临床业务流程两个信息流同步，其住院业务流程如图5-2-3所示。

2.**数据流程**　医疗服务的数据流程是按照上述医疗服务的业务活动，收集、处理、产生、利用相关信息记录，与区域内其他相关卫生机构发生数据交换的过程。

医疗服务的相关信息主要存储于各类记录和报告之中，例如：挂号记录、门（急）诊就诊记录、病史记录（含中医）、医嘱与处方、会诊记录、转诊记录、收费记录、检验检查结果、医学影像等。

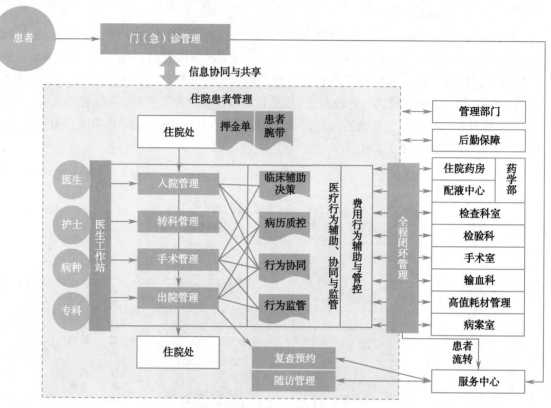

图 5-2-3 住院业务流程

与医疗服务业务相关联的除各级各类医疗机构外，还涉及社区卫生服务机构、公共卫生机构、卫生健康委员会、医保管理部门、保险公司等。

（1）门（急）诊业务数据流程图（图 5-2-4）

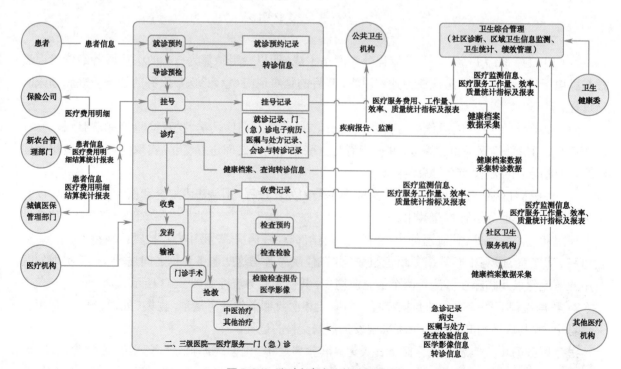

图 5-2-4 门（急）诊业务数据流程

（2）住院业务数据流程图（图5-2-5）

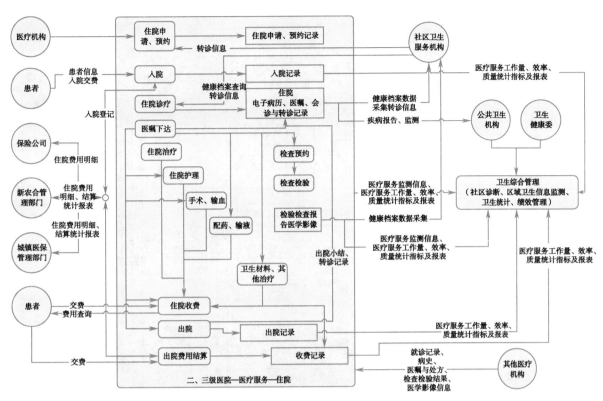

图 5-2-5　住院业务数据流程

（3）医院管理数据流程图：医院除了医疗业务流程外，还应考虑医院管理数据流程，如收入／支出费用指标、资产利润指标、医保指标、药品指标、成本指标、业务量指标、服务效率指标、医疗质量指标、资源指标等采集流程，如图5-2-6所示，以医疗质量指标采集流程举例。

3．业务流程再造

（1）业务流程中存在的问题：医院各信息系统融合问题是医院信息化发展过程中的必然现象。由于医院不同时期各业务系统建设分块分批上线，忽视了信息化顶层框架设计和信息标准建设，导致后期各系统之间不能有效共享和协同，最突出的问题是挂号收费、候诊、取药排队时间长，诊疗时间短的"三长一短"现象，给患者带来很多不便，影响医疗服务效率和质量。

（2）业务流程再造：针对上述问题，医院信息系统设计应在分析原有业务流程基础上，充分发挥信息技术的优势，优化业务流程，利用技术提升业务。根据我国医院目前的管理体制和规范，可在如下方面实现业务流程再造。

1）随着移动互联技术的高速发展，尤其是微信、支付宝等就诊平台的建设，为"方便患者就医、改善患者就医感受"提供了更多的可能性。在"互联网＋智慧医疗"的探索与实践大背景下，移动端为患者提供预约挂号、检验检查报告调阅、药品查询、医患沟通、排队等信息查看的服务，提供方便患者就医及健康管理的服务，使患者能够及时有效地了解就医流程，并享受高效、便捷的就诊服务。

2）通过患者自助服务、先诊疗后付费等服务方式，改善看病难现状，例如：在医院门诊安装自助的一站式挂号收费终端，减少医院挂号收费排队时间，减少门诊服务人员的工作量，提高服务效率。

3）通过电子显示排队叫号系统实现有序的诊间候诊、候检、取药服务，改善就医体验，例如：在门诊的诊间、检查检验科室、药房等窗口，安装电子显示排队叫号系统，让患者在舒适的环境中候诊、候检、取药。

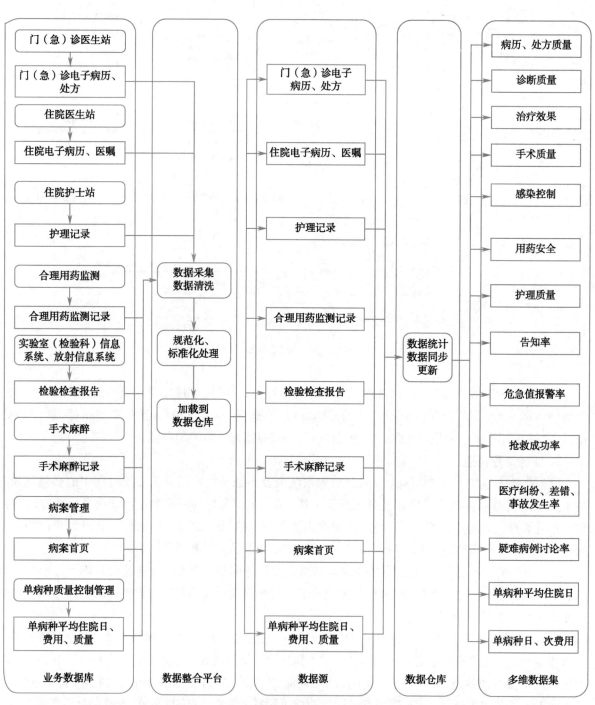

图 5-2-6 医疗质量指标采集流程

4）对医院信息系统进行顶层设计，通过信息技术，打通各系统间壁垒，实现业务服务环节之间的信息流转，完成医疗业务全流程的信息化。让患者少跑腿，数据多跑路，实现医疗服务过程的智能化、无纸化、无胶片化。

5）根据业务需求以及管理需求进行医院信息系统的设计与规划，并且根据需求来规范系统中产生的医疗数据。满足医院的医疗服务业务需求和医院管理需求。从医院的医疗服务和医院管理两个角度，设计业务功能完整、管理过程精细化的信息系统，实现医疗质量、服务规范、医疗费用、医疗成本、工作数量、服务效率的过程监控，完成从终末管理向过程管理的转变。医院信息系统，尤其是临床信息系统，应采用诊疗知识库、临床辅助决策支持等系统，例如：在合理用药、诊疗规范、处方规范、病史规范、危急处置等方面为医务人员提供诊疗过程的智能提醒，实现医疗质量、医疗安全、医疗行为的过程控制。

6）适应医护人员的工作特点，在服务过程中为医护人员提供移动端的诊疗信息采集服务。通过无线通信技术和手持智能终端，医护人员能随时随地地进行医疗记录和信息采集。不仅可以提高医护人员的工作效率，而且能够提高数据采集的及时性、准确性，有效提高医疗效率和质量。

7）整合医院信息资源，实现平台化、智能化的系统互通、信息共享和数据利用。以医院战略管理、目标管理为指导，在顶层设计基础上，落实医疗信息标准的执行。采用医院信息集成平台技术，实现数据采集、系统互操作的平台化。同时整合医院数据资源，建立医院数据中心，利用智能化的数据分析技术，实现信息在临床决策、医院管理决策等方面的有效利用。

8）通过多种信息技术手段，为患者提供诊疗信息服务。通过互联网、移动终端等技术，为患者提供诊疗信息调阅服务，患者可在就诊后自助查询病史、检查检验结果等诊疗信息和健康档案，维护患者的知情权，为患者提供全程的健康管理支持。

9）采用物联网技术，实现对重要患者、药品、设备物资、医疗废弃物的动态监控，提高医疗安全水平、资源安全水平。

二、医疗服务信息系统规划设计

（一）总体规划

1. 建设目的　医疗服务信息系统建设目的是通过信息化手段，全面支持并规范医疗服务活动及医院管理活动。通过医院信息化建设的过程，不断完善医院的管理体制、运营机制、业务流程和管理方法，降低医疗服务成本，提高医疗服务的效率和质量，提高临床医疗水平、医疗服务水平、医院管理水平和患者的满意度，实现医院的经济效益和社会效益的全面提高。

2. 建设目标　医疗服务信息系统建设目标是以我国医疗服务法律法规、方针政策为指导，以国家和人民群众对医疗服务的要求为前提，建立与医院的战略规划和管理目标相一致、与医疗服务资源相融合的医疗服务业务信息系统和管理信息系统，采用多种现代信息技术手段，打造业务和管理信息化、数据采集标准化、信息传输网络化、信息处理电子化、服务流程无纸化、业务和管理应用平台化、服务方式人性化、管理程序规范化、知识支持智能化、管理决策科学化的智慧医院。

3. 建设原则

（1）需求驱动：医疗服务信息系统建设应以医院医疗服务业务及管理的实际需求为依据，不能脱离医院的实际需求及具体情况盲目追求技术的应用，要以医疗服务的业务规范、管理规范为依据，设计医疗服务应用系统。需求驱动就是要以业务、管理需求决定医疗信息服务要求，以医疗信息服务要求决定信息技术的应用。

（2）总体规划：医疗服务信息系统建设应采用信息资源规划的方法论，完成总体规划、顶层设计。医疗服务信息系统总体规划要系统、全面、完整，涉及医疗业务管理、患者服务管理、临床信息管理、医院运营管理、信息基础设施管理、系统运维管理、信息安全体系、建设保障体系等各个方面，力求功能全面、系统整合、信息共享、数据有效利用、安全可靠、易于扩展、应用便捷、便于实施、方便运维，满足医院运行和长期发展的应用需求。

（3）分步实施：医疗服务信息系统需要开发建设的应用系统、硬件集成内容较多，需要相关的环境条件支撑，投资较大，是一项科学性很强的工作，不能一蹴而就。需要深入调研、充分论证、科学设计、把握关键、量力而行，根据医院的需求紧迫程度及实际条件分步实施，避免出现重大失误。在分步实施的过程中要遵循基础系统先行、逐步扩大应用、追求应用效果，做到建设一个，应用一个，成熟一个。

（4）开放共享：医疗服务信息系统建设要遵循开放共享的原则，构建统一的、基于标准的，具有快速扩展能力和异构系统间互联互通能力的数据交换和共享平台，实现在医院内部系统之间、内部与外部之间互联互通、信息共享。

（5）灵活实用：医疗服务信息系统建设要以系统的可用性、易用性为原则，方便用户使用和应用推广。医疗服务信息系统建设是一个不断改进、不断完善和不断发展的过程，为适应应用的不断拓展，系统应该具有灵活配置、可扩展的体系架构，以适应医疗业务流程、业务模式的变化，满足不同用户、不同阶段、不同程度的需求。

（6）安全可靠：医疗服务信息系统建设遵循安全可靠的原则。系统在物理安全、网络安全、数据安全、系统安全、应用安全等方面遵循国家计算机信息系统安全等级规范；在性能方面要以满足实际业务的需求为前提，适当留有发展余地；电子病历的存储备份系统应满足病历存档期限、数据可靠性要求；电子病历信息应具有真实性、完整性、机密性、不可抵赖性，为电子病历取证提供法律保障。

4. 系统建设内容　医疗服务信息系统建设主要包括如下的建设内容。

（1）信息系统基础设施建设：主要包括网络、机房、主机、存储及交互终端硬件、医疗设备接口等。

（2）信息平台及数据中心建设：主要包括操作系统软件、数据库软件、应用服务器、集成平台、数据库、数据仓库、虚拟化等。

（3）应用系统建设：主要包括医院管理信息系统、临床信息系统、医技信息系统、医院资源管理信息系统、医院运营管理信息系统、体检信息系统、医疗协同信息系统、患者服务信息系统等。

（4）信息标准体系建设：主要包括数据集标准、代码标准、应用系统功能规范、互操作接口技术规范、信息基础设施技术规范、软件技术规范、信息安全规范、评估规范等。

（5）安全及运维体系建设：主要包括信息安全基础设施、信息安全应用系统、信息安全管理规范制度、运维管理平台、运维管理制度等。

（6）管理体系建设：主要包括组织体系建设、人才保障体系建设、管理制度建设等。

（二）功能模型

根据医疗服务业务建模（职能域分析、业务流程分析、数据流程分析、流程再造），采用描述业务职能域（业务应用功能）与用户信息视图（业务数据）之间的生成/使用（C-U矩阵）关系的系统体系架构分析方法。以基本遵从业务职能划分为基础，同类应用与数据整合为原则，通过分析设计获得医疗服务信息系统总体功能架构，如图5-2-7所示。

医疗管理系统包括门诊医疗业务、住院医疗业务、医务管理、药品管理、血库管理、分诊叫号、病案管理、一卡通、院长查询、传染病管理、输液管理、物价管理、财务管理、急诊管理等；临床信息系统包括电子病历、PACS、LIS、重症监护病房（intensive care unit, ICU）管理、手术麻醉、医院感染管理、血透管理等；运营管理包括办公自动化（office automation, OA）、成本核算、物资管理、固定资产管理、绩效管理、预算管理、耗材管理、商业智能（business intelligence, BI）决策分析、会计核算、科研教学等；质量控制包括单病种质控、护理质控、病历质控等；患者服务包括预约挂号、移动支付、自助服务等；临床辅助决策包括临床预警提示、医疗自然语言的理解及结构化识别、循证辅助诊断算法、辅助诊断的交互实现、诊疗知识库等；医疗协同包括双向转诊、分级诊疗、远程医院、健康档案等。

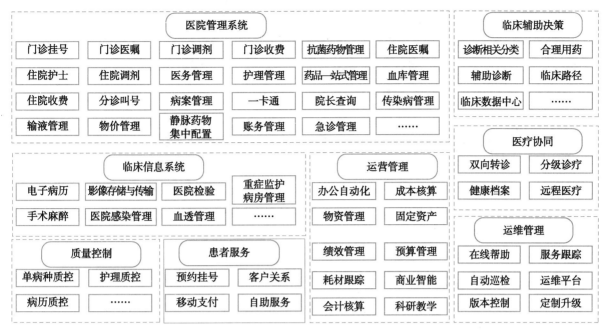

图 5-2-7　医疗服务信息系统总体功能架构

（三）数据模型

医疗服务信息系统顶层数据模型设计［仅以门（急）诊和住院为例］如图 5-2-8、图 5-2-9 所示。

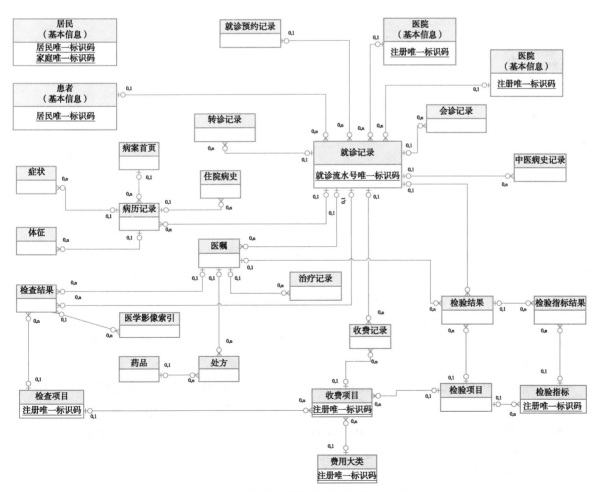

图 5-2-8　门（急）诊概念数据模型 E-R 图

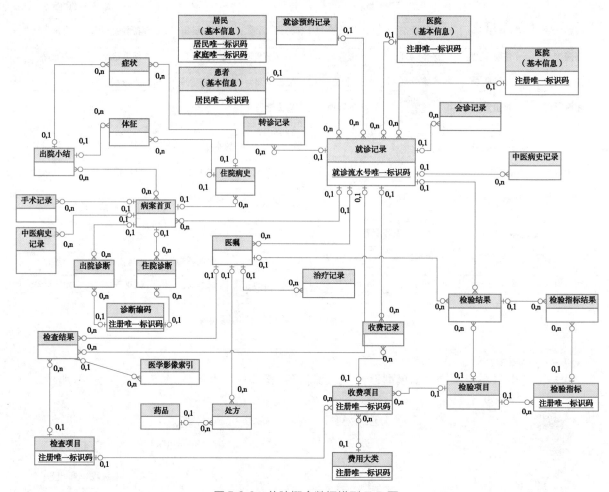

图 5-2-9　住院概念数据模型 E-R 图

（四）系统模型

医疗服务信息系统总体架构见图 5-2-10。

医疗服务信息系统由下列系统构成。

1. 医院信息系统基础设施　包括医院内部有线和无线网络、外部网络接口、数据中心、机房设施、服务器、存储系统、各类固定及移动交互终端、医学终端、显示系统、语音叫号系统、打印机、扫描枪、读卡器、患者自助终端等硬件，以及操作系统、数据库服务器、应用服务器、虚拟化软件、信息安全平台、运维管理平台等系统软件平台。

2. 医院应用信息系统　建立医院信息系统基础设施软硬件运行环境基础上，通过医院数据中心存储数据，实现医院内部和外部各应用系统之间的数据交换、业务流程整合以及业务协同。

3. 医院数据中心　医院数据中心由电子病历数据库、医疗服务数据库、医学影像数据库、医院资源数据库、医院管理数据库、临床数据仓库、管理数据仓库等组成。医院数据中心不仅提供医院业务应用系统的联机事务处理数据库管理，而且也提供医院管理的联机分析处理数据仓库管理，是全院业务系统、医院信息平台的数据中心，为临床提供业务应用及数据利用的数据服务。

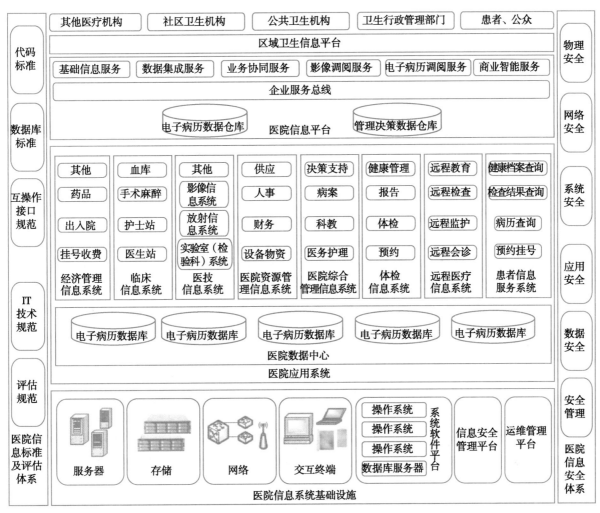

图 5-2-10 医疗服务信息系统总体架构

4. 医院信息平台 医院信息平台采用面向服务的体系结构（service-oriented architecture，SOA）的企业服务总线（enterprise service bus，ESB），提供医院不同应用系统之间的数据共享与交换服务。平台主要包括基础信息服务、数据集成服务、业务协同服务、影像调阅服务、电子病历（electronic medical record，EMR）调阅服务、商业智能（BI）服务等服务组件。并通过医院信息平台与区域卫生信息平台对接，实现与其他医疗机构、社区卫生机构、公共卫生机构、卫生行政管理部门的应用系统，以及面向患者、公众的服务系统的互联互通。

5. 医院信息标准体系 医院信息标准体系是医院信息系统建设的依据，为医院信息化建设提供标准化的体系保障，主要包括代码标准、数据集标准、互操作接口规范、IT技术规范、评估规范等。

6. 医院信息安全体系 医院信息安全是医院信息化的基础设施建设内容之一，医院信息安全体系是建立医院信息安全系统的依据。医院信息安全体系主要包括物理安全、网络安全、系统安全、应用安全、数据安全以及安全管理和应急预案。医院信息安全要求遵循《信息安全技术 网络安全等级保护基本要求》（GB/T 22239—2019）要求，我国的三级甲等医院的核心业务系统的信息安全应达到三级等级保护以上标准。

第三节   电子病历系统建设与应用

一、电子病历的概念

电子病历（electronic medical record, EMR）即电子化的病历，是记录医疗诊治对象健康状况以及相关医疗服务活动的信息资源库。该信息资源库以计算机可处理的形式存在，并且能够安全地存储和传输，医院内授权用户可对其进行访问。

二、电子病历系统功能

电子病历系统是面向临床医护人员，为临床诊疗服务的业务系统，是连接临床科室与其他医疗信息系统的中心环节。因此，这个系统不仅要有门（急）诊电子病历、住院电子病历，还要能够实现与其他医院信息系统（HIS、PACS、LIS 等）的数据交换，形成以电子病历为核心的医院临床信息系统。其功能包括电子病历创建、患者既往诊疗信息管理、医嘱管理、住院病历管理、检验和检查报告管理、电子病历集成视图、临床知识库、医疗质量管理控制等。

（一）电子病历创建

电子病历创建即为患者［门（急）诊或其他情况下身份不确定的患者］创建电子病历并赋予统一编码的唯一标识号码，唯一标识号码包括患者基本信息的主索引记录，通过该主索引可查阅患者电子病历相关信息。

1. **病历创建**   在创建电子病历记录时，自动带入系统中已有的数据（例如，患者姓名、年龄、性别、诊断、入院日期、拟住院天数等信息），避免重复录入。系统需记录病历创建人、创建时间和创建科室等信息。

2. **病历编辑**   为病历书写过程提供功能支撑。医护人员以结构化术语或自然文本方式填写病历，重复性内容可通过数据引用功能进行引用，其中重复性内容包括患者基本信息、检验检查报告以及医嘱信息等，引用的数据应当保持一致，使病历书写和数据复用更高效、便捷。

3. **病历修改**   对病历的修改必须提供日志功能，用以保存病历修改的痕迹，包括病历修改前的内容和病历修改后的内容，以及痕迹的查询功能。

4. **病历审核**   为了保证医务人员书写病历的质量，病历质量最终的责任医师要对其下级医师所书写的内容进行审核，以确保病历书写的完整性、规范性、准确性和真实性。

5. **病历集成视图**   通过患者唯一标识号码以直观、有效、便捷的方式展现患者在医院的健康管理信息、体检信息、历次门（急）诊及住院诊疗记录和随访信息。

6. **病历存储**   病历数据归档到电子病历服务器中，归档后的病历需进行访问权限控制。为保护患者隐私，非合法授权条件下不允许调阅、打印、复制病历数据。

（二）患者既往诊疗信息管理

电子病历系统应当提供患者既往诊疗信息的收集、管理、存储和展现的功能，使医护人员能够全面掌握患者既往诊疗情况。

诊疗信息是指患者在既往就诊过程中形成的医疗记录以及采集获得的患者既往健康状况信息。既往诊疗信息通常包括患者的疾病史、手术史、用药史、过敏史、既往检验检查结果等诊断和治疗信息。既往诊疗信息是非常重要的医疗资料，医务人员根据患者既往就诊情况可了解其病史、治疗史、过敏史等信息，为患者疾病诊疗过程提供重要的参考。

既往诊疗信息中的医疗记录部分是患者历次就诊过程中的医疗记录汇总，患者就诊时，医护人员可以在电子病历中按照时间轴顺序对患者既往诊疗信息进行查看。

（三）医嘱管理

医嘱管理主要是对医嘱下达、传达和执行等过程进行管理，重点是支持住院及门（急）诊的各类医嘱管理，保障医嘱实施的正确性，并记录医嘱实施过程的关键时间点。

医嘱是指医师在医疗过程中下达的医学指令。按照医疗活动类型可以分为用药、检查、治疗、护理、膳食医嘱等类型。按照持续时间或执行次数划分，医嘱通常分成长期医嘱和临时医嘱，其中长期医嘱是指有效时间超过 24 小时，每日重复执行的医嘱，在注明的停止时间后医嘱失效。临时医嘱是指有效期在 24 小时内，一般只执行一次，执行完毕后失效的医嘱。按照使用场合医嘱可分为门（急）诊医嘱与住院医嘱。

作为医疗活动的指令，医嘱要经过下达、传递、执行等过程。电子病历系统要为医嘱相关活动的全过程提供支持。鉴于医嘱在医疗活动中的重要性，计算机化医嘱录入（computerized physician order entry，CPOE）是电子病历系统中的最重要功能，它既可以提高医嘱下达与处理效率，优化部门之间的工作流程，又可根据临床辅助决策知识库对医嘱自动化核对、警示，提高医疗质量、减少医疗差错。

（四）住院病历管理

住院病历是患者住院期间医疗记录的总汇，可及时、准确、完整地反映患者的诊疗过程。它既服务于医疗，同时也能在出现医疗事故和医疗纠纷时作为重要证据。

住院医疗电子文书所涉及的范围，包括《病历书写基本规范》中规定的住院病历的内容，如住院病案首页、入院记录、病程记录、手术同意书、麻醉同意书、输血治疗知情同意书、特殊检查（特殊治疗）同意书、病危（重）通知书、医嘱单、辅助检查报告单、体温单、医学影像检查资料、病理资料、护理记录等医疗文书。

（五）检验和检查报告管理

检验报告和检查报告是电子病历的基本内容。其中检验报告包括临床血液、体液、生化、免疫、微生物、分子生物学等各类医学检验报告；检查报告包括超声、放射、核医学、内镜、病理、心电图、脑电图、胃肠动力、肺功能、睡眠呼吸监测等各类医学检查报告。这些检验、检查报告是对患者生理、病理状况的客观反映，对于疾病的诊断和治疗具有重要的临床价值，是电子病历系统非常重要的功能。

（六）临床知识库

临床知识库为医师开具医嘱、选择诊疗方案等提供辅助支持，目的是辅助医师实施正确的诊疗措施，提供主动式提示与警告，规范医师诊疗行为。临床知识库是用于临床知识管理的一种特殊数据库，用于临床知识的采集、组织和提取。从知识型上来看，临床知识库可分为过程控制规则配置知识库、疾病医学术语知识库、药学知识库、辅助检查知识库、循证医学知识库、医学资料文献知识库等。从功能上来看，知识库可以主动为医师提供提醒、提示和警告的服务，也可以被动地供医师进行查询和检索。

（七）医疗质量管理控制

电子病历包含了所有医疗活动的原始记录，除在患者诊疗过程中应用之外，也可以在医疗质量管理控制过程中发挥重要作用。围绕不同的管理主题，可以从根本上改进传统的医疗质量管理方式。

1. 通过对电子病历质量进行实时、网上检查，并辅以自动化的判断，可以建立起高效率的病历环节质量控制和反馈体系。

2. 通过集中对患者用药医嘱进行实时分析和重点问题监督，可以发现不合理用药病例。

3．通过综合分析患者的检验结果、生命体征、治疗操作、用药等信息，可以发现潜在的感染病例。

4．通过按病种对患者医疗费用进行监控，可以控制单病种的不合理医疗。

5．通过监督高值耗材的使用，可以辅助判断耗材的不合理使用。

（八）电子病历系统接口

1．与医院临床科室药事管理、检查检验、医疗设备管理、收费管理等系统之间建立数据接口，实现院内数据共享，优化工作流程，提高工作效率。

2．与其他医疗机构信息系统建立数据接口，实现医疗机构间信息共享、互联互通。

3．与国家、省市区域医疗信息平台建立数据接口，实现与居民电子健康档案等信息系统对接，经授权后可实时调用患者居民电子健康档案信息。

三、电子病历系统应用范围

电子病历系统应用覆盖医疗过程信息交换、数据记录的各个环节，并通过系统进行信息共享、智能化判断与提示，进而帮助医务人员在医疗中及时掌握患者情况，维护医疗安全，提高医疗质量。电子病历系统应用范围包括门诊管理、住院管理和病历质控管理。

（一）门诊管理

电子病历系统应用于门诊管理，要能够满足门诊诊疗工作的实际需要。此时，电子病历系统主要用于帮助门诊医师查阅历次病历，记录患者的诊疗经过及随访管理，下达医嘱，申请检验检查项目并查看报告，开立处方等。通过门诊系统的使用，医护人员可以减少许多不必要的工作环节，从而提高工作效率。

1．**门诊预约挂号** 门诊预约主要用来处理患者的预约挂号。该应用包括了互联网线上预约挂号、现场预约挂号、电话预约挂号、短信预约挂号等。

2．**门诊医生站** 门诊医生工作站应用目前采取两种方式。一种是采用 HIS 一体化门诊医生工作站管理，即将电子病历系统中的门诊病历编辑模块嵌入到门诊医生工作站；另一种是完全采用电子病历系统的门诊管理，医师通过电子病历系统中的医嘱和处方下达医嘱信息，再由接口程序将医嘱信息传递给 HIS 进行计费和收费，从而完成整个患者的就医信息流程。

（1）门诊电子病历：门诊电子病历主要是记录患者在整个门诊诊治过程中的各种病历资料，包括主诉、病史、体格检查、诊断、治疗计划等内容。整份病历都是采用结构化输入和存储方式，门诊医师可以根据需要选择使用国际疾病分类第十次修订版（ICD-10）、手术操作编码（ICD-9-CM3）、病理诊断等和自定义的多个诊断库，不仅方便门诊医师录入，而且有利于医师科研和教学上的病例查询、分析及统计。

（2）门诊医嘱：门诊医嘱主要是编辑患者在本次治疗过程中的医嘱信息，包括用药、检验、检查、嘱托等内容。所有的医嘱内容都采用标准医嘱数据字典，并通过快速的拼音首字母检索方式进行录入，加快了门诊医师录入时间。

（3）电子处方：电子处方主要是将医嘱中的药品内容转换为处方，并把处方信息发送到医院的收费系统和药房系统，以便于患者缴费和取药，能够有效地提高门诊就诊效率。

（4）检验和检查：检验和检查主要是医师在门诊电子病历系统中申请检验、检查项目，通过申请单流转，将检验和检查结果回写到电子病历系统中，以方便门诊医师的查阅。

3．**门诊护士工作站**

（1）门诊排班：患者通过门诊护士维护的医师排班表进行预约挂号，护士可提前（所排日期未过）排定门诊医师出诊的日期、时间，也可以对患者预约门诊的信息进行相关修改，比如，护士可以将已预约当日某班次的出诊医师名下的患者，调整至同诊疗组其他医师名下。

（2）分诊叫号系统：分诊叫号系统主要是将院内所有门（急）诊科室的候诊患者进行自动的分诊排队管理。按照合理的顺序呼叫患者进入诊室就诊，减少人为干预。

（二）住院管理

电子病历系统中还包括住院管理，能够满足住院诊疗工作的实际需要，主要用于帮助临床医护人员记录患者的各类住院病历信息、护理信息，以及查阅患者历次门诊、住院就诊和随访信息，此外，通过住院电子病历系统的使用，临床医护人员也可以减少大量的文字书写工作，将更多的时间投入到患者的诊疗过程中。

1. 住院医生工作站

（1）病历书写：对于临床医师、护士来说，书写各类病历是一项既十分重要又比较烦琐的工作。住院电子病历系统根据《病历书写基本规范》的要求，需将各类病历资料都整理到系统中，并进行结构化处理，使临床医师、护士能够方便、快捷、准确地填写病例。这样既能提高医师的工作效率，又能满足病历书写基本规范的要求。

（2）病历打印：目前国内很多医院电子病历系统可以按照医院对打印格式的定制要求对纸质病历进行保存和存档。

（3）住院医嘱：电子病历系统提供两种住院医嘱方式。一种方式是使用 HIS 中医生工作站的下达医嘱、护士确认计费并执行医嘱的功能，这种方式还可以将护士已经执行完毕的医嘱信息显示在电子病历系统的界面，以供医护人员查阅。

另一种方式是由医师通过电子病历系统编辑下达医嘱。由电子病历系统提供方便的医嘱编辑和下达功能，完成 HIS 中医生工作站的下达医嘱操作。医师在编辑医嘱时，也可以通过与 HIS 的接口，查看到 HIS 药房模块中的药品库存量，进而编辑和下达医嘱。医师提交医嘱后，医嘱信息会传递到住院护士的执行医嘱，由护士确认计费和执行医嘱。护士执行医嘱时，可以使用 HIS 的护士工作站，同样也可以使用电子病历系统的护士医嘱功能，完成整个医嘱的流程。

（4）检验检查：医师可在电子病历系统中为患者申请检验检查项目，该检验检查申请信息传给 HIS 的医嘱系统、LIS、放射信息系统（radiology information system，RIS）。当 LIS、RIS（PACS）检验检查报告审核后，检验检查报告数据回写到电子病历系统，医师就可以通过电子病历系统查看患者的检验检查结果。

（5）医疗提醒：电子病历系统为医护人员提供多种提醒功能，以提高医疗质量，减少医疗护理差错，更好地为患者服务。

（6）三级医师病历审核：电子病历系统中体现了三级医师病历审核制度，不同职称的医师在系统中设置有不同的功能权限。这样，上级医师可以查阅到下级医师填写的病历记录，并能够对其中的内容进行修改，修改完成后在病历记录中签名；下级医师能够查看到上级医师填写的病历内容，但不能进行修改。

（7）重点患者申报：电子病历系统提供重点患者申报功能，当出现需要重点关注的患者，例如危重患者、疑难患者、医疗纠纷的患者以及涉及司法案例的患者时，临床科室医师可以上报到医务管理部门进行重点关注。

（8）病历摘要：显示该患者目前的病历摘要内容，供临床医护人员进行整体的查阅，从而对患者目前的病情有总体的认识。

（9）临床知识库：电子病历系统中提供了丰富的临床知识库内容，能帮助医师在病历书写以及临床操作过程中获得必要的临床信息。临床知识库可以主动为医师提供提醒、提示和警告，也可以被动地供临床医师查询和检索。

临床知识库构建包括过程控制规则配置知识库、疾病医学术语知识库、药学知识库、辅助检查知识库、循证医学知识数据库、医学资料文献数据库等多种实用内容。

（10）复制粘贴：由于病历是具有法律效力的文件，因此其重要性是不言而喻的。在使用电子病历的时候，要求不能随意复制患者的病历内容。

（11）病历归档：在患者出院后，由系统对出院患者的病历进行检查，并自动对病历进行归档，具体病历归档时间可以由医院自行设置。临床科室的医生只能对归档后的病历进行查询，而不允许进行修改。

（12）病历资料的借阅与共享：患者电子病历归档后，所有患者的病历资料都存储在数据库中，这样就为病历资料的借阅与共享带来了方便。未经授权的医护人员不能进行病案借阅和查看，其目的是保障病历安全以及患者隐私权。

2. 住院护士工作站

（1）病区管理：患者入院登记后，电子病历系统通过医院 HIS 获取患者住院的基本信息，并同步患者数据，保证两个系统数据一致性。

（2）填写各类护理资料：临床工作中，护士也需要填写各类大量的护理资料，例如体温单、一般护理记录单、各种动态观察表、特别护理记录单等。

住院护士通过电子设备、掌上电脑（personal digital assistant，PDA）进行患者体温数据采集，简化了体温单（三测单）的生成方式。录入体温测量数据后，电子病历系统会同步自动绘制体温曲线图，而不需要护士再像以前一样，手工用不同颜色的笔和尺子来完成整个绘制过程。

（3）护理资料的打印：同医师书写的病历资料一样，护理资料也需要纸质存档。若医院未实现无纸化病历归档，电子病历系统可提供体温单、护理记录单、特别护理记录单等护理资料的打印功能，以满足医院对临床管理的需要。

（4）医嘱：住院护士工作站可以接收来自住院医生工作站下达的医嘱内容，节省了时间，又避免了差错，同时电子病历系统提供医嘱提醒功能，当新医嘱下达或医嘱变更后，护士可以及时发现，并执行。

（5）提醒功能：由于病区护士要负责整个住院部的患者，琐碎的事情比较多，因此，电子病历系统提供多种护理工作提醒（体温测量、血压测量、填写一般护理记录单等）功能，以帮助护士及时完成工作。

（三）病历质量管理

1. 病历规范化　系统采用结构化病历模板记录病历内容，其内容可以由卫生主管部门根据病历书写基本规范的要求统一制订，每个疾病制订一个病历模板，医师在填写病历的时候，按照病历模板内容和格式逐项填写。

2. 病历书写时间　病历资料的书写都具有时效性，每份医疗文书都要求对其填写的时间进行严格控制，并在规定的时间内完成，例如，住院病历根据病案质量要求必须在住院 24 小时内完成。

3. 病历完整性　病历中所有相关的医疗文书都需要是完整齐全的。当患者被定义为出院时，医师可对病历医疗文书进行核查。如有缺少，系统会在住院医生工作站自动发出提醒信息，系统核查的医疗文书信息包括病案首页中必填项、逻辑相关、时间合理性等内容。

4. 三级质控　三级质控是病历质量管理中一个重要的环节，是各医院病历质量控制关注的重点。

（1）一级质控：医师在规定的时间内完成患者首次病程记录、入院记录及首次与患者沟通谈话记录的书写，并进行一级质控。

（2）二级质控：医师在规定的时间内完成病程记录、手术记录、出院记录等其他所有记录的书写。患者出院前，医师认真填写完病案首页并定义出院，在患者出院后 24 小时内，科主任或质控员需对整份病历进行出科前二级质控。

（3）三级质控：由科主任或质控员将出科病历发送至病历质控管理部门进行三级质控。若病历质控不合格，病历退回科室，科室对退回的病历进行认真修改，并经科主任或质控员申请再次进行质控。

5. **病历修改控制**　病历的修改由系统日志自动来记录，系统日志记录每次修改的内容、修改的时间以及修改人。医师在查看病历的时候，通过把系统日志记录的内容进行还原，可以查看到最新的修改内容，同时还可以通过对照的方式直接查看修改的过程，检查修改的原因。

6. **病历冻结**　病历冻结是对出现医疗纠纷或者需要封存的患者病历，进行病历的锁定处理。对于被锁定的病历，仅允许新增，不允许对原有书写内容进行修改。如果需要对病历的内容进行修改，则由医院主管部门对封存的病历进行解封，方可进行修改。

7. **病历安全存储**　病历的存储采用在线、近线和离线，本地和异地等多种方式相结合的方式来进行。在线存储至少保存 6 个月内的病历数据，并采取措施以保证在线数据的可靠性。离线存储是指采用数据存储磁盘阵列等永久保存的方式对 6 个月以上的数据进行存储，离线存储的数据可以通过电子病历系统进行快速的访问查询。

四、电子病历系统数据质量

提高电子病历系统数据质量的根本途径在于提升数据治理的质量，数据治理过程从信息层面需要做到如下工作。

1. **数据标准**　数据标准从范围上包括元数据、主数据、数据模型标准等。

（1）元数据：数据标准的基础，是架起医院内业务部门与 IT 部门之间的桥梁。

（2）主数据：数据标准的一个子集，用来描述参与组织业务的人员、地点和事物。

（3）数据模型：对医院医疗活动或运营管理过程中涉及的业务概念和逻辑规则进行统一定义。

2. **文档交换**　遵循国家发布的相关行业标准及国际通用标准，例如，《基于电子病历的医院信息平台技术规范》《电子病历共享文档规范》《电子病历基本数据集》等。

3. **数据转换**　数据转换处理的过程包括分析数据、定义处理策略、数据转换处理和评估验证。其中关键核心是定义处理策略，包括标准的数据类型定义、标准的数据完整性约束、标准的安全性定义以及转换函数规则等。

4. **数据同源**　是指数据的采集要来自于一个源头，后续的转换、清洗、加工和再利用也需要遵从同一个来源的原则。

5. **数据核对**　对数据进行标准化处理时，处理过程涉及数据转换、清洗、重组等操作，容易造成数据失真，通过数据中心数据核对功能，直观比对出原始业务数据和数据中心标准化数据的差别，以便进行数据重新整理和修正。

6. **数据标准化与一致性**　电子病历数据的标准化与一致性是以构建医疗数据字典为基准的，而数据字典编码规范化是其中的重要环节。目前医院主要采用的编码是国家标准、行业标准、地方标准。而医院内部数据字典编码由各医院自行制订，但在规范化、一致性、唯一性、可扩展性、规律性、可操作性等方面无法满足医院管理、成本核算、医疗服务质量的要求，为此，需要对医院编码规则进行标准化和规范化。

7. **数据完整性**　首先要保证在数据录入时为正确的数据格式。医师在使用系统录入数据时，有些数据项需要特定的格式，因此电子病历系统需要在医师输入数据时，提示医师哪些数据项有具体的格式要求，如果医师未输入正确数据，就不能提交表单。数据格式的完整性验证可利用基于 jQuery 的 Validate 和 QTip2 两个插件进行实现，其中 Validate 插件主要负责前端的数据格式验证，而 QTip2 插件负责错误信息提示，两者结合共同完成对数据完整性验证的功能，即在前端实现对医师输入数据的格式限制，保证医师输入数据的正确性，具体实现流程如图 5-3-1 所示。

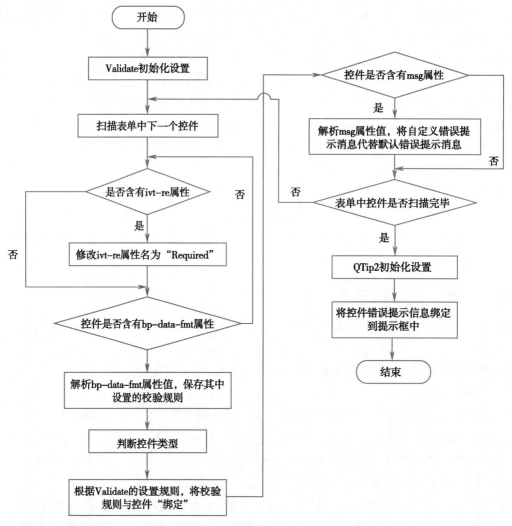

图 5-3-1 实现流程

    其次是对数据完整性进行校验,通过创建数据校验表并定义消息存储过程的方式实现对数据完整性的检验。以医师登录工作站和医师下达医嘱时进行数据校验为例,具体工作方式是向数据校验存储过程中输入需要校验的数据参数,存储过程通过与数据校验表中的基础数据进行对比,对输入的数据进行响应。校验通过时,程序正常运行,校验未通过时存储过程会给出相应的提示来提醒医师未完成的工作。

    8. 数据整合性 医疗数据共享、整合、交换、语义一致性和互操作性的重要性日益凸显,良好的电子病历流程对于实现医院多个信息系统之间的语义一致性、整合性和互操作性,确保患者诊疗过程的连贯性、完整性是必不可少的。

    9. 数据及时性 电子病历对应项目中,时间相关项具有完整性、逻辑性和合理性。原国家卫生和计划生育委员会在《电子病历应用管理规范(试行)》中明确指出:"医疗机构使用电子病历系统进行病历书写,应当遵循客观、真实、准确、及时、完整、规范的原则。"但在实际执行中,电子病历书写不及时一直是电子病历管理中的难题之一,也是影响电子病历数据质量的重要一环。

    10. 数据质量反馈 明确问题产生的原因和来源,对每一类问题建立起识别、反馈、处理、验证的流程和制度,例如:当因为数据标准不完善而产生问题时,需要制订一整套数据标准问题识别、标准修正、现场实施和验证的流程,确保能够准确解决问题,避免因为数据标准不完善而带来新的问题。

五、电子病历医疗服务流程优化与再造

医疗服务流程是医院实现电子病历基本功能,为患者就诊、住院、会诊、转诊、出院、随访全过程提供优质服务的过程,同时需要保证医疗、护理工作的正常运转,确保医护质量,以满足患者需求。急诊服务从院前急救开始,门诊服务和住院服务从患者到达,与医护人员接触时开始。活动的全过程均伴随着对患者的评估与筛查,并随时判断患者的需求是否与医院所提供的医疗资源相匹配。医院整合所能提供的疾病诊治专科、检验检查、患者就诊程序、工作时间、医院服务范围以及资源,为适合医院服务范围的患者提供必要的服务。

(一)电子病历医疗服务流程优化

1. 电子病历实现医疗服务标准规范化　严格执行原卫生部、国家中医药管理局关于印发《电子病历基本架构与数据标准(试行)》,满足数据利用和数据交换的要求。所有的病历数据进行电子化保存,即能够把患者的每一项症状、体征、检验结果、检查报告、用药信息分别保存,同时系统通过结构化病历模板描述各类病历,使病历内容格式化,实现数据完整、统一和标准的数据管理。

2. 电子病历医疗服务流程管理规范化　具备严格的管理功能,同一患者的相同信息可以复制,复制内容必须校对。不同患者的信息不得复制,严禁篡改、伪造、隐匿、抢夺、窃取和毁坏电子病历。

(二)电子病历医疗服务流程再造

医疗服务流程再造关键在于去粗取精,抓住关键核心流程,合理优化必要流程及流程中的关键节点,让医疗服务流程更加简单明了,具备可操作、可固化性,最终减少医务人员不必要的工作量,减少患者就医过程中的等待时间,提升医务人员对电子病历系统使用满意度,同时也让患者就医过程有更多的获得感。

1. 从医嘱闭环管理角度对医疗服务流程再造　不论门诊、住院医师,从医嘱开具到最终护士执行,建立全过程闭环管理。事后可追溯是当前保障患者医疗安全的有效管理手段,也是医院精细化管理的必经之路。医院在开展医嘱闭环管理前,需对医院原有医嘱管理流程进行梳理、再造,然后建立闭环主负责制,由专人协同不同环节涉及的部门,以最优、最合理的节点,制定闭环各过程必要节点,并落实节点质控制度、执行要求,最终对电子病历系统进行功能优化,将医嘱闭环再造流程通过信息化手段进行固化。

2. 从患者体验角度对医疗服务流程再造

(1)门诊挂号模式再造:目前大多数医院通过互联网+医疗健康应用的预约挂号方式,实现非急诊患者统一预约挂号,采用微信公众号、支付宝服务号、一体化掌上服务、互联网医院等方式,引导分流较大一部分现场挂号的门诊患者,改善患者排队拥挤的现象。预约挂号患者亦可通过移动终端获取下一步就医指引,如通过院内导航到候诊区域候诊。

(2)检查流程再造:从门诊患者角度来看,检查流程再造主要体现在,无论医师下达几种检查申请,都能够实现集中预约管理所有的检查申请或实现诊间医师端直接预约所有的检查,避免患者到不同的检查科室窗口对不同的检查进行预约登记的烦琐流程。另外,通过统一医技预约平台,打通互联网端应用,使检查设备分时段开放给患者,患者可通过移动终端进行自助检查预约。

(3)随访与满意度评价流程再造:基于电子病历系统智能随访管理,可根据患者特征或结合患者诊断,实现门诊慢性病患者、住院术后患者或特殊群体的周期性、计划性随访,同时结合人工智能(artificial intelligence,AI)语音机器人等模式,通过AI语音机器人模拟随访医师进行智能电话随访。

3. 从电子病历无纸化角度对医疗服务流程再造

(1)门诊患者就诊无纸化服务流程再造:针对院内患者,可通过互联网+医疗健康线上、线下模式,打通患者挂号、现场取号、缴费、报到、分诊、候诊、就诊、检验/检查、取药等门诊各诊疗信息流

转环节,实现患者信息共享、就诊过程无纸化。

(2)住院患者管理无纸化服务流程再造:医院通过建设数字化病案管理系统,实现对历史归档的纸质病历的集中处理。处理后的纸质病历以 PDF 或图像格式存储在医院服务器中。临床医师可通过电子病历系统实时调阅患者历次的翻拍病历信息,同时采用电子签名、人脸识别、指纹识别等模式,落实医师、护士、技师以及患者数字签名,并结合医院病历归档管理规则,实现所有电子病历无纸化归档,保证医师、科研工作者电子病历借阅全过程闭环,记录可追溯。

六、分级诊疗与远程医疗

我国在广泛范围内还存在医疗资源不均衡问题,主要表现为优质医疗资源配置与人员质量不均衡,城市的优质医疗资源配置与人员质量远远好于农村,大医院的医疗卫生技术远远高于基层医疗卫生机构;地区分布不均衡,东部发达地区与重点城市的优质资源优于西部欠发达地区和一般城市。分级诊疗与远程医疗的目的是运用新技术构建医疗服务新体系与新模式,解决医疗资源不均衡的问题。因此,构建医疗服务网络,实现区域间医疗服务同质量、城乡间医疗服务同质量在当前显得尤为迫切和重要。

(一)分级诊疗

1. **分级诊疗概念** 是指按照疾病的轻重缓急及治疗的难易程度进行分级,不同级别的医疗机构承担不同疾病的治疗职责,逐步实现从全科到专业化的医疗过程。

2015 年国务院发布《关于推进分级诊疗制度建设的指导意见》,指出需要围绕分级诊疗制度内涵,加强基层首诊、双向转诊、急慢分诊,形成上下联动、资源共享、疾病诊治连续化管理机制。

2. **分级诊疗功能** 分级诊疗系统分为预约挂号、预约住院、双向转诊等。其中双向转诊包括申请住院转诊、转诊审核、转诊接诊、转诊查询以及转诊提醒等。

(1)预约挂号:区域内医院将相关专家号源通过内部下沉的方式,共享给加入医疗网络的医院,便于医师在转诊患者时直接进行预约挂号。

分级诊疗系统通过与医院的 HIS 数据交互,进行双向同步,获取医院专家号源以及费用信息,将医疗资源配置投放到广大基层医院。同时基层医院医师可以在患者转诊过程中根据需要预约号源。

(2)预约住院:区域内下级医院可向上级医院申请患者预约住院,上级医院审核前可以查看患者历史病历信息,并对预约住院转诊患者进行审核,直接生成医院的电子住院证。

(3)双向转诊:根据病情和人群健康的需要而进行医疗机构之间的合作诊治过程,基层医疗机构(医联体合作医院或医联体合作基层医疗机构,统称基层医疗机构)将超出本院诊治能力范围的患者或在本院确诊、治疗有困难的患者转至上级医院(指医联体上级医院或医联体核心医院,统称上级医院)就诊;上级医院对病情相对稳定和进行康复治疗的患者下转至基层医疗机构。例如:基层医疗机构患者上转到上级医院就诊,医院可获取患者转诊(DICOM 影像、患者基本信息、住院病案首页、诊断证明书、检验结果、检查报告等)信息,并直接存储于上级医院信息系统。

3. **电子病历与分级诊疗** 电子病历在分级诊疗中起着至关重要的作用,有助于实现分级诊疗的上下级医院之间的互联互通、信息共享;分级诊疗的预约住院、双向转诊中的病历浏览以及患者转诊资源获取都需要基于电子病历系统的信息标准化与共享,才能得以实现。

(二)远程医疗

1. **远程医疗概念** 远程医疗是一方医疗机构邀请其他医疗机构,运用通信、计算机及网络技术,为本医疗机构诊疗患者提供技术支持的医疗活动,是异地的医学专家和患者之间建立起全新的联系,使患者在原地、原医疗机构即可接受远地其他医疗机构专家的会诊并在其指导下进行治疗和诊断的医疗活动。

2. 远程医疗功能　远程医疗功能包括远程门诊、远程会诊、远程病理诊断、远程医学影像（含影像、超声、核医学、心电图、肌电图、脑电图等）诊断、远程监护、远程医学教育培训以及远程病例讨论等功能。

（1）远程门诊：基层医疗机构患者可通过网络实现三级医院就地挂号，选择科室专家进行远程看病，有效缓解门诊压力，使患者可享受便捷、平价和高效的医疗服务。

（2）远程会诊：是利用现代通信技术，通过音视频交互、影像实时互操作、综合病历在线讨论等方式，为患者完成病历分析、病情诊断，进一步确定治疗方案的治疗方式，实现上级医院的医师为基层患者提供诊疗服务。

（3）远程病理诊断：远程病理诊断是通过将基层医疗机构光学显微镜下的病理切片图像转换成数字图像上传远程平台，使专家可实时地对病理切片进行全方位浏览并做出准确诊断的过程。

（4）远程医学影像诊断：远程医学影像诊断是以互联网＋影像方式，实现医师桌面和移动智能终端基础影像调阅、高级影像应用处理功能，并实现各医疗机构之间影像会诊、教学、协同服务的过程。

（5）远程监护：远程监护是通过网络将远端的生理信息和医学信号传送到监护中心进行分析并给出诊断意见的一种技术手段。远程监护包括三个部分：监护中心、监护设备以及联系两者的通信网络。

（6）远程医学教育培训：医疗机构可在互联网环境下，通过资料展示、音视频等各种手段，进行远程培训及教学活动，改变传统的医疗教学模式，实现低成本、大规模、高效能教学服务。

3. 电子病历与远程医疗　电子病历可集成患者的其他数据信息为医疗机构提供较为全面的诊疗参考，这也为远程医疗提供了最好的平台，提供远程医疗的医院与本医院之间实现互通互联、信息共享。远程医疗功能中的远程门诊、远程会诊、远程医学影像和病理诊断等需要基于电子病历系统的信息标准化与共享，才能得以实现。

第四节　医院信息平台与数据中心

一、医院信息平台基本概念

医院信息平台是以患者电子病历的信息采集、存储和集中管理为基础，连接临床信息系统和管理信息系统的医疗信息共享和业务协作平台，是医院内不同业务系统之间实现统一集成、资源整合和高效运转的基础和载体。在此平台之上实现医院内部业务应用系统的协同性和互操作性，最终形成一个互联互通、支持辅助决策的医院业务协作平台。医院信息平台也是在区域范围支持实现以患者为中心的跨机构医疗信息共享和业务协同服务的重要环节。

从医院的视角而言，一个完善的医院信息系统通常由上百个子系统组成，牵涉众多的专业领域，为保证各个系统有效集成和数据高度共享，必须打造一个公共的医院信息平台来代替原来数量众多的点到点数据接口，为医院信息化建设提供标准和规范，同时也为医院对外部（如区域卫生数据中心）提供一个统一的信息对外出口。

为解决这一问题，我国发布了《基于电子病历的医院信息平台建设技术解决方案（1.0 版）》，提出要建设基于电子病历的信息集成平台，实现医院内部和区域之间的信息资源的"高效统一、系统整合、互联互通、信息共享"。医院信息平台一般基于面向服务的体系结构（service-oriented architecture，SOA），采用集成中间件技术，主要模块有信息交换集成引擎、信息交换监控平台、信息交换保证信息交互标准化，实现医院信息系统之间的信息交互与共享。

二、医院信息平台建设的目标和架构

(一)医院信息平台建设的目标

医院信息平台不仅包括数据层面、应用层面、用户层面的集成,也包括一系列平台的应用。信息平台实现了统一注册、统一索引、统一门户、统一通信、统一交互、统一数据管理与利用。

(二)医院信息平台的总体架构

根据《基于电子病历的医院信息平台建设技术解决方案(1.0 版)》,医院信息平台体系架构设计应遵循以下原则:①基于医院信息化现状,实现信息共享与业务协同。即医院信息平台的建设不是一个推翻现有应用重建的过程,而是基于现有信息系统和现有的系统数据,通过医院信息平台来整合信息,并实现系统之间的业务协同。②基于企业信息架构分层设计。按照企业信息架构理论和方法,以分层的方式设计医院信息平台,不同的层次解决不同的问题。③覆盖医院信息系统建设全生命周期。医院信息平台体系的架构设计不仅包括从技术角度设计和建设医院信息平台本身,还包括医院信息平台项目管理、系统运维以及相关的信息安全保障体系。④全面支持电子病历相关业务规范与标准体系。从数据层面遵循《电子病历基本数据集》(WS 445)和《电子病历共享文档规范》(WS/T 500)两项规范,即医院信息平台上保存的电子病历数据需要符合以上标准,并在电子病历生成和使用上符合电子病历相关业务规范。

医院信息平台的总体架构,如图 5-4-1 所示。

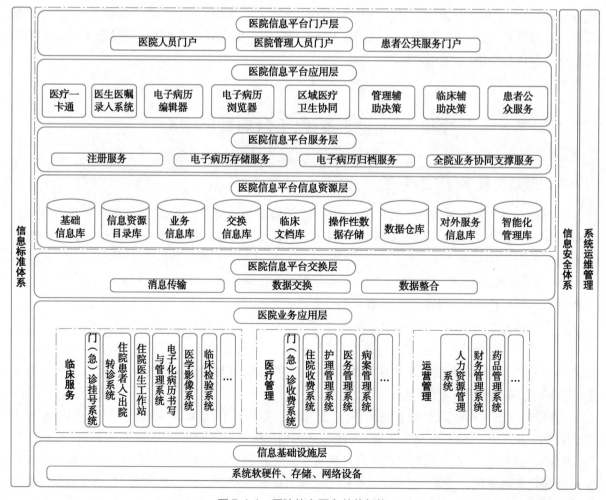

图 5-4-1   医院信息平台总体架构

医院信息平台的总体架构设计分为九个部分,包括:医院信息平台门户层、医院信息平台应用层、医院信息平台服务层、医院信息平台信息资源层、医院信息平台信息交换层、医院业务应用层、信息基础设施层、信息标准体系以及信息安全体系与系统运维管理。其中图中上半部分的医院信息平台门户层、医院信息平台应用层、医院信息平台服务层、医院信息平台信息资源层、医院信息平台信息交换层是属于医院信息平台的软件部分,主要满足医院信息系统应用整合的需求;医院业务应用层是目前医院内部的业务应用系统,是医院信息平台的基础;信息基础设施层主要满足医院信息系统基础设施整合的需求;信息标准体系和信息安全与系统运维管理服务于医院业务应用系统和医院信息平台。

医院信息平台信息交换层主要用于实现全院级应用系统互联互通;医院信息平台信息资源层主要满足建立全院级的患者主索引、建立全院级电子病历的需求,并为医院信息二次利用、为患者提供公众服务、与外部互联奠定数据基础;医院信息平台应用层包含了建立在医院信息平台信息资源层、医院信息平台服务层、医院信息平台信息交换层的基础上的全院级应用。

1. **医院信息平台门户层**　门户层是整个医院信息平台对内和对外使用和展示的界面,根据不同的使用者可以分为如下门户。

(1)医务人员门户:针对医务人员,提供 Web 应用的统一入口,医务人员在该门户上使用所有的医院 Web 应用。

(2)医院管理人员门户:针对医院管理人员,提供 Web 应用的统一入口,医院管理人员在该门户上使用所有的医院 Web 应用,特别是该门户提供统一的管理辅助决策和临床辅助决策应用。

(3)患者公众服务门户:针对患者,提供各项信息化的医疗服务。

2. **医院信息平台应用层**　医院信息平台应用层基于医院信息平台,通过基础业务数据的交换、共享和整合,结合实际的医疗业务和管理需要,建立扩展应用,主要包括:医疗一卡通、计算机化医嘱录入(CPOE)、智能电子病历编辑器、电子病历浏览器、区域医疗卫生协同、管理辅助决策支持、临床辅助决策支持和患者公众服务等。

3. **医院信息平台服务层**　主要任务是为平台提供各种服务,其具体内容包括:注册服务、电子病历存储服务、电子病历归档服务、全院业务支撑服务等。

4. **医院信息平台信息资源层**　用于整个平台各类数据的存储、处理和管理,主要包括:基础信息库、信息资源目录库、业务信息库、交换信息库、临床数据中心(clinical data repository,CDR)、操作型数据仓储(ODS)、数据仓库、对外服务信息库、智能化管理信息库。

5. **医院信息平台信息交换层**　为整个平台的数据来源提供了技术基础和保障,通过信息标准、交换原则的制定,对业务系统提供标准的信息交换服务,包括:消息传输、数据交换、数据整合,实现数据在系统平台范围内自由、可靠、可信地交换。

6. **医院业务应用层**　是医院信息平台的基础,包括三大类业务系统:临床服务系统、医疗管理系统以及运营管理系统。业务应用层要接入到医院信息平台,向平台提供诊疗数据,同时也要从平台获得业务协同支持。

(1)临床服务系统:是指以患者为中心,实现患者临床诊疗活动全过程的数字化运作的服务系统。主要包括门(急)诊挂号系统、门诊医生工作站、住院医生工作站、住院护士工作站、电子化病历书写与管理系统、临床检验系统、临床检查系统、治疗系统等。

(2)医疗管理系统:是指对医院医疗活动和医疗费用进行全过程监控,保障医院医疗活动的质量和安全,合理控制医疗费用的系统。主要包括门(急)诊收费系统、住院收费系统、护理管理系统、医务管理系统、医院感染/传染病管理系统、科研教学管理系统、病案管理系统、医疗保险/新型农村合作医疗系统、职业病管理系统、食源性疾病上报系统等。

（3）运营管理系统：是指实现医院"物流""资金流""信息流""业务流"的统一管理的系统，主要包括人力资源管理系统、财务管理系统、药品管理系统、设备材料管理系统、物资供应管理系统、预算管理系统。

7. 信息基础设施层　是支撑整个医院信息平台运行的基础设施资源，主要包括各类系统软件、系统硬件、数据存储、网络设备、安全设备等。

8. 信息安全体系与系统运维管理　是整个平台建设和运作的重要组成部分，贯穿平台建设的始终。其中，信息安全不仅包括技术层面的安全保障（如网络安全、数据安全、系统安全、应用安全等），还包括各项安全管理制度。因此，完善的系统运维管理是系统稳定、安全运行的重要保障。

9. 信息标准体系　贯穿于医院信息化建设的整个过程，通过标准规范的业务梳理和标准化的数据定义，在遵循相应的规范标准实施的基础上，严格遵守既定的标准和技术路线，从而实现多部门（单位）、多系统、多技术以及异构平台环境下的信息互联互通，确保整个系统的成熟性、拓展性和适应性，规避系统建设的风险。

三、医院数据中心架构与应用

（一）医院数据中心建设思路

医院数据中心从逻辑设计、物理设计、数据管理设计、应用设计四个层面设计，通过实现数据中心体系化、模型化、集中化、层次化、标准化以及合理化运用，来践行智慧医疗、智慧服务、智慧管理理念，数据中心架构图如图5-4-2所示。

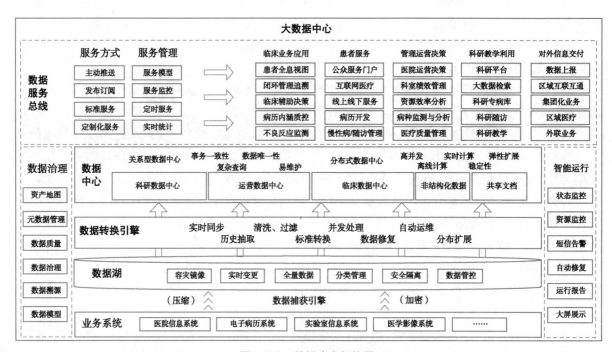

图5-4-2　数据中心架构图

1. **逻辑设计**　是指数据中心的内涵定义，例如：模型化、实体化及基于应用场景的应用模型等模式。

2. **物理设计**　是指数据中心技术架构及数据采集模式，包括数据采集、清洗转换、存储等内容。

（1）数据捕获／转换引擎：集数据采集、数据清洗、数据聚合、数据服务于一体的数据通道。

（2）操作型数据仓储（ODS）：各业务系统的实时镜像库集合，包括下游的全量数据需求。

（3）关系型数据中心：包含科研数据中心（reaserch date repository，RDR）及运营管理数据中心（managerial date repository，MDR）等资产，采用关系模型组织数据，并支持复杂结构化查询语言（structured query language，SQL）查询。

（4）分布式数据中心：包含临床数据中心（CDR）、非结构化数据、共享文档等资产，具有列式存储、易扩展和快速读写的特点，能够同时处理结构化和非结构化数据。

（5）智能运行：能够监控数据全流程运行状态，以及进行短信告警等。

3. **数据管理设计**　通过搭建患者主索引、主数据、元数据管理、数据治理、数据运维与监控、数据服务等工具夯实数据中心的入出端的质量及二次利用能力。

4. **应用设计**　通过数据中心的数据整合及处理能力，提供医院数据产生价值场景，例如：运营管理 - 商业智能（business intelligence，BI）、临床信息整合 - 患者全息视图、临床辅助决策支持 - 临床辅助决策支持系统（clinical decision support system，CDSS）、医疗流程规范 - 闭环管理、远程会诊 - 多学科会诊（multi-disciplinary treatment，MDT）、科研应用 - 科研平台以及数据上报管理等。

（二）医院数据中心内涵及应用

医院数据中心主要由临床数据中心（CDR）、运营管理数据中心（MDR）和科研数据中心（RDR）等部分组成。其中临床数据中心主要是以患者为中心、在医院范围内制作的终身纵向多媒体记录，包含患者所有重要的临床数据，可集成院内各科室临床信息系统（如医嘱、病历、检验、心电图、超声、病理等），实现所有临床诊疗数据的整合与集中展现；运营管理数据中心主要以医院的运营管理为核心，设计和建设数据中心；临床数据中心和运营管理数据中心一般存储医院的结构化数据，而电子病历非结构化库主要用于存储医院的非结构化数据。

1. **为医院运营决策支持平台提供数据**　商业智能（BI）决策支持分析近年来在国内得到广泛应用，通过对医院各应用系统的业务数据进行汇聚、融合、挖掘、分析和展现，建立完善的业务数据指标分析模型和运营监控管理模式，对医院运营状态进行实时监控和管理，为医院经营管理和临床医疗提供及时、准确、科学的决策依据，提高医院的运营管理水平，从而提升医院的核心竞争力，数据中心 - 医院运营决策数据分析平台如图 5-4-3 所示。

2. **为医师提供患者全息视图数据**　基于数据中心的患者全息视图，以患者为中心，可直观查阅患者历次所有就诊、住院、检查、检验、病程记录等信息，如图 5-4-4 所示。

3. **为科研检索系统提供数据**　临床科研中的一个重要步骤，是对大量的患者进行有效的检索筛选，以定位其中符合特定临床研究所需的患者。这个过程通常而言需要临床科研人员对大量的病历进行阅读与筛选，耗费大量的时间精力，并且极易出现信息的遗漏。智能科研检索将基于数据管理的成果，对患者进行精准的、细颗粒度的建模，从而快速定位和筛选满足特定条件的患者。

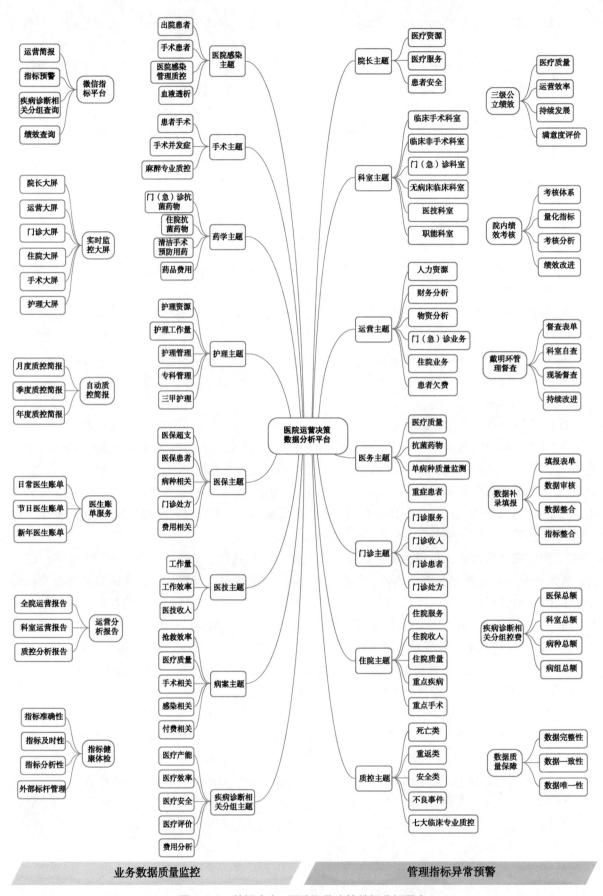

图 5-4-3　数据中心 - 医院运营决策数据分析平台

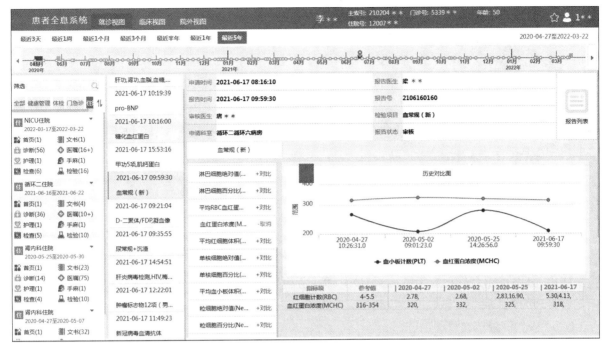

图 5-4-4 数据中心 - 患者全息视图

第五节 医院运营信息管理

一、运营信息管理

（一）运营信息管理的概念

医院运营信息管理（hospital operation information management）是利用信息技术对医院经营的人、财、物相关的大量业务数据进行处理、生成报表、统计分析和数据提取，为医院使用者提供管理、经济和临床等多方面的信息，从而为医院管理决策提供强有力支持。

（二）运营信息管理相关活动

任何信息的产生都来源于活动，医院也不例外，其信息均来自医院诊疗活动和管理活动，因此熟悉医院的各种业务活动是掌握医院信息的基础。下面从临床相关、物资供给、管理相关三个层面介绍与医院运营信息相关的活动内容。

1. **临床相关** 临床诊疗活动的完成依赖于医师、护士、患者的协同配合。

（1）临床医师通过与患者的交流采集病史，获取疾病的症状信息。

（2）临床医师通过体格检查获得疾病的体征信息。

（3）临床医师通过医嘱下达必需的辅助检查申请、治疗方案，护士执行医嘱并填写护理记录。

（4）患者配合医师、护士完成各项辅助检查和治疗。

2. **物资供给** 是指在医疗过程和医院运营过程中的所有物资供应，包括药品、设备、耗材以及后勤物资的申请、计划、入库、出库、退库、盘点、调拨、调价、合同管理等一系列与物资的相关活动。

3. **管理相关** 是医院医疗活动的重要组成部分，需要严格的工作规章制度以及对人事、科教、党群等多方面的管理。这些工作虽然不直接涉及患者的疾病诊治，但却关系到医疗服务质量和效率，关系到患者生命健康。

（三）运营信息管理系统的建设规划思路

从医院宏观管理的大局视角出发，基于顶层设计、分步实施的思路对医院综合运营信息管理系统实施建设，完成相关的信息管理制度及业务流程规范。

以医院综合运营管理为导向，整合医院所有的财务数据、成本数据、业务数据及人事数据，并对各数据的来源、流向及共享进行顶层指导与干预。规范医院的后台运营管理，细化医院的医疗行为过程，明确医院的真实价值，在智能决策分析及政策性的指引下，提高医院的经济运行效率和促进医院的精细化管理。

二、运营信息管理应用范围

（一）运营信息管理系统架构图

医院运营信息管理通过一体化的设计实现各业务之间的信息共享与业务联动，是现代医院运营管理信息系统，实现医院运营管理中"物流""资金流""业务流"的统一。运营信息管理系统一般分为技术应用、业务应用和管理应用三层构架，具体业务应用内容会因各医院的业务需求不同略有差异，但运营管理的根本目标一致。

（二）人力资源信息管理系统

人力资源信息管理系统（human resource information management system）是指能够为一个组织的人力资源管理提供搜集、处理、储存和发布等活动，并且能够利用信息技术进行决策、协调、控制、分析以及可视化等方面支持的管理系统。人力资源信息管理系统包括人员信息管理、组织机构信息管理、薪酬福利信息管理、招聘信息管理以及培训信息管理等。

（三）财务信息管理系统

财务信息管理系统实质上是围绕财务管理的核心业务，运用计算机技术、通信技术、网络技术等手段对医院业务中的各类信息进行收集、整理、分析、预测和监督的活动。财务信息管理系统包括会计账务信息、财务信息分析、投资信息管理等。

（四）绩效信息管理系统

绩效信息管理系统是指管理者与员工之间就目标与如何实现目标达成共识的基础上，通过信息技术支持、帮助员工取得优异绩效，从而实现组织目标的管理方法，核心包括绩效管理计划、绩效管理评价和绩效分配。

（五）预算信息管理系统

预算信息管理系统是指用以处理财务部门预算资金收支信息的计算机管理系统。通常包括预算资金缴拨款核算，用以录入日常预算资金入库、出库、退库、解缴等会计事项，并由信息系统予以长期保存，在此基础上完成记账、算账等项工作，例如：医院各科室的急诊人次、门诊人次、住院床日数等及相应的次均费用设定，根据人、财、物标准估计人工费用、物资需求、管理费用等。

（六）物资信息管理系统

物资信息管理系统是通过对医院物资进行采购计划管理、订单管理、供应商管理、院内周转库存管理、二级库管理、盘点管理、耗材追溯管理，与 HIS、财务等信息系统无缝对接，对每一类物资的使用情况进行监督、统计、追溯，为采购计划提供真实可靠的依据。同时，物资信息管理系统能够有效进行物资出库、入库、取用到设备报废后的全流程管理，防止管理漏洞，保障业务部门的耗用，有效实现物资的精细化管理，降低医院运营管理成本。

（七）固定资产信息管理系统

固定资产信息管理系统是指医院为满足自身开展业务活动的需求，通过计算机技术建立资产档案，对固定资产的计划、招采、入库、出库、使用、处置的全生命周期进行记录和管理，是医院精细化管理的基础,也是医院决策的重要依据。固定资产管理与财务管理系统、预算管理系统、成本核算管理系统、合同管理系统以及 HIS 等其他业务系统之间数据共享,可极大提高医院运营效率。固定资产信息管理系统包括计划管理、合同管理、发票管理、库房管理、卡片管理、资产盘点、资产处置、报表管理、资产查询等。

(八)科研信息管理系统

科研信息管理系统旨在为医院建立一套包括科研课题、科研成果、科研人员、绩效考核等科研项目全生命周期管理的信息系统。通过科研系统实现科研工作从项目申报到档案归档的全流程追溯和管理,为医院科研部门提升科研能力以及效率提供科学化、规范化、信息化方面的强有力的决策依据。科研信息管理系统主要包括课题管理、科研成果管理、科研经费管理、学术活动、数据统计分析等。

三、医院运营信息分析评价

医院运营信息分析旨在通过计算机技术对医院运营管理进行横向、纵向两个维度的分析。医院运营信息分析从医疗质量、医疗效率两个方面横向分析,再从医院医疗服务、医疗资源、医疗收入支出、医疗成本、患者费用以及发展和风险等方面进行纵向分析、解剖,将医院运营与效率有机结合,从不同维度去理解、分析医院运营管理价值,从而建立科室发展方向与医院发展战略目标协调统一机制。

(一)医疗质量分析

医疗质量和医疗安全是医院的生命线,是医院管理中的头等大事。医疗质量分析主要用于反映一定时期、一定地区,医疗卫生组织内医疗质量与安全的情况,主要包括:不良事件发生人次、不良事件率、诊断符合率、医院感染人数分析、感染率分析、住院病死率分析等指标。

(二)医疗效率分析

医疗效率分析用于反映一定时期、一定地区医院医疗服务效率。医院通常需要根据病床情况确定医院的人员编制、设备、经费和物资分配等。分析病床利用情况、医师日均担负工作量对评定医疗工作效率具有重要意义,主要包括平均住院日、病床周转次数、出院患者数、床位使用率、执业医师日均担负诊疗人次、执业医师日均担负住院床日数等指标。

(三)医疗服务分析

医疗服务分析用以一定程度反映医院医疗服务利用情况、医疗服务数量和医院服务能力。主要包括总诊疗人数、门诊预约情况、复诊情况、出入院人次、门(急)诊入院人次、转诊人次、检查人次、门(急)诊人次、手术人次等指标。

(四)医疗资源分析

医疗资源是指提供医疗服务的生产要素的总称,通常包括人员、医疗费用、医疗机构、医疗床位、医疗设施和装备、知识技能和信息等。医疗资源分析用于反映一定时期内医疗卫生组织中医疗资源的配置情况,主要包括人力资源分析、医院床位分析、一般固定资产情况、大型设备情况和固定资产构成分析等指标。

(五)医疗收入支出分析

医疗收入是指医院开展医疗服务活动取得的收入,包括门诊收入和住院收入。医疗支出是指医院在开展医疗服务及其辅助活动过程中发生的支出。医疗收入、支出分析主要用于掌握医院医疗收入来源、支出去向以及预算执行情况,主要包括业务收入构成分析、支出构成分析、收入预算执行率、支出预算执行率等。

(六)医疗成本分析

医院作为独立的经济实体,需要强化经济管理,加强成本核算,建立健全内部控制运行机制,增强医院核心竞争能力。医疗成本分析是现代化医院运营管理中重要的内容，是基本的医疗成本构成，也是常用的成本管理指标。

（七）患者费用分析

通过患者费用分析能够反映出医院患者医疗费用的变化情况，有助于医院采取有效措施合理利用医疗卫生资源、切实控制人均费用，对强化医院管理，促进医院走向优质、高效、低耗之路，具有十分重要的意义。患者费用分析主要包括门（急）诊次均费用、门（急）诊次均药费、住院患者次均医药费用、住院患者日均医药费用等指标。

（八）发展和风险分析

发展和风险分析能够使医院不断适应现代社会对医疗服务的要求，推动医疗技术的发展，保护患者的合法权益及医务人员的正当行医权利，维护医院可持续发展性，通过发展和风险分析医院可以做好内控，降低医疗风险，并提高医疗管理质量。发展和风险分析主要包括收支结余率、资产收益率、流动比率、速动比率、总资产增长率、净资产增长率、固定资产净值率等指标。

医院要根据自身定位，强化技术质量，同时，通过信息技术进行运营分析评价，使之成为绩效考核的强大助力。医院的发展与成长，最终以医院绩效体系来体现，因此其运营分析评价的实施必须与医院的发展战略、管理风格及医院文化进行有机结合，在实施运营分析评价过程中推动组织变革，使医院成为具有现代意识观念、行为模式以及能力结构的高质量发展医院。

第六节   智慧医院评价

随着互联网、物联网、大数据、人工智能等信息技术与医疗相融合，医院信息化建设进入新阶段。为不断增强人民群众获得感，国家卫生健康委员会针对智慧医院建设从不同评价范围确定了三大领域，从而提升了医疗服务和医院管理的智慧化水平。智慧医院评价重点开展以下几个领域工作，如图 5-6-1 所示。

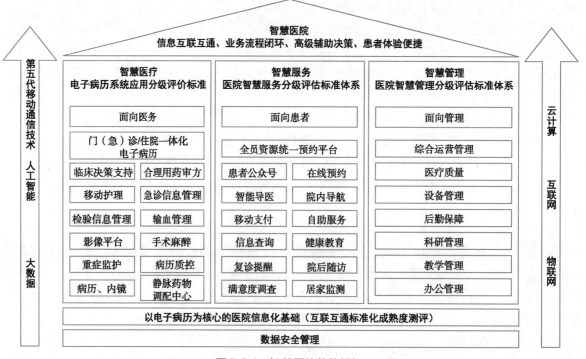

图 5-6-1　智慧医院整体框架

第一个评价领域，面向医务人员的"智慧医疗"。这项工作 2010 年开始已经在全国推进，其目的是全面评估医疗机构医务人员使用电子病历系统的应用水平，并指导医疗机构科学、合理、有序地发展电子病历系统。

第二个评价领域，面向患者的"智慧服务"。在进一步改善医疗服务行动计划的同时，患者到医院就诊，可通过信息技术享受其他的服务，例如自助机和手机端预约挂号、诊间结算、预约诊疗、信息提醒以及线上点餐、停车信息的推送和提示等服务，从而推动互联网诊疗、互联网医院、远程医疗服务、"互联网＋医药服务"以及"互联网＋护理服务"等健康快速高质量发展。

第三个评价领域，面向医院管理的"智慧管理"。面向医院管理的系统有很多，包括财务、预算、物资等，其中涉及医院大量的药品、耗材、检验试剂、医疗废弃物以及患者被服等物资，还包括医院后勤的水、电、气等管理。面向医院管理的"智慧管理"包括：医院管理者和临床医务人员通过 OA 办公管理，综合运营管理者用手机或者电脑终端查看全院的运转效果，从而提升医院精细化的信息化管理能力。

一、智慧医疗评价

（一）智慧医疗定义

智慧医疗从广义上讲是指利用最先进的信息技术，实现患者与医务人员、医院、医疗设备之间的互动，达到智慧化。从医疗信息技术来讲是指面向临床、患者、管理的信息系统的智能化应用。以电子病历为核心的医院整体信息化建设，全面评估医院信息系统智能化的应用水平。国际上通行的一个做法也是以电子病历为核心进行评价分级，这种评价分级的真正意义是实现电子病历与检验检查等其他业务系统互联互通、信息共享。智慧医疗体系能帮助医务人员使用电子病历，助力落实诊疗闭环，提高医疗质量和管理效率。

（二）智慧医疗分级评价目的

1. 全面评估各医院现阶段电子病历系统应用所达到的水平，有助于建立适合我国国情的电子病历系统应用水平评估和持续改进体系。

2. 智慧医疗分级评价使医院明确电子病历系统各发展阶段应当实现的功能，为各医院提供电子病历系统建设发展指南，指导医院科学、合理、有序地发展电子病历系统。

3. 智慧医疗分级评价引导电子病历系统开发厂商的系统开发朝着功能实用、信息共享、更趋智能化方向发展，使之成为医院提升医疗质量与保障医疗安全的有力工具。

（三）智慧医疗评价分级

2018 年国家卫生健康委员会发布《电子病历系统应用水平分级评价标准（试行）》，规定了电子病历系统应用水平的分级评价方法和标准，主要评估医疗信息处理相关信息系统的应用水平，全面整合医疗、公共卫生、健康监测等信息，完成整合型医疗服务。电子病历系统应用水平共分为 9 个等级，每一等级的标准均采用了局部要求和整体要求，两个部分的评估实现对医疗机构的电子病历应用水平的评分与分级，如表 5-6-1 所示。

1. **对医疗服务流程中局部环节信息系统与应用范围的评估**　评估局部环节的应用水平，主要目的是使评估者能够深入地了解医疗流程中各个具体部门信息系统所处的水平，同时考察这些功能的实际应用的范围，对具体环节评估的主要步骤包括以下内容。

（1）将电子病历应用的整个流程划分出重点的角色与项目，标准中共有 10 个角色和 39 个项目。

（2）每个项目的功能按照表 5-6-1 分级功能水平细分为 9 个等级。

（3）考察医疗机构中每个项目每个功能等级所实际应用的比例，综合各项目应用水平等级评分与实现比例，得到综合评分。

表 5-6-1   电子病历系统整体应用水平分级评价基本要求

等级	内容	基本项目数/项	选择项目数/项	最低总评分/分
0级	未形成电子病历系统	—	—	—
1级	独立医疗信息系统建立	5	20/32	28
2级	医疗信息部门内部交换	10	15/27	55
3级	部门间数据交换	14	12/25	85
4级	全院信息共享,初级医疗决策支持	16	10/23	110
5级	统一数据管理,中级医疗决策支持	20	6/19	140
6级	全流程医疗数据闭环管理,高级医疗决策支持	21	5/18	170
7级	医疗安全质量管控,区域医疗信息共享	22	4/17	190
8级	健康信息整合,医疗安全质量持续提升	22	4/17	220

注:选择项目中"20/32"表示32个选择项目中需要至少20个项目达标。

（4）累计各个项目的综合评分即所考察医疗机构的总评分。

2.对医疗机构整体信息化情况的评估   整体评估的主要目的是评估医疗记录的电子病历系统整体综合功能的水平、整体应用范围和数据质量的情况。整体评估的结果应该能够反映出医院对于整个医疗流程中信息化建设的平衡性,考察电子病历信息是否实现了全面的结构化信息处理。在评估标准中将每个项目各级的功能划分为基本项与选择项的数量,对整体水平的评估包括以下内容。

（1）考察具体项目评分的累积分数,要求实现各个等级对应的最低分数。

（2）核对医疗机构实现各个等级基本项的情况,要求实现所评等级所有的基本项。

（3）考察医疗机构实现各个等级选择项的情况,要求实现的选择项多于所评等级要求的最低数量。

3.对医疗机构数据质量情况的评估   是通过数据验证信息系统使用情况的方法,主要考察以下四个方面。

（1）**数据标准化**:项目中数据记录与字典的一致性。

（2）**数据完整性**:数据项内容的完整情况。

（3）**数据整合性**:相关系统对应数据项可对照或关联情况。

（4）**数据及时性**:项目中时间相关项的完整性、逻辑合理性（流程时间分布）。

二、智慧服务评估

（一）智慧服务定义

智慧服务是智慧医院建设的重要内容,智慧服务面向患者,依托互联网为患者提供便捷、高效、智能的高质量服务,其宗旨是应用信息技术改善患者就医体验,实现患者信息互联共享,改善医疗服务模式。医院智慧服务分级评估标准体系（smart service scoring system,4S）旨在指导医院以问题和需求为导向持续加强信息化建设,提供智慧服务,让患者感受到方便和快捷,为进一步建立智慧医院奠定基础。

（二）智慧服务分级评估目的

1.建立完善的医院智慧服务现状评估和持续改进体系,评估医院开展的智慧服务水平。

2.明确医院各级别智慧服务应当实现的功能,为医院建设智慧服务信息系统提供指南,指导医院科学、合理、有序地开发应用智慧服务信息系统。

3. 引导医院沿着功能实用、信息共享、服务智能的方向，建设完善智慧服务信息系统，使之成为改善患者就医体验、开展全生命周期健康管理的有效工具。

（三）智慧服务评估分级

采用定量评分、整体分级的方法，综合评估医院智慧服务信息系统。按照患者诊前、诊中、诊后各环节应覆盖的基本服务，结合医院信息化建设和互联网环境，确定 5 个类别共 17 个评估项目，如表 5-6-2 所示。

表 5-6-2　医院智慧服务分级评估项目

类别	业务项目	应用评估
诊前服务	诊疗预约	应用电子系统预约的人次数占总预约人次数比例
	急救衔接	具备急救衔接机制和技术手段并有应用
	转诊服务	应用信息系统转诊人次数占总转诊人次数比例
诊中服务	信息推送	应用信息技术开展信息推送服务
	标识与导航	具备院内导航系统
	患者便利保障服务	具备患者便利保障系统并有应用
诊后服务	患者反馈	电子调查人次占全部调查人次比例
	患者管理	应用电子随诊记录的随诊患者人次数占总随诊患者人次比例
	药品调剂与配送	具有药品调剂与配送服务系统并有配送应用
	家庭服务	具有电子记录的签约患者服务人次占总签约患者服务人次比例
	基层医师指导	应用信息系统开展基层医师指导
全程服务	费用支付	具备电子支付系统功能并有应用
	智能导医	有智能导医系统功能并有应用
	健康宣教	有健康宣教系统并有应用
	远程医疗	具备远程医疗功能并有应用
基础与安全	安全管理	应用身份认证的系统占全部系统比例
	服务监督	具有服务监督机制并有监督记录

注："应用评估"中要求"有应用"的项目，该功能在实际中应用则视为 100%，如未应用则视为 0；要求比例的项目，实际应用比例基本项不低于 80%，选择项不低于 50%。

医院应用信息化为患者提供智慧服务分级评估基本要求，分为 0 级到 5 级，如表 5-6-3 所示。

表 5-6-3　医院智慧服务分级评估基本要求

等级	内容	基本项目数/项	选择项目数/项	最低总分/分
0 级	医院没有或极少应用信息化手段为患者提供服务	—	—	—
1 级	医院应用信息化手段为门（急）诊或住院患者提供部分服务	4	8/13	10
2 级	医院内部的智慧服务初步建立	6	6/11	20
3 级	联通医院内外的智慧服务初步建立	8	4/9	30
4 级	医院智慧服务基本建立	9	3/8	41
5 级	基于医院的智慧医疗健康服务基本建立	9	3/8	51

注：表中"8/13"是指 13 个选择项目中至少有 8 个项目达标。

三、智慧管理评估

(一)智慧管理定义

医院智慧管理是国家卫生健康委员会发布"三位一体"智慧医院建设的重要组成部分,是为了指导医院科学、规范开展智慧医院建设,充分利用智慧管理工具,提升医院管理精细化、智能化水平,制定的医院智慧管理分级评估标准体系。

(二)智慧管理分级评估目的

1. 明确医院智慧管理各级别实现的功能,为医院加强智慧管理相关工作提供参照。

2. 指导各地、各医院评估医院智慧管理建设发展现状,建设医院智慧持续改进体系。

3. 完善"三位一体"智慧医院建设的顶层设计,使之成为提升医院现代化管理水平的有效工具。

(三)智慧管理评估分级

针对医院管理的核心内容,从智慧管理的功能和效果两个方面进行评估,评估结果分为0级至5级。

1. 0级是指无医院管理信息系统。

2. 1级是指开始运用信息化手段开展医院管理,但不具备数据交换共享功能。

3. 2级是指初步建立具备数据共享功能的医院管理信息系统。

4. 3级是指依托医院管理信息系统实现初级业务联动。

5. 4级是指依托医院管理信息系统实现中级业务联动。

6. 5级是指初步建立医院智慧管理信息系统,实现高级业务联动与管理决策支持功能,使各管理部门能够利用院内运营管理等系统,完成业务处理、数据核对、流程管理等医院精细化管理工作。具体分级原则,如表5-6-4和表5-6-5所示。

表5-6-4 医院智慧管理分级评估基本要求

等级	内容
0级	无医院管理信息系统
1级	开始运用信息化手段开展医院管理
2级	初步建立具备数据共享功能的医院管理信息系统
3级	依托医院管理信息系统实现初级业务联动
4级	依托医院管理信息系统实现中级业务联动
5级	初步建立医院智慧管理信息系统,实现高级业务联动与管理决策支持功能

表5-6-5 医院智慧管理分级评估项目

工作角色	业务项目	项目说明
医疗护理管理	医疗、护理质控管理	院级、科室级医疗质量控制,各类医疗护理的数量与质量控制指标设定、统计报表、数据查询与展现处理
	医疗准入管理	各种医疗准入内容管理,以及医务人员岗位职责和业务权限的管理
	医院感染管理与控制	医院感染管理的相关工作
	不良事件管理	各类不良事件报告管理,不良事件处理追踪与反馈
	和谐医患关系	患者投诉、纠纷预警与处置等记录,职工、患者满意度调查
人力资源管理	人力资源规划	部门、人力规划,招聘管理
	人事管理	人事档案、职务与职称管理
	人员考核与薪酬管理	薪酬、绩效、福利管理

续表

工作角色	业务项目	项目说明
财务资产管理	医疗收入管理	医疗收费账务管理
	财务会计	会计账务管理
	预算管理	收入预算管理、支出预算管理、预算项目管理、预算审批和调剂、预算执行和分析等管理及应用
	资产账务管理	医院固定资产、流动资产管理
设备设施管理	购置管理	设备论证、采购、合同、验收过程记录与管理
	使用运维管理	设备保障与运行维护记录
	质量管理	设备计量、质控管理
	效益分析	设备投入产出与使用效益分析
药品耗材管理	药品耗材遴选与购置	药品耗材遴选与购置过程管理
	库存管理	物资验收、库存管理
	消毒与循环物品管理	消毒供应物品和重复清洗物品的发放、回收、清洗、打包、消毒过程信息记录与处理
	监测与使用评价	物品使用情况监测与管理
运营管理	成本控制	各部门成本记录与管控措施及成效
	绩效核算管理	结合医院预算管理和成本管理的情况，比对收入、成本进行运营分析管理
	医疗服务分析评价	医疗服务数量、质量、类别的记录、分析、评价
运行保障管理	后勤服务管理	餐饮、工程维修、物流运送、电梯服务、保洁管理
	安全保卫管理	视频监控、停车、保安、门禁、消防、外协人员、应急预案与演练等管理
	医疗废弃物管理	医院医疗废弃物收集、转运、消纳转出处理、监督与追踪、统计分析等
	楼宇管控	建设项目管理、房屋使用分配与记录、设备设施监控、能耗与资源管理、成本计量与分配等
	信息系统保障管理	建立信息系统运行、维护、巡检的管理体系，有医院信息规划能力和信息系统建设与升级项目的管理机制
教学科研管理	教学管理	院校、在职教育与训练、专业技能培训和考核等管理
	科研管理	科研项目、科研经费、知识产权、伦理审查、学术会议等管理
办公管理	协同办公管理	公文流转、行政审批流程、院内信息发布与公告、会议信息等管理
	档案管理	决策记录（含"三重一大"）、审计记录及意见
基础与安全	基础设施与网络安全管理	基础设施、安全管理、安全技术、安全监测

注："三重一大"是指"重大事项决策、重要干部任免、重要项目安排、大额资金的使用，必须经集体讨论做出决定"的制度。

（张 翔 李 瑞）

思 考 题

1. 医疗服务信息资源的特征有哪些，作用是什么？来源有哪些，如何传输与存储？

2. 医疗服务过程主要包括哪些？可以产生哪些信息？医疗服务信息系统的建设目标是什么？

3. 医疗服务业务信息的功能包括哪些？范围如何划分？

4. 试述电子病历基本内涵和构成要素。

5. 为什么说建设医院信息平台是医院信息化的发展趋势？医院信息平台主要应用角色有哪些？在建设医院信息平台时应考虑哪些方面？

第六章

区域卫生信息资源规划与管理

区域卫生信息资源规划与管理是卫生信息资源开发利用的高阶成熟标志，不仅代表着信息技术在卫生领域的普及和应用，也意味着医疗卫生体系和服务模式的优化与变革，是落实医疗卫生体制改革、推进卫生事业管理现代化的关键环节。科学合理的规划和管理能够有效破除信息壁垒、优化卫生资源配置和提高使用效率等，在微观上促进居民服务利用水平并提高满意度，中观上提高医疗卫生机构服务能力和水平，宏观上推动实现健康中国战略，因此，科学合理的区域信息资源规划和管理在微观、中观和宏观层面上均发挥着重要作用。本章重点从区域卫生信息资源基本概念、区域卫生信息平台需求分析与建模、区域卫生信息资源融合与互通共享三方面进行系统介绍。

第一节　区域卫生信息资源概述

一、区域卫生信息资源内涵与特征

（一）基本概念

一般来说，区域至少是区、县，也可以是更大的地级市、直辖市，甚至全国、全球。按照《基于健康档案的区域卫生信息平台建设指南（试行）》（2009 年）中对区域的界定，区域是指具有独立财政支撑，具有完整的医疗卫生体系的行政区划地区。独立财政支撑指的是独立的税收和财政预算。区域卫生信息平台中的区域概念主要指行政划分中的地区（地级市、副省级城市或直辖市）。街道、乡镇不在此"区域"概念范围内，原因在于街道不具备独立的财政体系，而乡镇虽然具有独立的财政体系，但不具备完整的疾病控制、卫生监督、妇幼保健等公共卫生机构。区域卫生信息资源（regional health information resources，RHIR），即为国家、省（自治区、直辖市）、地级市和区（县）范围内的卫生信息资源，主要包括公共卫生、医疗服务、医疗保障、药品管理、综合管理等业务信息资源及其他资源，其具体内容随卫生信息资源概念的扩展不断丰富。

（二）主要特征

区域卫生信息资源是整体社会信息资源的一部分，既具有社会信息资源的共性，如稀缺性、竞争性、价值性、可传输性、继承性、可储存性、服务性、共享性和时滞性等，又具有卫生行业的特性，主要表现为公益性、专业性、专用性、不协调性、小信道及低噪声性、不对称性。

1. 公益性　我国医疗卫生服务体系坚持以公立医疗机构为主，鼓励多种医疗形式共同发展，形成了布局合理、分工明确、防治结合、保证质量、技术适应、运转有效的医疗服务体系。基本医疗服务制度决定了区域卫生信息资源是社会资源的一部分，具有一定的社会公益性质。同时，区域卫生信息资源普遍具有公共产品的属性，政府也鼓励各地积极开展健康教育和健康促进工作，宣传健康知识和卫生政策,进一步增强区域卫生信息资源的公益性。

2．**专业性** 卫生工作与人民的生命和健康紧密相关,与其他社会信息资源相比,区域卫生信息资源的专业性是其最突出的特征。卫生信息服务技术、手段和过程均有严格的专业操作程序、质量标准和规范化要求,培养成本大、培养周期长,非专业人员难以理解、掌握和利用,如临床诊断、手术操作等。

3．**专用性** 区域卫生信息资源的内容专业鲜明,非专业人员难以理解和利用,且卫生信息服务是对人而非物的服务,其水平和效果事关广大人民群众的健康状况和生命安全,不允许卫生信息失真的发生。因此,区域卫生信息资源需要专门机构和专门技术人员收集、整理、传输、使用、开发,具有很强的专有性和专用性。

4．**不协调性** 区域卫生信息资源的不协调性主要体现在信息基础设施、信息素养、信息可获得性和信息质量等方面的不协调和不平衡。第一,在信息基础设施方面,我国城乡、地区之间具有较大差异性。一般来说,经济发达区域要好于经济欠发达地区。第二,在信息素养方面,城乡居民之间在卫生信息的获取意识和能力上存在很大的差距。第三,健康类卫生信息资源主要产生并存在于各级各类医疗卫生机构内部,共享机制尚不完善。

5．**小信道及低噪声性** 多数情况下,卫生信息主要依靠卫生服务者通过特有途径传递给患者,数量居优的基本医疗及公共卫生信息流通在卫生服务机构中,信息传递渠道相对单一狭窄,产生噪音的概率几乎为零,且卫生信息的专用性决定了其具有出现频率较低、时效性较强以及范围覆盖小等特点。

6．**不对称性** 区域卫生信息资源的不对称性主要表现在卫生服务供方与需方的信息不对称。医疗市场上,服务供方(医疗机构及医务人员)拥有专业知识和信息,通常占有比较完全的医疗专业信息资源,而服务需方(患者及家属)则处于相对的信息劣势。服务供方因其在与患者的博弈关系中处于天然和绝对的信息优势地位,控制卫生信息资源的源头并左右其流向,在医院关系中占据主导地位;需方因医疗信息的匮乏和专业知识的欠缺在医疗服务中比较被动。

二、区域卫生信息资源分类与来源

区域卫生信息资源分类以系统性、实用性、可扩展性、兼顾科学性为原则。结合全民健康信息化、健康医疗大数据建设现状以及后疫情时代卫生应急管理实际需求,将区域卫生信息资源分为健康类、资源类、环境类、交换类 4 类,其中健康类和资源类主要来自卫生系统,环境类和交换类主要来自非卫生系统。

(一)健康类

健康类区域卫生信息资源分为医疗服务和公共卫生两个板块,其中医疗服务包含业务运营、临床诊疗、电子病历数据集 3 大类共 36 项数据集,公共卫生包含健康档案、疾病管理、疾病监测、死亡、疾病预防、儿童保健、妇女保健 7 大类共 91 项数据集,具体目录详见表 6-1-1、表 6-1-2。

健康类数据集分别来自社区或基层医疗机构信息系统(如慢性病管理、预防接种、疾病筛查、妇幼保健等)、公共卫生信息系统(如疾病预防控制、突发公共卫生应急处理、采供血、精神卫生、计划生育等)以及医疗机构信息系统[如门(急)诊、住院、临床诊断、手术操作等]。《全民健康信息化调查报告:区域卫生信息化与医院信息化(2021)》显示,省、市、县三级平台的电子病历库数据的主要来源均为医疗机构信息系统,占比依次为 90.0%、46.3%、28.9%,其中省级电子病历库数据来源于下级区域卫生信息平台和基层电子健康档案库的比例均为 70.0%,市、县两级电子病历库数据主要来源于基层健康档案,比例分别为 44.0%、28.9%;省、市、县三级平台居民电子健康档案库数据的主要来源是基层机构信息系统,占比分别为 83.3%、83.5% 和 83.6%,其次是下级区域卫生信息平台和平台电子病历库,数据来源占比最少的是死因登记,省、市、县三级分别为 20.0%、15.3% 和 16.7%。从区域来看,东、中部地区省级平台以下级区域卫生信息平台为数据来源的占比最高,分别为 81.8%、87.5%,市、县两级平台均以基层机构信息系统为主,占比分别为 81.3%、91.7%。

表 6-1-1　医疗服务数据集目录

数据集大类	数据集小类	数据集名称
业务运营	门(急)诊业务	门诊挂号信息
		门诊收费信息
	住院业务	入院登记信息
		出院记录信息
		在/出院结算信息
临床诊疗	门诊就诊信息	门诊就诊记录信息
		门诊处方明细信息
		门诊收费明细信息
	住院就诊信息	住院就诊记录信息
		住院医嘱明细信息
		住院收费明细信息
	检验检查信息	检验报告表头信息
		检验明细信息
		细菌培养报告表头信息
		细菌药敏结果信息
		检查报告信息
	诊断明细信息	诊断明细信息
电子病历数据集	一般处置记录信息	手术记录
		麻醉记录
		麻醉术后访视记录
		输血记录
	操作护理记录	住院体征记录(体温单)
	病程记录	死亡记录
		病案首页
		中医病案首页
		出院小结
		首次病程记录
		日常病程记录
		上级医师查房记录
		阶段小结
		抢救记录
		会诊记录
		术前小结
		术前讨论
		术后首次病程记录
	体检信息	体检记录

表 6-1-2 公共卫生数据集目录

数据集大类	数据集小类	数据集名称
健康档案	基本数据集	基本数据集
	个人既往史	既往过敏史
		既往疾病史
		既往手术史
		既往外伤史
		既往输血史
		家族疾病史
		残疾情况
		环境暴露因素
疾病管理	2 型糖尿病病例管理	2 型糖尿病病例管理
		2 型糖尿病随访
		2 型糖尿病用药
	高血压患者健康管理	高血压患者健康管理
		高血压患者随访
		高血压患者用药
	老年人健康管理	老年人生活自理能力评估表
	重性精神疾病患者管理	重性精神疾病患者管理
		重性精神疾病患者随访
		重性精神疾病患者用药
	结核病患者管理	肺结核患者治疗记录卡
		肺结核患者第一次入户随访记录表
		肺结核患者随访记录表
		结核病报告卡
		结核病病例取药表
		结核病病例痰检信息
		结核病病例药敏试验表
		结核病病例影像检查表
	中医药健康管理	老年人中医药健康管理服务记录表
		体质判定标准表
		6~18 月龄儿童中医药健康管理服务记录表
		24~36 月龄儿童中医药健康管理
	健康教育	健康教育活动记录表
	健康体检	健康体检
疾病监测	疾病控制	传染病报告卡
		农药中毒报告
		伤害检测报告
		行为危险因素监测
		血吸虫病患者管理
		儿童免疫接种信息表
		儿童免疫禁忌证表
		疑似预防接种异常反应
		艾滋病综合防治
		食源性报告卡信息表

续表

数据集大类	数据集小类	数据集名称
	健康危险因素	放射工作人员个人剂量监测
		放射诊疗监测
		学生基本信息
		学生健康体检
		因病缺课
		空气污染人群健康监测人员基本信息
		空气污染人群健康监测小学生肺功能
		空气污染人群健康监测人员疾病与症状
		健康危险因素监测信息子系统门诊、急诊数据
		碘盐及碘营养
		地方性氟（砷）中毒
		饮茶型氟中毒病区
		人群调查
		宿主生物
		病原学及血清学
		媒介
死亡	死亡	死亡报告记录表
		5 岁以下儿童死亡报告
		孕产妇死亡报告
疾病预防	预防控制综合	组织机构
		机构人员
		基本建设
		实验室
		检验能力
		实验室资质
		实验室标准品 / 菌毒种储备
		实验室事故
		设备管理
		信息化建设
		财务收支
	爱国卫生	爱国卫生基本情况
		改厕年报
		改水年报
		病媒生物防治基本情况
	疫苗基本监测	冷链和疫苗
		疫苗计划
		疫苗供应
		疫苗出入库登记
儿童保健	儿童保健	出生医学证明
		儿童健康体检
		新生儿疾病筛查
		营养性疾病儿童管理

续表

数据集大类	数据集小类	数据集名称
妇女保健	妇女保健	产前筛查与诊断 出生缺陷检测 妇女常见病筛查 婚前保健服务 计划生育技术服务 孕产期保健服务与高危管理

（二）资源类

资源类区域卫生信息资源包含医疗机构信息、卫生人力资源信息、医疗设备信息、血液制品管理信息、卫生费用数据、卫生应急资源信息 6 个大类，各项信息分类及数据项目录详见表 6-1-3。根据《关于印发医疗卫生机构信息公开管理办法的通知》（国卫办发〔2021〕43 号），医疗卫生机构在提供社会公共服务过程中制作或者获取的，以一定形式记录、保存的信息由国家卫生健康委员会、国家中医药管理局、国家疾病预防控制局政府信息公开主管部门牵头负责管理。根据《血液制品管理条例》（2016 年修订），血液制品管理由县级以上地方各级人民政府卫生行政部门负责。资源类区域卫生信息资源分别来自卫生健康委员会的信息系统（包括名单查询，如信用信息、医院执业登记等；信息查询，如医疗卫生机构、医疗卫生人员、药物等；统计公报等信息公开，包括费用信息、疫苗接种情况、卫生应急资源等）、医疗卫生机构（如设备管理信息、在职人员信息、机构收支明细等）、各级人民政府卫生行政部门（如血液制品管理信息）、血站等相关部门或机构，存储到区域卫生信息平台内对应的子系统，如卫生人力资源管理系统、医疗机构基本管理系统、医用设备管理系统、物资储备管理系统、基建装备项目管理系统等。

表 6-1-3　资源类区域卫生信息资源目录

数据集大类	数据集小类	数据项
医疗机构信息	基本信息	统一社会信用代码、组织机构代码、机构名称、登记注册类型代码、医疗卫生机构类别代码、机构分类管理代码、行政区划代码、管理区划代码、单位所在乡镇街道名称、乡镇街道代码、设置/主办单位代码、政府办医疗卫生机构隶属关系代码、单位所在地是否民族自治地方、是否分支机构、上级机构名称、是否有第二名称、第二名称、主地址、主地址地理位置、邮政编码、联系电话、单位电子邮箱、单位网站域名、单位成立时间（年）、法人代表（单位负责人）
	医院信息	政府主管部门确定的医院级别、政府主管部门确定的医院等次、下设直属站（院、所）个数（其中信息包括社区卫生服务站个数、是否政府主管部门确定的区域医疗中心、区域医疗中心类别、区域医疗中心级别、是否开展互联网诊疗服务、第二名称是否为互联网医院、是否参与医联体、参与医联体形式、编制床位、实有床位）
	乡镇卫生院、社区卫生服务机构	社区卫生服务中心（站）、非独立法人挂靠单位、中医科是否达到基础设施建设标准、辖区内行政村数、是否开展卫生监督协管服务、是否开展互联网诊疗服务、编制床位、实有床位
	院区信息（列表）	院区（非分支机构）名称、院区（非分支机构）地址、院区（非分支机构）地理位置、邮政编码、联系电话
	分科情况（列表）	科室（部门）标准名称、科室（部门）实际名称、科室床位数

续表

数据集大类	数据集小类	数据项
	村卫生室情况（列表）	统一社会信用代码、机构名称、村卫生室机构基本信息、所在村委会名称、法人代表类别、单位负责人类别、服务人口数、是否实行乡村卫生服务一体化管理
	急救中心	与医院关系、急救床位、急救网络情况、急救中心模式、急救网络覆盖分站数、急救网络覆盖医院数、通信调度情况、是否拥有通信系统、是否拥有120呼救系统、本中心（站）服务面积、本中心（站）服务半径、本中心（站）服务人口（其中包括的城区人口）、院前急救服务网络平均反应时间
	卫生监督机构	下设派出机构数、机构行政级别、机构性质、是否独立核算单位、非独立核算挂靠单位
	其他医疗卫生类	下设直属分站（院、所）个数、是否政府认定的全科医生实践基地、是否为卫生监督机构（一个机构两块牌子）、是否取得母婴保健技术服务执业许可证
卫生人力资源信息	基本信息	姓名、身份证件种类、身份证件号码、出生日期、性别、民族、籍贯、工作电话、手机号码、电子邮箱、邮政编码、家庭住址、家庭电话
	现工作情况	参加工作日期、现工作单位、进入现单位日期、所在科室（部门）标准名称、所在科室（部门）实际名称、编制情况、参保情况、岗位性质、岗位类型（1：管理岗位职务类别；2：管理岗位职务级别；3：工勤技能岗位级别）、现工作内容
	现从事专业	从事专业类别、从事本专业时间、专业技术资格（评）、专业技术职务（聘）、专业特长 注：打标签标识应急专家库成员
	工作经历（列表）	起始时间、终止时间、工作单位、聘任方式、所在部门（定编科室）、单位职务、岗位类型、岗位名称、离任方式、工作内容
	专业技术资格（列表）	职务类别、职务级别、职务名称、专业名称、取得方式、取得途径、批准日期、聘任日期、证书编号、是否是基层卫生专业技术人员高级职称
	医师资格证（列表）	级别、类别、证书编码、签发日期
	执业信息（列表）	执业资格名称、执业类别、执业范围、执业地点、证书编码、取得方式、发证单位、发证日期、首次注册日期
	个人贡献（列表）	起始时间、终止时间、贡献级别、奖励名称、授予部门、奖励类型
	特殊贡献（列表）	起始时间、终止时间、贡献项目、派出机构
	科研获奖（列表）	获奖时间、科研名称、发证单位、获奖等次、获奖排名、情况说明
	专利证书（列表）	获得时间、专利名称、专利类型、排名、情况说明
	科研项目成果（列表）	项目名称、起始时间、终止时间、成果名称、级别、等次、鉴定或登记机构、情况说明
	论文情况（列表）	发表时间、论文名称、刊号类型、国内统一连续出版物号、刊号范围、刊期、字数、作者排名、作者数量、重要性排序
	论著情况（列表）	时间、著作名称、国际标准书号、参编情况、著作类型、出版社、编著人数
	会议情况（列表）	时间、会议名称、级别、论文名称、字数、类型
医疗设备信息	—	医疗设备分类代码、医疗设备名称、医疗设备出厂编号、医疗设备型号、设备单位、设备价格（万元）、投入使用时间、制造商、代理商、设备状态

续表

数据集大类	数据集小类	数据项
血液制品管理信息	—	血液编码、血液类型、ABO 血型代码、RH 血型代码、库存日期、库存量、单位
卫生费用数据	—	负债(万元)、总收入(万元)、财政补助收入(万元)、业务收入(万元)、医疗收入(万元)、总支出(万元)、业务支出、医疗成本支出(万元)、人员经费支出(万元)
卫生应急资源信息	卫生应急队伍	应急队伍编号、应急队伍名称、队伍级别、队伍类别、组件日期、职责、地址、人员数、队长姓名、队长电话号码、副队长姓名、副队长电话号码
	医疗设备及耗材	名称、库存量、缺口量、30 天储备量、供应商库存量
	防护用品	名称、库存量、缺口量、30 天储备量、供应商库存量
	消杀产品	名称、库存量、缺口量、30 天储备量、供应商库存量
	核酸检测用品	库存量、缺口量、30 天储备量、供应商库存量
	治疗药品	药品名称、库存量、缺口量、30 天储备量、供应商库存量
	急救资源	救护车、已出救护车
	血液资源	全血库存量、血浆库存量、血小板库存量
	疫苗	疫苗总数、预约人数、已接种人数、待接种人数

(三)环境类

环境类区域卫生资源包括水资源、大气资源、环境卫生 3 类 18 项数据集,具体目录详见表 6-1-4。水资源数据集来自健康危险因素监测信息子系统或水资源管理局,大气资源数据集来自气象局、生态环境部或健康危险因素监测信息子系统,城市卫生数据集来自市政部门以及各级政府设置的环境卫生管理部门或爱国卫生资源管理服务系统。

表 6-1-4   环境类区域卫生信息资源目录

数据集大类	数据集小类	数据集名称
环境资源	水资源	饮用水水厂信息 饮用水水样信息 生活饮用水 水源信息及供水方式 饮用水水质 饮用水放射性
	大气资源	空气质量 空气污染人群健康监测居住环境 空气污染人群健康监测人员出行模式基本信息
	城市卫生	城市基本信息 卫生城市评估 卫生城市命名 卫生乡镇、县城基本信息 卫生乡镇、县城评估 卫生乡镇、县城命名信息 健康城市基本情况 职业性有害因素 学校教学环境卫生监测

（四）交换类

交换类区域卫生信息资源包含公安部门、海关检疫、社会物流、三大运营商轨迹（移动、联通、电信）、交通口岸、医保部门、市场监督等多个相关部门的信息，交换信息包括定期共享信息和特定时期区域内人口健康需要提供的信息。相关部门共享给卫生信息系统的资源如下：①公安部门的流动人口数据库、公安人脸库、老年人数据、重症精神病数据、突发事件应急相应情况、摸排追踪及核查结果等，国家卫生健康委员会统计信息中心《全民健康信息化调查报告：区域卫生信息化与医院信息化（2021）》显示，省级区域卫生信息平台与公安部门实现跨部门数据共享的比例最高，为66.7%；②海关卫生检疫掌握的从空运、水运和陆运口岸入境所有旅客的检测信息，判断的确诊病例、疑似病例、有症状人员和密切接触者人员信息等；③物流运输与三大运营商轨迹中的人员流动信息等；④交通口岸掌握的密切接触范围等。

三、区域卫生信息资源传输及存储

（一）数据传输

区域卫生信息资源数据传输可整合全民健康信息资源，实现数据在各部门间的互联互通，从而在区域范围内实现卫生信息资源共享与业务协同，促进区域协同医疗和分级诊疗等的发展，提高卫生领域综合管理能力和效率，达到卫生资源利用效率最大化的目的。

1. **数据传输内容**　数据传输内容主要分为医疗服务、公共卫生和卫生健康管理三大类，具体内容如下。

（1）医疗服务信息：主要包括患者基本信息、主要健康和疾病信息摘要、检查检验报告、病历和处方、病案首页、评估结果、医疗费用明细、服务项目和操作记录及相关知情同意书等，如病历摘要、门（急）诊病历、中/西药处方、检查报告、检验报告、入院评估、一般手术记录、生命体征测量记录、护理计划、手术同意书、病程记录、医疗费用记录、医疗费用发票、死亡病例讨论记录等。

（2）公共卫生信息：涵盖妇幼保健、计划生育、慢性病管理、传染病预防控制等方面，包括健康档案基本信息、出生医学证明、5岁以下儿童死亡报告、儿童健康体检、新生儿疾病筛查、婚前保健服务、妇女常见病筛查、计划生育技术服务、孕产妇死亡报告、产前筛查、预防接种报告、高血压患者管理/随访/用药、2型糖尿病患者管理/随访/用药、重性精神疾病患者管理/随访/用药、老年人健康管理、乙型肝炎患者管理、肿瘤患者管理、艾滋病综合防治、职业病报告、行为危险因素监测、传染性疾病报告等。

（3）卫生健康管理信息：包含医疗服务、基本医疗保险、药品管理、卫生资源四个维度的卫生健康统计指标。具体内容如下。

1）医疗服务：①医疗服务水平与效率；②医疗质量与安全；③医疗费用。

2）基本医疗保险：各类基本医疗保险参保人数、参保率、受益总人次数、实际补偿比、住院患者人均医药费用、次均住院费用、日均住院费用、门诊统筹补偿人次以及当年筹资总额、人均筹资水平、当年基金支出、当年基金使用率等，还包括大病保险补偿人次和补偿金额、特殊病种大额门诊补偿人次和补偿金额、体检人次和体检支出、其他补偿的补偿人次和补偿金额等。

3）药品管理：①质量类指标；②安全类指标；③科室工作量及工作质量指标。

4）卫生资源：①医疗机构；②卫生人力资源；③卫生经费；④医疗设备与设施；⑤临床供血总量、临床用血总量、报废血液总量、血液检测样本不合格率、采集血液总人次、采集血液总量、血液供应总量、血液调剂总量等。

2. **数据传输方法**　数据传输方法主要有数据在线填报、数据交换、系统智能传输三种，其中数据交换共享包括使用ETL工具、万维网服务、消息和共享文件，以及数据文件导入这4种方式。

（1）使用 ETL 工具实现数据库之间信息交换与共享：区域卫生信息平台内部数据库之间通过 ETL 工具实现数据的抽取、转换、清洗和装载，达到数据交换的目的。

（2）使用万维网服务实现信息交换与共享：指区域卫生信息平台与基层卫生计划生育机构、民政、公安等系统之间通过系统接口实现数据交换。使用环境要求两个应用系统直接相互访问，或者两个应用系统之间通过前置机等网络中转设备间接相互访问。技术选择要求基于面向服务的体系结构（SOA）的万维网服务技术。

（3）使用消息和共享文件实现信息交换与共享：指两个应用系统之间通过共享文件实现数据组装、数据传输、数据解析和数据使用，达到数据交换的目的。使用环境要求两个应用系统都能访问网络上的某个共享目录，或者两个应用系统都能访问同一个文件传输协议（file transfer protocol，FTP）服务器。技术选择基于 XML 文件和 FTP 服务器技术。

（4）使用数据文件导入实现信息交换与共享：指从卫生计划生育、民政、公安等应用系统数据库中导出的数据文件，通过数据导入功能将数据文件导入区域卫生信息平台，然后进行数据解析和数据使用，以达到数据交换的目的。使用环境一般是两个应用系统之间的网络存在防火墙或者物理隔绝，导致两个文件不能相互访问，必须通过人工传输数据文件。该数据交换方式又可分为导入系统和导入数据库两种方式，选择基于组装和解析数据文件的 XML 和 Excel 等技术。

各区域根据数据特点、技术水平以及环境条件选择合适的方法。根据数据传输频率，可以分为实时传输和定期传输，前者针对实时性要求较高的数据，如传染病、突发公共卫生事件等，后者则针对实时性无过高要求的数据，如慢性病管理、医疗服务评价等。

3. 数据传输方向 数据传输方向包含纵、横两个维度，一方面是区域范围内数据收集与部门间横向共享，另一方面是不同层级区域卫生信息平台间的数据纵向接收与上传。以省级区域卫生信息资源传输为例，省级平台纵向上接收来自地级市的数据，并将省级数据上传至国家级平台；横向上收集来自省属医疗机构、疾病预防控制中心、卫生监督中心等相关部门的信息，并根据业务需求共享相关数据。

（二）数据存储

1. 数据存储类型 健康档案的存储主要分成五种类型：电子健康档案数据存储（electronic health record data storage）、业务文档数据存储（business document data storage）、ODS、业务平台数据存储（business platform data storage）、数据仓库存储（data warehouse storage）。区域卫生信息平台运行所涉及的支撑数据包括：标准数据、注册数据、来自各业务点（point of service system，POS）的数据等。

（1）电子健康档案数据：电子健康档案数据（electronic health record data）是区域卫生信息平台的基础。电子健康档案数据不限定以关系型数据库或文档的存储方式进行存储，在存储架构设计中应重点考虑健康档案数据中不同数据存储方式下存储、归档、检索的效率，以及所涉及的数据备份恢复。根据健康档案信息的分类，健康档案存储服务分为七个存储库：个人基本信息存储库、主要疾病和健康问题摘要存储库、儿童保健存储库、妇女保健存储库、疾病控制存储库、疾病管理存储库以及医疗服务存储库。

（2）业务文档数据库：业务文档指的是医疗活动产生的与 EHR 相关的文档，这些文档通过区域卫生信息交换层（HIAL）传送到区域卫生信息平台。它需要平台的专门服务解析、映射和重建（parser/map/rebuilder），才能转换成 EHR 文档。平台必须有一个永久存储业务文档库的数据库。业务文档以 XML 方式进行组织，与电子签名相结合，在文档库中进行注册。

（3）ODS 数据库：从业务支持的角度来看，我们需要建立 ODS 数据库，来实现对业务的更好支持。为了满足某些特定业务上的流程要求，很多中间数据可能会产生，而这些中间数据都有赖于 ODS 数据库实现其存储方式。

（4）业务平台数据库：除健康档案数据之外，区域卫生信息平台需要存储一些相关的业务数据，并实现对这些数据的插入、更新、查询和统计功能。业务数据主要包括以文档形式存储的结果数据，以及操作型数据。结果数据是以文档形式存于平台中的临床和预防保健业务数据，例如检验报告、处方、传染病报告卡等。操作型数据是从多个医疗机构内部信息系统中采集，并加以汇总处理的数据，主要服务于统一的实时查询和实时统计。

（5）数据仓库：主要储存业务管理和辅助决策所需的支撑数据。这些数据是通过数据仓库工具进行抽取、转化和整理后存储在数据仓库中的。数据仓库的数据以主题方式组织，是经过二次加工的历史数据。

（6）标准数据：标准数据是区域卫生信息平台运行的数据基础。标准数据包括区域卫生业务数据的所有数据标准规范，通过标准数据库和数据校验机制对数据中心的数据进行标准化，主要的数据标准包括整个定义电子健康档案的数据集和数据元，还有各种代码标准。数据标准存在时效性，因此针对有时效性的数据需要进行版本控制，不同的版本有各自的生命周期，不同生命周期中的业务数据对应不同版本的标准数据。在系统实现中，标准数据以 XML 模板的形式或关系型数据的形式进行存储。

（7）注册数据：注册数据是满足注册服务需求所需的数据及存储。包括个人、医疗卫生人员、医疗卫生机构、医疗卫生术语的注册管理数据。

（8）区域卫生信息交换层临时存储的交换数据：区域卫生信息交换层（health information access layer, HIAL）将来自 POS 的数据／文档接入到平台中进行处理。区域信息交换层将 EHR 数据／文档发送到 POS 或其他数据消费方。这些数据／文档在处理前将临时存放在数据交换应用服务器或其他服务器。这部分数据的存储要求有较高的 I/O 速度。

2. **数据存储模式**　数据存储模式主要有三种：集中式、分布式和混合式。集中式是指建设一个统一的数据中心，把一个区域内需要共享的数据全部存储在数据中心。而一个区域内没有统一的数据存储中心，数据分散在不同的机构和地点，则是分布式。集中式和分布式相结合即为混合式。《基于健康档案的区域卫生信息平台建设技术解决方案（试行）》（2009）分析三种数据存储模式优劣势及数据分布（表 6-1-5），并建议区域卫生信息平台建设中支持这 3 种模式，实现数据存储。

表 6-1-5　数据存储的优劣势以及数据分布

数据存储模式	优点	缺点	数据分布
集中式	效率高且方法简单	扩展性、灵活适应性有一定局限	对于居民基本信息（包括姓名、性别、出生年月、身份证号、社会保险号等），由于其使用频率高，数据容量相对较小，可采用数据中心集中式存储的方式；对于公共卫生信息，如疾病预防数据、妇幼保健数据、精神卫生数据，采用中心集中存储的模式可以保证该类数据的安全性
分布式	扩展性和灵活性优势显著	效率较低，技术实现复杂	对于医学影像信息，其数据量大，可采用分布式的存储模式，这类信息注册到区域卫生信息平台，当医疗机构需要调阅时，可通过平台查询获取数据所存储的地址（一般为某医疗机构），再从目的地获取所需要的信息。这样既减轻了平台的负载，也提高了数据的调阅效率，但缺点是对医疗机构之间的网络要求较高，区域范围内各医疗机构之间必须是双向网络，而且需要保证一定的带宽
混合式	结合集中式、分布式的优缺点		对于其他业务数据（如实验室检验数据、就诊记录数据），则可以根据实际的业务需求，采用分布式存储＋集中式存储的混合模式

3. **数据存储设计**　对不同类型的数据，《基于健康档案的区域卫生信息平台建设技术解决方案（试行）》（2009）推荐的存储模式详见表 6-1-6。

表6-1-6 不同类型数据的存储模式

数据类型	存储模式
消息传递接口（message passing interface，MPI）	关系数据库 Table，索引数据库
EHR 索引	关系数据库 Table，索引数据库
健康档案摘要	关系数据库 Table
健康档案地址	XML
健康档案实体	XML，文件，文档（包括 XML，HTML，DICOM，PDF，DOC……）
标准数据	关系数据库 Table，XML
注册数据	关系数据库 Table
业务文档数据	XML
ODS 数据	关系型数据库
数据仓库	专用数据仓库，关系型数据库

注：主要目的是区分 XML 文档和结构化数据，其他类型数据库（如面向对象数据库等）也可以满足系统建设的需求。

（1）XML 文档存储设计：系统与平台间、系统与系统间的信息交换，凡是顺从 CDA 标准的都是文档格式。这些文档均遵循 XML 规范，以 XML 文档的形式进行传输和存储。对于 XML 文档的存储设计，不仅要考虑存储和备份，也需要考虑区域卫生信息平台对于 XML 文档的检索、查询需求，广泛采用文件、数据库及二者混合形式进行存储。

1）文件存储：原始 XML 文档或按照平台要求经过转换后的标准化的 XML 文档，是以文件形式进行保存的。文件存储的优点是针对读写直接操作，节省开销，能够针对文件结构做专门优化，获得更好的读写性能效果，但维护复杂，开发成本高，不利于统计和查询。

2）数据库存储：①Native XML 数据库存储，在 Native XML 数据库中可以定义 XML Schema 模型，支持文档对象模型（document object model，DOM）或/和 XML 简单应用程序接口（simple API for XML，SAX），支持 XML 路径查询语言（XPath）和 XML 查询语言（XML query language）。Native XML 数据库的物理存储实现，可以基于关系型、层级型或者面向对象的数据库结构。这种方式较为理想，主流数据库都支持，统计查询方便，维护成本低，技术成熟稳定，但需要更多的额外开销处理实体的读写。②大字段存储，指以大字段的形式将 XML 文件存储到关系型数据库。关系型数据库中提供的 XML 支持功能可以用 DOM 或/和 SAX 的方式进行解析。主流数据库都支持基于 XML 文档摘要信息的检索，这种检索方式适用于不需要对 XML 文档内部文档进行检索的应用场景，劣势在于 SQL 查询不能深入到保存该文档的字段并翻译它，原因在于检查文档的各部分的唯一方法就是把整个部分返回到结果集中去。③平面表存储，原始 XML 文档或按照平台要求经过转换后的标准化的 XML 文档，经过 XML 解析器解析分解后，以约定的格式将 XML 文档存储在数据库的表、字段中。主流数据库都支持这种存储方式，这是最为灵活的实现方式，可以有效地针对性能需求进行数据表结构和存储设计，缺点是需要花费额外的时间去寻找和组装 XML 文档，并且 XML Schema 的变更将导致数据表的结构变更，因此，需要有完整的开发维护管理作为支持。

3）混合存储：综合以上两种存储方式的优劣，混合存储胜在能够对每种 XML 文档进行分析，针对专门的读写进行优化，既保留高性能的文件存储功能，又能保留数据库的方便的查询功能，不足在于开发成本高，业务分析复杂，会增加存储成本。

（2）文件的存储设计：EHR 数据库中的文档、业务档案归档库中的文档以及其他结构化或非结构化文档（如 PDF、Word、扫描文件等），均有可能以文件的形式进行存储。文件形式存储采用信息平台系统自行管理、数据库管理两种管理方式。

（3）数据库存储设计：有大量的数据需要存储在关系型数据库中，包括 MPI、EHR 索引、健康档案摘要、标准数据、其他注册数据等。XML 文档也可能存储在关系型数据库或者基于关系型数据库的 Native XML 数据库。在这些数据中，MPI、EHR 索引等数据在数据库的存储设计应该重点考虑。根据《基于健康档案的区域卫生信息平台建设技术解决方案（试行）》（2009），数据库存储设计应遵循六项基本原则，分别是：①可预知的 I/O 和系统性能；②均衡可用的 I/O 带宽和能力，避免出现"热点"；③方便可行的动态管理能力；④便于判断和定位问题；⑤通过冗余实现高可用性；⑥健全的备份和恢复机制。

（4）数据仓库存储设计：数据仓库是一个面向主题的、集成的、相对稳定的、反映历史变化的数据集合，在汇总数据的基础之上，支持数据发掘、多维数据分析等当今尖端技术和传统的查询及表报功能，用于支持管理决策。数据仓库的任务是提供一个独立的平台，在这个独立平台中数据能被转换成可操作、可搜索、可管理和可获得的数据，而不影响信息平台系统组件所需的关键性能服务水平。数据仓库存储设计必须能够为分析、研究和管理汇集在信息平台内的运行数据相关的价值提供支持。

数据仓库厂商提供了多种解决方案，应用较为普遍的是枢纽辐射型数据仓库和集中式企业数据仓库，区域卫生信息平台建设中如何选择合适的数据仓库解决方案，是重点考虑的问题。

（5）影像数据存储设计：影像数据存储设计的要点为，①建立多级存储机制，以满足对存储空间和效率的要求；②保证数据访问控制等其他安全性；③通过冗余/镜像技术实现高可用性；④备份和恢复机制。

第二节　区域卫生信息平台需求分析与建模

一、区域卫生信息平台概述

（一）基本概念

区域卫生信息平台（regional health information platform，RHIP）是区域卫生信息化建设发展的基础，关于区域卫生信息平台的概念不同的资料有不同的介绍。

2009 年卫生部办公厅印发的《基于健康档案的区域卫生信息平台建设指南（试行）》中指出"区域卫生信息平台，是连接区域内的医疗卫生机构基本业务信息系统的数据交换和共享平台，是不同系统间进行信息整合的基础和载体。从业务角度看，平台可支撑多种业务，而非仅服务于特定应用层面"，明确了区域卫生信息平台作为信息整合基础和载体的功能定位，强调其业务功能。

《卫生信息化案例设计与研究》一书中认为"区域卫生信息平台是以区域内电子健康档案信息的采集、存储、利用为基础，连接区域内卫生计生机构基本业务信息系统的数据交换和共享的平台，是不同系统间进行信息汇集整合和挖掘利用的载体，同时区域卫生信息平台以服务居民为中心，支撑多种业务应用和协同，兼顾卫生计生管理和辅助决策的需要，区域平台至少以行政区、县为单位，主要指行政区划中的地级市或副省级城市及直辖市的区"，该定义从建设基础、功能作用、区域概念多方面对区域卫生信息平台进行阐述，比较全面。

《卫生信息资源规划》一书中将区域卫生信息平台介绍为"连接区域内的各医疗卫生机构基本业务信息系统的数据交换和信息共享平台，是不同系统间进行信息整合的基础和载体。区域卫生信息平台以个人健康档案为核心，生命周期为主线，通过多渠道采集、集中存储居民健康相关信息，形成一个完整的动态的个人终身健康档案；另一方面，区域卫生信息平台通过对个人健康信息的统一管理、全面共享、数据挖掘，向个人、医疗机构、政府机构等不同服务对象提供各类信息服务"，该定义补充了区域卫生信息平台中蕴含的全人口、全生命周期的理念。

综上所述，本文认为区域卫生信息平台是区域内卫生资源数据交换和共享平台，是不同系统间信息整合的基础和载体，是集综合管理、公共卫生、医药医疗医保、医疗卫生服务质量与绩效评价等为一体的业务应用系统。

（二）目的意义

1. 建设目的　我国全民健康信息化建设存在卫生资源统筹和整合利用不足、信息孤岛和信息烟囱依然存在、重复或分散建设等问题，业务协同和数据共享亟待加强，在此背景下，区域卫生信息平台应运而生。建设区域卫生信息平台的目的是加强区域内不同卫生应用信息系统的信息共享与业务协同，以及不同区域间的信息的上传下达，最终实现卫生信息跨部门跨区域跨层级的互联互通，提高信息共享水平和业务协同能力，满足卫生业务管理和辅助决策的需要，促进居民健康服务利用，为全民健康信息化进程中面临的问题提供解决方案。

2. 建设意义　区域卫生信息平台使用方包括：①居民个人；②医疗卫生服务提供机构，如医院、社区卫生服务中心、妇幼保健院、专科医院等；③公共卫生专业机构，如疾病预防控制中心、卫生监督所等；④卫生行政管理部门，如卫生健康委员会等；⑤其他相关部门，如医保、药监、公安、民政等相关部门。其建设意义主要有如下几个方面。

（1）对于各级政府、卫生行政管理部门：借助区域卫生信息平台可以提高决策水平和管理效率，强化绩效考核，并能辅助增强区域疾病预防控制和突发公共卫生事件应急处置能力。同时，可以辅助管理决策者及时把握卫生资源的保有情况、使用情况和发展情况，提高对区域内卫生资源的调配能力。

（2）对于医疗卫生服务机构、公共卫生专业机构：借助区域卫生信息平台可实现居民健康信息的多点采集调阅，通过信息互通共享提高健康资源的利用效率和临床诊疗服务质量与工作效率，有力支撑公共卫生工作的开展，实现多层级、多病种、多条线慢性病的综合管理。

（3）对于辖区居民：通过区域卫生信息平台，提供重复用药和重复检查提醒、远程审片、预约挂号等服务，居民因此可以得到更高效、更准确、更便宜的医疗服务。此外，居民可通过互联网在健康档案信息门户查到个人健康信息，随时随地获得健康服务和进行健康教育。

（4）对于教学和科研：扩展了科研和教学的区域，各方人员可以更大范围地交流经验，充分发挥局部的特色，推动科技创新。在多医疗机构共同参与的平台上交流诊疗的经验，医院之间能够互相学习，互通有无，互为补充，有效促进医疗卫生事业的发展。

（三）架构模型

"十二五"期间《国家卫生计生委国家中医药管理局关于加快推进人口健康信息化建设的指导意见》（国卫规划发〔2013〕32号）提出我国人口健康信息化建设的总体架构，即"统筹人口健康信息资源，强化制度、标准和安全体系建设，有效整合和共享全员人口信息、电子健康档案和电子病历三大数据库资源，实现公共卫生、计划生育、医疗服务、医疗保障、药品管理、综合管理等六大业务应用，建设国家、省、地市和县四级人口健康信息平台，以四级平台作为六大业务应用纵横连接的枢纽，以居民健康卡为群众享受各项卫生计生服务的联结介质，形成覆盖各级各类卫生计生机构（含中医药机构，下同）高效统一的网络，实现业务应用互联互通、信息共享、有效协同"，逐步形成"46312工程"，即4级卫生信息平台，6项业务应用，3个数据库，1个安全的卫生网络，卫生标准体系和安全体系2大保障，详见图6-2-1。《国家卫生计生委关于印发"十三五"全国人口健康信息化发展规划的通知》

（国卫规划发〔2017〕6 号）中，《"十三五"全国人口健康信息化发展规划》在此基础上坚持并完善顶层设计，强调人口健康信息化和健康医疗大数据的基础、应用和发展，提出到 2017 年建设覆盖"公共卫生、计划生育、医疗服务、医疗保障、药品供应、行业管理、健康服务、大数据挖掘、科技创新等全业务应用系统的人口健康信息和健康医疗大数据应用服务体系"，到 2020 年，"基本建成统一权威、互联互通的人口健康信息平台，实现与人口、法人、空间地理等基础数据资源跨部门、跨区域共享，医疗、医保、医药和健康各相关领域数据融合应用"。随着国家人口政策的变化，计划生育在"十四五"期间被人口健康代替。

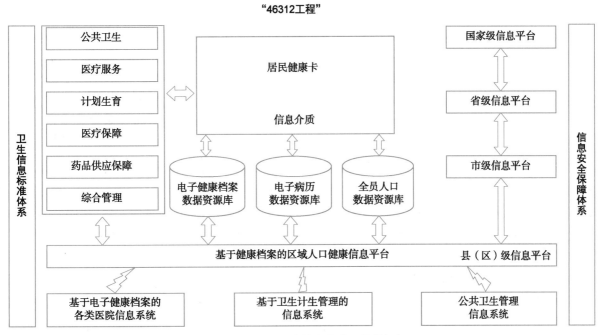

图 6-2-1　人口健康信息化建设总体框架

　　区域卫生信息资源分布在人口健康信息化建设的全过程，以居民健康相关信息为中心，以全人口、全周期的健康服务为线索，围绕区域内健康需求，形成区域卫生信息资源架构模型。以下从业务、功能、数据三方面，从区域卫生业务协同的角度介绍区域卫生信息资源的架构。

　　1. **业务架构**　业务架构往往根据"职能域 - 业务过程 - 业务活动"建立而成，不仅关注区域卫生信息资源类别的划分，同时根据业务特色考虑业务流程的优化与重组。

　　（1）职能域：卫生业务的各项职能均由多部门协同完成，卫生业务部门、卫生行政管理部门及其他相关机构和组织交叉提供医疗服务、社区卫生服务、公共卫生服务、医疗保障、药品供应、卫生管理和社会公共服务等服务。如社区卫生服务体系由基层医疗卫生服务机构组成，主要是社区卫生服务中心（乡村卫生院）及其下设的社区卫生服务站，同时需要医疗保障局、民政局、居委会（村委会）、学校等机构提供人口信息、公共卫生服务方面的关联信息和业务协作；社会公共服务由与居民信息、医疗卫生服务信息相关的公安局、民政局、老干部局、全国老龄工作委员会、中国残疾人联合会、居委会（村委会）、学校及幼托机构、企业等机构部门共同承担。

　　（2）业务流程：即业务活动与过程。居民或者患者对医疗及公共卫生服务的需求推动产生卫生业务，居民或者患者接受医疗及公共卫生服务的一系列业务活动串联而形成卫生业务过程。医疗机构提供医疗服务，社区卫生服务机构提供基本医疗和基本公共卫生服务，药品生产和供应部门为医疗和社区卫生服务机构提供药品服务，在服务过程中获得医疗保障经费支持，同时医疗卫生机构、公共卫生机构与人口、计生、民政、社区、学校等社会公共服务机构组织之间交换共享信息,与公安、海关等其他部门之间协同开展疾病预防、应急管理、医疗救治业务,在整个卫生业务过程中,卫生行政管理部门依照国家、行业相关法律法规,对医疗卫生行业实施监管,相关部门或第三方开展医疗服务评价和医疗救治能力评价等工作。

2. 功能架构　区域卫生信息资源功能架构通过提供信息共享网络将各部门业务中心数据库连接起来,设置接口使信息在不同部门、不同层级卫生系统内外互联互通。

3. 数据架构　数据架构是区域卫生服务的对象在业务架构、功能架构的基础上形成的,包括数据实体、属性及实体之间的关系,卫生业务主要包括以下4类数据实体及其关系。

(1)活动参与者:主要包括服务人员及服务对象,服务人员隶属于服务机构,机构又隶属于地区,服务人员具有一定的角色属性,例如医生、护士、家庭医生,又具有参与业务活动的权限属性,如医生具有医嘱和病史书写权限。

(2)卫生活动记录:包括卫生服务业务记录(如诊疗记录、随访记录)和卫生管理类活动记录(如药品采购、卫生管理主题数据),其中卫生服务业务记录可能产生进一步的详细记录(如病史记录、服务费用记录等)。卫生管理数据是在卫生服务及卫生资源管理过程中产生的,或者来源于卫生服务活动,或者服务于卫生服务活动。

(3)卫生资源:卫生活动中会使用到相关医疗资源,如药品、设备等,卫生资源与卫生活动记录是被利用关系。

(4)属性代码:卫生业务活动的各类数据实体具有不同的属性,通常用属性实体(代码)表示,如地区、医保属性、服务项目、医学术语及编码、供应商、卫生管理主题、角色的权限等。

在数据模型的基础上,可编制全民健康信息资源标准数据集,包括基本医疗标准数据集、基层卫生标准数据集、妇幼保健标准数据集、急救管理标准数据集、疾病预防与控制标准数据集、卫生监督管理标准数据集、血液管理标准数据集等,各标准数据集至少包括数据元标识、数据元名称、定义、数据类型、表示格式、允许值、出处、国家 EHR 标准或公共卫生标准 8 个字段。以基本医疗标准数据集为例,该数据集包括住院记录信息、住院费用信息、门诊就诊信息、门诊费用信息、病案首页信息、药品入库信息、处方信息。

(四)功能作用

1. 对不同用户　对辖区居民、基层卫生机构、医疗卫生服务机构、公共卫生专业机构、卫生行政部门和其他相关部门,区域卫生信息平台发挥不同的功能作用。

(1)辖区居民:区域卫生信息平台帮助辖区居民获得方便、可及、个性化的医疗服务和公共卫生服务。通过实现小病在社区、大病进医院、康复回社区,促进社区、二级和三级大医院、预防保健机构之间的合理分工,提高服务效率,缓解居民"看病难、看病贵"的情况。通过使用居民电子健康档案,实现基本公共卫生服务均等化,同时居民掌握个人健康信息可以帮助提高健康管理意识,实现需方"以疾病诊疗为中心"向"以健康促进为中心"的意识转变,开展全生命周期的健康管理工作。同时,区域卫生信息平台在家庭签约服务方面发挥重大作用。

(2)基层卫生机构:区域卫生信息平台通过业务协同,帮助建立基层医疗机构与上级医疗机构、公共卫生机构的分工协作机制;通过远程医疗服务,给予基层卫生机构技术支持;通过信息共享,获得辖区居民所有诊疗信息和健康档案信息。

(3)医疗卫生服务机构:区域卫生信息平台共享诊疗信息,帮助医疗卫生服务机构全面了解患者健康状况和诊疗记录,辅助医疗卫生服务机构作出诊疗决策;区域卫生信息平台反馈治疗安全警示、药物过敏信息、重复检验/检查信息,有利于减少医疗事故的发生和医疗资源的浪费。区域卫生信息平台也是医联体有效运作的基础,借助信息化手段,医联体成员机构通过平台实现信息互联互通,有效开展统一诊疗卡、共享健康档案信息等工作,实现全科医生管理、区域影像、区域检查、双向转诊、远程会诊、预约诊疗等系统协同应用,为居民提供更快捷、更方便、更优质的医疗服务。

(4)公共卫生专业机构:对于疾病控制中心,区域卫生信息平台借助掌握的疾病监测信息,与医疗机构信息互联互通,实现重点疾病(慢性病、传染病等)的区域化监测管理,完善慢性病、传染病等的上报流程和模式,通过模型智能分析群体疫情发生的可能性,发挥传染病、慢性病、精神病等疾病实时监控和预警报告的作用。对于卫生监督机构,区域卫生信息平台具备有效监督机构运营情况、医务人员执业状况等的功能,能够建立完整的卫生监督档案。对于妇幼保健院,区域卫生信息平台可以整合妇幼保健管理数据,实现数据一处收集、多处利用,从而提供更优质、更全面的妇幼保健服务。

(5)卫生行政管理部门:区域卫生信息平台充分支持卫生行政管理职能的履行。区域卫生信息平台可以基于医疗服务、公共卫生服务等各类指标及指标结果分析,为卫生行业管理政策制定提供支撑;区域卫生信息平台可以提供公共卫生服务、医疗服务的过程信息,有助于加强对服务质量、费用控制、医疗行为等的监管;同时,区域卫生信息平台可以作为数据采集工具,满足卫生机构及人员绩效考核的原始绩效数据采集的需要,进行统一分析、评价与考核。

(6)相关部门:区域卫生信息平台是医疗卫生机构与各相关部门信息共享、业务协同,实现互联互通的重要手段。

2. 对不同平台 国家级、省(市)级、地市级和区县级4级区域卫生信息平台,定位不同,发挥的功能略有不同。

(1)国家级平台:互联各省(市)级平台、部属医疗机构、国家级业务条线系统,实现全国范围内综合人口健康管理,统筹国家中医药管理、疾病预防控制、妇幼保健、行业综合监管、计划生育、医疗保障、应急指挥等管理功能。通过国家级信息交换层,实现数据采集,互联国家级基础资源数据库和国家级业务信息平台,互通国家级外部系统,建立综合人口健康管理多主题数据库/数据仓库,挖掘和综合分析全民健康信息数据,支撑国家人口健康管理和决策,实现与有关部门信息系统的对接和信息共享,联合国家级健康档案平台和国家级业务协同平台,实现跨省(市)跨业务领域信息共享和业务协同。

(2)省(市)级平台:互联省(市)内的各地市级、区县级全民健康信息平台,实现全省(市)的综合人口健康管理。通过省(市)级信息交换层、省(市)级健康档案平台和省(市)级业务协同平台,实现数据采集,支撑跨区域信息查询和六大业务应用协同,建立综合人口健康管理多主题数据库/数据仓库和省(市)级居民电子健康档案索引库,实现满足业务需求的统计分析功能,支持综合管理和科学决策。依托省(市)级全员人口信息数据库实现辖区内计划生育服务和管理,通过省(市)级信息交换层互联省(市)级外部系统和国家级平台,满足跨省(市)业务协同需求。

(3)地市级平台:区域范围内,通过地市级信息交换层互联所辖区域医疗卫生机构和公共卫生机构或区县级平台,采集所辖范围内人口健康相关数据,通过技术手段保证采集数据质量。以健康档案为核心,实现区域信息整合共享,实时更新电子病历与电子健康档案信息。以服务居民为中心,支撑六项业务应用,支持远程会诊、预约挂号、双向转诊、健康咨询等服务,突出传染病预防控制、预防接种、重症精神病等报告与管理,实现区域卫生信息共享与业务协同,满足居民服务需求。联通区域内各类医疗卫生机构的信息系统,实现区域内医疗卫生人员绩效考核、服务监管、药物使用等精细化管理。借助平台数据资源库,以安全有效的途径,向居民提供预约挂号、双向转诊、健康档案调阅、全民健康信息咨询和发布等公众应用。区域范围外,互联省(市)级信息交换层,实现两级平台人口健康数据资源交换,借助两级平台交换,实现跨地域信息共享与业务协同。

(4)区县级平台:根据服务人口数量和地域特点,因地制宜、合理规划,建设区县级全民健康信息平台,向区域范围内机构提供各类信息共享和业务协同服务,向所辖居民提供人口健康服务。在人口较密集、医疗卫生机构数量较多的区县,参考地市级平台建立区县级平台。在人口较少、医疗卫生机构数量较少的区县,可考虑直接连接地市级平台。县级平台可直接联通省(市)级平台或地市级平台并借助两级平台对接,满足跨区域业务协同需求。

（五）建设现状

《全民健康信息化调查报告:区域卫生信息化与医院信息化(2021)》显示,调查的30个省(自治区、直辖市)全部建设省级区域卫生信息平台,建设率达100.0%,市、县级区域卫生信息平台建设率分别为62.8%、46.4%,省、市、县级区域卫生信息平台建设率详见图6-2-2。

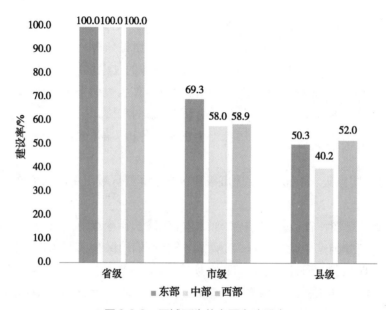

图6-2-2 区域卫生信息平台建设率

二、区域卫生信息平台数据分析

（一）数据分类

根据医疗卫生业务数据产生和使用的角度,区域内的医疗卫生业务数据的类型可以分为文档数据、操作型数据、辅助决策型数据。

1. **文档数据** 以文档形式存在于平台中的临床和预防保健业务数据,例如检验报告、处方、传染病报告卡等。文档数据是结果数据,其信息内容主要是原始文档。保存这些文档时,要求保留和客户端上报格式完全一致的数据,作为文档档案备份存储,在以后发生任何疑问时,可调阅此文档进行核实。在存储此文档后,文档不能被修改和删除,它将作为系统的原始凭证被永久保留。

2. **操作型数据** 操作型数据是从医疗机构内部信息系统采集的,并加以汇总供实时业务查询和统计使用的数据,不是医疗机构内部信息系统数据的简单采集和堆积。逻辑上,操作型的数据结构与原来医疗机构内部信息系统数据源基本类似,但是在汇总时会使用统一的基础数据(例如居民信息、机构信息、代码等),也会消除一些冗余信息。操作型数据主要服务于统一即时查询和实时统计;操作型数据既可以当作业务数据直接用于决策支持,又可通过加载到数据仓库用于决策支持;操作型数据是面向主题的、易变的;操作型数据仅仅含有目前的、详细的数据,不含有累计的、历史性的数据。

3. **辅助决策数据** 是存储在数据仓库中,以面向主题方式进行组织的数据,是经过二次加工的历史数据。辅助决策数据是在较高层次上对分析对象数据的一个完整、一致的描述,能统一刻画各个分析对象所涉及的各项数据,以及数据之间的联系。

（二）数据模型

数据模型架构是平台存储的各类信息,是充分考虑区域内各类协同业务、综合管理、公众服务等需求所设计的数据逻辑结构。合理的数据模型架构设计是有效整合居民健康相关信息,实现卫生信息共享、业务协同、管理决策与公众服务的基础,详见图6-2-3。

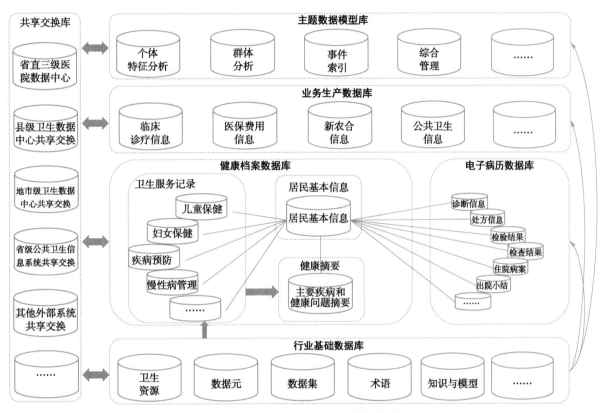

图6-2-3　区域卫生信息平台数据模型图

1. **主题数据模型库**　主要包括个体特征、群体分析、事件索引、综合管理等,通过从历史数据库和专业信息库中抽取数据,将所需的信息存储于数据仓库中,在此基础上进行联机分析处理和决策。

2. **业务生产数据库**　主要存储医疗卫生各个相关机构管理人员关注的医疗卫生业务专业数据。医疗卫生业务数据涉及条线多、范围广,包括医疗服务、药品采购监管、公共卫生等医疗卫生业务信息数据,随着业务的发展可建立更多的医疗卫生业务信息数据。

3. **健康档案数据库**　健康档案是居民健康管理(疾病防治、健康保护、健康促进等)过程的规范、科学记录,是以居民个人健康为核心,贯穿整个生命过程,涵盖各种健康相关因素,实现信息多渠道动态收集,满足居民自身需要和健康管理的信息资源(文件记录)。电子健康档案是医疗保健对象健康状况的信息资源,该信息资源以计算机可处理的形式存在,并且能够安全地存储和传输,各级授权用户均可访问。

4. **电子病历数据库**　主要存储患者医疗行为过程的数据,整合了医疗业务和临床信息,以医疗服务信息系统中提供的诊疗信息为主,包括诊断、处方、检验结果、检查结果和住院病案、出院小结等内容,供用户参考。

5. **行业基础数据库**　为各个系统提供基础信息服务的相关信息集合,总体上包括卫生数据元与代码标准、实有人口信息、基础地理与自然环境数据、知识与模型数据等。

6.共享交换库   是卫生数据中心完成对内、对外数据交换的数据存储区域,主要包括:与医院交换各类诊疗信息;与卫生数据中心交换居民健康相关各类信息;现有区域卫生信息系统以及其他系统的共享交换信息等。

三、区域卫生信息平台技术分析

（一）技术目的

提供区域卫生信息平台内如下7种服务组件。

1.注册服务   注册服务包括对个人、医疗卫生人员、医疗卫生机构、医疗卫生术语的注册管理服务,系统对这些实体提供唯一的标识。此项工作是区域卫生信息平台建设最基本的任务。

（1）个人注册服务:在一定区域管辖范围内,形成一个居民的健康标识号提供给区域卫生信息平台使用,并为医疗就诊及公共卫生相关的业务系统提供人员身份识别功能。

（2）医疗卫生人员注册:为本区域内所有卫生管理机构的医疗服务提供者,包括医生、护士、医技等专业人员,疾病预防控制、妇幼保健人员及其他相关的从业人员分配一个唯一的标识,并提供给平台以及与平台交互的系统。

（3）医疗卫生机构注册库:提供本区域内所有医疗机构的综合目录,相关的机构包括医院、社区卫生服务中心、疾病预防控制中心、卫生监督所、妇幼保健所等。

（4）术语和字典注册库:用来规范医疗卫生事件中所产生的信息含义,保证信息含义的一致性。

2.平台数据存储服务

（1）平台数据存储:以健康档案、电子病历信息为主,其存储服务就是一系列的存储库,存储健康档案相关的信息,包括个人基本信息、主要疾病和健康问题摘要、儿童保健、妇女保健、疾病管理等存储库以及医疗服务存储库。对业务应用和业务协同平台提供健康档案的访问服务,并提供把业务文档按照标准解析和封装为健康档案文档的服务。

（2）区域卫生信息平台:存在三种类型的数据,文档数据、操作型数据、数据仓库数据,分别存储在文档库、操作型数据仓储库(ODS库)和数据仓库中。

3.医疗卫生信息共享和协同服务   基于健康档案存储服务提供医疗卫生机构之间的信息共享和业务协同服务。

4.全程索引服务   通过全程健康档案服务提供的索引服务从基本业务系统查看某居民的健康事件信息,以及事件信息所涉及的文档目录及摘要信息,更多地了解居民(患者)既往健康情况,为本次医疗服务提供相应的辅助参考。

5.健康档案调阅服务   用于实现对平台整合后业务数据的调阅和访问,为终端用户提供访问健康档案的应用程序,授权的医疗卫生人员可以方便地访问区域卫生信息平台中保存的客户相关数据。

6.隐私保护与信息安全   信息安全提供了保护患者隐私和各区域卫生管理机构实施隐私与安全政策所需的功能。平台除了提供一般的安全服务外,还需要基于政府配套法规提供更加复杂的安全和隐私服务。

7.辅助决策服务   基于数据仓库技术,利用现有业务数据,通过综合统计分析(业务统计分析和医疗质量辅助分析),为不同类型业务做出辅助决策,如:临床辅助决策、条线辅助决策和管理辅助决策等。辅助决策除了对以上业务提供支持以外,还可以满足公共卫生监测业务域的需求,如通过研究和分析来发现潜在的传染病暴发或运行其他类型公共卫生程序。

（二）关键技术分析

区域卫生信息平台关键技术主要包括身份识别、数据交换、数据存储、数据服务、数据质量、信息安全与隐私保护以及大数据和人工智能等新兴技术。

1. **身份识别**　身份识别是实现鉴定居民身份唯一性、获取居民个人基本信息、调阅居民健康档案信息、智能提示等功能的基础。居民身份识别服务涉及需求内容包括如下几个方面。

（1）支持身份证、社保卡、统一自费就诊卡、健康卡等多种身份凭证。

（2）根据身份标识信息确定居民身份的唯一性，或给出居民身份的相似度比较。

（3）根据身份标识信息，获取居民的个人基本信息。

2. **数据交换**　数据交换主要从以下几个方面考虑。

（1）与医院进行数据交换。

（2）与上、下级平台进行数据交换。

（3）与现有系统进行接入。

（4）与区域内其他行业系统的交换，如公安、民政等。

3. **数据存储**　考虑区域卫生信息平台未来发展，建议采用集中为主、分布为辅的数据存储策略。区域卫生信息平台面临大量的数据存储问题，即哪些数据存储在省级平台，哪些数据存储在地市平台、县（市）平台；区域卫生信息平台需要考虑大量数据的存储和利用，包括数据存储模式、数据整合、标准规范等，应符合国家卫生健康委员会规定的数据元、数据集、数据交换、数据存储、数据利用等规范；同时，根据业务量发展逐步考虑采用虚拟化、多级缓存、分布式计算等技术进行数据中心存储，提高调阅等数据利用服务的性能。

4. **数据服务**　数据服务包含以下几个层次。

（1）单记录服务：重点是实现多索引下对健康相关数据的定位检索，用于实现健康信息共享调阅，如健康信息调阅服务可被医生工作站、综合监管平台、外网服务平台共同使用。

（2）多记录服务：针对健康信息，建立基于记录某些关键属性的综合查询功能，为公共卫生、专业团体提供数据集合层的数据检索服务，并且结合安全和隐私保护体系，实现数据的综合利用服务，如形成肿瘤患者无个人隐私的信息的数据集合，并动态提供给有权限的机构使用。

（3）数据汇总分析服务：利用健康档案数据集和数据仓库，形成健康档案统计类指标体系，并形成自动计算机制，提供给综合管理平台使用，用于决策参考和决策辅助。

（4）数据比对分析服务：按照医生使用的特点，形成各类临床支持类数据服务，如重复用药、重复检查、重复检验等计算引擎，此外，还包含对症状、疾病、健康状况等的聚类分析、主成因分析、回归分析以及转化医学类服务，提高健康档案对医生决策的支持能力。

5. **数据质量**　数据质量直接影响到应用的使用效果，因此在数据的产生、采集、传输、转换整合、应用等各个环节都需要对数据质量进行控制，如数据质量的评价（判断数据质量的优劣，如完整性、稳定性、关联性、准确性、及时性等）、数据质量的控制（控制的策略、控制的措施，如清洗）、数据质量的管理（监测、评估、考核等）。

6. **信息安全与隐私保护**　基于健康档案的区域卫生信息平台集聚大量涉及居民隐私和卫生资源的信息，需通过各种技术手段和非技术手段来保证平台信息免受各种形式的窃取、破坏、篡改及非法使用。为实现该目标，需要从物理、网络、系统、应用、数据、管理等多个层面部署安全保障措施，建立完善的信息安全保障体系。一般可以通过身份保护服务屏蔽患者的身份信息，通过身份鉴别服务验证用户的合法性，通过身份管理服务规范和管理用户及其访问权限，通过访问控制服务配置和管理用户及角色的访问授权，通过加密服务保护数据传输和存储过程，通过数字签名服务确保临床数据的不可否认性，通过匿名化服务来避免信息传递过程中的患者信息泄露。同时，随着技术更新和认知更新进行持续改进。

7. **大数据和人工智能等新兴技术**　技术革新是区域卫生信息平台建设的发展趋势，有利于全民健康信息共享,实现区域内卫生信息资源的均衡利用,优化传统诊疗方式,例如,以"互联网 + 智慧医疗"思维为导向,充分利用互联网、大数据分析、人工智能等新兴技术,建设区域卫生信息平台,实现区域内医疗卫生机构信息互联互通。

四、区域卫生信息平台业务分析

区域卫生信息平台是多元化子系统整合的一个综合业务平台,能够连接区域内各机构的基本业务信息系统并进行数据交换和共享,是不同系统间进行信息整合的基础和载体。从业务角度看,平台可支撑多种业务,满足区域内机构间数据交流和信息共享的需要,实现服务居民、业务监管和辅助决策的目标。

区域卫生信息平台建设,既满足了医疗卫生业务互联互通的需求,促进原有医疗卫生业务的模式或流程的优化和再造,同时也能够催生出新的医疗卫生业务服务模式。

(一)业务活动

区域卫生信息平台主要业务活动有新型农村合作医疗信息共享、社区(村)卫生服务、妇幼保健、疾病预防控制、健康教育、双向转诊、电子健康档案、卫生监督、决策支持、公众健康服务、卫生协同办公、绩效考核管理、公共卫生服务、康复管理等数十种。根据国家相关政策文件,区域卫生信息平台支撑的业务可以分为医疗卫生类、公共卫生类、药品保障类、医疗保障类、计划生育类、综合卫生管理类,详见图 6-2-4。该分类更关注基于平台开展的机构间、条线间的业务协同,并非仅关注服务于特定应用层面。

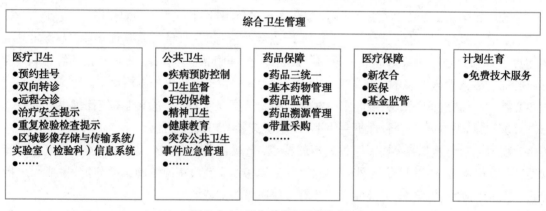

图 6-2-4 平台业务活动框架图

1. **医疗卫生类** 医疗卫生类含预约挂号、双向转诊、远程会诊、治疗安全提示、重复检验检查提示、区域 PACS/LIS 等,如将患者在医院的检验检查报告、诊断、病案首页、用药信息、出院小结、过敏史、PACS 报告等信息放在平台中,实行双向转诊和远程会诊,提升基层医疗机构的服务能力,分担大医院人满为患的压力。

2. **公共卫生类** 公共卫生类含疾病预防控制、卫生监督、妇幼保健、精神卫生、健康教育等,如在区域卫生信息平台中建立高血压 / 糖尿病管理系统,实现疾病管理档案的电子化,临床和预防信息共享与质量控制的信息化,通过信息共享开展疾病筛查干预、随访管理等工作,提高疾病预防控制的效率。

3. **药品保障类** 药品保障类含药品三统一("统一采购、统一价格、统一配送")、基本药物管理、药物监管、药品溯源管理等。以合理用药为例,平台收集区域内各家医院现有的药品说明书,利用区域卫生信息平台的数据处理功能对合理用药知识库进行初始化,然后通过部署的合理用药知识库和服务器提供合理用药相关服务,同时运行数据库中用药记录与调用记录,用于统计分析与回顾。区域卫生信息平台借此过程能够进行药物使用跨院审核、跨院相互作用提示、重复用药提示、用量提示等业务活动。

4. 医疗保障类　医疗保障类含新型农村合作医疗信息共享、医保管理、基金监管等。

5. 计划生育类　计划生育类含免费技术服务等。

6. 综合卫生管理类　综合卫生管理是对上述业务活动的过程监管、业务统计、结果分析、绩效评估等,如对医疗保险,关注综合情况、参合情况、筹资情况、基金监督使用情况、行为监测等;对基层卫生,关注人口管理、重点人群健康管理、绩效考核、家庭医生制等。

（二）业务模式

区域卫生信息平台的业务模式可以概括为信息共享、业务协同、管理决策、公众服务四种。

1. 信息共享　通过共享相关信息,方便不同的医疗卫生机构和人员提高自己的工作效率和质量。

2. 业务协同　指多家/多种医疗卫生机构之间或多个/多种医疗卫生服务提供者之间,通过共同协作,充分发挥各自的优势,将各机构/服务提供者单独完成的业务服务连贯起来,使得业务服务更加顺畅、有效。

3. 管理决策　以日常业务系统的数据为基础,在得到真实、完整数据的基础之上,利用数学的或智能的方法,以图形报表等直观的方式对业务数据进行综合、分析,预测未来业务的变化趋势,便于从中发现业务规律,实现区域内的医疗卫生状况综合查询、统计与实时业务监管,为政府宏观卫生决策提供第一手数据资料。

4. 公众服务　结合社会公众关心的信息需求,通过卫生公众服务网站,实现与居民的健康互动。

（三）业务流程

通过案例具体分析区域卫生信息平台的业务流程。

1. 预约业务流程

（1）医院将本院可预约资源提交给中心平台,包括可预约科室、时间、医生、可预约门诊量等。

（2）第一次网上预约的患者首先需要注册,填写真实个人信息。

（3）中心确认患者填写的注册信息。

（4）注册成功信息返回给患者(注册成功后,患者每次网上预约需先登录)。

（5）患者网上查询可预约资源,通过多条件组合查询。

（6）填写预约申请单,输入预约时间、科室、医生等信息。

（7）中心根据预约申请单,分配就诊编号,并扣除可预约资源。

（8）将预约成功消息(包括就诊编号)返回给患者。

（9）中心在批量提交预约申请之前,医院可根据自身情况修改预约资源。

（10）中心在批量提交预约申请之前,患者可变更预约申请单内容。

（11）中心平台将网上收集的患者预约信息提交给相应医院。

（12）根据预约时间,中心通过短信平台提醒患者按时就诊。

（13）患者根据预约时间按时就诊。

（14）医院将患者就诊结果(患者是否按预约就诊)返回给中心平台。

（15）中心平台对患者就诊信用进行管理,对于未按时就诊的患者给予相应处罚,如取消该患者网上预约资格。

患者网上预约业务流程详见图6-2-5。

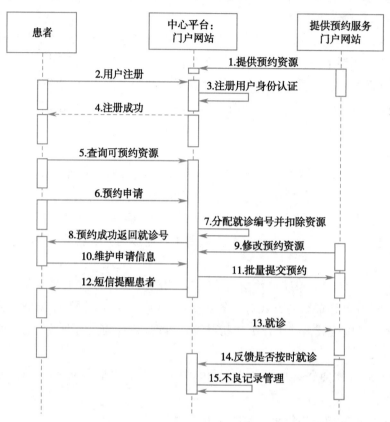

图 6-2-5   患者网上预约业务流程

2. 双向转诊业务流程   以宫颈疾病防治双向转诊为例,业务流程详见图 6-2-6。

(1) 根据转诊需求创建并完善社区卫生服务中心医生工作站普查模块、肿瘤管理信息系统、区级妇幼管理平台,数据库与综合性医院的医生工作站和病理信息系统对接实现数据交换,实现区域内双向转诊信息互联互通。

(2) 患者先到社区卫生服务中心进行治疗,符合转诊条件,则转出到上级医院进行治疗,社区医生可通过双向转诊单提出转诊请求。

(3) 患者在上级医院进行治疗和住院,达到转回条件,上级医院将患者诊治信息、病理结果等通过信息平台及时反馈至转诊社区,社区医院据此制订康复性治疗方案,转回患者在社区接受康复治疗。

3. 远程会诊业务流程

(1) 患者到 A 医院就医,A 医院的医生初步诊断后,决定为患者申请一次远程会诊。

(2) 嵌入 A 医院系统的远程会诊接入端向平台发出会诊请求,由平台向 B 医院系统的远程会诊接入端向 B 医院的专家发出邀请,B 医院的专家接受邀请后,由平台的远程医疗子系统对会诊请求作出安排。

(3) 远程会诊开始后,平台的远程医疗管理子系统控制数据交换平台将患者基本医疗信息发送给参与会诊的医院;会诊过程中,参与会诊医院的远程会诊接入端采集会诊过程中的各项信息并传输至数据中心,使双方共享新增信息;会诊结束后,平台保存本次会诊重要信息并保存归档。

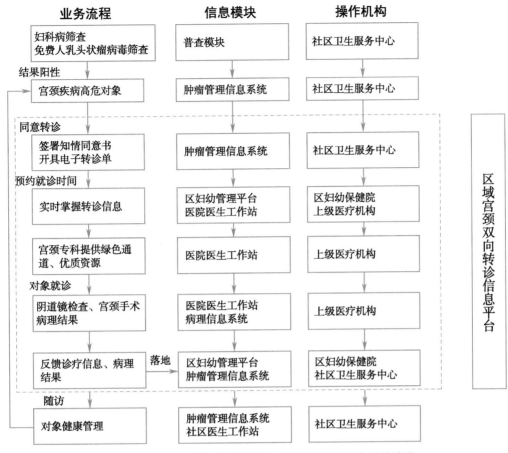

图 6-2-6 基于区域卫生信息平台宫颈疾病防治双向转诊流程

五、区域卫生信息平台应用分析

（一）信息共享应用

信息共享是区域卫生信息平台建设最基本的目标，通过健康信息共享，为不同的医疗卫生机构和人员提供健康档案的信息查询与调阅功能，并根据不同的业务需要提供不同的展示调阅视图：为卫生管理者提供综合的数据分析展示视图，供其调阅决策信息；为临床医生提供科室视图、疾病类别视图等，供其浏览患者信息；为患者提供对应浏览视图，供其查询自身健康状况信息。

根据健康信息的类别可以将共享信息分为诊疗信息和健康档案信息，包括如下内容。

1. 个人基本信息 如姓名、性别、出生年月、婚姻状况等。

2. 主要疾病与健康问题摘要 既往史、家族史、健康状况及疾病用药等。

3. 诊疗信息 就诊记录、医嘱、实验室检验报告、影像检查报告、住院病案、出院小结、健康体检等。

4. 公共卫生服务信息 妇女保健、儿童保健、疾病控制、疾病管理等。

（二）业务协同应用

医疗业务协同是指医疗卫生机构之间通过区域卫生信息平台实现业务协同，充分利用优质医疗资源，为患者提供便利的同时减少重复检查，提高医疗资源投入与配置的效率，降低政府和医院的投入，提高医疗质量。

1. 医疗业务协同 治疗安全警示、诊疗规范提醒、近期同类用药提醒、近期检验检查提示、专家门诊预约、跨医院转诊／转检、出院随访、远程会诊以及家庭医生签约服务、医联体建设等，如《国家卫生健康委办公厅关于做好 2019 年家庭医生签约服务工作的通知》(国卫办基层函〔2019〕388 号)要求各地结合区域卫生健康信息平台建设,加快签约服务信息系统建设和应用,运用互联网、手机 App 等为签约居民提供在线签约、健康咨询、预约就诊、健康管理、慢性病随访、报告查询等服务。

2.**卫生业务联动**   实现医疗与公共卫生(慢性病、传染病、计划免疫、出生、死亡、职业病、伤害、中毒、精神疾患、妇幼保健)之间信息互通与业务协同,为居民提供连续完整的健康服务。

(三)综合管理应用

充分利用区域卫生信息资源中心的数据支持区域卫生综合管理与辅助决策。卫生综合管理决策以日常业务处理系统的数据为基础,确保数据真实、完整之后,深入挖掘、分析数据,建立区域卫生指标体系评估医疗服务水平、区域人口健康等,分析业务变化情况、总结发展规律并预测未来趋势,辅助管理决策。相应数据信息提供如下。

1.**医疗卫生业务管理**   医疗质量、业务量统计、手术、检验检查、临床路径等分析以及绩效管理等。

2.**医疗费用分析**   用药费用、手术费用、检验检查费用等。

3.**公共卫生业务管理**   疾病控制、疾病管理、妇幼保健、儿童保健、健康管理、监督执法等。

4.**区域用药管理**   基本药物使用情况,药品不良反应情况,毒麻药品、特殊药品的使用监管情况,药物处方情况分析等。

5.**卫生资源管理**   人力资源(医生、护士、医疗卫生技术人员的数量、比例和职称等)、物资(医疗卫生机构物资、设备的采购应用情况和储备等)。

(四)公众服务应用

公共服务应用在卫生信息资源融合共享、业务协同的基础上,通过官方网站、手机 App、公众号等多种平台,提供健康教育、政策解读、信息公开、个人健康信息查询等服务。结合数据完整性、结果准确性、信息安全性以及公众信息公开需求等多种因素,公布数据分析结果等信息,使居民能够获取真实、准确、客观的卫生信息,方便快捷地查询个人健康信息。公众服务应用能够提升居民健康互动频率,强化居民健康意识,如可以通过健康档案信息公开查询到以下信息。

1.**个人基本情况**   包括姓名、性别等基础信息和既往史、家族史等基本健康信息。

2.**健康体检**   包括一般健康检查、生活方式、健康状况及其疾病用药情况、健康评价等。

3.**重点人群健康管理记录**   包括国家基本公共卫生服务项目要求的 0~6 岁儿童、孕产妇、老年人、慢性病患者、严重精神障碍患者和肺结核患者等各类重点人群的健康管理记录。

4.**其他医疗卫生服务记录**   包括上述记录之外的其他接诊、转诊、会诊记录等。

六、区域卫生信息平台总体模型

(一)总体框架

区域卫生信息平台总体框架包括信息基础设施、信息资源中心、区域卫生信息平台服务、基于区域卫生信息平台的应用、标准规范、信息安全,详见图 6-2-7。

1.**信息基础设施**   信息基础设施是指支撑区域卫生信息化的硬件设备和网络平台,包括网络系统、主机系统、安全系统、存储系统和系统基础软件等。

2.**信息资源中心**   构建居民电子健康档案(electronic health record,EHR)和中西医电子病历(electronic medical record,EMR)基础数据库,建立人口基本信息、主要疾病与健康问题摘要、医疗服务、公共卫生、药品管理、综合管理等业务中心数据库,形成信息资源中心,支撑平台组件服务。

3.**区域卫生信息平台服务组件**   包括注册服务、索引服务、健康档案数据存储及传输、信息接口服务、数据挖掘服务等。

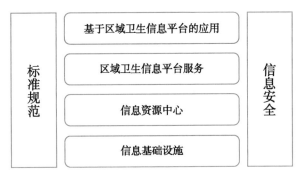

图6-2-7　区域卫生信息平台总体框架

4. 基于区域卫生信息平台的应用系统　主要服务于居民、医院、社区、行政管理部门,分为信息共享类、业务协同类、综合管理类以及公众服务类,例如居民健康档案共享系统、区域医疗协同服务系统(预约、转诊、远程医疗等)、卫生综合管理与决策分析系统、卫生信息门户。

5. 信息安全体系　信息安全贯穿平台建设始终,包括各项技术安全保障(如物理安全、网络安全、系统安全、应用安全、数据安全等方面)和各项制度安全安排。

6. 信息标准体系　地位等同信息安全,包括基础类、技术类、数据类、管理类4种标准规范。

（二）面向服务的体系结构

区域卫生信息平台采用面向服务的体系结构(SOA)的技术路线,详见图6-2-8。

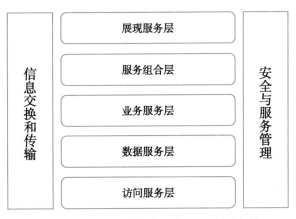

图6-2-8　区域卫生信息平台 SOA 技术架构

1. 展现服务层　展现服务层由信息门户中可配置、可重用的门户组件组成,用于支持门户应用的开发,以及人机交互组件、网页组件、报表组件实现对不同需求服务的支持,并提供丰富的客户端展现方式。在基于区域卫生信息平台的业务应用中,健康档案浏览器、居民健康公众服务等主要在展现服务层体现。

2. 服务组合层　服务组合层通过对下层的访问服务、数据服务、业务服务的编排来实现,流程编排的规则在该层内定义,通过服务的编排组合就可以快速搭建出新的业务应用系统。在区域卫生信息平台中,健康档案调阅服务、健康档案协同服务等服务主要在服务组合层体现。

3. 业务服务层　业务服务层定义可重复使用的业务处理过程,用于支持复合的业务处理需求。这层定义的业务处理过程服务可能是单个原子事务的无状态处理操作服务,也可能是多个业务应用或异步服务之间交互的有状态处理操作服务。业务服务层之上的开发者无须知道具体业务的逻辑处理过程。在区域卫生信息平台中,注册服务、健康档案存储服务、健康档案管理服务等服务主要在业务服务层体现。

4. 数据服务层　数据服务层定义的服务支持将异构的、孤立的数据转变成集成的、双向的、可重复使用的信息资源。数据服务通过访问服务层以统一的方式访问所有数据,数据服务层之上的开发者可以集中精力处理数据的加工问题,而不必关注访问不同来源数据的实现细节。在区域卫生信息平台中,健康档案整合服务、数据仓库等主要在数据服务层体现。

5. 访问服务层 访问服务层实现与底层数据资源、应用资源的通信功能,使用通用标准接口,定义整合信息资源(包括数据资源与应用资源)的各种访问服务,如不同类型的适配器以及专用的应用程序接口(application program interface,API)等。访问服务屏蔽了信息资源的技术和实现方式,访问服务层之上的开发者无须知道数据的位置、类型以及应用程序的编程语言等。在区域卫生信息平台中,区域卫生信息交换层主要在访问服务层体现。

6. 信息交换和传输 服务间的信息交换和消息传输贯穿各个服务层。信息交换和传输可以采用企业服务总线(ESB)。服务间的信息交换需要基于通用的交换标准和行业的交换标准。信息传输层可以提供通用的传输协议支持,如超文本传输协议(hyper-text transfer protocol,HTTP)、简单邮件传送协议(simple mail transfer protocol,SMTP)、Java 消息服务(Java message service,JMS)、文件传输协议(FileTransferProtocol,FTP)等。在省级全民健康信息平台中,区域卫生信息交换层主要在访问服务层体现。

7. 安全与服务管理 安全管理和服务管理贯穿各个服务层。在湖北省全民健康信息平台中,信息安全与隐私保护主要在安全与服务管理层体现。服务安全管理支持认证和授权、不可否认和机密性、安全标准等。基于万维网服务(WS)的安全管理遵循 WS 规范中万维网服务安全(WS-Security)规范,其他形式的服务也需要提供安全保障服务管理,包括服务注册、服务发现、服务监控、服务治理等多方面的内容。

（三）平台技术架构

《基于居民健康档案的区域卫生信息平台技术规范》(WS/T 448—2014)进一步完善和扩展区域卫生信息平台组件,形成区域卫生信息平台技术架构,详见图6-2-9。

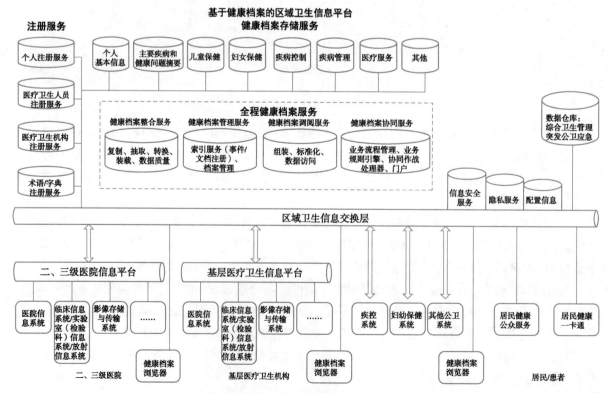

图6-2-9 区域卫生信息平台技术架构

1. 注册服务功能

（1）个人注册服务功能：个人注册服务是在一定区域管辖范围内，用于安全地保存和维护个人的健康标识号、基本信息，提供给区域卫生信息平台其他组件及 POS 应用所使用，并可为医疗就诊及公共卫生相关的业务系统提供人员身份识别功能的服务组件。个人注册服务形成一个个人注册库。个人注册服务由医院、基层医疗卫生机构和公共卫生机构使用，以完成居民身份的注册。个人注册服务应支持多种电子化的身份识别手段，包括居民健康卡、社会保障卡、第二代居民身份证等。

（2）医疗卫生人员注册服务功能：医疗卫生人员注册库是一个单一的目录服务，为本区域内所有卫生管理机构的医疗服务提供者，包括全科医生、专科医生、护士、实验室医师、医学影像专业人员、疾病预防控制专业人员、妇幼保健人员及其他从事与居民健康服务相关的从业人员提供注册服务。系统为每一位医疗卫生人员分配一个唯一的标识，并提供给平台以及与平台交互的系统和用户使用。

（3）医疗卫生机构注册服务功能：通过建立医疗卫生机构注册库，提供本区域内所有医疗机构的综合目录，相关的机构包括二级和三级医院、基层医疗卫生机构、疾病预防控制中心、卫生监督所、妇幼保健所等。系统为每个机构分配唯一的标识，可以解决居民所获取的医疗卫生服务场所的唯一性识别问题，从而保证在维护居民健康信息的不同系统中使用统一的规范化的标识符，同时也满足区域卫生信息平台层与下属医疗卫生机构服务点层的互联互通要求。

（4）术语和字典注册服务功能：建立术语和字典注册库，用来解决规范医疗卫生事件中所产生的信息含义的一致性问题。术语可由平台管理者进行注册、更新维护；字典既可由平台管理者又可由机构来进行注册、更新维护。

2. 健康档案整合功能

（1）基本功能：健康档案整合服务可以支持健康档案数据的批量上传和个案数据实时上传。

（2）复制功能：在现有的区域卫生信息平台内的系统或数据库之间提供数据复制功能。

（3）抽取、转换、装载（ETL）功能：提供从存储库中抽取、转换和装载数据的信息加工转换处理功能，以生成可在区域卫生信息平台范围内分析利用的各种数据资源。

（4）数据质量控制功能：用于跟踪和监控区域卫生信息平台里的数据质量。

3. 健康档案存储服务功能　健康档案存储服务是一系列存储库，用于存储健康档案的信息。根据健康档案信息的分类，提供健康档案存储服务的存储库可分为七个：个人基本信息存储库、主要疾病和健康问题摘要存储库、儿童保健存储库、妇女保健存储库、疾病控制存储库、疾病管理存储库以及医疗服务存储库。

4. 健康档案管理功能

（1）档案管理功能：档案管理对健康档案的全生命周期进行管理，包括建档、注销、属地变更等。

（2）文档注册功能：文档注册是根据文档的内容维护每一个注册文档的元数据，并且也会维护在文档库中存储的地址。文档注册可根据文档用户的特定查询条件返回文档（集）。

（3）事件注册功能：为实现区域内医疗卫生信息系统之间对健康档案信息的共享和交换，需要在区域内部以居民或患者为单位，对居民或患者获得的卫生服务活动的事件信息进行注册。事件注册本质是建立一个事件目录，目录中的每个条目由描述该事件的关键信息构成，实际操作时，应该提取文档中与事件相关的元数据进行注册，同时，事件信息将被作为居民或患者与文档之间的关联关系，便于使用者通过事件的途径获取相关的文档。

（4）索引服务功能：索引服务全面掌握区域卫生信息平台所有关于居民的医疗卫生服务事件信息，包括居民何时、何地接受过何种医疗卫生服务，并产生了哪些文档。索引服务主要记录两大类的信息，一是医疗卫生事件信息，二是文档目录信息。区域卫生信息平台用户在被授权的情况下，可以通过索引服务从 POS 系统查看某居民的健康事件信息，以及事件信息所涉及的文档目录及摘要信息。再结合健康档案存储服务可以实现文档信息的即时展示，使用户更多地了解居民（患者）既往的健康情况。

5．健康档案调阅服务功能

（1）组装服务功能：组装服务通过调用不同的平台组件生成多个健康档案数据的结果集，并把这些结果集组合成一定的输出格式。

（2）标准化服务功能：标准化服务把特定的输入串修改成符合标准化的编码串。数据的格式和实质含义都可以转换。

（3）数据访问服务功能：数据访问服务提供对单个健康档案文档或文档集的数据的检索和访问服务。

6．健康档案协同服务   区域卫生信息平台应通过企业服务总线、业务流程管理、业务规则管理、事件管理等机制，实现基于健康档案的医疗卫生业务协同服务。

7．数据仓库   数据仓库服务利用平台存储的健康档案数据，向平台应用或 POS 系统提供数据分析服务，实现管理辅助决策和临床辅助决策。

8．信息安全与隐私保护   区域卫生信息平台应该通过身份认证、用户管理和权限控制、审计追踪、加密服务、知情同意、匿名服务等手段保证信息安全和隐私保护。

9．健康档案浏览器   医疗卫生业务人员可使用健康档案浏览器调阅和查询健康档案数据。

10．居民健康公众服务   区域卫生信息平台可通过门户网站、电子邮件、短信等多种方式为居民提供电子化的健康服务。这些服务包括预约挂号、健康门户、政策公示、就诊评价、健康咨询等。

11．居民健康一卡通服务   区域卫生信息平台可以使用包括居民健康卡在内的方式来识别居民身份。

12．区域卫生信息交换层   区域卫生信息交换层应采用企业服务总线等符合 SOA 技术路线的产品来搭建。区域卫生信息交换层指的是区域卫生信息平台与 POS 应用、基于区域卫生信息平台的应用以及外部系统交互的服务总线为任何授权应用服务访问 EHR 提供统一网关。

第三节   区域卫生信息资源融合与互通共享

一、区域"医防"信息资源融合

（一）目的意义

区域"医防"信息资源融合是推动医防融合的重要支撑。《关于做好 2018 年国家基本公共卫生服务项目工作的通知》（国卫基层发〔2018〕18 号）要求推动医防融合，促进以疾病治疗为中心向以健康管理为中心的转变，形成"未病早预防、小病就近看、大病能会诊、慢病有管理、转诊帮对接"的医防融合体系，使居民享受到更优质的医疗和公共卫生服务。信息化水平提高有利于公共卫生服务与医疗服务融合。由于信息系统往往围绕特定领域和范围而建，属于相对封闭的系统，信息平台互联互通、信息共享程度有待提升，不能满足全生命周期健康管理服务的需求。区域"医防"信息资源融合能够加快公共卫生服务与医疗服务融合的进程，实现以区域人口健康为目标、以慢性病和传染病为重点的连续性健康管理。

（二）功能定位

区域"医防"信息资源融合是均衡医防发展的有效措施。长期以来的"重医轻防"观念使我国医疗卫生事业得到高速发展的同时，公共卫生体系的发展相对薄弱，难以有效应对各类复杂健康问题的挑战，难以为群众提供多元化、多层次、综合连续性的健康服务，难以全方位、全生命周期保障人民群众健康。医防发展不均衡的另一方面原因是公共卫生信息条块分割、管理分散,数据标准和共享机制建设滞后,医疗卫生和公共卫生及内部系统间缺少信息流动和共享,造成信息重叠、资源浪费、结果各异。区域"医防"信息资源融合加强了医疗卫生服务与公共卫生服务的互动和交流,加强了管理者、服务供方、服务需方的预防意识,强化了他们的医防融合思维。此外,区域"医防"信息资源融合使医疗和公共卫生互促共进,同时推进公共卫生服务体系及医疗服务体系信息化发展,提升各信息系统间信息共享、互联互通的水平,是慢性病管理、传染病预防控制的有效应对法则。

区域"医防"信息资源融合是全民健康信息化建设的必要组成。在全民健康信息化建设顶层设计层面,区域"医防"信息资源融合处于重要地位,表现在:大力加强人口健康信息化和健康医疗大数据服务体系建设,推动政府健康医疗信息系统和公众健康医疗数据互联融合、开放共享是《"十三五"全国人口健康信息化发展规划》强调的指导思想;加快推进健康危险因素监测信息系统和重点慢性病监测信息系统建设,提高传染病动态监测信息系统医疗机构覆盖率,纳入了人口健康信息化建设的发展目标;全面推进全员人口信息数据库建设,实现全员人口信息的预警监测和动态管理是现阶段人口健康信息化发展的重要任务。

此外,区域"医防"信息资源融合通过信息化技术支持医疗救治服务,利用共享信息数据支撑管理决策和临床服务,保证信息共享和交换畅通、信息化平战转换灵活,在后疫情时代这一特殊时期内意义重大。

二、区域"三医"信息资源共享

(一) 目的意义

区域"三医"信息资源共享是"三医"统筹推进的坚实基础。"三医"分别是医药、医疗、医保,其中医疗是指各级各类医疗卫生机构、人员、床位、设备等的总和及以上述资源为基础提供的公共卫生服务和医疗服务,医保是指包括基本医保、医疗救助和各种形式的补充保险在内的医疗保障体系,医药是指药品、耗材、器械等用于医疗卫生活动的有形产品的生产、流通、配送和保障体系。作为相对独立的专业领域,"三医"参与主体和内部运行规则各不相同。与此同时,三者之间具有较高的互嵌性和关联性,相互制约、影响,需统筹推进。因此,解决信息孤岛问题,实现区域"三医"信息资源共享是必然的过程。

(二) 功能定位

区域"三医"信息资源共享是三医联动改革的有效手段。三医联动是指通过统筹推进医疗、医保、医药领域的改革,使"三医"领域的运行机制和参与主体的行动策略协调统一、相互支持,从而共同促进改革目标达成的过程。通过区域"三医"信息资源共享,能够为三医联动改革的决策、执行和评估等提供精准、科学的信息支撑,能够提高业务经办能力和服务提供水平。

区域"三医"信息资源共享是区域卫生信息资源共享的重要内容。信息技术的广泛应用使医疗服务、医疗保障等多个领域产生了大量可以利用的卫生信息资源,但由于各系统相互独立,缺乏共享机制,导致信息利用率较低。《"健康中国2030"规划纲要》指出要全面建成统一权威、互联互通的人口健康信息平台。为了解决卫生信息资源共享问题,需实现区域"三医"信息资源共享,通过信息共享避免重复建设、降低信息成本,充分发挥"三医"信息资源的价值。

三、区域卫生信息平台信息互通共享

(一) 目的意义

横向互联公安、民政、工商、教育、人社、住建、统计、综治委、检察院、海关等多部门卫生相关信息,可进一步拓宽信息采集渠道,加快信息传递速度,不仅能够提高区域卫生信息的质量,减少区域卫生信息重复采集的工作量,而且可以促进区域卫生信息资源的开发与利用,推动人口健康产业发展，提升社会事业服务管理效能。

纵向贯通国家、省、地市和县四级区域卫生信息平台，形成包含六大业务应用（公共卫生、计划生育、医疗服务、医疗保障、药品管理、综合管理），覆盖各级各类卫生计生机构（含中医药机构）和相关管理部门的高效统一的网络，实现不同层级间业务应用互联互通、信息共享、有效协同。

区域卫生信息平台不同层级、不同部门间的互通共享，能够畅通部门、区域、行业之间的数据共享通道，探索社会化健康医疗大数据信息互通机制，实现健康医疗大数据在平台集聚、业务事项在平台办理、政府决策依托平台支撑的目标。

（二）互通共享

互通共享不仅意味着打通信息渠道，在技术上实现数据共享，还要求平台具备正确理解和使用不同来源的信息的能力，即平台内部、平台与其他部门之间能够传输数据，并且这些数据能够被准确地理解。互通共享是全民健康信息化建设顶层设计的重点，是消除信息壁垒和孤岛、着力提升全民健康信息化治理能力和水平的要求所在。区域卫生信息平台互通共享的目标是构建一个横向到边、纵向到底的信息互通共享网络，推动四级区域卫生信息平台、平台与各级各类卫生计生机构信息系统的互联互通，加快推进全行业信息共享交换和业务协同。

1. 区域卫生信息平台横向互联　各部门以共享人口基础信息为主。卫生健康委员会等通过区域卫生信息平台将医疗卫生机构在门诊、住院患者（或保健对象）、健康档案、卫生计生服务等采集的信息中的人口基础信息数据共享给其他部门。其他部门通过部门掌握的数据库和信息系统共享与公共卫生、计划生育、医疗服务、医疗保障、药品管理、综合管理等相关的人口信息，各部门与人口基础信息共享平台共享内容如下。

（1）医保部门：可从医疗保障局获取参保人基本信息（如年龄、性别和住址等），定点医疗机构基本信息，参保人门诊和住院就诊过程中的疾病、费用结构、报销费用和患者自费费用等信息，通过医疗保障局信息可以分析参保患者的医疗服务利用水平、医疗保障水平和疾病经济负担等情况。

（2）公安部门：可从公安局获取出生人口信息、户口迁入人口信息，触发新增人群（出生、户口迁入）的健康档案建档工作。可从公安局获取户口迁出的人口信息，触发户口迁出人群所对应的健康档案的封存和转档。可从公安局获取疫情摸排追踪及核查结果，有助于准确部署传染病等防控措施。公安局也可获取居民健康相关各类信息，以辅助其更好地开展业务。

（3）人力资源与社会保障部门：与平台共享儿童居民信息、下岗失业人员登记信息等信息，为儿童居民医疗卫生、预防保健服务、低收入人群医疗保障和医疗救助提供人口信息，方便相关业务的开展。人力资源与社会保障部门通过区域卫生信息平台获取居民大量健康数据，对这些数据进行统计分析，从而了解医疗整体面貌，从而进一步辅助和推动医疗保障业务的开展，并完成审核监督、定点医疗机构布点、医保政策制定或更新等辅助管理。

（4）民政部门：区域卫生信息平台可从民政部门获取女性人群的婚姻信息，并将划定年龄段的已婚女性作为孕产妇保健预备管理对象；获取残疾人信息，在健康档案的建设中，为该类人群建立残障专项档案，提供残疾康复管理。民政部门也可获取居民健康相关信息，以辅助其制定针对性的防返贫致贫倾斜政策等。

（5）工商部门：工商部门向区域卫生信息平台提供经营人员相关信息。工商部门可通过直接录入个案或电子表格导入实名登记名册等方式将信息录入到该平台，其他用户可根据需要进行个案信息查询、信息统计等操作。

（6）其他相关部门：检察院可通过区域卫生信息平台查询计划生育全员信息；教育部门向区域卫生信息平台提供学籍管理信息、学历管理信息、3～6岁入托的人口基础信息等；住房和城乡建设部门提供居民购房信息等；统计部门提供人口普查登记信息等；海关提供空运、水运和陆运口岸入境所有旅客的检测信息,确诊病例、疑似病例、有症状人员和密切接触者人员信息等;社会物流和三大运营商提供反映人员活动轨迹的信息等;交通部门反馈人员密切接触范围等。根据互通共享信息和实际情况,上述部门可以进行相关规划。

2. 区域卫生信息平台纵向贯通 国家、省、地市和县四级区域卫生信息平台信息逐级上传,形成区域卫生信息平台纵向互通共享、上情下达和下情上达畅通,满足卫生事业业务需求,其中,国家平台数据主要来源于省级平台,省级信息平台数据来源于辖区内地市、县级信息平台。

(1)省级全民健康信息平台:省级全民健康信息平台信息资源中心主要数据来自电子健康档案系统、医院系统、妇幼保健系统、医保信息系统、全员人口信息系统、基本药物采购平台、疾病预防控制系统及其他来源。省级全民健康信息平台一般包括5个数据库,①全省居民主索引库:存储全省居民的主索引信息;②健康档案摘要库:存储居民个人健康档案、公共卫生等相关摘要信息;③医疗服务摘要库:存储居民个人进行诊疗产生的相关业务的摘要信息;④全员人口信息库:存储全员人口的相关信息;⑤综合管理资源库:存储全省居民主索引库、健康档案摘要库、医疗服务摘要库、全员人口信息库以及卫生计生机构资源数据的统计和汇总数据。省级全民健康信息平台纵向与国家级全民健康信息平台信息对接,并向地市级全民健康信息平台提供数据查询、接收和发送服务。

与国家级全民健康信息平台的信息交换:省级全民健康信息平台根据国家人口健康综合管理信息平台要求的数据标准和规范,将省内各地市全民健康信息平台的数据摘要信息汇聚,放置于省级全民健康信息平台与国家级全民健康信息平台对接的前置机数据库中,根据国家人口健康综合管理信息平台提供的接口,将所有数据上传到国家级全民健康信息平台。

与地市级全民健康信息平台的信息交换:省级全民健康信息平台向地市级全民健康信息平台提供居民健康档案调阅、接入权限查询、居民索引信息查询、上传数据质量信息查询、全省数据集及其数据元规范查询等服务;接收地市级全民健康信息平台的居民摘要信息并存入省级全民健康信息平台摘要库,接收地市级全民健康信息平台上传的居民明细信息并在电子健康档案浏览器(electronic health record viewer)中展示;同时,将省级全民健康信息平台数据交换库中的部省属医院的医疗服务明细数据等发送到对应地级市,供地市级全民健康信息平台查询辖区内居民医疗服务明细数据。

(2)地市级全民健康信息平台:地市级全民健康信息平台信息资源中心数据来源结构与省级全民健康信息平台一致,也包括5个数据库:①全市居民主索引库,存储全市居民的主索引信息;②健康档案数据库,存储居民个人健康档案、公共卫生等相关明细信息;③医疗服务数据库,存储居民个人进行诊疗等相关业务产生的明细信息;④全市人口信息库,存储全市人口信息系统相关的信息;⑤卫生计生综合管理资源库,存储全市居民主索引库、健康档案数据库、医疗服务数据库、全员人口信息库及卫生计生机构资源数据的统计和汇总数据。地市级全民健康信息平台向省级全民健康信息平台提供数据查询、接收、发送服务,同时与县级全民健康信息平台进行信息交换。

与省级全民健康信息平台的信息交换:地市级全民健康信息平台根据省级卫生健康委员会及相关部门下发的数据采集规范进行数据采集,将采集的本地市居民摘要信息上传并且注册到省级全民健康信息平台。将采集的其他地市居民在本地市产生的医疗服务信息等上传到省级全民健康信息平台数据交换库,供省内其他地市全民健康平台抽取。通过地市级全民健康信息平台向省级全民健康信息平台提供全市居民健康档案、接入权限、本地市全民健康信息平台数据摘要信息等的查询功能。

与县(区)级全民健康信息平台的信息交换:采集辖区内居民产生的所有诊疗、公共卫生等相关的卫生信息上传至县(区)级全民健康信息平台数据交换库,地市级全民健康信息平台从此处将数据传至地市卫生信息平台数据中心,并相互提供居民健康档案调阅服务。

(3)县(区)级全民健康信息平台:县(区)级全民健康信息平台信息资源中心数据来源和分布与地市级全民健康信息平台相似,5个数据库为:①全县(区)居民主索引库,存储全县(区)居民的主索引信息；②健康档案数据库，存储居民个人健康档案、公共卫生等相关明细信息；③医疗服务数据库，存储居民个人进行诊疗等相关业务产生的明细信息；④全县（区）人口信息库，存储全县（区）人口信息系统相关的信息；⑤卫生计生综合管理资源库，存储全县（区）居民主索引库、健康档案数据库、医疗服务数据库、全员人口信息库及卫生计生机构资源数据的统计和汇总数据。

与地市级全民健康信息平台的信息交换：按照地市级全民健康信息平台的要求采集数据，并将本县（区）内居民产生的所有诊疗、公共卫生等相关卫生信息以及非本县（区）内的数据上传至地市级全民健康信息平台交换库。

（三）共享模式

信息的交换和共享平台的建设和应用较早是在政府部门间推动的，集中体现在人口、法人等基础数据库之间的信息的交换和共享，以及跨部门的政务协同过程中，信息共享模式总结如下。

1. 传统信息共享模式　传统的信息资源共享模式可以分为以下 2 种：点对点信息共享模式，即各部门独立构建信息中心，部门之间出现业务协同需求时一对一地对接获取所需信息（图 6-3-1）；信息资源管理中心信息共享模式，即不同部门统一将信息传至信息资源管理中心，形成统一的数据库，并从数据库中获取所需信息（图 6-3-2）。两种传统的信息资源共享模式特征及优缺点分析详见表 6-3-1。

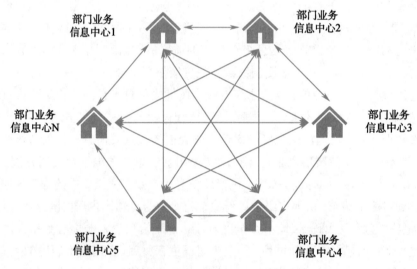

图 6-3-1　点对点信息共享模式

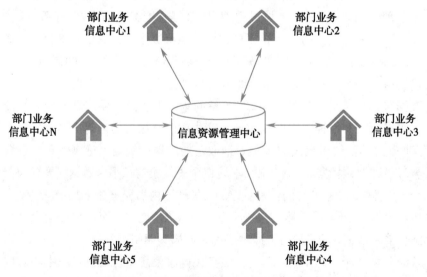

图 6-3-2　信息资源管理中心信息共享模式

表 6-3-1　两种传统的信息资源共享模式的特征及优缺点

传统模式	特征	优点	缺点
点对点信息共享模式	需要各部门间各自独立建立连接，进行对应的数据信息共享	去中心化，不依赖第三方，两点相通即可共享交换，结构简单，实施方便；数据安全性较高	共享部门增多、各部门数据需求一致时，复杂度增加，连接数增加；可管理性较差
信息资源管理中心信息共享模式	需要建立统一的信息资源管理中心，各部门的数据都集中到信息资源管理中心，然后各部门根据需要从信息资源管理中心请求数据	网络利用程度比较高；信息资源管理中心可做共享内容的备份和公证，集中监管；可管理程度较高	过于依赖信息资源管理中心，大量负载对中心的性能要求高；安全性较差

2. 第三方代理模式　由共享成员以外的第三方代理收集信息、保存信息和加工信息，并为整个共享成员提供服务的模式。该模式是在特定时间段内按照特定的要求向使用者提供特定信息。第三方代理除了提供信息服务之外，还可以为传递过程提供服务。在第三方代理模式下，由第三方代理建立公共数据库，共享成员通过其共享信息，而共享成员不需要建立自己的数据库，详见图6-3-3。

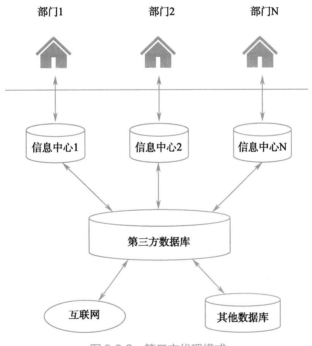

图 6-3-3　第三方代理模式

3. 卫生信息平台模式　该模式与第三方代理模式的区别是用信息共享平台取代了第三方代理及其信息系统，详见图6-3-4，共享成员各组织机构内部数据库和信息共享平台间的数据传输、处理由计算机自动完成。信息平台服务商只对平台运行进行开发维护，不提供具体的信息服务，共享信息的内容要求等由共享成员商定。信息平台模式下，信息共享的处理是由计算机自动完成，所以对供应链成员的信息化要求很高，但是，同时决定了信息平台模式具有高效率、高可靠性和高安全性的优点。该模式下信息共享的内容和要求由共享成员来决定，具有较高的公平性，同时对共享组织机构成员之间的信任度和合作要求较高。

4. 基于区块链技术的信息共享模式　将卫生业务部门和行政管理部门划分为条部门和块部门。条部门是指不同层级的职能部门，如一、二、三级医疗机构，对应纵向信息共享；块部门是指同一层级的不同部门或机构，如同一层级的卫生健康局、医疗保障局、医院等。同时，将数据划分为条数据与块

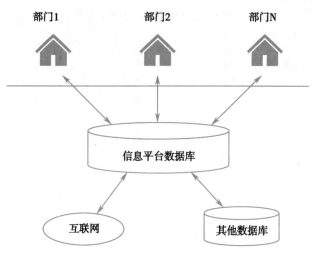

图 6-3-4　卫生信息平台模式

数据，前者指某部门内呈链条状串联起来的数据，后者指在一个物理空间或者行政区域内形成的各类数据的总和。区域卫生信息平台信息互通共享需打破条块分割的信息壁垒，实现条块协作、配合，实现条块数据信息在条块部门之间有效地协同共享。基于区块链技术的信息共享模式详见图 6-3-5，其中包括如下部分。

（1）部门业务信息中心：包含由各部门业务领域产生和管理的信息。

（2）联盟节点：主要由卫生行政管理部门或卫生部门业务信息中心组成，进行信息传送和信息处理。联盟节点之间能直接对接，并且共同维护和监督信息，只有确保信息可靠、非重复时，才能够导入区块链储存系统，形成信息中心数据库。

（3）其他节点：主要是普通用户，得到授权后能够检索查找数据库中的基础信息、配合进行节点信息的录入。

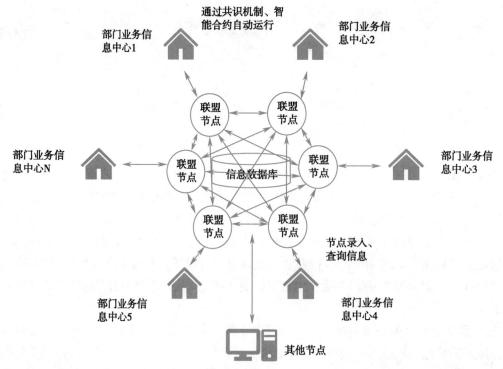

图 6-3-5　基于区块链技术的信息共享模式

（4）区块链系统自动运行的共识机制与智能合约功能：提供点到点、点到多点的信息路由、信息传送等功能，存储和管理共享信息。

（狄 岩 姚 强）

思 考 题

1. 简述区域卫生信息资源的基本特征。
2. 简述区域卫生信息资源的分类与来源。
3. 简述区域卫生信息平台的架构模型。
4. 简述区域卫生信息平台的功能作用。
5. 简述区域卫生信息平台信息互通共享的主要模式。

第七章

卫生决策信息资源规划与管理

卫生决策关系到医疗卫生事业建设、医学科技发展、人群健康和社会进步,而卫生信息是决策的基础,在提高卫生决策与管理水平中发挥着不可替代的重要作用。卫生信息具有数量庞大、应用广泛、时效性强、标准化程度低、处理困难等特点,因此,卫生信息必须经过全面收集、有序整理、系统分析、合理利用才能达到决策支持的目的。对卫生决策信息资源进行有效的管理是卫生信息管理进入成熟阶段的重要标志,是解决各卫生组织结构内由于数据重复而导致的各种问题的根本途径。本章将探讨卫生决策信息管理与决策支持系统在卫生决策资源规划和协调中的应用。

第一节 卫生决策信息资源

一、卫生决策信息资源基本内涵

(一)卫生决策信息资源定义

1. **决策(decision)** 决策是指个人或集体为了达到某一目标,针对需要解决的问题,运用一定的科学手段和方法,系统地分析各种条件,从若干备选可行方案中选择或综合成一个最优的方案,并实施最优方案的过程。简言之,决策是在分析信息的基础上对行动方案所做的决定。决策就是对需要解决的事情做出决定,决策活动是与人类活动密切相关的,每一个决策过程最终都产生一个最后的选择。决策的步骤一般包括:确立目标、收集信息分析预测、拟订方案、评估方案、选择方案、实施方案以及评价与控制。

决策存在于人类生活的各个领域,如军事上的指挥、医疗上的诊断、企业的经营管理、政府的政策制定等,都离不开决策。决策过程离不开信息,只有充分掌握信息并根据信息作出判断才能确保决策的正确性。

2. **卫生决策(health decision making)** 卫生决策是指作出与治疗方案、医学处置和公共卫生政策等有关的一些重要决定,其中包括卫生技术人员在提供具体医疗卫生服务时的决策和卫生管理人员在履行管理职能、发挥领导作用时的决策。前者主要指临床决策,后者则是指包括医院管理、应急指挥、卫生管理等在内的一切医疗卫生行政管理决策。

卫生决策以满足人民的健康需求、减少利益冲突和赋能卫生服务技术为目标,关系着人民群众的生命安全,涉及医药卫生政策、治疗方案、治疗费用、药品安全等项目的选择行为,是一项庞大且复杂的任务,而卫生健康信息则对卫生决策至关重要,同时对患者和医疗机构的决策者也十分重要。

随着计算机信息技术的渗透、医疗科技的进步和卫生管理事业的发展,各级决策者和卫生技术人员对信息的需求与日俱增。尽管数字化的医学信息日益增多,但卫生决策过程所涉及的因素也日趋多样化和复杂化，因此，决策者们很难及时处理海量而复杂的信息，信息分析的难度增大。如何有效利用这些信息来提高医疗卫生服务的质量，改善卫生系统整体绩效，成为众多医疗卫生决策者和医务工作者关注的热点。

3. 信息资源（information resources）　狭义信息资源是指人类社会经济活动中经过加工处理有序化并大量积累后的有用信息的集合。广义信息资源是指信息和它的生产者以及信息技术的集合。广义信息资源一般由三部分构成：一是人类社会经济活动中经过加工处理有序化并大量积累后的有用信息的集合；二是为某种目的而生产有用信息的信息生产者的集合；三是加工、处理和传递有用信息的信息技术的集合。本定义所指的信息包括人类活动各个领域所产生的和有使用价值的各种信息集合，如数据的集合、信息集合、知识集合，还包括各种来源、各种载体、各种表示方式和渠道、各种使用场合和用途。

4. 卫生决策信息资源（health decision information resources）　卫生决策信息资源是对医疗、保健、公共卫生等卫生相关工作中信息活动的各种因素（包括信息、技术、人员、机构等）进行计划、组织、整合，形成的决策服务的数据集合。卫生决策信息资源当被理解为动态卫生信息资源时，包括卫生领域内所有与卫生活动相关的数据的收集、存储、分析、表达、交流和开发利用过程。而静态卫生信息资源是指除了包括所有卫生信息内容本身，还包括与之相联系的卫生信息设备、人员、系统和网络等。

（二）卫生决策信息资源要素

卫生决策信息资源具有信息资源的一般特性，包括三个要素：主体、数据资源和技术。

1. 主体　所谓主体，就是参与卫生决策信息资源开发和利用的所有社会组织与个人。社会组织包括政府、企业、学校、医院和社会团体等各种性质的社会单位或社会团体。主体概念在理论上包括所有与卫生直接或间接相关的社会组织和个人。

2. 数据资源　卫生决策信息资源的第二个要素是数据资源。数据资源的主要来源是各类主体运动状态的信息，包括了个体的全生命周期数据、健康医疗机构运营数据及政府部门的公共数据，甚至还包括所有与健康有关的环境、气象、生物、社会心理等数据。这些数据的来源、分布、数据特征以及数据资源的权属、流通规则等，都极大影响着卫生决策支持系统的实现。数据资源有一些特征，如时效性、共享性、非磨损性等。

3. 技术　卫生决策信息资源的第三个要素是技术。技术的本质是为数据资源进行收集、存储、分析、表达、交流和开发利用的全过程提供经验、知识和技巧上的支持和支撑。从卫生决策信息资源主体的角度来说，接受、发布和管理卫生决策信息资源都离不开技术的帮助。从数据资源的角度说，失去了技术，卫生决策信息资源就失去了生存和传播的载体。

（三）卫生决策信息资源内涵

卫生决策信息资源对社会、人类、环境都具有深刻的历史和现实意义，也反映国家、民族物质文明与精神文明的水平。其内涵包括以下几个方面。

1. 卫生决策信息资源是卫生行业宏观管理和科学决策的依据，对研究卫生行业的学术、技术进步，推动医疗卫生事业的发展具有重要的参考价值。卫生信息决策资源可以直接或间接地制造财富，信息是高技术产品，卫生决策信息资源帮助我们更有效地开发利用人、财、物资源，通过对卫生决策信息资源的充分利用，使其转化为具有指导意义的政策和对策，由此形成良性循环发展，为卫生系统创造更多的财富。

2. 卫生决策信息资源是国家和各级地方部门制订社会经济发展规划的依据。卫生决策信息资源有助于决策者及时、全面、准确地了解居民健康水平，掌握卫生工作活动情况，为各级部门制订社会经济发展规划和卫生工作计划提供依据。

3. 卫生决策信息资源是卫生工作有效管理的重要保障。卫生工作包括医疗服务、卫生防疫、妇幼保健、医学教育、医学研究等,如何围绕这些工作设置结构、分配资源、协调发展,怎样提高卫生工作效率和效益等,这些问题的解决都离不开各种卫生决策信息资源。只有充分利用卫生决策信息资源,才能有效地管理各项卫生工作。

（四）卫生决策信息资源特征

根据卫生决策信息资源开发和利用角度的不同,其表现出不同的特征。

1. 卫生决策信息资源开发角度特征

（1）整体性:卫生决策信息资源是一组或多组信息的集合,具有整体性的特点。单一的数据不可能形成信息,单一的信息也不能形成集合,也不能实现卫生决策信息资源的整体性。因此,在开发设计卫生决策信息时,需要注意信息资源的整体性,注重覆盖卫生服务的各个流程,覆盖所有可能的数据发生点,采集、整理并储备获得的所有数据,以备之后的卫生决策信息资源的形成和开发之用。

（2）层递性:卫生决策信息资源是由低到高不断综合的信息资源。区域内数据逐级上报、汇总,数据的采集和汇总也同样具备这种层递性特征。

（3）共享性:卫生决策信息资源开发需要注意信息共享的问题,信息共享的问题不仅是系统内部的问题,还是不同系统之间的问题;不仅是卫生决策信息资源开发的问题,还是系统设计的问题;不仅是应用于决策的问题,还由信息标准化工作决定。

2. 卫生决策信息资源利用角度特征

（1）准确性:准确性是数据的生命,涉及信息利用方面决策导向的问题。因此,信息的准确性是卫生决策信息资源利用的关键所在。

（2）及时性:决策信息的及时性是信息价值和信息利用的重要保障,涉及数据资料采集、整理、汇总分析和数据信息发布各个环节。失去时效的信息可能会因为事过境迁而对决策来讲毫无用途。

（3）创造性:卫生决策信息资源的利用建立在对数据信息的分析和加工基础上,而这个过程暗含创造性。不同的数据,不同的方法,不同的模型,往往会得到不同的结果。在数据分析和信息获取的基础上能够进行新颖的创造,使信息利用达到最大化和最优化。

（4）价值性:信息是一种资源,是有价值的。卫生决策信息资源的开发和利用也就是体现信息的价值,挖掘信息资源的潜在价值。

二、卫生决策信息资源架构模型

（一）卫生决策支持业务-功能关联模型

根据卫生决策支持系统的特点,卫生决策支持系统功能包括五个方面,分别是:信息支持、监控预警、分析评价、趋势预测、综合优化。结合公共卫生、医疗服务、基层卫生、药品管理和医疗保障等业务决策需求特色,进一步细化卫生决策支持的具体功能,并形成卫生决策支持业务-功能关联模型,如图7-1-1。

卫生决策信息资源在卫生服务体系中发挥辅助决策作用,需要外部信息和内部信息支持,外部信息主要提供决策所需要的卫生领域外的信息,如社会经济发展情况、相关法律法规政策等;内部信息支持为决策者提供卫生领域内的相关信息,如卫生发展情况、基础设施状况等。

业务	公共卫生	医疗服务	基层卫生	医疗保障	药品管理	综合管理
信息支持	传染病信息追踪 接种信息追踪	电子病历 信息查询 影像资源管理	随访管理 健康档案 信息查询 健康教育 信息管理	基金使用 情况查询 参合农民基本 信息查询	处方药品查询 药品流动追踪	卫生政策 法规查询 基础设施 状况查询
监控预警	突发公共卫生 事件预警 传染病监测 职业危险因素监测 免疫监测	医疗服务质量监测 医疗费用动态监测 药品服务监测 临床合理用药监测	健康危害 因素监测 慢性病高危人群 综合监测	基金运行状态 监控 基金支出监测	药品质量管理 药品不良 反应监测	卫生经费监管 卫生执法监管 准入与运行监管 医疗用药监督管理
分析评价	传染病防治效果评价 卫生监督效果分析	医疗服务质量 综合评价 医疗费用影响 因素分析	诊疗效果评价 医疗服务 质量评价 绩效管理	医疗费用 负担分析 疾病经济 风险分析 运行综合评价	药品收支 情况分析 药品技术审评 药品疾病 关联分析	卫生政策 法规评估 卫生信息化 评价 医疗机构 绩效考核
趋势预测	传染病趋势预测 突发公共卫生事件 趋势评估 血液使用趋势预测	医疗费用趋势预测 医院服务量预测 医疗需求预测	健康状况预测 疾病预测	医疗费用预测 大病种类预测 就医流向预测	药品需求预测	卫生总费用 预测 卫生资源 配置预测
综合优化	医疗救治资源 最优调配 血液库存调用	临床方案最优选择 诊疗辅助决策	社区诊断 资源配置	补偿方案测算 基金分配与使用	药品采购 方案优化 药品库存管理	卫生资源 优化配置 应急物资分配 应急方案 生成与优化

图 7-1-1　卫生决策支持业务 - 功能关联模型

（二）卫生决策信息资源架构

卫生决策的关键是充分掌握信息并根据信息分析做出正确的判断，因此采集、整理和分析信息是卫生决策过程中的首要任务。卫生决策信息资源主要划分为公共卫生决策信息资源、医疗服务决策信息资源、基层卫生决策信息资源、医疗保障决策信息资源、药品管理决策信息资源以及卫生综合管理决策信息资源。卫生决策信息资源的总体架构模型见图7-1-2。

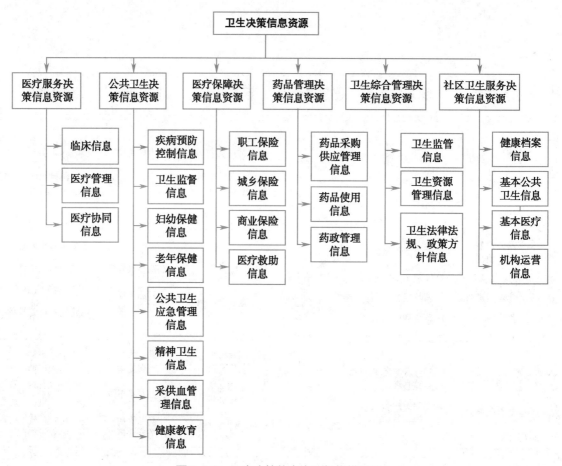

图 7-1-2　卫生决策信息资源架构模型图

三、卫生决策信息资源内容及来源

卫生决策问题所涉及的内容十分广泛,卫生决策的信息内容及来源种类繁多复杂。根据卫生决策信息资源架构模型,卫生决策信息资源主要分为六大类数据,如表 7-1-1 所示,其来源包括:医疗机构、卫生行政机构、医保部门、药企、患者等。卫生决策信息资源不仅来源于各级各类卫生信息系统,还来源于传感器、射频识别、条形码、社交网络、移动互联网、物联网等,且非结构化和结构化数据并存。

1. **医疗服务决策信息资源**　涵盖各医疗卫生机构提供临床医疗服务、医疗管理服务及业务协同服务的过程中涉及的相关信息。其中,临床医疗信息主要以患者信息为核心,将患者的整个诊疗过程作为主线。患者在医疗机构中进行的每一步诊疗活动都会产生与其诊疗有关的各种诊疗数据与信息,包括门(急)诊信息、住院信息、检查检验信息、影像信息、体检信息等。医疗管理信息主要是以医疗与人、财、物运营为内容的管理信息。医疗协同信息主要是双向转诊、远程医疗、健康管理等服务中涉及的健康档案信息、门(急)诊和住院诊疗信息等。

2. **公共卫生决策信息资源**　具体包括:围绕传染病监测、慢性病管理、职业卫生、健康危险因素监测与控制等方面的疾病预防控制信息,以卫生行政许可与登记、卫生监督检查与处罚等为主体的卫生监督信息,覆盖妇女保健、孕产妇保健、儿童保健、老年保健等重点人群的管理信息,以及围绕疫情及突发公共卫生事件监测、应急资源管理、医疗救治、突发公共卫生事件应急指挥等方面的公共卫生应急管理信息。例如,国家或地方省份的医疗卫生机构每年编撰的监测报告、调查报告、统计年鉴等,可以为制定、实施、评价疾病和卫生的政策与措施提供重要依据;网络、杂志、报纸等媒体上记录的相关文字、声音、图片等信息,可以为传染病监测预警提供支持。

表 7-1-1　卫生决策信息资源内容及来源

分类	内容	来源
医疗服务决策信息资源	指各医疗卫生机构提供临床医疗服务、医疗管理服务及业务协同服务过程中涉及的相关信息	主要来源于各级各类医疗机构,包括医院、卫生院、社区卫生服务中心(站)、疗养院、门诊部、村卫生室、妇幼保健院、专科疾病防治机构等
公共卫生决策信息资源	指在重大疾病尤其是传染病的预防、监控,对食品、药品、环境卫生的监督管理,以及相关的卫生宣传、健康教育、免疫接种等过程中形成的数据集合	主要来源于各级卫生行政机构、疾病控制机构、卫生监督机构、妇幼保健机构、慢性病防治机构及公共卫生研究机构等
医疗保障决策信息资源	指在参保登记、保费征缴、待遇给付等医疗保险业务过程中产生的数据集合	主要来源于各类医疗保险业务系统,例如医保信息系统等
药品管理决策信息资源	是指药品研发企业在新药研发及其临床应用过程中,以及相关部门在药物筛查、基本药物招标采购、药品与疫苗电子监管等医药研发与管理活动中产生的数据集合	主要来源于科研机构、药企、药品监督管理局、医保部门、定点药店和医疗机构等
卫生综合管理决策信息资源	主要包括卫生监管信息、卫生资源管理信息、卫生规划信息、政策与方针信息等	主要来源于各类健康医疗管理系统和政府相关统计报告
基层卫生决策信息资源	主要包括健康档案、基本医疗服务、基本公共卫生服务及机构运营等信息	主要来源于县、乡、村三级医疗机构,包括县级人民医院、社区卫生服务中心、乡镇卫生院、村卫生所(室)等

3. **医疗保障决策信息资源**　根据保险制度的不同,分为职工医疗保险、城乡居民医疗保险、商业保险、医疗救助等信息。医保部门通过及时分析和掌握医疗保险基金的收入、分配和使用等运行动态,开展政策决策部署,医疗保险、医保机构管理,药品和耗材采购,医疗服务价格动态调整,医保支付方式改革等工作。

4. **药品管理决策信息资源**　包括在药品使用、流通、生产、研发等过程中产生的数据,以及药政管理等方面的信息。例如,生物医药研发决策信息资源来源于科研、药企等研发机构;从医药卫生上市公司网站可以获取定期发布的用户财务数据以及行业医药卫生信息与数据等。

5. **卫生综合管理决策信息资源**　主要包括卫生机构、卫生人力资源、卫生设施、卫生经费及各类卫生资源综合管理等信息。例如,通过国务院卫生公报、各地方政府公布的卫生政策,获取更详实的卫生信息;通过各个卫生信息系统、门户网站、客服系统等,积累大量的历史数据;也可通过付费,购买历史数据库从而获取更多的卫生资源。

6. **基层卫生决策信息资源**　包括人口学资料、健康状况、行为危险因素、居民健康基础档案、社区的家庭健康档案和社区健康档案、已婚育龄妇女专项档案、60 岁以上老年人专项档案、精神疾病患者专项档案、儿童专项档案、健康教育宣传、预防保健康复、全科诊疗、计划生育指导等信息。

第二节　卫生决策需求分析与建模

需求分析的主要任务是解决卫生决策支持系统"做什么"的问题,通过需求调查和需求分析确定卫生决策流程和决策信息模型,进而设计出卫生决策支持系统的功能。卫生管理涉及诸多业务领域和各类卫生人员,要做好卫生管理决策支撑必须明确影响决策的各种因素、风险、业务需求、数据需求及管理需求。

一、卫生决策需求分析

（一）基本定义

卫生决策需求分析是指在卫生决策支持系统建设前和开发过程之中，对卫生服务和管理的各项业务进行分析，在广泛调研决策者、管理者、卫生技术人员、患者、健康人群等各相关方需求的基础上，整理归纳出卫生决策支持系统的架构、功能、性能、技术等要求，最终形成供软件开发人员使用的系统化、抽象化、逻辑化需求分析报告的过程。

（二）基本原则

需求分析是设计开发卫生决策支持系统的重要环节之一，决定着系统设计的成败。进行卫生决策支持系统的需求分析时必须遵循明确性原则、模型化原则、层次性原则和可视化原则。

1. 明确性原则　需求分析应能够明确表达和理解卫生决策问题的信息域。信息域反映的是卫生决策支持系统中数据的流向和对数据进行加工的处理过程，是解决"做什么"的关键因素。根据信息域描述的信息流、信息内容和信息结构，可以全面、完整地了解卫生决策支持系统的功能。

2. 模型化原则　系统模型是现实系统的抽象或模仿，由反映系统本质或特征的主要因素构成，集中体现了各主要因素之间的关系。需求分析时建立描述系统信息、功能和行为的模型，有助于深刻认识实际问题。建立模型的过程是"自顶向下""由粗到精"综合分析的过程。

3. 层次性原则　对所建模型按一定形式进行分解是为了降低问题的复杂性，提高问题的可解性和可描述性。分解可以在同一个层次上进行（横向分解），也可以在多层次上进行（纵向分解）。通过对模型的不断深化认识，达到对实际问题的深刻认识。

4. 可视化原则　可视化原则要求在进行需求分析时要给出系统的逻辑视图和物理视图。决策支持系统需求分析的逻辑视图给出的是系统要达到的功能与处理信息之间的关系，而不是实现的细节。而物理视图给出的是处理功能和信息结构的实际表现形式，这往往是由设备本身决定的。

（三）需求分析流程

1. 需求获取

（1）确定用户需求：卫生决策支持系统的用户可以划分为决策者、管理者、卫生技术人员、患者、健康人群等。通过广泛调研这些用户对于当前卫生健康服务、卫生健康管理、重大问题决策和政策制定中遇到的问题，分解出"用户 - 场景 - 目标 - 任务"的需求要素，形成用户需求池。

（2）确定业务需求：立足卫生决策支持涉及的公共卫生、医疗服务、健康服务、行政管理等业务领域，逐一分析业务域的业务职能、业务过程和业务活动，在此基础上确定各业务对卫生决策支持的需求。

（3）确定数据需求：支撑卫生管理机构的决策数据主要有四种来源形式，包括区域全民健康信息平台、卫生统计信息、卫生健康业务信息系统、"非系统数据"的人工采集。区域全民健康信息平台是为整个区域卫生健康提供服务的信息平台，它以区域卫生数据中心为核心，接入卫生行政机构、疾病预防控制中心、卫生监督机构、妇幼保健院、血液中心、医院、社区卫生服务机构等，形成互联互通的卫生信息网络。

2. 综合分析　对用户需求、业务需求和数据需求进行整合，逐层分解细化，最终形成卫生决策支持系统的功能需求、性能需求、安全需求、可靠性需求等。同时，对各子系统、功能点进行分析，找出各系统间的联系，设计相应的数据接口。

此外，为满足卫生管理人员的决策支持需求，需要利用大量业务数据建立数据仓库和分专题数据集市，以知识库、方法库、模型库为基础，以现代建模技术为手段，通过科学的分析模型和统计算法进行充分的、深度的挖掘和整理，通过交互式人机对话接口使决策者充分利用系统提供的算法，做出正确的决策。

3. 需求验证　需求验证是对需求分析的成果进行评估和验证的过程,可以确保需求分析的正确性、一致性、完整性和有效性,提高软件开发的效率,为后续的软件开发做好准备。

（四）需求分析方法

在卫生管理决策中常用的需求分析方法和技术有很多种,并且每种都有它的优势和不足。这些方法可以单独使用,也可以组合使用以达到预期的结果。为了更好地获取用户需求,在选择合适的方法之前,有必要知晓每种方法的特点,再根据不同的目的进行选择。

1. 访谈　访谈是通过询问用户相关问题并记录回答来启发需求的系统方法。访谈可以是结构化的,问题都在会议前预先准备好;访谈也可以是非结构化的,提出的问题比较具有随机性并取决于受访者对前面问题所做的回答。为了使访谈有效,在进行访谈之前,开发人员要首先确定访谈目的,设计问题列表,预先准备好希望通过访谈解决的问题。在访谈的过程中,开发人员要注意态度诚恳,并保持虚心求教的姿态,同时还要对重点问题进行深入的讨论。

2. 引导式研讨会　引导式研讨会是通过召集具有不同工作职责的团队,展开结构化或非结构化的集中讨论,从而高效识别需求、解决差异、达成共识。引导式研讨会有助于在项目内部各团队间产生冲突并解决问题时发现需求。

3. 焦点小组　焦点小组指的是召集一组预先筛选的参与者,如行业专家、一线医务人员、患者等,分享对于卫生决策系统的要求、期望和建议。小组成员们提出他们的观点,并明确需求分析主题。

4. 头脑风暴　头脑风暴法又称智力激励法、自由思考法,是由美国创造学家 A. F·奥斯本于 1939年首次提出、1953 年正式发表的一种激发性思维的方法。当一群人围绕一个特定的兴趣领域产生新观点的时候,这种情境就叫作头脑风暴。头脑风暴的特点是让参会者敞开思想使各种设想在相互碰撞中激起脑海的创造性风暴,其可分为直接头脑风暴法和质疑头脑风暴法,前者是在专家群体决策基础上尽可能激发创造性,产生尽可能多的设想的方法,后者则是对前者提出的设想、方案逐一质疑,发现其中现实可行的方法,这是一种集体开发创造性思维的方法。

5. 问卷调查　问卷调查是用于向大量用户快速征求并获得信息的技术。通过预先设置问题,从应答者处启发得到主观的数据,对所获得的数据进行分析,可以抽取出相关的需求。当用户在地理上很分散,同时又需要他们做出快速响应时,问卷调查是最有效的方式。在设计调查问卷时,要合理地控制开放式问题和封闭式问题的比例。开放式问题的回答不受限制,自由灵活,能够激发用户的思维,使他们能尽可能地阐述自己的真实想法。但是,对开放式问题进行汇总和分析的工作会比较复杂。封闭式问题便于对问卷信息进行归纳与整理,但是会限制用户的思维。

6. 专家调查法　专家调查法或专家评估法,是以专家作为索取信息的对象,依靠专家的知识和经验,由专家对问题作出判断、评估和预测的一种方法。在下列三种典型情况下,利用专家的知识和经验是有效的,也是唯一可选用的调查方法,①数据缺乏:数据是各种定量研究的基础。然而,有时数据不足,或数据不能反映真实情况,或采集数据的时间过长、付出的代价过高,这些情况下均无法采用定量方法。②新技术评估:对于一些崭新的科学技术,在缺乏信息的条件下,专家的判断往往是唯一的评价根据。③非技术因素起主要作用:当决策的问题超出了技术和经济范围而涉及生态环境、公众舆论以及政治因素时,这些非技术因素的重要性往往超过技术本身的发展因素,因而过去的数据和技术因素就处于次要地位,在这种情况下,只有依靠专家才能作出判断。

二、卫生决策建模

（一）基本定义

卫生决策模型是用于卫生管理决策的数学模型。由于卫生管理涉及的领域极其复杂,影响决策的因素众多,决策者仅凭主观判断和经验难以作出最优决策,因此,在科学的卫生决策过程中,常常借助于自然科学的方法,运用数学工具,建立各决策变量之间的数量关系,用以反映决策问题的实质,把复杂的决策问题简化。

卫生决策建模是指当决策者本身对需求的了解不太清晰的时候,通常采用建立原型系统的方法对任务的需求进行挖掘。在获得需求后,研究者应该对问题进行分析抽象,并在此基础上从高层建立目标系统的逻辑模型。需求建模主要包括卫生决策数据的识别、定义和结构化,它的目的是获取某个可以转换为最终结果的信息,为下一步创建解决方案提供数据基础。

（二）卫生决策模型的分类

目前成熟模型的种类繁多,例如预测模型就多达两百多种,因此对模型分类很有必要。基于卫生决策的业务需求,模型可以分为一般统计分析模型、判别模型、预测模型、评价模型、优化模型、扩充和专业模型等类型。

1. **一般统计分析类模型** 利用算术平均、几何平均、标准差等数学方法或模型,构建医疗服务人员构成分析模型、卫生资源构成分析模型、主要疾病构成分析模型等。

2. **判别分析类模型** 基于通用的 Logistic 回归模型、决策树模型、贝叶斯判别模型、神经网络模型等,构建住院费用影响因素分析模型、农民参合意愿分析模型、医疗机构选择影响因素分析模型等。

3. **预测类模型** 利用回归预测模型、平滑模型、确定性时间序列预测模型、随机时间序列预测模型、差分自回归移动平均模型（autoregressive integrated moving average model，ARIMA model）、灰色模型、趋势外推预测模型、概率预测模型、经济生命周期预测模型等典型的通用预测模型,构建卫生资源成本预测、卫生总费用预测、人群健康状况预测、医疗服务成本核算、医疗保险基金的测算、生产或经营规模的预测、疾病传播风险预测等具体的业务预测模型。

4. **评价类模型** 利用模糊评价模型、马尔可夫模型、主因素分析模型、层次分析模型、投入产出分析模型等,构建个人疾病风险评估、医院绩效考核或评价、卫生机构资产评估、医疗服务人员考核、卫生信息化现状评价等具体的业务评价模型。

5. **优化类模型** 利用线性规划、动态规划、最短路径等最优化方法,构建卫生资源优化配置、应急物资分配最优化、药品采购方案最优化等最优决策模型。

6. **扩充模型和专业模型** 扩充模型是为了弥补以上模型不能完全满足卫生管理决策需要的缺陷而增加的成熟模型。专业模型则是为了满足某项特殊的卫生管理决策需求而设计的专业性较强的模型。

（三）卫生决策模型的表示形式

模型的存储管理首先要考虑的就是模型的表示方法和存储方式。模型的表示要视具体模型而定,模型表示方法是否得当,对模型定义、模型操作、模型求解等具体功能都具有很大的影响。目前卫生决策模型的表示形式大致有程序形式、方程形式、算法形式、逻辑表示、数据表示等几种。

1. **程序形式** 传统的模型表示方法都是将模型的求解算法写成程序形式,具有自己的输入、输出、执行次序。这种方法求解程序和模型联系在一起,修改困难而且冗余度高。基于模型库的程序表示法,将模型和求解程序分离,并将模型分解为基本模块,每一个基本模块都可以被多个不同模型调用,从而减少冗余,使修改与更新更加方便。

2. **方程形式** 方程形式建立变量之间的关系,反映事物的规律性,具有高度概括性、直观性,便于理解。主要应用于对模型库中数学模型的解释、说明。

3. **算法形式** 算法形式使用一系列的演算步骤来表示数学模型的求解过程,实用性强但不直观,因此一般采用模型的算法形式运用、操作模型。

4. **逻辑表示** 模型不仅表示了输入输出之间运算关系和数据转换关系,同时还确定了输入输出之间的逻辑关系。目前模型逻辑表示方法主要有谓词逻辑（一阶谓词逻辑为代表）、语义网络、关系框架和逻辑树等几种方法。

5.**数据表示**　模型的数据表示方法分别在 1986 年和 1988 年提出。基本思想是将模型看作从输入集到输出集的映射，通过数据的转换来研究模型。

（四）可视化交互建模技术

1.**数据可视化**　数据可视化是将由实验或数值计算获得的大量数据转变成人类视觉可以感知的，能够在各类电子屏幕、纸张或其他媒介上显示出来图形或图像的技术。

总体来讲，可视化过程主要包括以下几个步骤。

（1）过滤：抽取感兴趣的数据，从最原始的模拟实验数据集提取数据并进行加工，以获得更浓缩更相关的数据。

（2）映射：创建几何原语，经过滤得到的数据抽象成为可以绘制成图的几何原语。

（3）绘制：几何原语转变为图像，对几何原语赋予视觉特性，并启动图像绘制过程。

（4）反馈：显示图像，采用不同的显示设备对图像进行显示。

2.**可视化建模**　可视化建模是计算机可视化技术和系统建模技术相结合形成的一种新型的建模手段，与传统的建模方法相比，可视化建模具有迅速、高效、直观、形象的特点。与可视化计算类似，可视化交互建模用图形表示抽象的模型更能生动形象地反映出模型信息，揭示模型的特性和信号的连接与传递关系，模型的分析、维护也变得更加简单、方便。它与常规图形不同的地方在于用户可以通过调整决策制订过程来观察干预的结果。可以说，可视化建模是一种自动化程度最高的建模方法，也是今后仿真软件发展的重点。

3.**可视化交互建模环境的体系结构**　可视化交互建模（visual interactive modeling）环境的体系结构包括模型生成器、模型分析器和模型转换器，如图 7-2-1 所示。

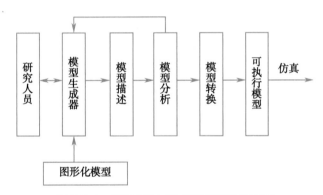

图 7-2-1　可视化交互建模环境的体系结构

在可视化交互建模环境中，研究人员输入图形化模型及其之间的拓扑连接关系，模型生成器自动生成研究系统的仿真脚本。

对于自动生成的模型描述文件，首先经模型分析器验证，如果满足要求则可交由模型转换器产生可执行的数学模型；如果有错误则将错误信息反馈给研究人员，由研究人员对可视化的模型进行修改，从而实现交互操作。上述过程是重复循环的，直至最终建立起正确且符合实际要求的模型为止。

（五）常见建模工具

1. Power Designer　Power Designer 是目前数据建模业界的领头羊。它的功能包括：完整的集成模型、面向包含 IT 为中心的和非 IT 为中心的差异化建模诉求。Power Designer 支持非常强大的元数据信息库和各种不同格式的输出，拥有一个雅观且人性化的界面，非常通俗易懂、便于用户理解的帮助文档，能够快速帮助用户解决专业问题。

2. ER/Studio　ER/Studio 是一个支持多平台环境的直观数据建模工具，并且本地集成了用于处理大数据的平台，例如 MongoDB 和 Hadoop Hive。它能够进行正向和逆向工程，并且拥有"比较合并"功能,能够输出例如 XML、PNG、JPEG 等格式文档。内建自动执行任务功能支持当前流行的数据库平台。ER/Studio 功能非常强大,拥有直观的界面和很好的用户支持,方便用户开展工作。

3. Enterprise Architect　Enterprise Architect 是一个拥有丰富功能的数据建模工具。Enterprise Architect 帮助用户快速建立强大的可维护的系统,而且其在共享项目中具有较强的扩展性。Enterprise Architect 同样有动态运行模拟模型的能力,用以验证模型,以及更加正确和深入地理解系统运作的方式。

4. ERwin　ERwin 也是业界领先的数据建模解决方案,能够为用户提供一个简单而优雅的界面,同时能够处理复杂的数据环境问题。ERwin 的解决方案提供敏捷模型,同时元数据可以放在普通的数据库中进行处理,这样就能够保证数据的一致性和安全性。ERwin 支持高度自定义的数据类型,允许自动执行宏语言等。ERwin 还建有一个很活跃的用户讨论社区,使得用户之间可以分享知识和各种经验。

5. InfoSphere Data Architect　InfoSphere 是一个运行在开源平台 Eclipse 上的数据建模工具。InfoSphere 主要聚焦于以下三个主要的特性:高效、简洁、高度集成。InfoSphere 能够帮助商业用户建立逻辑、物理模型图,并且之后能非常方便地在各种不同的应用和系统中进行使用。InfoSphere 是一个端到端的解决方案,可以快速高效地用在建立、部署、更新数据模型。

第三节　卫生决策支持系统

一、卫生决策支持系统架构

(一)系统架构设计

卫生决策支持系统利用网络与计算机等技术以"搭积木"的方式组合离散分布的决策资源(数据、模型、知识等),构建解决问题方案(DSS 总控程序)。

1. 支撑体系架构设计　我国卫生决策支持系统支撑体系框架依托电子健康档案、电子病历等基础资源,公共卫生、医疗服务等业务资源,数据仓库、模型库、方法库和知识库等决策资源,以区域信息平台及数据交换体系为支撑,以提升辅助决策和管理水平为导向,面向不同层级卫生管理人员,且涵盖信息支持、监控预警、分析评价等决策支持功能,如图 7-3-1 所示。

卫生决策支持系统以卫生管理的决策需求为基础设计决策主题库,应用元数据管理、数据挖掘和知识发现等技术构建数据仓库、模型库、方法库和知识库等决策资源库,形成包含医疗服务、公共卫生、医疗保障、药品管理、综合管理、基层卫生等医疗卫生各业务领域的辅助决策体系。

2. 总体逻辑架构设计　卫生决策支持系统总体逻辑架构如图 7-3-2 所示,包括如下三个层次。

1)数据层定义卫生数据,并维护它的完整性和安全性,响应逻辑层请求,访问数据。该层通过数据导入程序对来自医院、疾病预防控制中心、卫生监督、妇幼保健等源头的数据进行读取、抽取、清洗、转换和汇总等,并完成数据仓库分主题的数据载入;同时通过与卫生领域专家的交互,获取其人工决策过程的模型、方法和专家知识,并由方法库、模型库和知识库进行分类组织与管理,通过相应管理系统完成数据、模型、方法和知识资源的调用。

2)应用层作为表现层和数据层的桥梁,其作用为响应卫生决策者的决策请求,执行决策分析任务并从数据层抓取相应数据,同时调用联机分析处理、数据挖掘等相应 DSS 分析工具进行分析,将得到的决策信息传送至表现层。应用层根据不同的卫生决策需求实现信息支持、监控预警、分析评价、趋势预测和综合优化等功能。

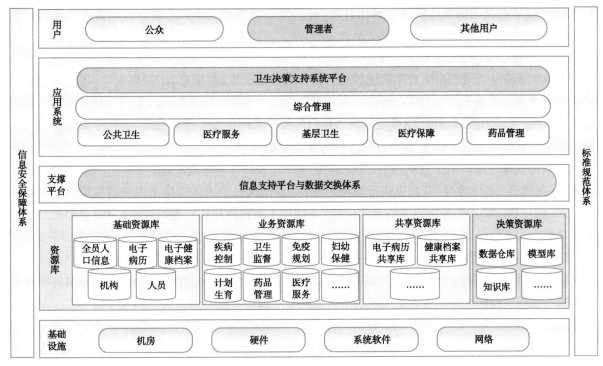

图 7-3-1 我国卫生决策支持系统支撑体系架构

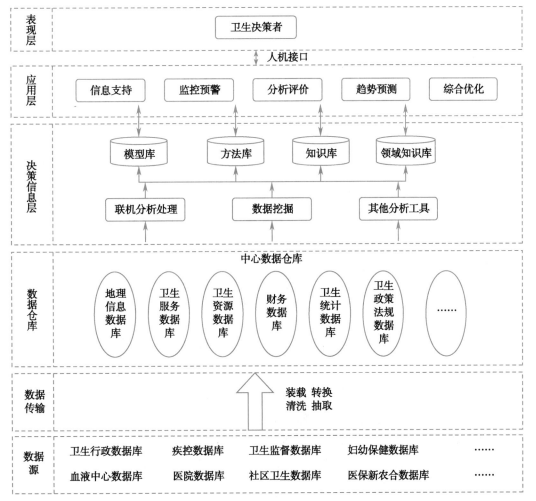

图 7-3-2 卫生决策支持系统总体逻辑架构

3）表现层为卫生决策者提供可视化界面，即决策用户可通过表现层输入决策需求或获取决策信息。

（二）决策资源库设计

决策资源库是通过应用元数据管理等技术构建的数据仓库、模型库、方法库和知识库等，它们是保障卫生决策支持系统运行的核心支撑资源。卫生决策信息资源通过相应的管理系统实现相应资源的有效组织、管理和接口调用，如模型库通过接口与数据库和知识库建立通信，由模型库从数据库和知识库中提取数据和决策知识，灵活实现系统各模块的调用和集成。

1. **数据仓库**　依托电子健康档案、电子病历、机构、人员等基础资源，医疗服务、公共卫生、医疗保障、药品管理、综合管理、基层卫生等业务资源，构建面向 6 个决策支持子系统的决策主题库。同时，为了保证各决策主题库中数据资源的可靠性，制订了数据检查和处理的策略，对抽取到的卫生数据信息进行合法性检查，并按照制订的数据处理规则，在数据信息检查的同时，完成数据的清洗、过滤、转换和装载等工作。

2. **模型库和方法库**　模型库按照模型类别划分进行层次化组织，模型分为服务整个卫生决策支持系统的通用模型和面向具体业务领域决策问题的专用模型。模型的各类求解方法则由方法库统一管理。

3. **知识库**　利用数据挖掘和知识发现等技术，获取面向具体业务领域决策问题的各类知识，并进行分类组织与管理，如医疗服务决策支持子系统中用于辅助临床决策而设计的临床路径、用药配伍禁忌等。

二、卫生决策支持系统基本功能

卫生决策支持系统可分为医疗服务、公共卫生、医疗保障、药品管理、综合管理、基层卫生等业务模块。为形成覆盖各业务模块的辅助决策体系，每个业务模块根据决策需求的不同，实现信息支持、监控预警、分析评价、趋势预测、综合优化等决策功能。

（一）决策支持功能

1. **信息支持功能**　信息支持服务的主要功能分为外部信息支持和内部信息支持两大类。外部信息支持主要提供决策所需要的卫生领域外的信息，如社会经济发展情况、相关法律法规政策等；内部信息支持是为决策者提供卫生领域内的相关信息，如卫生发展情况、基础设施状况等。

2. **监控预警功能**　利用决策支持系统的数据追踪和分析功能，通过对公共卫生服务、医疗服务、医疗保障等业务领域的相关指标进行实时抽取、整合、监测和分析，及时掌握业务的运行动态以及发现现存的问题，找出问题的症结，为业务的监管、科学的决策和相关政策的完善提供依据。

3. **分析评价功能**　分析评价功能是运用适当的评价方法和科学合理的评价指标体系，对卫生行业动态监测数据进行客观、科学的评价分析，明确相关卫生政策等实际运行效果，为制定新的政策提供支持。

4. **趋势预测功能**　此功能通过选择对预测对象具有重要贡献的影响因素，借助适合的预测方法，预测分析在不同业务领域中可能遇到的卫生管理问题，并提供决策服务，主要功能包括：根据当前运行情况预测将来的运行趋势；根据政策调整运行体系的某些参数值，利用模型预测将来的运行状态；当发现运行出现偏差时，采取纠正措施，预测纠正措施的效果。

5. **综合优化功能**　卫生决策支持系统通过对多种因素的综合考虑和分析，在卫生管理、卫生监督、卫生服务等诸多环节，挖掘各个环节潜在的关联关系，并使其相互协调，达到宏观决策整体最优化。

（二）各业务模块决策功能

1. **医疗服务决策功能**　主要包括但不限于：确定体现医疗服务量和服务质量的评价指标，如医疗服务质量监测、医院服务量预测、医疗需求预测等；提供医疗费用的监测、预测、影响因素分析功能等，有效地控制医疗费用的快速增长；通过临床合理用药、临床路径指导等临床决策支持服务，为医生选择最优的治疗方案提供指导依据，以提高医疗服务质量。

2. **公共卫生决策功能**　主要涉及疾病控制、卫生监督、计划免疫、血液管理、卫生应急等方面。其中疾病控制提供传染病、慢性病、地方病的监测、追踪、趋势预测，以及防治效果评价等功能；卫生监督提供职业危险因素监测、环境卫生监测、卫生监督效果分析等功能；计划免疫可提供接种信息追踪、免疫监测等功能；血液管理提供血液使用趋势预测、库存调用等功能；卫生应急提供突发公共卫生事件预警、趋势评估等功能。

3. **医疗保障决策功能**　主要包括但不限于：对城乡居民基本医疗保险参保情况、基金运行情况、医疗费用负担和疾病经济风险进行分析，对城乡居民基本医疗保险参保人员受益面情况、医疗服务利用情况以及就医流向情况等进行监测预警和综合分析评价；评估和测算各地城乡居民基本医疗保险补偿方案及其运行效果，发现存在问题，以保障基金的合理安全使用。

4. **药品管理决策功能**　主要包括但不限于：对各级医疗机构基本药物的采购及使用情况进行统计分析，并对药品流向、质量及不良反应进行监测，履行药品监管职能；同时深入挖掘药品与疾病间的关联关系，构建知识库，为医生开具处方提供决策支持。

5. **综合管理决策功能**　主要包括但不限于：卫生信息查询、卫生监管、信息评价、卫生总费用预测、卫生资源优化配置等方面。卫生信息查询主要查询政策法规、基础设施状况等信息；卫生监督包括卫生经费、卫生执法、医疗卫生机构准入与运行监管、医疗用药监管等；信息评价是通过对各类信息进行综合分析，帮助发现存在的问题，从而辅助管理者制定、调整和落实各项政策制度；卫生总费用预测是对近几年政府卫生支出费用、卫生机构收入与支出等基础数据进行挖掘，预测今后卫生经费的分配走向；卫生资源优化配置是评估当前灾难的状态，制订人员疏散最优方案、应急资源优化配置方案。

6. **基层卫生决策功能**　主要包括但不限于：通过健康危险因素监测、居民健康状态分析、妇幼老年人保健情况分析等提高基层卫生业务服务的能力；通过社区诊疗效果评价、基层医疗服务质量评价、慢性病治疗效果评价、基层医疗需求预测、基层医疗费用趋势预测等提高基层医疗服务的管理水平。

三、卫生决策支持系统的构建方法与工具

（一）数据仓库系统构建

目前，我国卫生信息系统还是由相对独立的业务子系统组成，各业务子系统互联互通性较差。通过建立卫生信息系统数据仓库，能够将分散在不同业务子系统数据库中的数据进行集成，形成一个统一、通用的卫生信息库，并在此基础上从基础性卫生数据和信息中挖掘有利于我国卫生事业发展的相关知识及业务规则，为卫生管理决策、卫生政策制定以及卫生事业科学化管理提供有力的支持。

1. **构建方法与步骤**　数据仓库系统是基于已有业务系统上的系统，具有面向主题、数据集成、数据稳定、反映历史变化四个基本特征，同数据库系统有较大的区别。

（1）构建方法：数据仓库系统（data warehousing system，DWS）由数据仓库、数据仓库管理系统和数据仓库驱动的设计方法构成，其中数据仓库驱动的设计方法没有独立的需求收集和分析阶段，而是将其贯穿于整个系统设计的过程中。

（2）构建步骤：数据仓库构建的具体步骤如下。

数据仓库中的数据来自多个不同的数据源，可以是组织内部数据、相关调查报告及外部数据。

数据仓库管理系统的任务：首先进行数据建模，进而确定从元数据到数据仓库的数据抽取、数据清洗和数据转换过程，最后划分维数并确定数据仓库的物理存储结构。元数据在数据仓库的设计与

运行过程中起着很重要的作用,是数据仓库中所有过程和内容的描述和文档化,主要是对数据模型存储和数据结构、数据仓库结构、数据转换规则、控制信息等的内容进行定义。

数据仓库工具主要包括多维数据分析工具、数据挖掘(data mining,DM)工具、可视化工具等。

数据仓库设计采用数据驱动的设计方法,数据驱动的设计方法不同于数据库系统设计的系统开发生命周期(systems development life cycle,SDLC)方法,它要求在整个系统的建设过程中完成对系统需求的收集、分析和理解。因此具体步骤包括:确定主题,识别事实与维度数据;设计事实表,用来获取反映卫生组织业务运行情况的数据;设计维度表,维度表包含了事实数据表中描述事实记录的属性;设计数据模型,目前主流的数据仓库建模技术分为两种,即实体关系建模与维度建模;设计多维数据集,对数据仓库中的数据进行快速访问;建立索引,有效提高数据检索和查询的效率。

2. 查询与联机分析处理   数据仓库的查询与分析处理不同于一般的生产信息系统查询,会经常使用多表的连接、累计、分类、排序等操作,大都需要对整个表进行搜索、查询与分析处理。

(1)数据仓库查询:主要有两种查询方式,第一种是以业务报表为主,各种报表都是从数据库中直接产生,该类型的查询都是预先定义好的;第二种是随机的、动态的查询,对查询的结果往往不能事先预料。查询工具主要有可视化工具、多维分析工具。

(2)联机分析处理:联机分析处理(OLAP)针对特定主题进行联机数据访问、处理、分析,使用户能够灵活地操纵数据,从多种维度、多个侧面、多种数据综合分析数据,满足用户的数据需求。联机分析处理系统主要有数据层、应用层、表现层三个部分功能。

(3)联机分析处理工具:OLAP工具可以根据地域、时限、客户等常见的业务数据,进行整理分析,并让用户直接阅读和使用分析结果。目前市场上主流的OLAP分析工具主要有Hyperion Essbase、Oracle Express、Informix Metacube、IBM DB2 OLAP Server、Sybase Power Dimension等。

3. 数据挖掘技术与工具   从数据仓库的角度看,数据挖掘可以看作OLAP的高级阶段,是知识发现的核心工作,由知识库和数据挖掘引擎支持,数据挖掘比汇总型分析处理具有更强的功能。数据挖掘可以分为统计类数据挖掘、知识类数据挖掘和其他类数据挖掘。用于挖掘的对象有关系数据库、数据仓库、异构数据库、面向对象数据库、文本数据库、多媒体数据库和互联网等。

常用的数据挖掘技术包括决策树、统计分析方法、模糊数学方法、集合论方法、可视化技术、遗传算法、人工神经网络方法、最近邻接方法。目前,国内外的许多研究机构及相关组织从事数据挖掘工具的研制与开发,并且开发出一系列基于人工智能技术、传统统计方法的数据挖掘工具。主要有基于规则和决策树工具的Knowledge Seeker、XpertRule Software,基于神经元网络的phProfile,以及SPSS Clementine、IBM Intelligent Miner、SGI Mineset、Explora、Enterprise Miner、Partek等。

(二)模型库系统构建

卫生决策模型库管理系统是一个用于卫生决策模型生成、存储、维护、运行、应用的数据库管理系统,用户可以灵活地新建、访问、查询、更新、调用、删除各类卫生决策模型。

1. 系统功能   卫生决策模型库管理系统应具有以下功能。

(1)模型表示:用知识、数据、子程序、对象等方法表示卫生决策模型,具体表示为程序文件或数据文件。这里的模型已经被分解成基本功能单元,成为系统的一组共享资源。

(2)模型组织存储:使卫生决策模型能够在计算机中存储,便于进行各类决策模型的管理。模型库中模型表示为文件方式,存储方式可以借鉴操作系统方法,建立模型字典库和模型文件库。模型字典明确模型文件的存储路径,模型文件库存储一些关系密切或类型相同的模型文件。

(3)模型维护:提供卫生决策模型的增加、删除、修改、查询、浏览、帮助等数据库维护功能。

(4)模型调用:卫生决策支持系统中模型与数据相互独立,仅在系统调用时才从各类卫生管理、卫生服务、卫生决策数据库中抽取数据,与数据结合,得出运算结果,提供给系统前台。

（5）模型测试：对于每一个卫生决策模型，系统都提供检测模块，便于用户测试模型运行的正确性与准确性，并通过预置测试数据提供决策模型的仿真运算。

2. 语言体系 根据卫生决策模型库的特点，模型库管理系统语言体系可以分为模型管理语言（model management language，MML）、模型运行语言（model run language，MRL）、数据接口语言（data interface language，DIL）、模型定义语言（model definition language，MDL）。

（1）模型管理语言：主要完成对模型的存储管理和模型的查询与维护。对模型存储的管理主要通过对字典库和文件库的管理完成。

（2）模型运行语言：主要完成对基本模型的调用、运行和组合，基本思想是通过命令调用基本模型，运行 MRL 编制程序对模型进行组合、运行操作。

（3）数据接口语言：模型对数据库进行操作，通过模型程序与接口语言的连接实现。目前比较成熟的接口语言软件有 ActiveX 数据对象（activex data object，ADO）和开放式数据库互连（open data database connectivity，ODBC）。

（4）模型定义语言：通过基于解释和基于编译的两种形式支持模型的执行，能够对模型进行适当的描述，为不同形式模型之间的交互奠定基础。

3. 体系结构 有学者对模型库管理系统的体系结构做了很好的阐述，如图 7-3-3 所示。

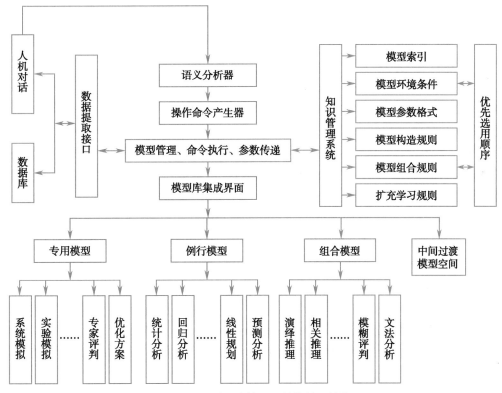

图 7-3-3　模型库管理系统的体系结构

辅助决策活动中，从人 - 机界面发出模型库管理操作命令，由语义分析器检查、解释，并将操作命令送入模型库管理系统，模型库管理系统依据系统命令要求执行相应的操作。

模型库管理系统对模型的操作主要有调用、修改以及构造新的模型等。

（1）调用模型：根据模型在知识表达系统中的索引，在模型库中取出相应的模型，并通过数据提取接口获得提取模型所需的参数。然后，执行相应的模型表达的运算操作，并产生一组运算结果数据，返回人 - 机对话系统或是进行进一步处理。

（2）修改模型：根据指示表达系统的说明和索引，从模型库中取出相应的模型，利用数据提取接口从数据库提取所需参数，提供给人 - 机对话系统。根据人 - 机对话系统传来的修改模型的形式，对模型进行相应的修改，并将修改的结果送入人 - 机对话系统。同时，模型库中间过渡模型空间将旧模型替换为修改后的新模型。

（3）生成模型：与上述调用、修改过程类似，先将模型的形式说明和条件存入知识表达系统，建立索引，并将模型的表达关系送入模型库中，通过提取数据库接口将参数送入数据库，最终完成新模型的构建。

（三）知识库与人机对话系统构建

1. 知识库系统构建　知识库是数据库在知识处理领域的延伸，是管理和维护知识的系统，可以存放各种数据、知识。组织、管理和维护数据库的方法对知识库可以起到参考的作用。知识库中的知识可以是事实、规则、规律等形式。

知识库系统的设计思想是预先把决策者们的知识经验整理和组织收集到一个知识库中，同时建立一个学习型构件，该学习构件可根据各项决策的实际效果，再结合管理人员的经验，以及决策人员的决策风格，使决策能力逐步积累和提高，使知识不断完善，使知识库更加健全。

（1）知识表示：专家系统中一般可采用传统的或非传统的知识表示方式。传统的知识表示方式有谓词逻辑、产生式规则、语义网络和框架等。非传统的知识表示包括案例或事例知识表示、模型知识表示和面向对象知识表示等。

（2）推理方法：知识推理是知识库系统中不可缺少的模块，并且推理的方式与知识表达之间有着很密切的关系，目前常用的推理方法有规则推理、案例推理（类比推理）、综合与分析、预测、假设与验证、人工神经网络和贝叶斯网络等。

（3）知识获取：知识库中新知识的获取可以通过知识库内部新知识获取、用户输入新知识获取、数据挖掘部件知识获取等方式。

2. 人机对话系统设计　人机对话部分是决策支持系统中用户和计算机的接口，是其他功能、柔性和易使用性特性的源泉，是用户可见的唯一的系统部分，起着在操作者、模型库、数据库、知识库之间传递命令和数据的重要作用。

系统可以采用用户界面友好的 Windows 格式的菜单驱动和控制，以多任务方式展开。提供用户界面友好的多种会话方式和操作功能，提供各种获取数据的渠道和各种形式的输出信息等。人机对话方式主要有问答式对话、命令语言式对话、菜单式对话、输入表格 / 输出表格式对话、按输出内容输出式对话等。

（四）卫生决策支持系统开发工具

1. 技术层次　从技术角度看，决策支持系统（decision support system，DSS）具有专用 DSS、DSS生成器与 DSS 工具三个层次，它们面向不同的人员，起着不同的作用，三个层次相互间有着依托支撑的关系。

（1）专用 DSS（specific DSS）：专用 DSS 是第一个技术层次，是面向用户的能够提供决策支持功能的基于计算机的信息系统，能完成实际任务，允许特定的决策者去完成特定的问题。有 InfoNet 系统等类型。

（2）DSS 生成器（DSS generator）：DSS 生成器是第二个技术层次，它是一套整合开发软件包，能够用来迅速和方便地研制、构造专用 DSS，包括数据管理、模型管理和对话管理所需的技术，以及将它们有机结合的接口。

（3）DSS 工具（DSS tools）：第三个应用于 DSS 开发的技术层次，也是最基本的技术层次，是用来构造专用 DSS 和 DSS 生成器的基础技术与基本硬件和软件单元。有程序语言、图形、编辑器、线性规划软件包、随机数生成器、数据库查询系统、新的网络程序系统等类型。

2. 开发工具和开发平台　主要涉及系统软件、数据库、模型库和知识库等相关开发工具和开发平台。

（1）开发工具：系统软件开发工具主要可以分为通用类工具、专用类工具、综合类工具等类型。

数据库开发工具包括数据库硬件、数据库软件、结构化查询语言（structured query language，SQL）和第四代系统。

模型库开发工具包括电子表格、模板和宏功能、面向财务建模的生成器、定量模型（统计软件、管理科学软件、财务建模）、模型库管理系统。

知识库开发工具主要包括集成 AI 环境 PowerMill 等。

（2）开发平台：DSS 开发的软件平台主要有使用程序语言和使用 DSS 整合开发工具两大类。

使用一般程序语言，如 Visual Basic、COBOL 等。

使用第四代语言，如面向数据的语言、电子表格和面向财务的语言、PowerHouse Web、Oracle 应用开发环境、Informix-4GL、SQL Windows、Power Builder 等。第四代语言（4GL）是一种非过程性的超高级语言，4GL 以数据库管理系统所提供的功能为核心，进一步构造了开发高层软件系统的开发环境，如报表生成、多窗口表格设计、菜单生成系统、图形图像处理系统和决策支持系统，为用户提供了一个良好的应用开发环境。它提供了功能强大的非过程化问题定义手段，用户只需告知系统做什么，而无须说明怎么做，因此可大大提高软件生产率。

使用 DSS 整合开发工具，如 Excel、Lotus1-2-3。其中 Lotus 1-2-3 拥有的三大功能：强大的试算表（spreadsheet）功能、图形整合功能和简易数据库功能。

此外，还可以运用计算机辅助软件工程等方法进行 DSS 的开发。

第四节　卫生决策支持的应用与发展

一、我国卫生决策支持系统发展历程

（一）卫生决策支持系统发展背景

全民健康信息化作为医药卫生体制改革和发展的基础工程，是卫生决策支持系统建设的重要基础，更是推进卫生决策支持系统向智能化深度应用的重要驱动力。我国全民健康信息化按照不同时期建设发展的特点总体上可以分为四个阶段。

第一阶段：20 世纪 80 年代—2003 年，是全民健康信息化发展的起步阶段，以卫生统计信息化为主要特点。20 世纪 80 年代末，国外决策支持系统与人工智能中的专家系统（expert system，ES）相结合，在决策支持系统中加入了知识库系统，从而形成了智能决策支持系统。在此阶段，卫生统计信息化发展主要集中在医院，国家层面的卫生统计信息化发展相对迟缓。

第二阶段：2003—2008 年，2003 年严重急性呼吸综合征（severe acute respiratory syndrome，SARS）暴发之后，"突发公共卫生事件报告管理信息系统"的建设，拉开了我国建设国家层面的卫生统计数据采集系统的序幕。随后国家相继在多个卫生领域建立了数据采集报送平台，逐步实现了各个业务部门卫生统计数据的网络直报。在此阶段公共卫生信息化建设快速发展，传染病直报、卫生应急指挥、卫生监督、卫生统计、妇幼保健等信息系统逐步建立，医院信息化的重点转移到临床信息系统和电子病历等业务应用系统。

第三阶段：2009—2016 年，2009 年深化医改工作启动以来，各地积极探索，建立区域卫生信息平台，推进区域内医疗卫生机构互联互通、信息共享，开展双向转诊、远程医疗、医保互通、网络健康教育与咨询等工作，实现预防保健、医疗服务和卫生管理一体化。

第四阶段：2017 年以来，伴随着互联网与健康医疗的深度融合以及健康医疗大数据的深度应用，全民健康信息化建设逐渐实现全生命周期健康管理、卫生健康行业综合治理等多项智能化的功能。例如，通过对电子病历和居民健康档案等海量数据的整合和分析，建立诊断、预测和治疗的模型，分析特定患者的个性数据，生成更加准确和科学的疾病诊断结果，输出个性化的诊疗方案。新时期的全民健康信息化已呈现"数据驱动、个性诊疗、风险预测、高效协同、全流程管理"的大数据特点。

（二）卫生决策支持系统发展现况

伴随着我国全民健康信息化建设发展的四个阶段，卫生健康各业务领域积累了海量复杂的信息资源。在多个业务领域，卫生决策工具从最初的依赖于一般信息系统提供的简单的数据统计分析，到具备决策支持功能的更高级的信息管理系统，最后逐步向着以知识库、方法库等为核心组件的综合决策支持系统发展。

1. 医院决策支持系统发展　近年来，医学信息的数字化已经在医疗卫生机构中得到了广泛发展，使得医疗卫生数据库的信息容量不断地膨胀。这些宝贵的医学信息资源对于医疗行业的管理、疾病的诊断、疾病的治疗和医学研究都是非常有价值的。目前，我国许多医疗机构的信息化都从"数据处理期"过渡到了"数据管理期"，目前正在向"数据集成期"迈进，"数据集成期"目标就是发展比管理信息系统更高一级的决策支持系统，将信息作为经营资源，增强本身的竞争优势。

2. 公共卫生决策支持系统发展　2003 年，卫生部卫生统计信息中心宣布建立全国公共卫生应急指挥决策支持系统。2005 年，国家和省级突发公共卫生事件应急指挥中心建设先后启动。2007 年，卫生部在国家层面建立了国家卫生统计信息网络直报与分析系统。同时，各省级平台不断进行升级改造，实现了个性化的数据采集、统计分析、决策支持等功能，为深化医改与卫生决策提供信息支撑。2009 年，卫生部确定了突发事件应急指挥决策系统的决策支持系统功能，包括方法库管理、报表管理、辅助分析工具、统计查询、专题分析等。近年来，按照国家"十四五"规划的工作要求，各研究机构和企业积极探索平战结合的多点触发监测预警公共卫生信息化建设新思路。如公共卫生应急管理与指挥决策平台，旨在以重大传染病哨点医院为重点，强化医疗卫生机构、疾病预防控制机构疫情信息整合共享，实现疫情信息实时自动推送，完善传染病监测体系；同时结合大数据支撑重点人群排查，提升精准防控能力。新冠疫情发生后，部分企业和政府合作建设决策支持系统，例如推出面向县域政府的"大数据疫情监控云屏"，基于这一平台，村、乡镇、县乃至市，都可以针对自身的需要录入本地疫情数据，从而对于防疫期间的整体态势、重要信息和关键地域进行实时可视化显示，帮助相关部门及时洞悉疫情动态。诸如此类的疫情防控决策支持系统可为疫情监测预警与应急指挥提供支撑。通过融合疫情、医疗资源、公安、应急调度等政务数据，开发并部署疫情防控决策支持系统，实现疫情态势感知、疫情风险评估、防控力量预警等多项急需的大数据辅助决策功能。此外，部分省市正积极建设新型医疗智慧城市，开发公共卫生安全可视化决策系统，通过可视化分析研判，实现公共卫生综合态势监测、公共卫生资源监测、重大疫情监测等多种功能。

3. 医疗保险决策支持系统发展　我国医疗保障信息化是伴随医疗保障体制建设与改革而产生的，与国民经济信息化和医疗保障事业同步发展。医疗保障信息化建设，能够有效地配置医疗资源，提高医疗资源的利用效率，有效地降低医疗费用，推进医疗保障公共服务均等可及。1998 年我国正式在全国范围内建立城镇职工基本医疗保险制度，信息化工作正式起步。2007 年我国已经形成以城镇职工医保、城镇居民医保、新型农村合作医疗为主的基本医疗保险体系。许多地区在初步医保信息化基础上探索开发相应管理与服务功能，例如建立异地就医结算系统，以及探索通过保险支付方式进行医保控费等。十八大以来党中央陆续出台相关文件,全面推进医保信息化建设,确保医保基金安全性和有效性。从医保信息系统业务模型与功能视角来看,医保核心业务系统已经较为完善;基金监管逐步演变为"智能监管",监管范围及形式显著扩展,实现了监控质量从量到质的飞跃,追查违规行为成效显著。在医保公共服务方面,逐步开展异地费用结算应用;部分地区开始探索"互联网+"医保服务、按疾病诊断相关分组付费的医保支付改革。2019年,国家启动建设统一的医保信息系统和平台,建立医疗保障基础共性标准,包括医疗保障信息业务编码标准、统一标识、档案管理规范等,开展全国范围内异地就医、支付方式改革、医保控费等工作。

4. 卫生管理决策支持系统发展　随着国家各项决策支持功能或系统建设相关政策的颁布,各地积极探索建立适应本地卫生发展与管理需要的网络直报与分析系统。2007年11月建立了"国家卫生统计信息网络直报系统",实现了卫生资源与医疗服务调查的网络化管理。同时深化医改对卫生统计工作提出了新的任务要求,各地省级平台不断进行升级改造,实现个性化的数据采集、统计分析、决策支持等功能,使其满足卫生改革与发展需要,为深化医改与卫生决策提供信息支撑。

二、卫生决策支持应用

(一)临床诊疗管理决策支持应用

临床决策支持系统是为医疗服务提供者分析医疗机构信息系统中的临床诊疗活动数据、患者基本信息数据以及相关医学知识等健康医疗大数据资源,从而优化和完善与医疗服务相关的行动和决策,提升医疗服务的质量和效率的信息系统。国内开展的相关应用主要包括临床诊断和临床治疗两个方面。

1. 临床诊断决策支持　国内在决策支持系统辅助临床诊断方面已有较多研究。比如,针对阿尔茨海默病开展决策辅助支持,以临床指南作为知识库基础,利用 Protégé 建模工具,设计阿尔茨海默病临床决策支持系统,辅助医生对阿尔茨海默病的诊断。针对中医内科,设计、开发临床决策支持系统,实现对痰饮病案证候之间关联规则的挖掘。相关学者利用遗传算法和反向传播(back propagation,BP)算法建立基于混合遗传算法的心脏病决策支持系统来鉴别诊断五种常见心脏病[冠状动脉粥样硬化性心脏病(简称冠心病)、高血压心脏病、风湿性心脏病、慢性肺源性心脏病和先天性心脏病];也有利用独立成分分析对基因表达数据建模,然后应用逻辑回归进行分类,如根据基因表达数据的信息对肿瘤进行分类,进而辅助临床病理诊断。

2. 临床治疗决策支持　在临床治疗决策支持方面,科研机构探索性研究构建基于大系统分解与协调理论的产科决策支持系统,通过临床工作流程的调查,提出了产科决策支持系统的系统框架,为广大孕妇提供多层次个体化的治疗服务,减少不必要的医源性伤害。基层医疗卫生机构自主研发"社区糖尿病管理智能决策支持系统",帮助社区卫生服务机构对个体糖尿病患者提供具有针对性的决策支持,包括生活方式改变、健康教育、饮食疗法、运动疗法、药物治疗等各种决策方案。

(二)药品管理决策支持应用

1. 药品计划与采购决策支持系统　根据医院药品实际消耗情况自动生成科学、合理的领药量,使药房所有药品周转处于动态平衡,减少甚至避免了药品的积压和断货,使药品计划与采购更加科学合理,同时加快了资金周转,提高了医院管理水平。

2. 药物使用决策支持系统　通过分析医学诊疗和药物使用的一般过程,结合药物治疗学和药物经济学,设计药物使用决策支持系统工作流程,综合采用人工智能、案例推理等方法,建立药物治疗决策辅助支持系统,其主要包括合理用药监测系统和药品不良反应监测等功能。

(1)合理用药监测系统:1998年,在国家药典委员会和国家药品监督管理局药品评价中心监督下,国内首个合理用药监测系统(prescription automatic screening system,PASS)被研究开发出来。该系统由医院基本药物查询、门诊处方监测、临床药物利用监测、抗菌药物细菌耐药监测、医生工作站、药学动态、用药咨询模块组成,具备信息编辑录入、信息发布、信息咨询等功能。合理用药监测系统接入医生工作站子系统,可在医生下医嘱、开处方时进行实时监测,在医嘱未提交前即提示监测信息,指导医生对不合理用药医嘱进行及时修改。在临床药学信息服务系统中嵌入医生工作站,可在线调阅各科室住院患者病历,通过嵌入的 PASS 对患者的病情和用药情况进行即时审查分析。合理用药监测系统提供"医嘱监测"功能,主要有药物类的审查、药物与病症类审查、特殊人群用药警告审查、用法用量类审查等。

(2)药品不良反应监测:数据挖掘技术可以使不良反应信息分析与筛选的自动化程度大大提高。数据挖掘技术在不良反应研究领域的应用具有广阔的空间,许多方法如贝叶斯网络、决策树算法和 Apriori 算法等均可作为深入研究药品不良反应数据库信息的有力工具。

(三)公共卫生监测决策支持应用

公共卫生监测决策支持系统应用主要包括以下四个方面。

1. 传染病趋势分析 了解传染病的分布规律及其流行趋势,确定传染病的高发地区、流行季节和重点人群。

2. 追踪患者 即利用患者病历卡的基本信息追踪患者,以提高疾病的发现率和治愈率。

3. 传染病预警 目前基层疾病预防控制机构中的工作人员进行预警工作的方式主要有以下几种:①实时浏览报告病例,若发现有异常的聚集现象,即可发出预警信号;②采用控制图法建立预警模式,并咨询专家确定流行参照标准,通过计算,比较灵敏度、特异度、阳性预测值,并绘制受试者操作特征曲线(简称 ROC 曲线)选出合适的预警界值;③利用某种传染病的历年数据,用于对该传染病的发病率或发病数的预测,结合电子地图,实现该种传染病的预测预警。

4. 评价防治效果 随访患者,了解患者的病情变化,进行治疗效果评估;或选定一个或几个地区的人群为研究对象,通过比较防治前后各地区发病和死亡的变化情况来评价防治效果。

(四)综合管理决策支持应用

通过利用深度挖掘、分析与展现等大数据算法、工具和技术,综合运用关联分析、预测技术和服务延伸等功能,对卫生健康重要政策的产出指标进行统计分析和预测评价,可以对卫生健康政策的有效性和合理性进行监测,并对其执行效果进行评估,为提高政策制定和行业管理水平提供支撑。例如,部分省市基于大数据和标准构建形成预估模型,通过医疗总指数、指数单价、发病率和技术发展,预估医疗总费用,细化到不同维度,推动医改政策的精细化和科学化发展;利用病案首页大数据,在县域内住院率、患者流向、分级诊疗、绩效评价、按病种付费等方面开展应用,深入分析基层短板、医保付费等制度安排和政策制定中存在的问题,为深化医改决策提供数据支撑。

(五)健康医疗大数据决策支持应用

以健康医疗大数据作为支撑的临床决策系统,基于患者的个人健康信息,通过数据挖掘,对各种疾病发生的机制、疾病的遗传和地区特点等进行分析,精准查找致病原因,为医务人员提供优化诊疗建议,提出科学的治疗方案,从而便于临床实施个性化精准化治疗。智能化工具的嵌入使临床决策系统需要不断更新和学习国内外公布的医学知识和现代循证医学的证据,通过学习海量文献以及不断地进行错误纠正,协助医生做出最佳的诊断和治疗。同时,知识库具有自我学习能力,它能够对大量病例的治疗手段、临床路径、治疗效果等临床数据进行大数据分析,此外,可以对自身库内的内容进行分析评价并进行自动更新,从而为医务人员提供优化的诊疗建议。医院制订对应的知识库更新机制,将来自医务人员头脑中的临床知识、经验、技能等知识维护入知识库,在大量高质量证据的基础上不断更新、完善临床诊疗知识内容,保证知识库的不断更新及临床决策支持能力的智能化。

三、卫生决策支持应用的挑战与发展

（一）面临的挑战

总体而言，我国卫生决策支持研究主要集中在医院和公共卫生领域，卫生管理决策支持的研究大部分还处于理论研究阶段，如对系统构建、系统功能的需求分析等方面，尚未实现卫生管理决策支持系统的普遍应用。

1. 卫生决策信息整合利用存在多种障碍　一是信息资源开放共享不足。目前国家层面缺少统一的数据采集、存储、共享与分析平台，数据整合能力较弱，各部门之间很难实现数据共享、数据互补更新，数据的流动性和可获取性较差，数据碎片化较为严重。数据权属问题关系到能否实现数据资源价值的最大化，数据权属关系不清严重制约卫生决策支持系统健康发展和数据资源的优化配置。二是安全和隐私保护不够。安全隐私保护薄弱影响数据的共享范围，卫生决策信息资源涉及患者的隐私、医疗机构和企业的安全或者其他特殊要求，存在较为严重的安全隐患。在医疗数据逐渐共享与开放的过程中，传统的安全防护手段无法跟上数据量非线性增长的步伐，数据安全防护会暴露众多漏洞，容易造成网络攻击、数据泄露、病毒攻击等一系列问题，信息安全将面临更大的挑战。

2. 技术创新水平不足和高水平应用不深　一是卫生决策数据整合技术创新能力不足。医疗机构中的数据存储方案必须要动态调整规划，传统的静态方案满足不了大数据时代的需求。二是高水平应用不深。我国目前的卫生决策支持系统发展存在应用领域不广泛、应用程度不深等问题，应用最多是面向政府决策、医院经营管理，而对临床辅助诊疗、个性化健康管理、精准医疗等领域应用深度不够。

3. 管理制度不完善　一是标准规范不健全。由于长期以来我国对标准的推广应用主要采取宣传培训等软性方式，缺乏政策层面的刚性要求和必要的激励、约束措施，同时卫生决策支持系统标准应用管理组织体系不够健全，地方与国家级标准管理工作缺乏衔接，导致国家标准落实情况不好，部分标准还未真正落地应用。二是监管政策滞后。市场上缺少权威部门对产品和服务质量的监管和引导，导致产品和服务质量良莠不齐、鱼龙混杂情况的出现，加剧社会对新技术应用的不信任，不利于卫生决策支持系统价值的实现。

（二）发展策略

1. 增强对卫生决策支持的认识，提升主动性　目前，我国卫生领域的决策支持主要集中在临床服务和公共卫生方面，对卫生管理决策支持的认识程度较低，且已有的决策支持停留在较低层次，尚未认识到更高层次的决策支持可以为卫生决策者带来帮助。在推广卫生决策支持系统的过程中，应该加大对卫生健康管理决策人员的培训，引进国外卫生决策支持的先进案例，分析卫生决策支持可以为决策者带来的好处，提高决策者的认识。

2. 以卫生健康决策者的实际需求为导向　以用户为中心，设计决策支持系统。当前，信息系统建设存在技术主导误区，多数功能开发没有实际应用意义，不仅耗费资源，也影响决策者对其他功能的使用。因此，系统开发应以用户为中心。一方面，卫生决策支持系统建设要根据卫生健康决策者的实际需要，围绕临床服务、医院管理、公共卫生、卫生管理等业务领域的相关工作实施；另一方面，要根据各机构现有的信息化基础和能力条件，循序渐进地开发卫生决策支持功能。

3. 加强数据整合，贯彻数据标准，探索建立国家卫生健康数据中心　目前，我国国家层面尚未建立独立、统一、健全的国家卫生健康数据中心，相关职能分散于各个业务部门中，不利于卫生健康信息的有序流动和分析利用。因此，为了改善上述情况，一是需要加强基础数据整合，完善基础数据库建设。从技术和管理上加强基础数据的整合，进行数据标准化、规范化建设，强化各类基础数据统一录入、存储和传输标准的实施落地，这些措施将有助于全面整合区域卫生资源。二是切实贯彻各类

卫生健康信息标准,提高数据质量和可用性。加快推动新一代信息技术的应用指南、数据标准、知识规范等的制定和推广,细化新技术应用的数据、技术、管理、安全等方面的信息标准体系。

4. 引进、开发与业务紧密结合的先进信息技术开展适宜技术研究　我国应组织相关机构和人员,开展卫生决策支持适宜技术的研究。通过对卫生决策支持适宜技术的调查研究,对决策人员进行需求调查,使开发的技术更切合实际,应用面更广。同时,有计划地进行适宜技术试点工作,探索研究适宜技术推广的机制和模式,将简便、高性能的适宜技术向更大范围推广。

(胡红濮)

思 考 题

1. 简述卫生决策信息资源的定义。
2. 简述卫生决策信息资源的三大要素。
3. 简述卫生决策需求分析的流程。
4. 简述各类卫生决策支持系统发展现况。
5. 简述卫生决策支持应用的挑战及发展策略。

第八章

卫生信息标准化

卫生信息标准化是实现健康医疗大数据融合共享、深度挖掘及高效利用的基础。本章在界定卫生信息标准化相关概念的基础上，阐述了卫生信息标准编制的基本方法，重点介绍了国外几种重要的卫生信息标准和我国卫生信息标准的制定及应用现状。掌握卫生信息标准化相关的理论知识与技术对于科学制定标准，推动标准应用具有重要意义。

第一节　卫生信息标准化概述

明确标准化相关的基本概念对于正确理解卫生信息标准化的理论与技术非常重要。本节重点介绍了标准与标准化、标准分类、标准体系等基本概念以及卫生信息标准化发展现状及趋势。

一、标准与标准化

（一）标准

标准（standard）有多种定义。国际标准化组织（International Organization for Standardization，ISO）1983 年 7 月发布的第二号指南将标准定义为：由有关各方根据科学技术成就与先进经验，共同合作起草、公认的或基本上达成共识的技术规范或其他公开文件。标准由标准化机构批准，目的是促进最佳的公共利益。

国家标准《标准化工作指南　第 1 部分：标准化和相关活动的通用术语》（GB/T 20000.1—2014）中将标准定义为：通过标准化活动，按照规定的程序经协商一致制定，为各种活动或其结果提供规则、指南或特性，供共同使用和重复使用的文件。这里的"文件"不同于一般意义上的文件，它是按照规定的标准制定和修订程序，并且达到了普遍同意的"协商一致"后形成的一种标准化文件。标准以科学、技术和实践经验的综合成果为基础，经有关方面协商一致，由主管机构批准，以特定形式发布，作为共同遵守的准则和依据。

综上所述，标准的定义可以总结为：标准是为了在一定范围内获得最佳秩序和效益，为各种活动或其结果提供规则、指南或特性，供共同使用和重复使用的规范性技术文件。该文件经协商一致制定并经公认机构（标准化机构）批准发布。标准应以科学、技术和经验的综合成果为基础，以促进最佳社会效益为目的。

（二）卫生信息标准

全国科学技术名词审定委员会审定的《图书馆·情报与文献学名词》中，将信息标准（information standard）定义为：标准是在信息的产生、传输、管理、交换和加工时对相关的规则、概念、名词、术语、传输格式、表达格式和代码等制定的共同遵守的准则和依据。卫生信息标准（health information standard）是卫生领域的信息标准,是关于卫生信息采集、传输、存储、交换和加工利用时所制定的规范性技术文件。

卫生信息标准是卫生信息系统的基石,是实现信息在整个医疗卫生体系中流动的关键。常见的卫生信息标准有:参考架构、术语等基础标准;数据集、数据元、元数据、值域代码等数据类标准;数据传输、存取和访问,信息系统产品及数据分析工具等技术类标准;关于信息安全和隐私保护的安全类标准以及信息规范化管理的管理类标准等。标准制定需要卫生信息提供者和使用者之间的密切协作,通过协商建立共识。相关领域的机构和专家团体应该提出一套完整的业务工作建议,并体现在标准的研发过程中。

(三)卫生信息标准与法律法规、政策文件的关系

法律法规指中华人民共和国现行有效的法律、行政法规、司法解释、地方性法规、地方政府规章、部门规章及其他规范性文件。其中法律指全国人民代表大会及其常务委员会制定的规范性文件。法规主要是由国务院及其所属政府部门根据《中华人民共和国宪法》和法律规定而制定和颁布的行政法规,或由省、自治区、直辖市的人大及其常委会根据本行政区域的具体情况和实际需要制定和颁布的地方性法规等。法律法规是标准制定的依据及实施的保障,标准是法律法规的补充,是落实法律法规的有效手段。如《中华人民共和国献血法》规定:血站应当根据国务院卫生行政部门规定的标准,保证血液质量(第十条);临床用血的包装、储存、运输,必须符合国家规定的卫生标准和要求(第十二条);医疗机构对临床用血必须进行核查,不得将不符合国家规定标准的血液用于临床(第十三条)。针对该法律条款,卫生部门制定了相应的标准,包括《献血者健康检查要求》(GB 18467—2011)、《血液储存要求》(WS 399—2012)、《血液运输要求》(WS/T 400—2012)、《全血及成分血质量要求》(GB 18469—2012)等,使该法律条款得以落地实施。

"红头文件"是人们对各级政府机关下发的带有红字标题和红色印章的文件的俗称,并非法律用语,一般包括行政机关直接针对(或不直接针对)特定公民和组织而制发的文件以及行政机关内部因明确一些工作事项而制发的文件,是行政法规、规章以外的其他具有普遍约束力的规范性文件。这类规范性文件若政策性强,则适宜做红头文件;若技术性强且条件成熟,则适宜做标准。

(四)标准化与卫生信息标准化

标准化(standardization)是指为了在既定范围内获得最佳秩序,促进共同效益,对现实问题或潜在问题确立共同使用和重复使用的条款以及编制、发布和应用文件的活动,标准化活动包括制定标准、组织实施标准以及对标准的制定、实施进行监督的全过程。

卫生信息标准化是标准化活动在卫生信息领域的具体应用,是实现卫生信息交换和共享的基础,也是提高卫生服务质量和效率、优化医疗服务过程、促进医疗卫生业务协同的重要保证。在卫生信息化建设中,只有通过制定适宜的卫生信息标准,并使之落地应用,才能消除"烟囱林立"的信息孤岛,实现卫生健康信息跨地域、跨机构、跨部门及跨系统的互联互通与共享,使信息标准化成为助力医改、提质增效、便民惠民的重要抓手,从而提高医疗质量和效率,降低医疗费用,减少医疗事故和医疗差错。

标准化活动具有以下六个特点。

1. **目的** 标准化活动的主要目的就是建立最佳秩序,并通过秩序消除混乱、促进共同效益。

2. **范围** 任何一项标准化活动都有其既定的范围。如地域范围、专业范围、标准应用范围等。

3. **对象** 标准化活动一定有明确的标准化对象,它是需要标准化的主题,是现实问题或潜在问题,可以是产品、过程、服务、系统等,如信息系统产品、分析工具等。

4. **内容** 标准化活动有其具体内容,一般包括确立条款、编制文件、发布文件和应用文件。具体可以理解为确立需要标准化的问题和技术方案、起草标准化文件、发布标准化文件等。

5. **结果** 标准化活动确定的"条款",通过标准制定、修订程序形成标准化文件(标准)。标准是标准化活动的成果,标准应用的结果是建立技术秩序,促进共同效益。

6. 效益 标准的广泛应用实施,建立了技术秩序,消除了混乱,产生巨大的效益。如《电子病历基本数据集》(WS 445—2014)标准的落地应用,实现了医疗数据的标准化,极大促进了医疗数据的跨域共享,使其更好地服务于医疗服务与管理,惠医便民,取得良好的社会经济效益。

二、标准类别与卫生信息标准分类

(一)常见的标准类别

标准通常按照其分类属性进行分类,如按照标准的适用范围、标准化的领域、标准化对象、标准编制目的、标准功能等属性进行分类。标准类别不同,其标准化对象亦不同,标准内容及技术要求也不同。明确标准类别是标准制定首先需要考虑的问题。常见的标准分类模式详见表8-1-1。

表 8-1-1 常见标准分类

分类属性	类别	定义或说明
适用范围	国际标准	由国际标准化组织通过并发布的标准,如国际标准化组织发布的 ISO 标准
	区域标准	由区域标准化组织通过并发布的标准,具有地域性特点,如欧洲标准化委员会发布的 CEN 标准
	国家标准	由国家标准机构通过并发布的标准,如国家标准化管理委员会(SAC)发布的中国国家标准,代号为"GB"
	行业标准	需要在全国某个行业范围内统一的技术要求,由行业标准化组织机构通过并发布的标准,如国家卫生健康标准委员会发布的卫生行业标准,代号为"WS"
	地方标准	为满足地方自然条件、风俗习惯等特殊技术要求,在国家的某个地区通过并发布的标准,地方标准的代号为"DB"
	团体标准	由学会、协会等社会团体通过并发布的标准,如中国卫生信息与健康医疗大数据学会通过并发布的标准,其团体标准代号为"T/CHIA",其中 T 代表团体标准,CHIA 代表社会团体代号
	企业标准	由企业通过并发布的标准,代号为"Q"
性质	强制性标准	强制性标准是必须执行的标准。国家强制性标准代号为"GB"
	推荐性标准	推荐性标准是国家鼓励采用的标准。国家推荐性标准代号为"GB/T",行业标准、地方标准、团体标准为推荐性标准
功能	术语标准	指界定特定领域或学科中使用的概念的指称及其定义的标准,如 SNOMED CT、UMLS 等
	符号标准	指界定特定领域或学科中使用的符号及其含义或名称的标准
	分类标准	基于诸如来源、构成、性能或用途等相似特性对产品、过程或服务进行有规律的排列或者确立分类体系的标准。如国际疾病分类(ICD)
	试验标准	在适合特定目的的精密度范围内和给定环境下,全面描述试验活动以及得出结论的方式的标准
	规范标准	为产品、过程或服务规定需要满足的要求并且描述用于判定其要求是否得到满足的证实方法的标准
	规程标准	为活动的过程规定明确的程序并且描述用于判定该程序是否得到履行/追溯/证实的标准
	指南标准	以适当的背景知识提供某主题的普遍性、原则性、方向性的指导,或者同时给出相关建议或信息的标准
通用程度	通用标准	包含某个或多个特定领域普遍适用的条款的标准
	专用标准	包含某个特定标准化对象的条款的标准

（二）卫生信息标准分类

1. 从信息产生、交流到处理利用的角度，一般将卫生信息标准分为以下三类。

（1）信息表达标准：一般包括命名、术语、分类编码等，如医学系统命名法 - 临床术语（systematized nomenclature of medicine-clinical terms，SNOMED CT），国际疾病分类（international classification of disease，ICD）等。信息表达标准是信息标准化的基础。

（2）信息交换标准：信息交换标准是解决信息传输与共享问题的信息技术规范。交换标准更注重信息的格式，其语义和内容依赖于信息表达标准，如美国卫生信息交换标准（health level seven，HL7），可扩展标记语言（extensible markup language，XML），医学数字成像和通信标准（digital imaging and communication in medicine，DICOM）等都属于信息交换标准。随着"互联网＋"在医疗卫生领域的应用，卫生信息交换标准变得越来越重要。

（3）信息处理与流程标准：指信息技术方面的标准，用来规范信息处理流程，与具体的领域业务规范相关联，对信息系统的开发与推广具有十分重要的意义。

2. 我国卫生信息标准按照标准化对象不同分为以下五大类。

（1）基础类标准：是卫生信息领域通用的标准，具有指导性和全局性，如参考信息模型、数据标准编制规范等，涉及卫生信息标准的体系框架、理论与方法、术语及高层信息模型等。

（2）数据类标准：是卫生信息采集、表达等过程中涉及的标准，包括分类代码、元数据、数据元及数据集标准等。

（3）技术类标准：是针对业务信息系统建设、信息传输与交换、信息处理与利用等过程所规定的技术要求，如业务信息系统功能规范、信息平台技术规范、传输与交换规范、接口规范等。

（4）安全和隐私保护类标准：是指为保障信息安全、保护个体隐私而制定的标准。信息安全包括操作系统安全、数据库安全、网络安全、病毒防护、访问控制、核心数据加密存储等诸多方面；隐私保护涉及个人隐私信息的保护，可以通过数据脱敏技术使个人数据匿名化来实现，也可以通过数据库安全技术手段实现。

（5）管理类标准：主要是关于标准制定、组织实施、应用评价等方面的标准，如信息标准化建设指南、医院信息平台标准符合性测试规范、标准化良好行为评价等。

三、卫生信息标准体系

（一）标准体系的概念

《标准体系构建原则和要求》（GB/T 13016—2018）中将标准体系（standard system）定义为：标准体系是一定范围内的标准按其内在联系形成的科学的有机整体，是运用系统论指导标准化工作的一种方法。一个标准体系具有某一特定的标准化目的，标准体系内的标准之间互相衔接、协调发展。标准体系可以通过标准体系模型（model of standard system）来表达，它是用于描述标准体系的目标、边界、范围、环境及结构关系，并能反映标准化发展的模型，是用于策划、实施、检查和改进标准体系的方法和工具。标准体系表（diagram of standard system）是常见的一种标准体系模型，通常包括标准体系结构图和标准明细表，还可以包括标准统计表和编制说明。构建标准体系主要就是构建标准体系结构图、编制标准明细表。

卫生信息标准体系（standard system of health information）是指卫生健康领域的信息标准按照其内在联系形成的、具有一定层级关系的标准体系。我国的卫生信息标准体系由国家卫生信息标准体系框架和标准明细表组成。标准体系框架在较高层级展示我国卫生健康信息标准的分类框架，标准明细表是按照标准体系框架组织的一份详细的标准清单表，通过描述标准的不同属性详细描述每一个标准的特征，如标准子体系（框架维度）名称、标准名称、标准编号等。

（二）构建标准体系的基本原则

1.**目标明确**　标准体系是为业务目标服务的,构建标准体系应首先明确标准化目标。

2.**全面成套**　应围绕标准体系的目标展开,体现标准体系的整体性,即体系的子体系及子子体系的全面完整和标准明细表所列标准的全面完整。

3.**层次适当**　列入标准明细表内的每一项标准都应安排在恰当的层次上。

4.**划分清楚**　标准体系表内的子体系或类别的划分,应主要按行业、专业或门类等标准化活动性质的同一性进行划分,而不宜按行政机构的管辖范围划分。

（三）构建标准体系的一般方法

1.**确定标准化方针目标**　了解标准化所支撑的业务战略,明确标准化体系建设的愿景、近期拟达到的目标,确定实现目标的方针策略、指导思想、基本原则,确定标准体系的范围和边界。

2.**调查研究**　主要包括对国内外现状、现有的标准化基础、存在的标准化相关问题、标准体系的建设需求等进行调查研究。

3.**分析整理**　分析借鉴国内外标准体系的结构框架,从标准类型、专业领域、级别、功能、业务的生命周期等若干不同标准化对象角度,对标准体系进行分析,从而确定标准体系的结构关系。

4.**编制标准体系表**　确定标准体系结构图,编制标准明细表及编写编制说明。

5.**动态维护与更新**　在使用过程中,标准体系应不断优化完善,并随着业务需求、技术发展的不断变化进行维护更新。

（四）标准体系表的内容

标准体系表是一种常见的标准体系模型,通常包括标准体系结构图和标准明细表,也可包括标准体系表编制说明和标准统计表。

1.**国家标准体系结构图**　《标准体系构建原则和要求》(GB/T 13016—2018)中规定了我国现行的标准体系结构,见图8-1-1。国家标准体系的范围涵盖跨行业的全国通用标准,行业通用标准,专业通用标准以及产品、服务、过程、管理标准四层结构。行业标准体系由行业主管部门规划、建设并维护,涵盖本行业范围通用的标准。标准发布机构的权威性代表不同的标准级别,标准使用的领域和范围代表标准体系的不同层次。

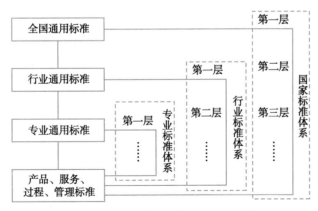

图 8-1-1　国家标准体系的层次和级别关系

2.**国家卫生信息标准体系结构图**　前文提到,我国卫生信息标准分为5大类,即基础类标准、数据类标准、技术类标准、安全和隐私保护类标准及管理类标准,每个大类又包含若干个子类。这些标准类别及其层级关系构成我国卫生信息标准体系结构图,见图8-1-2。该图直观地展示了我国卫生信息标准涵盖范围及其分类。

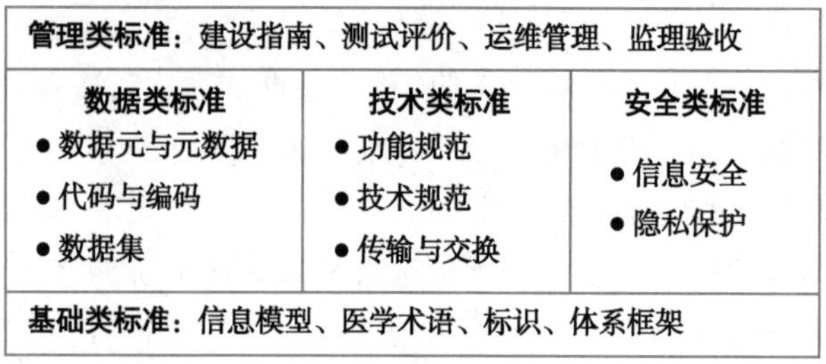

管理类标准：建设指南、测试评价、运维管理、监理验收		
数据类标准 ●数据元与元数据 ●代码与编码 ●数据集	**技术类标准** ●功能规范 ●技术规范 ●传输与交换	**安全类标准** ●信息安全 ●隐私保护
基础类标准：信息模型、医学术语、标识、体系框架		

图 8-1-2　国家卫生信息标准体系结构图

3. 卫生信息标准明细表　标准明细表是组成标准体系的一份标准清单表，该表的表头描述标准的不同属性。常见的属性包括序号、标准子体系（框架维度）名称、标准名称、标准编号等。

卫生信息标准明细表是将制定发布的卫生信息标准，按照标准体系框架分类整理形成的标准清单，用于描述标准的基本属性，包括标准体系框架维度、标准名称、标准编号、标准级别等。

我国已发布实施的卫生信息标准达 200 余项，包括国家标准、卫生行业标准、团体标准等。我国卫生信息标准明细表（示例）详见表 8-1-2。

表 8-1-2　我国卫生信息标准明细表（示例）

框架维度	标准名称	标准编号	标准级别
基础类标准	卫生信息数据元标准化规则	WS/T 303—2009	行业标准
	卫生信息数据模式描述指南	WS/T 304—2009	行业标准
	卫生信息数据集元数据规范	WS/T 305—2009	行业标准
	卫生信息数据集分类与编码规则	WS/T 306—2009	行业标准
数据类标准	疾病分类与代码	GB/T 14396—2016	国家标准
	电子病历基本数据集（1～17 部分）	WS 445—2014	行业标准
	卫生信息数据元目录（1～17 部分）	WS 363—2011	行业标准
	卫生信息数据元值域代码（1～17 部分）	WS 364—2011	行业标准
	城乡居民健康档案基本数据集	WS 365—2011	行业标准
	疾病管理基本数据集（1～6 部分）	WS 372—2012	行业标准
	医疗服务基本数据集（1～3 部分）	WS 373—2012	行业标准
	卫生管理基本数据集（1～4 部分）	WS 374—2012	行业标准
	疾病控制基本数据集（1～12 部分）	WS 375—2012	行业标准
	疾病控制基本数据集（13～23 部分）	WS 375—2016	行业标准
	儿童保健基本数据集（1～5 部分）	WS 376—2013	行业标准
	妇女保健基本数据集（1～7 部分）	WS 377—2013	行业标准
	健康档案共享文档规范（1～20 部分）	WS 483—2016	行业标准
	电子病历共享文档规范（1～53 部分）	WS/T 500—2016	行业标准
	卫生统计指标（1～9 部分）	WS/T 598—2018	行业标准
	手术、操作分类与代码	T/CHIA 001—2017[①]	团体标准
	健康医疗大数据信息资源目录体系（1～5 部分）	T/CHIA 17—2020	团体标准
	中国人群肿瘤登记数据集标准	T/CHIA 18—2021	团体标准
	人类基因测序原始数据汇交元数据标准	T/CHIA 20—2021	团体标准

续表

框架维度	标准名称	标准编号	标准级别
技术类标准	基层医疗卫生信息系统基本功能规范	WS/T 517—2016	行业标准
	妇幼保健服务信息系统基本功能规范	WS/T 526—2016	行业标准
	居民健康卡技术规范（1～6部分）	WS/T 543—2017	行业标准
安全和隐私保护类标准	信息安全技术 健康医疗数据安全指南	GB/T 39725—2020	国家标准
管理类标准	电子病历与医院信息平台标准符合性测试规范	WS/T 501—2016	行业标准
	电子健康档案与区域卫生信息平台标准符合性测试规范	WS/T 502—2016	行业标准

① T/CHIA 为中国卫生信息与健康医疗大数据学会团体标准。

四、卫生信息标准化的发展现状及趋势

（一）国际卫生信息标准化现状与趋势

不断增强的信息共享和利用需求使信息标准化显示出前所未有的重要性。英国、美国、加拿大、澳大利亚等国家都在卫生服务信息化的进程中投入了大量的人力、物力开展信息标准化工作。学术机构、企业、国际组织等标准研发组织已经研究制定了大量卫生信息标准，有些已经获得广泛认可并被广泛采用。例如，WHO 制定的用于疾病和死因统计分类的 ICD（ICD-9、ICD-10）在全世界得到了广泛应用；用于临床手术和操作分类的 ICD-9-CM、医学系统命名法 - 临床术语 SNOMED CT、观测指标标识符逻辑命名与编码系统（logical observation identifier names and codes，LOINC）等都被广泛采用；还有卫生信息交换标准（HL7）、医学数字成像和通信标准（DICOM）、医疗信息系统集成（integrating the health enterprise，IHE）系列标准等。上述卫生信息标准都具有很大的国际影响力。很多国家还制定了相应的制度和规则，在信息系统产品开发和市场准入、业务流程中的数据采集点、数据报告和分析等环节上提出了标准化要求，规范了数据定义和表达形式，提高了信息的标准化水平，从而为信息共享中更高水平的语义互操作创造了条件。目前，越来越多的组织和人员参与到卫生信息标准研制和应用活动中。此外，不同标准研究和应用项目之间密切合作，全球卫生信息标准化正日益呈现出有组织、开放协作及高效持续发展态势。

（二）我国卫生信息标准化的现状与趋势

与欧美等发达国家相比，我国卫生信息标准化建设起步较晚。2003 年 SARS 疫情暴发，充分暴露了我国卫生信息化建设中存在的问题，主要表现为业务应用系统"烟囱林立"，不同信息系统之间无法互联互通，信息难于共享等，其根本原因在于缺乏支持卫生信息互联互通与共享的信息标准。为此卫生部信息化主管部门将"标准化"作为我国今后卫生信息化发展的重中之重，并于 2004 年启动了三项旨在促进卫生信息共享和利用的标准化研究项目，即"国家卫生信息标准基础框架""医院基本数据集标准"和"公共卫生信息系统基本数据集标准体系"。这三个课题的研究成果对于规范我国卫生信息分类模式、促进医院及公共卫生领域的数据标准化具有重要意义。此后，我国卫生信息标准化进入了一个相对快速发展的时期，在跟踪和学习国际先进卫生信息标准化理论方法的基础上，建立了我国国家卫生信息标准体系，在标准研制、落地应用及标准管理等领域取得了长足进展。

我国卫生健康信息标准化工作主要围绕"互联互通"展开，参考借鉴了许多国际标准组织的相关理论与方法，构建了符合我国国情的国家卫生健康信息标准体系框架，并按照"突出重点、有的放矢、急用先行、逐步完善"的原则，组织卫生健康管理机构、科研院所及一线医疗卫生机构的领域专家，相继研发了 200 余项卫生行业信息标准，涵盖居民健康档案、电子病历、共享文档、卫生健康信息平台、居民健康卡以及基于电子病历的医院信息平台和基于居民健康档案的区域卫生信息平台的互联互通

标准化成熟度测评等多个方面,这些标准为公共卫生、医疗服务、医疗保障、药品管理等重点业务应用系统的标准化建设奠定了重要的基础。

2015年3月,《国务院关于印发深化标准化工作改革方案的通知》(国发〔2015〕13号)开启了我国标准化工作改革的新篇章。改革方案明确提出了我国标准化工作改革的总体目标是将现行的由政府单一供给的标准体系,转变为由政府主导制定的标准和市场自主制定的标准共同构成的新型标准体系;将行政部门为主的标准管理体制转变为政府与市场共治的标准化管理体制,最终形成政府引导、市场驱动、社会参与、协同推进的标准化工作格局。培育和发展团体标准是标准化工作改革的重点任务之一。这里的"团体标准"是指依法成立的社会团体为满足市场和创新需要,协调相关市场主体共同制定的标准。在卫生健康领域,2017—2021年,已发布的卫生信息团体标准有50余项,内容覆盖手术操作与分类代码、专科电子病历、国家肿瘤登记、组学样本处理与数据分析、新型冠状病毒感染等诸多方面。卫生信息团体标准是国家卫生信息标准体系的重要组成部分,发展和壮大卫生信息团体标准,能够不断完善国家标准体系,快速响应创新和市场对标准的需求,促进新技术的推广应用,提升产品和服务的市场竞争力。

2022年1月,国家卫生健康委印发了《"十四五"卫生健康标准化工作规划》,明确提出了我国卫生标准化发展目标,并将"优化标准体系、完善标准全周期管理、推动地方标准化工作、鼓励发展团体标准、提高标准国际化水平以及全面推广标准化理念"作为"十四五"国家卫生健康标准化工作的重点任务。卫生信息标准化工作将随着国家卫生健康标准化工作规划的落实,不断深入推进。

当前,我国卫生信息标准化建设取得了显著成效,但依然存在着一些不足。主要体现在以下几个方面:一是能够适应标准化改革要求的标准管理体制机制不够完善;二是标准研制经费投入不足,落地应用的政策导向和激励机制尚未建立;三是卫生信息标准化专业人才严重缺乏;四是卫生数据应用面临安全和隐私保护问题等。为此,亟须在未来的卫生健康信息标准化建设中重点考虑以上不足,充分发挥政府在标准管理中的支持引导作用,拓宽筹资渠道,积极培育多元化的全国性信息团体标准开发组织,建立资源配置和信息标准化人才培养的长效机制,同时应加强健康医疗行业的信息安全和个人隐私保护的标准化建设,为健康医疗大数据深度融合、开放共享奠定基础,推进健康医疗大数据应用向更广、更深的方向发展。

第二节　卫生信息标准的结构和起草规则

标准化是为了建立最佳秩序、促进共同效益而开展的制定并应用标准的活动。标准化活动的有序开展,需要对标准化活动本身确定规则,包括标准起草相关的原理与规则、标准的制定程序等,以确保标准制定和应用的科学性和可行性。目前,我国已建立了支撑标准制定工作的一系列标准,包括《标准化工作导则》(GB/T 1)、《标准化工作指南》(GB/T 20000)、《标准编写规则》(GB/T 20001)、《标准中特定内容的起草》(GB/T 20002)、《标准制定的特殊程序》(GB/T 20003)以及《团体标准化》(GB/T 20004),这些标准共同构成了支撑标准制定工作的基础性国家标准体系。卫生信息标准是国家标准的重要组成部分,制定卫生信息标准应遵循这些标准的规则与技术要求。

一、编制卫生信息标准的目标和原则

(一)目标

《标准化工作导则》(GB/T 1)中,关于标准编制的目标确定为:通过规定清楚、准确和无歧义的条款,使标准能够为未来技术发展提供框架,并被未参加标准编制的专业人员所理解且易于他们进行

应用,从而促进贸易、交流以及技术合作。结合卫生信息标准化的现实需要,编制卫生信息标准的目标可具体化为:通过清晰规定卫生信息表达、传输、处理与利用等过程所涉及的核心技术要求,为信息采集、交流和分析利用提供必要的技术规范,以促进卫生信息互联互通与共享,支撑卫生信息深度挖掘和分析利用。

（二）原则

编制卫生信息标准应在标准化理论指导下进行,并遵循一定的原则。编制标准的总体原则应充分考虑最新技术水平和当前市场情况,认真分析所涉及领域的标准化需求,在准确把握标准化对象（standardized object）的基础上,明确标准类别,选择和确定标准的规范性要素（normative element）,合理设置和编写标准的层次要素,准确表达标准的技术内容。这里的标准化对象指"需要标准化的主题",如信息系统、产品、过程和服务等;规范性要素用于界定标准范围或设定条款,即在标准中表达应用该标准需要遵守、符合、理解或作出选择的表述。标准编制原则主要包括规范性要素的选择原则和标准的表述原则。

1. 规范性要素的选择原则 规范性要素的选择通常遵循以下原则。

（1）标准化对象的原则:编制任何一项标准都有特定的标准化对象,如产品、系统、服务或过程,标准化对象类别不同,标准中技术内容及规范性要素的选取也不同。如编制产品标准时,需要考虑使用性能、技术参数等;编制信息系统标准时,通常需要考虑系统功能、系统技术架构等。标准化对象原则需要在标准编制的起始阶段就予以充分考虑,它是规划标准编制整体框架,确保标准中规定的规范性要素及其条款与标准化对象紧密相关。

（2）标准使用者原则:标准使用者是指与标准有关的利益相关方,如《电子病历基本数据集》（WS 445—2014）标准的使用者包括医生、护士、药师等卫生技术人员,也包括卫生管理人员以及从事医院业务信息系统设计、开发及维护的人员等诸多用户。标准使用者原则需要在标准起草时充分考虑不同用户的需求,分析用户关注的是结果还是过程,从而确保标准中规定的内容是特定用户需要的。不同的标准使用者,其关注的问题不同,制定的标准类别也不同,如术语标准、分类标准、试验方法标准、产品标准等;标准类别不同,所选取的规范性要素及其条款亦不同。

（3）目的导向性原则:目的导向性原则指编制标准时要考虑标准编制的目的,并以确定的目的为导向,对标准化对象进行功能分析,识别出标准中拟标准化的内容,从而确保标准中规范性要素的内容是为了实现编制目的而选取的。

标准编制目的通常是促进相互理解,保证标准的可用性、互换性、兼容性等。以促进相互理解为目的的标准一般包括术语标准、符号标准、分类标准等基础类标准;以保证可用性、互换性、兼容性等为目的的标准通常是技术类标准,如信息系统功能规范、技术架构等。

2. 标准的表述原则 标准的表述通常遵循以下原则。

（1）一致性原则:指标准内或标准各部分之间,其结构及要素的表述应保持一致。如同一个概念宜使用一个术语,避免使用同义词,以免产生歧义。一致性原则对于人和计算机理解标准内容都很重要。

（2）协调性原则:指起草的标准应与现行有效的文件相互协调,避免重复和不必要的差异。如起草标准应遵从现行的法律法规的相应条款,不得与之相抵触,还要遵守基础标准和领域内通用标准的规定。

（3）易用性原则:指标准的内容表述应该便于直接应用,并且被其他文件引用。

二、卫生信息标准的制定（修订）程序

制定卫生信息标准必须遵守既定的标准制定（修订）程序。2019 年,《国家卫生健康委关于印发

卫生健康标准管理办法的通知》（国卫法规发〔2019〕44 号）中颁布的《卫生健康标准管理办法》，明确规定了我国卫生健康标准的制定和修订程序，包括标准规划和计划的制订、标准起草与征求意见、标准审查、报批与发布等程序。

（一）标准制定（修订）规划和计划的制订

标准制定（修订）规划和计划是国家卫生健康委员会根据工作需要，组织制订的卫生标准工作规划和年度计划。标准制定（修订）规划和计划的确定应当符合国家有关法律法规、卫生健康政策和方针；能够保障公众健康，促进国民经济与社会发展；满足卫生健康工作需要；具有充分的科学依据，切实可行。

国家卫生健康委员会每年公开向社会征集标准制定（修订）项目建议。任何公民、法人和其他组织均可以提出立项建议，国家卫生健康委员会结合工作需求和遴选意见确定标准制定（修订）项目。确定的标准制定（修订）项目公开向社会征集标准制定（修订）项目承担单位，由标准协调管理机构或委托相关机构通过评审择优选取。卫生健康标准年度制定（修订）计划经国家卫生健康委员会审议后，由国家卫生健康委员会批准下达并公布。

（二）标准起草和征求意见

根据卫生健康标准年度制定（修订）计划，由标准起草负责单位组织协调利益相关方组成协作组，承担标准起草工作。标准起草应按照《标准化工作导则》（GB/T 1）的要求进行起草。标准应当在充分调查研究或实验证据基础上起草，形成标准征求意见稿，并就标准征求意见稿向有关各方广泛征求意见。对征集的反馈意见进行归纳整理、分析研究后，确定对每条意见的处理结果及理由，在此基础上，进一步完善修订征求意见稿，形成标准送审稿，并提交相应专业委员会审查。

（三）标准审查、报批与发布

卫生标准审查由国家卫生健康标准委员会下设的各专业委员会负责。卫生信息标准审查由卫生健康信息标准专业委员会负责，主要审查标准材料的合法性、科学性、实用性及可行性，对涉及市场主体利益的强制性标准应当进行公平竞争审查。标准协调管理机构主要负责对标准材料的协调性、规范性、格式等进行审核，审核通过的标准报国家卫生健康委员会，再由国家卫生健康委员会相关司局进行业务审核，审核通过后，由国家卫生健康委员会以通告形式发布并主动公开。行业标准发布后，报国务院标准化行政主管部门备案。

三、卫生信息标准的结构与要素编排

（一）标准的层次结构

标准的层次是构成标准结构的要件之一。通常按照标准内容的从属关系，将标准文件划分为若干个层次，组成标准文件的层次结构。一个标准层次一般包括章、条、段和列项。标准层次结构及其编号规则详见表8-2-1。

表 8-2-1　标准层次及其编号（示例）

层次	编号示例
章	4
条	4.1
条	4.1.1
段	无编号
列项	列项符号："—"和"."，列项编号：a）、b）和1）、2）

"章"是标准层次的基本单元,应使用从1开始的阿拉伯数字对其进行编号。章编号应从"1 范围"开始,一直连续编号至附录之前,如"1 范围""2 规范性引用文件""3 术语和定义"等。

"条"是章内有编号的细分层次,条还可以继续细分,但细分层次不宜过多。如表8-2-1 中的条"4.1"可以进一步细分为条"4.1.1""4.1.2"等。条编号后应给出条标题。

"段"是"章"或者"条"内没有编号的细分层次。不宜在章标题与条之间或条标题与下一层次条之间设置"悬置段"。

"列项"是段中的子层次,用于强调细分的并列的各项内容,列项应由引语和被引出的并列的各项组成。如《电子病历与医院信息平台标准符合性测试规范》(WS/T 501—2016)中,"5.2.4 测试数据样本抽样原则"的列项内容表述如下。

"测试数据样本抽样原则如下:

a)抽取的数据样本应覆盖58 个数据子集中的所有数据元以及所要求的全部值域范围;

b)按照时间抽取测试数据样本,且保证测试数据样本的真实性。"

（二）标准的要素及编排

标准的要素是构成标准结构的要件之一,这里的"要素"是指按照标准内容具有的功能将标准内容划分为相对独立的功能单元,这些要素有序排列就构成了标准结构的基本架构。构成卫生信息标准的要素一般包括封面、目次、前言、引言、范围、规范性引用文件、术语和定义、符号和缩略语、核心技术要素、附录、参考文献、索引以及其他要素等。

1. 要素的类别　对构成标准的要素进行适当的分类有助于更好地发挥要素的作用。通常依据要素的作用和存在状态进行分类。

（1）按照要素的作用分类:可分为规范性要素(normative element)和资料性要素(informative element)。规范性要素指界定的标准范围或设定的条款,这里的"条款"是指在标准中表达应用该标准需要遵守、符合、理解或作出选择的表述。通常,标准的第1章需要给出标准的"范围",通过界定标准的范围,可以清晰了解标准涉及的各方面的边界,如标准规定的内容范围边界、标准的使用范围边界等。设定条款是标准制定的主要内容,若干设定的条款聚集在一起形成具有某种功能的要素,如范围、术语和定义、符号和缩略语、核心技术要素等,均属于规范性要素。资料性要素是指给出有助于理解或使用标准的附加信息,它提供的不是标准使用者直接理解或使用的条款,而是帮助用户理解和使用标准的信息,是依附于条款的附加信息,如封面、目次、前言、引言、规范性引用文件、参考文献、索引等。

（2）按照要素的存在状态分类:可分为必备要素和可选要素。必备要素是指标准中不可缺少的要素,如规范性要素中的范围、术语和定义、核心技术要素等,均是必备要素。资料性要素中的封面、前言、规范性引用文件也是必备要素。可选要素在标准中是否存在取决于起草的特定文件的具体需要,如引言、符号和缩略语、附录、参考文献、索引等。

2. 标准要素的编排　标准要素按照既定的顺序进行编排形成标准文件。通常标准要素按以下顺序编排。

（1）封面:封面是标准的必备要素,一般包含国际标准分类号(International Classification for Standards,ICS)、中国标准文献分类号(Chinese Classification for Standards,CCS)、标准层次、标准编号、中文名称、英文译名、发布日期、实施日期以及发布部门。图8-2-1 是《电子病历基本数据集　第1 部分:病例概要》的封面,其中"WS"是卫生行业标准。封面包含的各要素均有规定的具体格式和位置。

（2）目次:目次是位于封面之后的要素,是可选要素,目次应列出章、条的标题,如标准有附录,目次中应列出附录名称并注明附录的性质(规范性附录或资料性附录)。目次中列出的标题应与正文相应的标题一致。

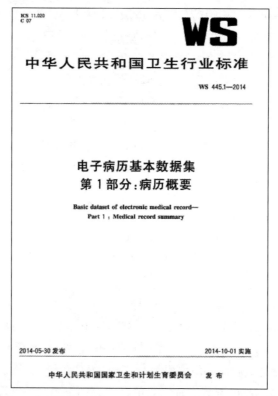

图 8-2-1 《电子病历基本数据集　第 1 部分：病例概要》的封面

（3）前言：前言位于标准的"目次"之后，是必备要素。前言应说明标准起草遵循的规则、标准提出的归口单位、标准的起草单位和主要起草人等信息。前言不应包含要求、知识、推荐等条款，不应给出章编号，并且前言不分条。

（4）引言：引言是可选要素，用来说明标准自身内容相关的信息，不应包括要求性条款。引言不应给出章编号，通常给出编制标准的背景信息，如编制标准的原因、目的、标准技术内容的特殊说明等。

（5）范围：范围是必备要素，用来界定标准的标准化对象和所覆盖的各个方面，并指明标准的适用界限。范围设置为标准的第 1 章。

（6）规范性引用文件：位于标准的"范围"之后，由引导语和文件清单构成，是必备要素。它应列出标准中规范性引用的其他文件的文件清单，这些文件经标准条文引用后，成为标准应用时必不可少的文件。该要素设置为标准的第 2 章，且不应分条。若标准中"规范性引用文件"无具体内容，仍应保留其章编号级标题，标题下具体内容可以空白。

（7）术语和定义：位于"规范性引用文件"之后，是必备要素。它仅给出为理解标准中某些术语所必需的定义。该要素设置为标准的第 3 章，可以细分为条，并给出条标题。若标准中"术语和定义"无具体内容，仍应保留其章编号级标题，标题下具体内容可以空白。

（8）符号和缩略语：给出为理解标准内容所必需的，标准中使用的符号和缩略语的说明或定义，是标准的可选要素。若需要，应设置为第 4 章。

（9）核心技术要素：是标准的核心内容，是必备要素，用于表述标准特定功能，是各种功能类型标准的标志性要素。各种功能类型标准的核心技术要素的编写应遵循《标准编写规则》（GB/T 20001）所有部分的规定。

（10）附录：附录为可选要素，分为规范性附录和资料性附录。规范性附录给出标准正文的附加或补充条款，是标准不可或缺的内容。资料性附录给出了有助于理解或使用标准的附加或参考信息。附录不应给出章编号。

（11）参考文献：参考文献置于最后一个附录之后，为可选要素。

（12）索引：标准中如果有索引，则是标准的最后一个要素。在术语标准中，索引是必备要素；在一般标准中，索引是可选要素。

第三节　几种重要的国际卫生信息标准

随着信息技术在医疗卫生领域的广泛应用，世界各国的卫生信息化建设快速发展。虽然各国卫生信息化建设发展的进程、建设策略和技术路线不尽相同，但信息标准化都处于关键和核心位置。国际组织及标准研发机构、学会协会、信息技术企业等组织研究制定了大量卫生信息标准，其中一些标准已经得到了广泛认可并被广泛采用。

一、国际疾病分类

（一）概述

国际疾病分类（international classification of disease，ICD）是 WHO 制定的国际统一的疾病分类方法，它根据疾病的病因、病理、临床表现和解剖位置等特性，将疾病分门别类，使其成为一个有序的组合，并用字母和数字代码来表达。通过将疾病转换成代码，利于系统记录、分析、解释和比较不同国家或地区、不同时期的死亡率和发病率等情况，实现数据存储、检索、分析和应用，使疾病分类在国际上得到统一，是反映全球健康趋势和卫生统计的数据基础。它的统计范畴涵盖死因、疾病、伤害、症状、就诊原因、影响健康状况的因素以及疾病的外部原因等，被越来越多地应用于临床研究、医疗质量监测、卫生事业管理以及卫生资源配置等各个方面。ICD 有 43 种语言译本，被 117 个国家采用进行死因数据报告，全球约 70% 的卫生费用支出依据 ICD 进行医疗支付和卫生资源配置。

ICD 有 100 多年的发展历史，历经 11 次修订，1994 年发布的 ICD 第 10 次修订版（ICD-10）在国际上被广泛应用。但是，随着信息技术与医学发展，ICD-10 的固有结构限制了修订与应用，促使 ICD 诞生新版本。2018 年 6 月 18 日，WHO 发布 ICD-11 作为健康与医疗服务信息最新国际标准。2018 年 12 月 21 日，国家卫生健康委员会在《关于印发国际疾病分类第十一次修订本（ICD-11）中文版的通知》（国卫医发〔2018〕52 号）中正式发布《国际疾病分类第十一次修订本（ICD-11）中文版》。

（二）分类与编码方法

ICD 分类依据疾病的 4 个主要特征，即病因、部位、病理及临床表现（包括症状、体征、分期、分型、性别、年龄、急慢性、发病时间等）。每一特性构成了一个分类标准，形成一个分类轴心，因此 ICD 是一个多轴心的分类系统。

1. ICD-10　ICD-10 共有 22 章，采用字母数字编码形式的 3 位代码、4 位代码、6 位代码表示，但肿瘤的形态编码除外，编码框架如图 8-3-1。第 1 位 A_1 为英文字母，后面 5 位为阿拉伯数字，第 3 位 N_3 和第 4 位 N_4 之间用小数点隔开。

（1）前 3 位编码为 ICD-10 类目码，3 位类目码具有实际意义，可作为统计分类使用，类目编码从 A00 到 Z99。类目容量为 2 600 个。

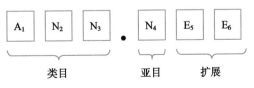

图 8-3-1　ICD-10 编码结构

1）疾病（包括症状、体征和其他不明确情况）的编码范围是 A00～R99。

2）损伤和中毒性质的编码范围是 S00～T98。

3）损伤和中毒外部原因的编码范围是 V01～Y98。

4）影响健康状态和与保健机构接触的因素编码范围是 Z00～Z99。

5）用于特殊目的的编码 U00～U99。

6）肿瘤的形态学编码采用英文字母"M"加三位数字或四位数字表示，即 M800～M998。在四位数字后加"/"和一位数字，表示肿瘤的性质："/0"表示良性肿瘤；"/1"表示良性或恶性未肯定（交界恶性）；"/2"表示原位癌；"/3"表示原发部位的恶性肿瘤；"/6"表示继发部位的恶性肿瘤。

（2）前 4 位编码为 ICD-10 亚目码。4 位亚目码是 3 位码的亚分类，同样具有统计分类意义。编码范围为 A00.0～Z99.9。例如：急性阑尾炎伴腹膜脓肿 K35.1。

（3）第 5～6 位数字为扩展码。其中第 5 位代码为细目编码，ICD-10 细目码是选择性使用的编码。疾病扩展的规则是根据解剖部位、病因、临床表现、病理的分类轴心进行。

2. ICD-11　ICD-11 共有 28 章，采用主干码（stem codes）和扩展码（extension codes）组合方式进行编码。

主干码用来指出患者的主要健康状况，是在特定的线性组合中可单独使用的编码，主干码的设计是为了确保每个病例仅需要一个编码时，可以从中获得最有意义的最少信息。主干码采用 6 位的字母和数字混合编码，第 4 位和第 5 位用小数点隔开，详见图 8-3-2。E_1 第一位，用数字（0～9）或字母（A～Z，除外 O 和 I）表示，代表章节；A_2 第二位，用字母（A～Z，除外 O 和 I）表示；N_3 第三位，采用 0～9 数字表示；E_4 第四位，用字母或数字表示，字母 Y 和 Z 代表残余类目。例如：DB32.20 中毒性巨结肠（D 代表第 13 章），CA20.10 单纯性慢性支气管炎。ICD-11 的编码范围为 1A00.00～ZZ9Z.ZZ，类目容量为 269 280，比 ICD-10 扩大 100 倍。

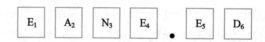

图 8-3-2　ICD-11 主干码编码结构

扩展码与以前概念不同，它不是在主干码的基础上扩展位数，而是作为独立的编码。但扩展码不能单独使用，必须与主干码搭配使用，提供附加信息，从而更为详实地描述复杂的疾病或健康状况。一个主干码可同时关联一个或多个扩展码。扩展码以 X 开头，不采用主干码编码框架结构。例如：XA6HQ4 膝关节外侧半月板，XT5R 急性。

组合方式包括预组配和后组配。预组配是指主干码本身包含了多个特征信息，以预先组合方式包含了一个临床概念的所有相关信息。如 BD50.40 表示腹主动脉瘤伴穿孔，CA40.04 表示肺炎支原体引起的肺炎。后组配是指在疾病和健康状况需要多个编码来共同描述的情况下，将多个代码（即主干码和主干码、或主干码和扩展码）连接在一起，以完整地描述所记录的临床概念。主干码与扩展码组合，采用"&"连接，主干码与主干码组合，采用"/"连接。如：NC72&XK9K 表示右侧股骨骨折，其中 NC72 表示股骨骨折，XK9K 表示右侧；9B10.21/5A11 表示 2 型糖尿病性白内障，其中 9B10.21 表示糖尿病性白内障，5A11 表示 2 型糖尿病。

二、医学系统命名法－临床术语

（一）概述

医学系统命名法-临床术语（systematized nomenclature of medicine-clinical terms，SNOMED CT）

是一种临床医学术语标准。最初由美国病理学会研制开发，2007 年转由国际医疗卫生术语标准研发组织（International Health Terminology Standards Development Organization，IHTSDO）负责维护和推广，2017 年初转由 SNOMED 国际（SNOMED International）负责其运营。

SNOMED CT 是全面的、多语言的临床医学术语系统，它使电子健康记录临床内容的表达具有一致性，提供了一种标准化的方法来表示临床医生使用的临床短语，并使这些短语能够被计算机理解。SNOMED CT 不仅仅是疾病诊断的编码系统，还包括：临床表现，如症状和体征；外科、治疗和诊断操作；各种观察指标，如心率；身体结构、生物体、药物、标本等可能需要在健康记录中记录的各种类型的信息。

SNOMED CT 是按照本体方式构建的医学术语体系。本体是根据领域概念的本质和相互关系，通过构建领域概念之间的层级关系，对某一领域的知识进行结构化的组织。SNOMED CT 主要由概念、描述、关系三部分组成，并提供表达式、映射、参考集合扩展等机制以灵活地支持不同的应用需求。SNOMED CT 包含 19 个临床领域，超过 35 万个概念，在超过 80 个国家使用。

（二）应用领域

SNOMED CT 通过提供语义丰富的临床术语来满足各种应用需求。

1. 电子病历　SNOMED CT 作为术语词典支持电子病历结构化处理和存储，辅助医生进行医嘱录入、语义检索。

2. 临床辅助决策支持　辅助生成诊断方案，创建医疗警报，如药物过敏等，为医生提供临床诊断决策支持。

3. 医疗数据互操作　SNOMED CT 作为编码系统应用于各种医疗机构，促进医疗数据互操作。患者的就诊活动通常会发生在多家医疗机构，即使是在同一家机构就诊，也会有多次就诊、多种医疗系统/设备间的数据整合的问题。SNOMED CT 可以作为一种通用的参考术语，对不同的术语体系进行交叉映射，其复合层级结构和描述逻辑可以支持概念整合。采用 SNOMED CT 作为临床数据的统一编码系统，可在语义层面促进临床数据的表示、互操作、交换、共享与协同。

4. 统计分析　基于 SNOMED CT 语义丰富的临床概念及多层级结构，提供更准确的统计分析报告，包括个体分析、群体分析和临床分析。

（三）逻辑设计

概念、关系和描述是 SNOMED CT 最基本的组成单元。其中，概念表不仅收录了具有明确临床意义的术语的规范表达形式，而且还收录了表达概念之间关系的规范关系名称；描述表收集了各个概念的不同表达形式，对各种表达形式的用途进行了划分；关系表揭示了各个概念之间的语义关系。SNOMED CT 采取数字标识符来唯一地表达一个概念、描述和关系，SNOMED CT 概念、描述和关系间的逻辑模型结构，详见图 8-3-3。

在 SNOMED CT 中，概念是一个具有明确临床意义的标识，由一个唯一的概念标识符（concept ID）表示，该标识符明确地、唯一地指向一个概念，用于计算机读取和存储，如 SNOMED CT 标识符（SNOMED CT identifier，SCTID）22298006 指心肌梗死。

SNOMED CT 的每个概念包含一组同义词（医学术语）对其进行描述，描述表用来指定人类可读的概念形式和概念之间的关系。对于同一个医学概念，可能存在几个甚至十几个与之对应的术语，而所有的概念至少有一个完全指定名称（Fully Specified Name，FSN）和至少一个同义词，SNOMED CT 中的概念通过完全指定名称来准确表示，FSN 是概念的权威含义，对于消除歧义非常有用，每个概念只能拥有一个 FSN，有且仅有一个同义词作为优选术语。完全指定名称由概念名称和概念语义类型组成，每一个概念的结尾都会在括号内标识概念的语义类别，以此来区分概念在不同语义环境下表示的不同含义，每个完全指定名称以"概念名称（语义类型）"的形式构成，如心肌梗死（紊乱）

［Myocardial infarction（disorder）］，详见图8-3-4。SNOMED CT的概念共赋予了41种语义类型，每个概念通过语义类型可以明确区分相同术语形式表达的不同含义。

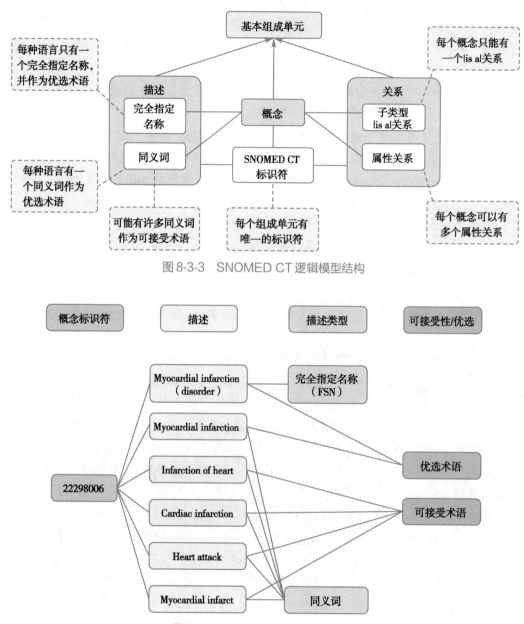

图 8-3-3　SNOMED CT 逻辑模型结构

图 8-3-4　SNOMED CT 描述示例

关系用来连接 SNOMED CT 中的概念，两个概念由第三个概念，即"关系类型"进行连接，表示"源概念"到"目标概念"的联系。关系类型可分为两大类，即定义关系和非定义关系。定义关系用来描述源概念所"必定"拥有的"特征"或"属性"，它包括子类型关系和属性关系。子类型关系是应用最广泛的关系类型，使用 |is a| 来表达，几乎所有有效的 SNOMED CT 概念都至少是一种 |is a| 关系的源概念。如果两个概念通过单一 |is a| 关系直接连接，源概念就可以被认为是目标概念的子类型。属性关系通过把源概念及其属性特征相关联，使源概念定义更加完整，每个概念可以有多个属性关系，详见图 8-3-5。概念通过子类型关系和属性关系进行定义。SNOMED CT 依据现代西医学本体论疾病观将所有概念分为 19 个顶级类，全面覆盖了临床科研工作所需的概念种类，各类之间具有不同的逻辑关系，通过"|is a|"关系建立类之间的等级层级体系。

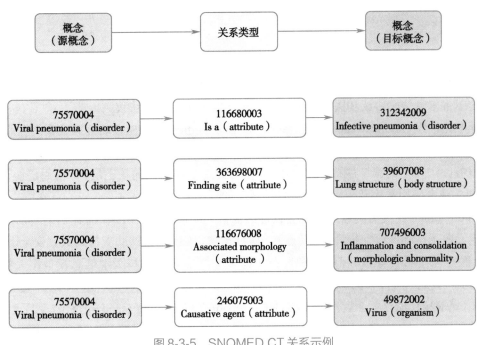

图 8-3-5　SNOMED CT 关系示例

（四）医学系统命名法 – 临床术语与国际疾病分类的比较

SNOMED CT 和 ICD 在使用场景、使用者、概念范围、颗粒度及组织方式方面，均有很大的不同，详见表 8-3-1。医疗信息化从业者在进行临床大数据分析及利用时需要进行适当选择。

表 8-3-1　SNOMED CT 与 ICD 对比

对比方面	ICD	SNOMED CT
基本情况	国际疾病分类是一种统计学分类，监控疾病发病率和患病率及其他的健康相关问题	医学系统命名法 - 临床术语是复杂的国际通用的临床术语系统，是能够使电子健康档案/电子病历的临床内容一致的和可处理的呈现方式
使用场景	以统计报告为目的； 流行病学报告、管理报告、报销	以临床信息的文档化和推理为目的； 实现数据采集、存储、检索、分析、共享
使用者	流行病学专家 管理者 病案管理者 规划制订者 政策制定者	临床医生 患者 临床研究者 流行病学专家 管理者 规划制订者 政策制定者
概念范围	主要对疾病进行分类，对与健康相关的问题进行分类	范围更加广泛，医疗文档中的各方面的临床信息均涉及
颗粒度	以统计为目的，疾病被汇总和合并比较，类目宽泛	每个不同的临床含义都有一个不同的编码，支持在不同的颗粒度水平上进行概念合并，包含超过 35 万的医学概念
组织方式	简单层级结构（mono-hierarchy）	复合层级结构（poly-hierarchy）

三、卫生信息交换标准

（一）概述

卫生信息交换标准（health level seven，HL7）是由 HL7 International 标准开发组织开发并维护的，是标准化的卫生信息传输协议和医疗领域不同应用之间的电子传输协议。

国际标准化组织（International Organization for Standardization，ISO）的开放式系统互联通信模型（open system interconnection，OSI）共有七层，第七层为应用层，应用层直接与应用程序交互并执行常见的应用服务。HL7 中的第 7 层（Level 7）指的是 OSI 通信模型中的第七层，即应用层协议，以此强调 HL7 主要关注在应用程序及应用服务接口层面上的标准开发。

HL7 International 是美国国家标准学会认证的非营利的标准开发组织，拥有 57 个活跃的工作组，这些工作组涵盖了从临床诊疗护理、医院管理、医疗质量、临床决策辅助支持到数据安全、电子病历、移动医疗、医疗保险付费等领域，制定和发布了诸多医学信息交换和医学信息模型相关标准，其中在国际上得到广泛应用的有 HL7 临床文档架构（clinical document architecture，CDA）第 2 版［CDA® Release 2（CDA R2）］、HL7 第 2 版消息标准（HL7 Version 2 Messaging Standard，HL7 V2）、HL7 第 3 版参考信息模型［HL7 Version 3 Reference Information Model（V3 RIM）］等。为了改进 HL7 现有标准的不足及更好地支持移动医疗应用的需要，自 2011 年起，HL7 开始了新一代信息交换标准 HL7 快速医疗互操作性资源［FHIR®（HL7 Fast Healthcare Interoperability Resources，FHIR）］的研制，最新版 FHIR 第 4 版（Release 4）于 2018 年 12 月发布。

（二）HL7 第 2 版消息标准

1988 年 9 月，HL7 工作组颁布了 HL7 第 2 版消息标准（HL7 Version 2.0 Messaging Standard），之后相继发布了 V2.1、V2.2、V2.3、V2.4 等，2019 年发布了 V2.9。它在美国 90% 以上的医院得到支持和应用，在世界范围内也成为应用最广泛的医学信息标准之一。HL7 第 2 版的各个消息标准又统称为 HL7 V2.x 标准。

HL7 V2 消息标准的首要目标是为医疗系统间的数据交换提供标准，降低医疗系统间定制化数据交换界面的开发及维护成本，使系统间的数据交换简单、便捷。消息是系统间数据交换的最小单位，HL7 V2 的消息由一组按顺序排列的消息段（segment）组成，每个消息段以 <cr>（回车符）结束。每个消息中的第一个消息段为消息头（message header，MSH），携带关于消息本身的信息，如消息的发送方、接收方、消息类型代码、触发事件代码、版本信息等。消息头中的消息类型代码定义了消息的应用场景和目的，触发事件代码规定了触发此类消息的临床事件。每个消息段由一系列不同长度的数据字段组成，数据字段间由字段分隔号"|"隔开。

HL7 V2 消息标准是第一个在医疗卫生信息领域得到广泛应用的数据交换标准，从诞生之日起，它就不断地进行更新以支持持续增长的医疗信息系统数据交换和共享的需要。HL7 V2 消息标准的不足是缺乏基本的一致性的医学信息模型，造成了在应用中对同一数据或消息理解和表达不一致的问题。

（三）HL7 第 3 版参考信息模型和临床文档架构第 2 版

为解决 HL7 V2 消息标准存在的问题，HL7 自 1996 年开始了 HL7 第 3 版（HL7 Version3，HL7 V3）的设计和开发，2003 年 7 月，HL7 颁布了第 1 版经过美国国家标准学会（American National Standards Institute，ANSI）认证的 V3 标准。

HL7 V3 标准的基本特点是以模型来构建临床信息及信息交换场景，并由此生成计算机可使用的，以 XML 形式表现的消息和医疗文书，HL7 V3 全部标准均来源于基于通用建模语言（unified modeling language，UML）规范的综合医学信息模型，即 HL7 参考信息模型（HL7 reference information model，HL7 RIM）。HL7 RIM 目标是覆盖医疗健康领域信息表达和交换的全部需要，其范围不局限于临床信息，也包括行政、财政、公共医疗保健、管理和安全等领域。HL7 RIM 是 HL7 V3 的各类标准的基础和源头。它通过 6 个核心类，相应的衍生类、类间的关系，以及与医学代码的耦合绑定，形成了抽象化的 RIM 模型。6 个核心类分别是：医疗事件（act）、参与方（participation）、实体（entity）、角色（role）、事件关系（actrelationship）、角色关系（rolelink）。

HL7 临床文档架构（clinical document architecture，CDA）标准是一个文档标记标准，它详细规范了临床文档（如出院总结、过程记录、程序报告等）的结构和语义以支持文档的交换，是 HL7 V3 标准的一种。美国国家标准学会（ANSI）于 2000 年批准了 HL7 CDA 第 1 版，2005 年批准第 2 版（HL7 CDA R2）。2009 年，CDA R2 得到国际标准化组织（ISO）的认证，成为 ISO 标准（ISO/HL7 27932：2009）。自 2005 年 CDA R2 标准发布至今，其在世界范围内得到广泛的认可和应用。

临床文档具有存续性、保管方、法律效力、语境、完整性、可读性等特点。一个 CDA 文档是具备以上临床文档特点的定义清晰、完整的信息客体，由文字、图像、声音和其他多媒体内容组成。HL7 CDA 文档是以可扩展标记语言（extensible markup language，XML）的编码方式存在，其中的数据可以直接被计算机通过 XML 软件工具进行处理。HL7 CDA 使用 HL7 V3 数据类型，它的数据关系继承了 HL7 RIM 的数据关系定义。

CDA 文档以 <Clinical Document> 开头，<Clinical Document> 是 CDA XML 文档的根元素。它包含一个文档头（header）和一个文档体（body），文档头位于 <Clinical Document> 和 <structuredBody>之间，对文档进行标识和分类，同时提供文档的所属患者、参与医生、就诊情况、签名等信息。文档体包含报告内容，可以是非结构化的，也可以是结构化的，非结构化内容位于 <NonXMLBody> 元素内，结构化的内容位于 <structuredBody> 元素内。<structuredBody> 包含一个或多个章节（section），章节可以嵌套。每个章节可以包含一个文字叙述部分（narrative block）、任意数量的条目（entry）以及外部参考（external reference）。章节中的文字叙述部分位于 <section> 下的 <text> 元素内，通过转化，形成适当的文本格式以供人阅读。CDA 文档结构示意图详见图 8-3-6。

CDA R2 代表了 HL7 V3 走向语义互操作能力的坚实一步，为临床文档的交换提供了可实施的标准。美国的电子病历有意义使用（EHR Meaningful Use）方案中，强制要求了基于 CDA R2 标准的临床文档的交换和获取。

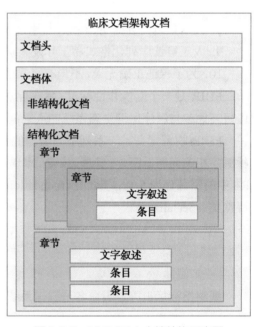

图 8-3-6 HL7 CDA 文档结构示意图

（四）HL7 快速医疗互操作性资源（FHIR）标准

HL7 V3 标准系列中只有 CDA R2 得到了广泛的认可和应用，其他 HL7 V3 标准因为高度的复杂性、高成本以及较高的技术门槛被束之高阁。CDA 虽然应用广泛，但主要着重于临床文档的交换，应用场景局限。HL7 V2 消息标准已有超过 25 年的历史，但由于自身设计的局限性，存在着许多固有问题，难以在标准内部解决。同时，在互联网技术和云计算快速发展的今天，数据的数量、类型和来源出现了极大的增长，互操作性需求也在不断增加，目前的 HL7 V2 和 V3 标准很难有效地满足这些新的要求，因此，医疗卫生信息交换需要一个新的、通用的、更好的标准。FHIR 作为 HL7 创建的下一代标准框架，在继承了 HL7 V2、V3 和 CDA 各标准优点的同时，又利用了最新的互联网标准，并且高度重视实践性,因此受到了广泛的关注,并进行了大量的试验性应用。

FHIR 标准由一系列基于资源(resources)的模块化组件构成,通过常见的 RESTful(representational state transfer)网络服务,实现跨科室、跨机构和跨地区的数据交换(包括临床数据、医疗保健相关的管理数据、公共卫生以及基础医学和科研数据等)。FHIR 标准涵盖了医学和兽医学,支持各类医疗保健相关的应用场景,包括住院治疗、长期照护、移动医疗等,其目标是在不牺牲信息完整性的前提下,使标准的实施尽可能简单。FHIR 通过利用现有的逻辑模型和理论模型,为医疗保健应用之间的数据交换提供了一种一致的、易于实现的严格的机制。它有一种内置的可追溯到 HL7 RIM 和其他重要的内容模型的机制,这就确保了在用户没有熟练掌握 RIM 或者其他 HL7 V3 标准知识的情况下,可以对 HL7 之前已定义好的模型和最佳实践进行调整。

FHIR 有如下优势。

1. 强烈关注实施工作,实施起来简单便捷。

2. 备有多个实施库以及许许多多的示例,可供快速启动开发工作时使用。

3. 可以毫无限制地免费使用 FHIR 技术规范。

4. 不但可以原样采用开箱即用式的基础性 FHIR 资源,也可根据本地需求对其加以改编和扩展。

5. 源自 HL7 V2 和 CDA 标准的演进式发展路径,不同标准之间可以相互共存和彼此利用。

6. 拥有现代网络标准方面的坚实基础:XML、JSON(JavaScript Object Notation)、HTTP、OAuth(Open Authorization)等。

7. 不但支持 RESTful 体系架构,同时也能够利用消息、文档和 SOA 架构实现无缝地信息交换。

8. 技术规范内容简明、精练、易于理解。

9. 人工可读序列化格式易于开发人员使用。

10. 为了保证正确无误,不但有可靠的基于本体的分析,还有严格又正规的映射。

FHIR 是一个互操作性标准,旨在促进医疗保健服务提供者、患者、照顾者、支付者、研究人员和任何其他参与医疗保健生态系统的人之间的医疗保健信息的交换。

FHIR 规范定义了一系列不同类型的资源,可用于交换和存储数据,以解决临床和管理方面的各种医疗相关问题。医疗、管理、安全、术语服务等各类数据元素均以资源的形式来构建和呈现。FHIR R4 中的资源分为 5 类:基础类(foundation)、基本类(base)、临床类(clinical)、保险支付类(financial)、特殊类(specialized)。

四、观测指标标识符逻辑命名与编码系统

(一)概述

观测指标标识符逻辑命名与编码系统(Logical Observation Identifiers Names and Codes,LOINC)是一套通用的代码和名称,用于标识医学检验项目及其他临床观测指标,旨在促进临床观测指标结果的交换与共享,使其更好地服务于临床医疗护理、结果管理以及科学研究工作。LOINC 标准由一些医学信息学者和临床医生在美国 Regenstrief 研究院(Regenstrief Institute)协调下开发而成。Regenstrief 研究院负责维护和发展该标准,并拥有对它的版权。Regenstrief 研究院授予开放使用许可,允许公众免费使用 LOINC 标准。

LOINC 涉及化学、血液学、血清学、微生物学及分子病理学等 34 个实验室专业,LOINC 为实验室和临床检查提供了一套统一的名称和标识码,从语义和逻辑上支持医学检验、检查结果的交换。

LOINC 编码目前大约包括 4 万条术语,其中 3/4 用于检验观测指标数据编码,LOINC 的临床检验结果部分编码涵盖了所有常用的检验类别,如化学、血液学、血清学、微生物学(包括寄生虫和病毒学)和毒理学,以及药物敏感性和细胞计数等类别。除了临床观测指标,LOINC 标准还包含一组用于

通用临床的文本及其章节的命名,例如临床笔记、进展报告、放射影像诊断报告、医学摘要等。

（二）命名与编码

LOINC 赋予概念唯一编码及名称。LOINC 术语定义包括 LOINC 编码和完全指定的名称（Fully Specified Name,FSN）。LOINC 编码是一个独特的、永久的标识符。LOINC 编码没有内在结构,除了编码中的最后一个字符是 mod 10 校验数字。FSN 由五个或六个主要部分组成:成分或分析物的名称[（component or analyte measured),例如,葡萄糖、普萘洛尔]、受检属性[（property measured),例如,物质浓度、质量、体积]、测量的时间特征[（time aspect),例如,是否超过时间或瞬间]、系统或样本的类型[（type of system or sample),例如,尿液、血清]、测量的尺度[（scale),例如,定性与定量],以及相关的测量方法[（method),例如,放射免疫分析、免疫印迹],其中方法是一个可选的特征,只包括在需要它的概念里。FSN 各部分以冒号":"作为分隔符。例如:24 小时尿钠量（质量）的 LOINC 编码为 21526-9,其 FSN 表达为是 Sodium:MCnc:24H:Urine:Qn,其中文对应为钠:质量浓度:24 小时:尿液:定量型。

五、医学数字成像和通信标准

医学数字成像和通信标准（digital imaging and communication in medicine,DICOM）是美国放射学会（American College of Radiology,ACR）和美国电器制造商协会（National Electrical Manufacturers Association,NEMA）组织制定的医学图像的存储和传输标准,用于解决影像存储与传输系统（picture archiving and communication system,PACS）中数字医学设备与信息系统之间医学影像数据交换和存储的标准规范问题。DICOM 是医学图像和相关信息的国际标准（ISO 12052）。

DICOM 在几乎所有的放射学、心脏病学成像和放射治疗设备（X 射线、CT、MRI、超声等）中都得到了应用,在其他医学领域,如眼科和牙科,DICOM 的应用也越来越广泛。自 1993 年首次发布以来,DICOM 已经彻底改变了放射学的工作流程,使得全数字化的工作流程取代了 X 射线胶片。

第四节　国家卫生信息标准的制定及应用

我国国家卫生信息标准工作以需求为导向,以应用发展为牵引,按照"统筹规划、急用先行、有的放矢"的原则开展,重点围绕以电子病历为核心的医院信息化和以居民电子健康档案为核心的区域卫生健康信息化建设内容,以全民健康信息标准体系框架为指导,在卫生信息数据元与值域代码、卫生信息基本数据集、卫生信息共享文档、业务系统功能规范、标准符合性测试等方面,先后发布卫生健康信息行业标准 200 多项。

一、数据元与值域代码

（一）概述

1. **数据元**　数据元（data element）是数据的基本单元,是装载数据的容器（container）,是能够用一组属性描述其定义、标识、表示和允许值的数据单元。在特定的语义环境中,数据元被认为是不可再分的最小数据单元。

数据元的基本模型包括数据元概念和数据元两部分,详见图 8-4-1。

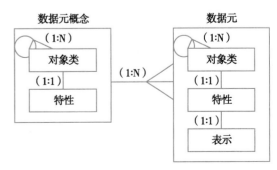

图 8-4-1　数据元的基本模型

一个数据元概念是由对象类和特性两部分组成,是能以一个数据元形式表示的概念,其描述与任何特定表示法无关。一个数据元是由对象类、特性和表示三部分组成。一个数据元概念对应多个数据元。

对象类是可以对其界限和含义进行明确的标识,且特性和行为遵循相同规则的观念、抽象概念或现实世界中事物的集合。它是我们希望采集和存储数据的事物。对象类是概念,在面向对象的模型中与类相对应,在实体-关系模型中与实体对应,例如,患者、医生、卫生机构等。对象类可能是一般概念。当对象类所对应的对象集有两个或多个元素时,就是一般概念。患者、医生、卫生机构等就是一般概念。对象类也可以是个别概念。当对象类对应的对象集仅有一个元素时,就是个别概念,例如"北京市医疗机构集合"。

特性是一个对象类的所有成员所共有的特征。它用来区别和描述对象,是对象类的特征,但不一定是本质特征,它们构成对象类的内涵。特性也是概念,对应于面向对象模型或实体-关系模型中的属性,例如体重、血压、视力、疾病等。特性也可以是一般概念或个别概念。作为个别概念的例子有病床总数或医疗收入。

表示可包括值域、数据类型、表示类(可选的)和计量单位四部分,其中任何一部分发生变化都成为不同的表示。值域(value domain)是数据元允许值的集合,例如医疗毛收入这一数据元可用非负实数集(以人民币为单位)作为它的允许值集合,这就是它的值域。数据类型是表达数据元允许值的不同值的集合,以这些值的特性和运算为特征,例如医疗毛收入的数据类型是"实数"。表示类是表示类型的分类,它是可选的。例如性别代码这一值域的表示类是"类别"。计量单位是用于计量相关值的实际单位,例如医疗毛收入的计量单位是"人民币"。

当一个数据元概念与一个表示联系在一起时,就产生了一个数据元。在需要生成概念上相似的数据元时,一个数据元概念可以与不同的表示关联产生不同的数据元。同一概念的表达方法有许多。例如,患者国籍这个数据元概念,可以应用 ISO3166-1《国家及其分支机构名称表示代码 第 1 部分:国家代码》(*Codes for the Representation of Names of Countries and Their Subdivisions—Part 1: Country Code*)中规定的 7 种不同的表示来代表世界各国,有英文全称、2 位字母码、3 位字母码、地区代码等,每种都包含了一个表示集合,都可以用作与该数据元概念关联的表示。7 种关联就形成了 7 个数据元。

2. **值域基本模型**　值域与数据元相对应,用于规范数据元可取值的范围。值域的基本模型详见图 8-4-2。从模型中可看出,值域的基本模型由概念域和值域两部分组成,一个概念域对应多个值域。

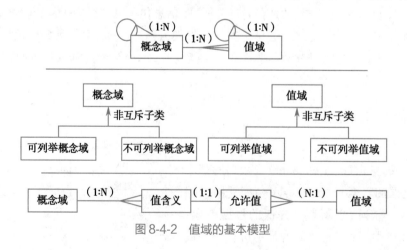

图 8-4-2　值域的基本模型

(1)值域:值域是数据元允许值的集合,一个允许值是某个值和该值的含义的组合,值的含义称为值含义。例如"患者病情状态"的值域是:1 表示危,2 表示重,3 表示一般。1、2 和 3 是值,其值含义分别是危、重和一般。值域有两种(非互斥的)子类:可枚举值域,由允许值(值和它们的含义)列表规定的值域；不可枚举值域，由描述规定的值域。

一个可枚举值域是包含了它的所有值及值含义的一个列表。例如，"危险因素控制建议"数据元的一个可枚举值域列表如表8-4-1。

表8-4-1 "危险因素控制建议"的值域

值	值含义	值	值含义
1	戒烟	5	减体重
2	健康饮酒	6	建议接种疫苗
3	饮食	9	其他
4	锻炼	—	—

一个不可枚举值域是由一个描述来规定的。不可枚举值域的描述须准确描述属于该值域的允许值。例如，疾病死亡率的值域是大于等于0小于等于1的实数。

描述数据有时需要计量单位。如描述温度的值域记录，为了准确理解值的含义，就必须使用计量单位，如华氏度或摄氏度。再如，身高的值域记录，可使用厘米或米计量。计量单位不仅仅限于物理量，还包括时间（如年、日、分钟）、货币（如人民币、美元、欧元）等其他度量单位。所以，计量单位与值域关联。

（2）概念域：概念的外延构成了概念域，一个概念域是一个值含义集合。一个概念域的内涵是它的值含义。概念域也有两种（非互斥的）子类：可枚举概念域，由值含义列表规定的概念域；不可枚举概念域，由描述规定的概念域。

可枚举概念域的值含义可以明确地列举。该类型概念域对应于可枚举类型的值，见示例1。不可枚举概念域的值含义由"不可枚举概念域描述规则"来表述。该规则描述了不可枚举值域中允许值的含义。这种类型的概念域对应于不可枚举类型的值，见示例2。

如果一个计量单位的任何量可以转化为另一种计量单位下等同的量，则这些计量单位彼此之间是等价的。所有等价的计量单位被认为具有相同的维。例如，所有的长度单位（米、厘米等）具有相同的维。时间的计量，如小时和秒，具有相同的维。所以，维与概念域关联。

示例1：可枚举概念域

概念域名称：性别

概念域定义：人的社会学性别属性

值含义：男性、女性、未知的性别、未说明的性别

值域名称（1）：性别代码-1位数字

允许值：<1，男性>；<2，女性>；<0，未知的性别>；<9，未说明的性别>

值域名称（2）：性别代码-英文全称

允许值：<Male，男性>；<Female，女性>；<Unknown，未知的性别>；<Unaccounted，未说明的性别>

值域名称（3）：性别代码-1位字母代码

允许值：<M，男性>；<F，女性>；<U，未知的性别>；<A，未说明的性别>

示例2：不可枚举概念域

概念域名称：体重

概念域定义：身体所有器官重量的总和

概念域描述规则：用非负实数表示

值域名称（1）：体重—N5，2

值域描述：身体所有器官重量的总和，最大长度5位的非负实数，小数点后保留2位数字。

计量单位：千克

值域名称（2）：体重—N4

值域描述：身体所有器官重量的总和，最大长度4位的非负整数。

计量单位：克

（3）关系：每个值域都是概念域的一个元素。多个值域可能是同一个概念域的外延，但一个值域只与一个概念域关联。概念域之间可以存在关系，由此创建概念域的一个概念体系。值域之间也可以存在关系，根据这些关系提供的框架，就能够捕捉相关值域和它们关联概念的结构。

每个值域表示两种概念：数据元概念（间接地）和概念域（直接地）。数据元概念是与一个数据元关联的概念。值域是数据元的表示，因此也间接地表达了数据元概念。但是，值域与一个概念域直接关联，因此，值域对概念的表示与数据元无关。

3.卫生信息数据元　卫生信息数据元是卫生这一特定领域的数据元。它的概念和结构遵循通用数据元的概念和结构，是通用数据元的一个子集，但是同时又具有自身的特点。卫生信息数据元涉及基础医学、临床医学、公共卫生、中医药学等多个专业，且表现形式具备多样性，例如脑CT、数字人体、基因图谱、中医经络等数据元是不同的，比较复杂。但同时又有高度的相关性，专业间或与其他领域间存在着交换的需求。另外，各专业不同的特点决定了卫生信息数据元的属性也是复杂的。

（二）数据元属性

1.数据元基本属性　数据元的基本属性模型详见图8-4-3。一个数据元规范由一组属性组成。数据元基本属性模型使用了基数型和逻辑相关性两种准则对数据元的基本属性进行分组，分在同一组的属性共同拥有相似的基数和逻辑相关性。"基本"的含义是指它们对于定义数据元来说是经常需要的。

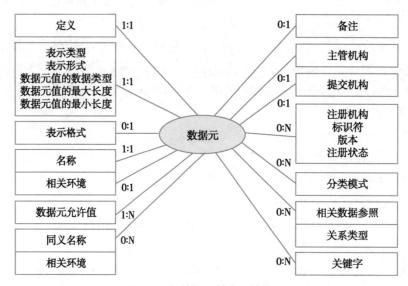

图8-4-3　数据元基本属性模型

（1）基数型：每一个数据元规范都可能包含0或1（0:1）、1且仅仅是1（1:1）、0或多（0:N）、1或多（1:N）个列于图8-4-3中的属性。如：一个数据元规范可能包含0或1个"主管机构"属性，但要求有1且仅仅是1个"定义"属性；可能包含0或多对"相关数据参照"与"关系类型"属性，但要求有1或多个"数据元允许值"属性。

（2）逻辑相关性属性：除了有相似基数类型外，不同属性之间还可能彼此依赖，也就是说，某种属性在没有其他属性存在的情况下不可能存在。如：如果属性"同义名称"和"相关环境"两者有一个存在的话，那么它们两者就都应当存在。类似的，如果属性"相关数据参照"和"关系类型"两者有一个存在的话，那么它们两者就都应当存在。另一方面，即使属性"相关数据参照"和"同义名称"有相同的基数类型（0:N），它们也不能相互依赖而存在，因此它们不能分在同一组。

根据基本属性模型列出的五类 22 个基本属性详见表 8-4-2。纵列"约束"是指在数据元字典中，该属性是"必选"（mandatory，M），还是"条件选"（conditional，C），还是"可选"（operational，O）。

表 8-4-2 数据元属性

属性类别	属性名称	约束
标识类	名称	M
	标识符	C
	版本	C
	注册机构	C
	同义名称	O
	相关环境	C
定义类	定义	M
关系类	分类模式	O
	关键字（词）	O
	相关数据参照	O
	关系类型	C
表示类	表示类别	M
	表示形式	M
	数据元值的数据类型	M
	数据元值的最大长度	M
	数据元值的最小长度	M
	表示格式	C
	数据元允许值	M
管理类	主管机构	O
	注册状态	C
	提交机构	O
	备注	O

2. 数据元附加类属性 数据元附加类属性是对基本属性的扩展。卫生信息数据元是领域专用数据元，在遵照数据元基本属性基础上，可以根据本领域数据元的特点和特殊需求进行扩展。如，对医院统计指标数据元的属性进行设置时，可根据医院统计指标数据元的正负向、环节终末、收集方法等特殊需求，在五类 22 项基本属性的基础上进行扩展，作为附加类属性。

3. 数据元属性描述 数据元属性应依照一种标准方式来描述。

（1）属性描述符：关于数据元属性描述符的基本内容和约束条件详见表 8-4-3。纵列"属性描述符"是由数据元属性描述符如名称、定义、约束等 10 项内容组成。纵列"约束"表示描述数据元属性时，一个描述符是"必选"（M），还是"条件选"（C），还是"可选"（O）。属性描述符中名称、定义、约束、数据类型是必选项。

表 8-4-3　数据元属性描述

属性描述符	约束	属性描述符	约束
名称	M	数据类型	M
定义	M	最大长度	O
约束	M	字符集	C
条件	C	语言	C
最多实例数	O	备注	O

（2）属性描述符应用规则："名称"属性描述符赋予数据元属性标记。"名称"应当是唯一的，并且应当以字母数字式的字符串形式表示。"定义"属性描述符是对数据元属性描述符的概念解释，可使一种数据元属性与其他数据元属性清晰地区别开来。"定义"以字母数字式的字符串形式表示。"约束"属性描述符是给出一个数据元属性是始终还是有时出现（即含有的值）的限制条件。该描述符可以有下列含义：必选，该数据元属性必须出现；条件选，如果规定的条件存在的话，那么该数据元属性就应当出现；可选，该数据元属性可以出现，也可以不出现。"条件"属性描述符是给出数据元属性应该出现的前提和要求。"最多实例数"属性描述符是在一个数据元规范中规定数据元属性和属性值可出现的最多数目。需要注意的是，"最多实例数"可以代表属性的重复出现的次数，也可以代表属性出现一次但具有多个赋值（多值属性）。后一种情形需要句法约定，以使属性值相互区别。"数据类型"属性描述符是为表达属性值而规定的特定值集合的描述符。属性值的数据类型示例有："字符""序号""整数""字符串"。"最大长度"属性描述符是指数据类型中所规定的特定值的存储单元最大数目的规格。例如：当"数据类型"实例被规定为"整数"并且"最大长度"描述符实例值是"3"时，则表示属性值可以包含最多 3 位整数。"备注"是与属性应用有关的注释。

4．数据元属性规范　数据元是由它们的属性来说明的，这些基本属性和附加类属性详见表 8-4-4。

表 8-4-4　数据元属性规范

属性类别	名称	定义	约束	条件	数据类型	备注
标识类	名称	赋予数据元的单个或多个字词的指称	必选	—	字符串	—
	标识符	在一个注册机构内与语言无关的一个数据元的唯一标识符	条件选	若"数据元名称"在一个注册机构内部不是唯一的，则本属性必选	字符	—
	版本	注册机构内，一套数据元规范中的一个数据元发布的标识	条件选	当对属性进行了更新，并且这种更新满足注册机构制订的新版本的维护规则时，则本属性就是必选的	字符	—
	注册机构	负责维护一个注册库的组织	条件选	每一个出现的标识符都应指明一个注册机构	字符串	—
	同义名称	与给定名称有区别但表示相同的数据元概念的单字或多字的指称	可选	—	字符串	为通用名称，伴"相关环境"出现
	相关环境	对使用或产生名称（或同义名称）的应用环境或应用规程的指明或描述	条件选	对于属性"同义名称"的每一次出现来说，本属性都是必选的。当属性"名称"存在于一个信息交换过程中时，本属性是必需的	字符串	—

续表

属性类别	名称	定义	约束	条件	数据类型	备注
定义类	定义	表达一个数据元的本质特性并使其区别于所有其他数据元的陈述	必选	—	字符串	—
关系类	分类模式	根据对象的来源、组成、结构、应用、功能等共同特性,将对象排列或划分成组的模式的分类参照	可选	—	字符串	—
	关键字	用于数据元检索的一个或多个有意义的字词	可选	—	字符串	—
	相关数据参照	数据元与相关数据之间的参照。注:参照的数据可以注册在同一数据元的字典中,或者注册在其他的字典、字库中	可选	—	字符串	—
	关系类型	数据元与相关数据之间关系特性的一种表达	条件选	若属性"相关数据参照"存在,则本属性就是必选	字符串	伴"相关数据参照"出现
表示类	表示类别	用于表示数据元的符号、字符或其他的表示类型	必选	—	字符串	由相关标准规定
	表示形式	数据元表示形式的名称或描述,例如:"数值""代码""文本""图标"	必选	—	字符串	—
	数据元值数据类型	表示数据元值的不同的数据类型	必选	—	字符串	—
	数据元值最大长度	表示数据元值的(与数据类型相对应的)存储单元的最大数目	必选	—	整数	—
	数据元值最小长度	表示数据元值的(与数据类型相对应的)存储单元的最小数目	必选	—	整数	—
	表示格式	用字符串表示数据元值的格式	条件选	如果数据元属于"定量数据"类,那么本属性就是必选。如果属性"表示形式"是"代码",当代码表示需要有具体的结构或格式时,则建议使用本属性	字符串	—
	数据元允许值	在一个特定值域中允许的一个值含义的表达	必选	—	字符串	—
管理类	主管机构	提供数据元属性的权威来源的组织或组织内部机构	可选	—	字符串	数据元的"拥有者"
	注册状态	一个数据元在注册生命周期中的状态的指称	条件选	在注册机构所规定的数据元生存期内,本属性是必选	字符	—
	提交机构	提出数据元注册请求的组织或组织内部机构	可选	—	字符串	—
	备注	数据元的注释	可选	—	字符串	—
附加类	收集方法	简要阐述该数据元的收集途径	必选	—	字符串	—

（三）卫生信息数据元目录与值域代码行业标准

2011年，我国发布了《卫生信息数据元目录》（WS 363—2011）和《卫生信息数据元值域代码》（WS 364—2011）系列标准，均为强制性卫生行业标准。两个系列标准相配合，均包含分类相同的17个部分，分别是：第1部分总则，第2部分标识，第3部分人口学及社会经济学特征，第4部分健康史，第5部分健康危险因素，第6部分主诉与症状，第7部分体格检查，第8部分临床辅助检查，第9部分实验室检查，第10部分医学诊断，第11部分医学评估，第12部分计划与干预，第13部分卫生费用，第14部分卫生机构，第15部分卫生人员，第16部分药品、设备与材料，第17部分卫生管理。该系列标准为我国不同卫生业务场景下的卫生信息标准制定提供了参照。

二、卫生信息基本数据集标准

（一）数据集

1. **数据集基本概念**　数据集（data set）是具有主题的、可标识的、能被计算机处理的数据集合。主题是指围绕着某一项特定任务或活动，规划和设计数据收集时，对其内容进行的限制性说明。通常数据集主题应具有划分性和层级性，划分性是指主题间可通过不同的命名，将相同属性的主题归并在一起形成相同的类，将不同属性的主题区分开形成不同的类；层级性是指主题可被划分成若干子主题或子子主题。可标识是指能通过规范的名称和标识符等对数据集进行标记，以供识别。标识与名称的取值需要通过具体的命名或编码规则来规范。能被计算机处理是指可以通过计算机手段（软硬件、网络），对数据集内容进行发布、交换、管理和查询应用。这些数据可以由不同的物理存储格式来实现，按照数据元的定义与数据类型，在计算机系统中以数值、日期、字符、图像等不同的类型进行表达。

2. **卫生信息数据集**　卫生信息数据集是在医药卫生领域，为满足政府卫生决策、业务处理、科学研究、信息发布与绩效评价等需求，按照数据集概念设计、归纳、整合的主题信息集合。医药卫生领域的数据集可以归纳为以下三个方面。

（1）信息发布类统计数据集：如中国卫生统计年鉴中卫生机构设置及规模、卫生人力资源的地区分布、卫生经费的筹集及分配等数据集，各类卫生机构的统计月报、年报，以及为了满足某一专项统计需求通过统计收集、归纳、整理、报告形成的数据集。

（2）业务系统建设类的基本数据集：包括医疗、公共卫生、卫生监督等领域为了满足业务信息系统规范化建设和领域内部以及领域间数据交换与共享需求，设计归纳的各子系统（或者功能模块）所包含的数据集合。如：儿童出生登记、食品卫生许可、个人健康档案、住院患者入院/出院/转院、居民死亡登记报告等基本数据集。

（3）为满足特定目的建立的数据集：包括通过调查、观察、监测、检测、试验、实验等方式获取的，满足科学研究、业务咨询或卫生服务决策等需求的数据集。如：医药卫生科学数据共享数据集、卫生服务调查数据集、疾病及危险因素调查等内容的数据集。

（二）数据集元数据

1. **数据集元数据概述**　元数据（metadata）是关于数据的数据，数据集元数据（metadata of dataset）就是关于数据集的数据。根据不同的描述对象，数据集元数据分为描述数据集的元数据、描述数据元的元数据等。卫生信息数据集元数据的描述对象是卫生信息数据集，描述的方法是把某个卫生信息数据集当作一个整体性的对象对其属性进行描述，得到关于这个卫生信息数据集的属性描述信息，形成卫生信息数据集的元数据。

从层次上分，元数据包含核心元数据与参考元数据，参考元数据包含了核心元数据，两者之间的内容包含关系详见图8-4-4。

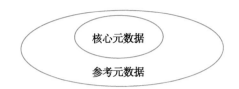

图 8-4-4　核心元数据与参考元数据的层次及包含关系

从结构上分，元数据包括元数据元素、元数据实体和元数据子集。

（1）元数据元素：元数据元素是元数据的最基本的信息单元。例如，数据集名称、数据集标识符、元数据创建日期等，是最基本的属性信息单元，用元数据元素来表示。

（2）元数据实体：元数据实体是同类元数据元素的集合，用于一些需要组合若干个更加基本的信息来表达的属性。例如"数据集提交和发布方"需要"单位名称""联系人""联系电话""通信地址"等若干个基本信息来说明，而数据集"关键词说明"需要"关键词"和"词典名称"来说明，因此，对于"数据集提交和发布方"和"关键词说明"这类属性需要用元数据实体来表示。

（3）元数据子集：元数据子集由共同说明数据集某一类属性的元数据元素与元数据实体组成，例如标识信息、内容信息、分发信息等，卫生信息参考元数据内容构成详见图8-4-5。

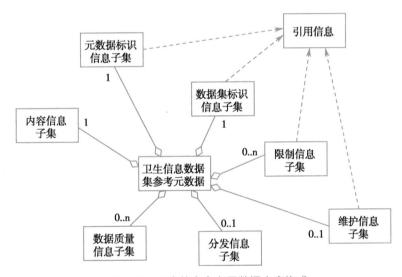

图 8-4-5　卫生信息参考元数据内容构成

2.国家卫生信息基本数据集元数据　　国家卫生信息数据集元数据选取以数据集的基本属性类别为基础，根据数据集用户的需求，选取了核心元数据中的 8 个"必选"（M）元数据元素，分为 2 个元数据子集，对卫生信息基本数据集进行描述。这 2 个元数据子集分别是标识信息子集和内容信息子集，标识信息子集包含了数据集名称、数据集标识符、数据集发布方—单位名称、关键词、数据集语种和数据集分类—类目名称 6 项元数据元素，内容信息子集包含了数据集摘要、数据集特征数据元 2 项元数据元素。

卫生信息基本数据集元数据描述格式详见表 8-4-5。以《电子病历基本数据集　第 1 部分：病历概要》（WS 445.1—2014）为例。

表8-4-5 数据集元数据（示例）

元数据子集	元数据项	元数据值
标识信息子集	数据集名称	病历概要基本数据集
	数据集标识符	HDSD00.02_V1.0
	数据集发布方—单位名称	国家卫生标准委员会信息标准专业委员会
	关键词	病历概要
	数据集语种	中文
	数据集分类—类目名称	卫生综合
内容信息子集	数据集摘要	患者在医疗机构就诊所产生的信息摘要
	数据集数据元	居民健康卡号、建档日期时间、就诊日期时间、门（急）诊号、住院号、姓名、性别、出生日期、西医诊断编码、中医病名代码、中医证候代码、手术及操作编码、关键药物名称、医疗机构组织机构代码、医疗付费方式代码、门诊费用金额、住院费用金额、医疗保险类别代码、个人承担费用金额等

（三）数据集中的数据元属性

1. **数据元属性选取** 数据元属性选取五类14项数据元基本属性对卫生信息基本数据集的数据元进行描述，详见表8-4-6。"备注"的公用属性是指同一数据集中数据元取值相同的属性，专用属性是指数据集中取值不同的数据元属性。

表8-4-6 数据集中的数据元属性列表

属性种类	数据元属性名称	约束	备注
标识类	内部标识符	必选	专用属性
	数据元标识符	必选	专用属性
	数据元名称	必选	专用属性
	版本	必选	公用属性
	注册机构	必选	公用属性
	相关环境	必选	公用属性
定义类	定义	必选	专用属性
关系类	分类模式	必选	公用属性
表示类	数据元值的数据类型	必选	专用属性
	表示格式	必选	专用属性
	数据元允许值	必选	专用属性
管理类	主管机构	必选	公用属性
	注册状态	必选	公用属性
	提交机构	必选	公用属性

2. **数据元描述格式** 数据元公用属性共7个，分别是版本、注册机构、相关环境、分类模式、主管机构、注册状态及提交机构，公用属性描述格式详见表8-4-7。数据元专用属性共7个，分别是内部标识符、数据元标识符、数据元名称、定义、数据元值的数据类型、表示格式及数据元允许值，专用属性描述格式详见表8-4-8。

表 8-4-7　数据元公用属性描述格式（示例）

属性种类	数据元属性名称	属性值
标识类	版本	V1.0
	注册机构	国家卫生标准委员会信息标准专业委员会
	相关环境	卫生信息、电子病历
关系类	分类模式	分类法
管理类	主管机构	卫生部统计信息中心
	注册状态	标准状态
	提交机构	中国人民解放军第四军医大学卫生信息研究所

注：以病历概要基本数据集为例。

表 8-4-8　数据元专用属性描述格式（示例）

内部标识符	数据元标识符（DE）	数据元名称	定义	数据元值的数据类型	表示格式	数据元允许值
HDSD00.01.001	DE01.00.009.00	城乡居民健康档案编号	城乡居民个人健康档案的编号	S1	N17	—
HDSD00.01.002	DE02.01.039.00	本人姓名	本人在公安管理部门正式登记注册的姓氏和名称	S1	A..50	—
HDSD00.01.003	DE02.01.040.00	性别代码	本人生理性别的代码	S3	N1	GB/T 2261.1
HDSD00.01.004	DE02.01.005.01	出生日期	本人出生当日的公元纪年日期	D	D8	—
HDSD00.01.005	DE02.01.031.00	身份证件类别代码	本人身份证件的类别代码	S3	N2	WS 364.3 卫生信息数据元值域代码第 3 部分：人口学及社会经济学特征 CV02.01.101 身份证件类别代码表
HDSD00.01.006	DE02.01.030.00	身份证件号码	身份证件上唯一的法定标识符	S1	AN..18	—

注：以城乡居民健康档案基本数据集为例。

（四）卫生信息基本数据集行业标准

2011 年以来，国家卫生健康委员会先后发布了一系列卫生信息数据集标准，范围覆盖健康档案、电子病历、医疗服务、疾病管理、卫生管理、儿童保健、妇幼保健、统计指标、医院管理运营等诸多业务域。如《城乡居民健康档案基本数据集》（WS 365—2011）、《电子病历基本数据集》（1~17 部分）（WS 445—2014）、《疾病管理基本数据集》（1~6 部分）（WS 372—2012）、《医疗服务基本数据集》（1~3 部分）（WS 373—2012）、《卫生管理基本数据集》（1~4 部分）（WS 374—2012）、《疾病控制基本数据集》（1~12 部分）（WS 375—2012）、《医院人财物运营管理基本数据集》（1~4 部分）（WS 599—2018）、《医疗机构感染监测基本数据集》（WS 670—2021）等。这些数据集标准的制定和应用，有力促进了我国卫生信息互联互通与共享，为国家卫生信息标准化建设提供了重要的标准支撑。

三、卫生信息共享文档标准

（一）卫生信息共享文档概念

卫生信息共享文档（sharing document of health information）是指以满足医疗卫生服务机构互联互通、信息共享为目的的科学、规范的卫生信息记录，其以结构化的方式表达卫生业务共享信息内容。

（二）卫生信息共享文档架构

1. 文档架构概述   文档架构是针对卫生行业电子交换文档而制定的一套文档标记语言及规范，目的是使医疗卫生领域异构系统之间能够在语义层进行文档交换和共享。文档架构规范了文档的最基本的通用结构和语义。

我国发布的卫生信息共享文档规范，其架构规范借鉴国际上已有的成熟文档架构标准 HL7 CDA R2，同时结合我国医疗卫生实际情况，进行本土化约束和适当扩展，以适合和规范我国医疗卫生环境下的卫生信息共享文档的共享和交换。卫生信息共享文档由文档头、文档体组成，其中文档体又由文档章节和文档条目组成。

2. 模板约束   文档架构本身适合于任何的卫生信息共享文档，是卫生信息共享文档通用的最基本的约束和规范。具体业务文档的结构和内容则是通过模板对文档架构施加进一步的约束和规范来实现的。模板是对文档架构进行结构和语义约束的规则库，而这些规则库根据业务文档自身的逻辑结构和语义形成一批可继承、嵌套和复用的模板库。

模板规范了对文档架构模型全部或部分的约束，包括结构性约束、数据类型约束和数据元值域约束。模板定义了约束后卫生信息共享文档的内容表达模型。

这些施加在文档架构上的模板库形成了不同层级类型的模板。根据卫生信息共享文档的结构，模板可以分为不同的类型，包括：文档模板、章节模板、条目模板。

文档模板声明了一组施加于卫生信息共享文档的约束，它们把文档的句法和语义空间压缩到一个较小的范围并绑定相应的临床应用定义，文档模板规范约束了某类业务文档应该包含的章节和条目，而这些被包含的章节和条目的具体结构和语义则由相应级别的模板来施加进一步的约束和规范。

章节模板规定了对卫生信息共享文档的章节部分的约束，包括章节中引用的临床语句模型（条目模板）。如果一个章节不引用任何条目模板，则该章节不要求第三层次的文档内容。章节模板可以嵌套定义，表示章节中的子章节。

条目模板规定了对临床语句模型的约束，用以表达专门定义的临床概念，例如临床问题、用药等等。条目模板用于章节模板中，为章节中的文字叙述内容提供机器可处理的表达。条目模板可以嵌套定义，用简单临床语句构成复合临床语句。

3. 文档等级   不同的模板规范可实现不同的卫生信息共享文档的文档等级，详见表 8-4-9。卫生信息共享文档支持不同文档等级的文档，具体业务文档等级根据业务内容确定，在各个具体的文档规范中说明。

表 8-4-9   卫生信息共享文档的文档等级

文档等级	文档等级说明
等级 1	仅对文档头做规范性约束，文档体采用非结构化表达的共享文档
等级 2	文档体采用章节模板进行规范性约束和编码的共享文档
等级 3	文档体不仅采用了章节模板进行规范性约束和编码，而且对部分信息或全部信息采用条目进行结构化编码的共享文档

（三）卫生信息共享文档行业标准

2016 年，国家卫生健康委员会发布了《健康档案共享文档规范》(1～20 部分)(WS/T 483—2016)和《电子病历共享文档规范》(1～53 部分)(WS/T 500—2016)行业标准，其中《健康档案共享文档规范》(1～20 部分)(WS/T 483—2016)包括 20 个部分，《电子病历共享文档规范》(1～53 部分)(WS/T 500—2016)包括 53 个部分。这些共享文档标准以结构化的方式表达卫生业务共享信息的内容，为我国医疗卫生服务机构实现互联互通、信息共享提供了必要的信息标准支撑。

四、标准符合性测试

（一）概述

标准工作具有全生命周期性，涉及制定、修订、发布、应用实施、监督管理、废止等多个环节。标准研发是卫生信息标准工作的重要内容，标准的应用实施、监督管理也同样是卫生信息标准工作的重要内容。为加强并持续推进卫生健康信息标准的应用实施，提高跨机构、跨地域健康医疗信息交互共享，以及医疗服务协同水平和信息惠民成效，国家卫生健康委员会统计信息中心开展国家医疗健康信息互联互通标准化成熟度测评工作，包括区域全民健康信息互联互通标准化成熟度测评和医院信息互联互通标准化成熟度测评。

区域全民健康信息互联互通标准化成熟度测评是对各级卫生健康委员会组织建设的以电子健康档案和区域全民健康信息平台为核心的区域全民健康信息化项目进行标准符合性测试以及互联互通实际应用效果的评价，旨在促进卫生健康信息标准的采纳、实施和应用，推进电子健康档案在区域、医疗机构之间的信息交换、整合和共享，促进业务协同，为国家、省级、地市、区县四级平台的标准化互联互通提供技术保障。

医院信息互联互通标准化成熟度测评是对各医疗机构组织建设的以电子病历和医院信息平台为核心的医院信息化项目进行标准符合性测试以及互联互通实际应用效果的评价，旨在促进卫生健康信息标准的采纳、实施和应用，推进医疗卫生服务与管理系统的标准化建设，促进业务协同，为医疗卫生机构之间标准化互联互通和信息共享提供技术保障。

国家医疗健康信息互联互通标准化成熟度测评从数据资源标准化建设情况、互联互通标准化建设情况、基础设施建设情况和互联互通应用效果共四个方面进行综合测评，评定医疗健康信息互联互通标准化成熟度。综合测评结果共分为 7 个等级，由低到高依次为一级、二级、三级、四级乙等、四级甲等、五级乙等、五级甲等，每个等级的要求由低到高逐级覆盖累加，即较高等级包含较低等级的全部要求。

（二）测评原则

1. 公开、公平、公正　公开原则是指公开测评工作相关的标准、规范、测评方法、评级标准，以及测评的结果等信息，使测评工作具有较高的透明度。公平、公正原则是指所有参测参评者均遵守相同的申报、测评、管理等规则，并享有平等的权利和义务。

2. 多维度综合测评　多维度综合测评原则是从数据资源标准化建设情况、互联互通标准化建设情况、基础设施建设情况、互联互通应用效果等多个维度的测评内容，以及从定量测试到定性评价的多维度测评方法对测评对象进行测试和评价，确保测评内容全面，测评结果客观、真实、可靠。

3. 可重复性和可再现性　可重复性原则是指测评的方法和流程对于不同的管理机构和被测机构均可重复实施，确保测评方法、流程和测试用例的可重复性。可再现性原则是指使用相同的方法多次测试相同的内容，所得的测试结果应该是相同的，确保测试结果的可再现性。

4. 定性和定量相结合　定量和定性相结合原则是指对于不同的测试内容，或采用测试工具自动测试，再根据测试结果进行定量评分，或由测评专家进行人工定性评价。定性与定量是统一的、相互补充的关系，二者相辅相成。

（三）测评内容及方法

互联互通测评包括标准符合性测试和应用效果评价两个部分。标准符合性测试是指对数据集、共享文档、交互服务等方面验证与国家卫生健康行业标准的符合性。应用效果评价是指从技术架构、基础设施建设、互联互通应用效果等方面进行的评价。区域健康信息互联互通标准化成熟度测评要素详见表8-4-10。医院信息互联互通标准化成熟度测评要素详见表8-4-11。

表8-4-10 区域健康信息互联互通标准化成熟度测评要素

测评要素	标准符合性测试	应用效果评价
对象	被测评区域全民健康信息化建设项目中使用的基于健康档案的区域全民健康平台及应用系统，或电子健康档案管理信息系统	各级卫生健康委员会（局）组织建设的、以电子健康档案和区域全民健康信息平台为核心的区域全民健康信息化项目
内容	1）数据集标准符合性测试：依据标准《城乡居民健康档案基本数据集》（WS 365—2011）、《疾病控制基本数据集 第9部分：死亡医学证明》（WS 375.9—2012）、《儿童保健基本数据集 第1部分：出生医学证明》（WS 376.1—2013）的要求，测试健康档案数据的数据类型、表示格式、数据元值域代码等数据元属性的标准化程度 2）共享文档标准符合性测试：依据《健康档案共享文档规范》（WS/T 483—2016）的要求，测试健康档案共享文档的文档结构和文档内容的标准符合性 3）交互服务标准符合性测试：依据区域全民健康信息平台交互规范的要求，测试对交互服务解析、处理和响应的标准符合性	1）技术架构：对评价对象的信息整合方式、信息整合技术、信息资源库建设，以及统一身份认证和门户服务等定性指标进行测评 2）基础设施建设：对评价对象的服务器及存储设备、网络及网络安全、信息安全、业务应用系统（生产系统）建设情况等定性指标的测评 3）互联互通应用效果：对基于平台的业务应用情况、基于平台的全民健康信息互联互通情况的定性指标的测评
方法	采用测评工具进行定量测评。数据集标准符合性测试是通过工具对数据元进行自动化提取、校验，得到测评结果。共享文档标准和交互服务标准符合性测试是通过测评工具采用"黑盒"测试方法	专家定性测评。通过文件审查、现场验证、现场确认和演示答疑等形式对测评对象在实际生产环境中的运行情况进行验证测评和打分，根据最终得分确定级别

表8-4-11 医院信息互联互通标准化成熟度测评要素

测评要素	标准符合性测试	应用效果评价
对象	被测评医院信息化建设项目中使用的基于电子病历的医院信息平台及应用系统，或医院管理信息系统	各医疗机构组织建设的、以电子病历和医院信息平台为核心的医疗机构信息化项目
内容	1）数据集标准符合性测试：依据标准《电子病历基本数据集》（WS 445—2014）、《疾病控制基本数据集 第9部分：死亡医学证明》（WS 375.9—2012）、《儿童保健基本数据集 第1部分：出生医学证明》（WS 376.1—2013）的要求，测试电子病历的数据类型、表示格式、数据元值域代码等数据元属性的标准化程度 2）共享文档标准符合性测试：依据《电子病历共享文档规范》（WS/T 500—2016）、《健康档案共享文档规范 第2部分：出生医学证明》（WS/T 483.2—2016）、《健康档案共享文档规范 第11部分：死亡医学证明》（WS/T 483.11—2016）、《健康档案共享文档规范 第16部分：成人健康体检》（WS/T 483.16—2016）的要求，测试电子病历共享文档的文档结构和文档内容的标准符合性 3）服务标准符合性测试：依据医院信息平台交互规范的要求，测试对交互服务解析、处理和响应的标准符合性	1）技术架构：对评价对象的信息整合方式、信息整合技术、信息资源库建设，以及统一身份认证和门户服务等定性指标进行测评 2）基础设施建设：对评价对象的服务器及存储设备、网络及网络安全、信息安全、业务应用系统（生产系统）建设情况等定性指标的测评 3）互联互通应用效果：对基于平台的业务应用情况、基于平台的医院信息互联互通情况的定性指标的测评

续表

测评要素	标准符合性测试	应用效果评价
方法	采用测评工具进行定量测评。数据集标准符合性测试是通过工具对数据元自动化提取、校验,得到测评结果。共享文档标准和交互服务标准符合测试是通过测评工具采用"黑盒"测试方法	专家定性测评。通过文件审查、现场验证、现场确认和演示答疑等形式对测评对象在实际生产环境中的运行情况进行验证测评和打分,根据最终得分确定级别

第五节　主要卫生信息标准化组织与标准管理

标准化工作有序开展需要有专门的标准化组织机构和完善的标准管理机制。随着卫生信息化建设的快速发展,国内外涌现了一大批卫生信息标准化组织,并建立了相对稳定成熟的标准管理机制,为卫生信息标准化的可持续发展奠定了坚实的基础。

一、国外卫生信息标准化组织与标准管理

(一)国际标准化组织

国际标准化组织(International Organization for Standardization,ISO)是研制和发布国际标准的独立的、非政府国际组织,拥有 167 个成员。ISO 制定和发布了大量国际标准,涵盖几乎所有技术和业务领域。ISO 是由国家标准团体组成的网络或联盟,每个国家/地区只能有一个标准组织成员席位。中国是 ISO 的正式成员,代表中国的组织为中国国家标准化管理委员会(Standardization Administration of the P. R. C,简称 SAC)。

ISO 组织的最上层机构包括政策委员会、常务委员会及一些专门咨询组。中层是会员大会、理事会和秘书处。底层包括技术管理理事会(technical management board,TMB)及其下设的各技术委员会(technical committee,TC)、技术咨询及支持组织。ISO 的日常运作主要由理事和秘书处负责,具体的标准研发由各 TC 实施。ISO 现有 250 个技术委员会(包括项目委员会)和 2 个与国际电工委员会(International Electrotechnical Commission,IEC)合作组成的联合委员会。技术委员会下设分委员会(sub-committee,SC)和工作组(working group,WG),目前有 512 个 SC,2 516 个 WG。与卫生信息有关的技术委员会有 3 个,即 ISO/TC215 卫生信息学(health informatics)、ISO/TC 249 中医(traditional Chinese medicine)和 ISO/IEC JTC 1 信息技术(information technology)。

ISO/TC 215 专门负责卫生信息领域的标准化工作,致力于医疗卫生领域内通信技术的标准化,以实现各个独立系统之间数据的兼容性和交互性,促进健康相关数据、信息和知识之间协调、一致地交换和使用,减少重复开发和冗余,从各方面为卫生信息系统的建设和发展提供技术支持。目前有31 个参与会员(国家或地区)、34 个观察会员,其中中国是参与会员之一,中国香港特别行政区为观察会员之一,秘书处设在美国国家标准学会(ANSI)。表 8-5-1 为 ISO/TC 215 目前的工作体系。

(二)世界卫生组织

世界卫生组织(World Health Organization,WHO)负责提出国际卫生分类体系,建立一个协商一致的、可用的、有意义的框架,作为政府、医疗服务提供者和消费者均可使用的通用语言。世界卫生组织为了便于各国的医学交流和国际卫生信息的标准化,组织了各国专家开发和制定了国际医学分类族(WHO Family of International Classifications,WHO-FIC)。该分类涵盖了医疗、保健、卫生、长期照护等领域相关的诊断、评估、干预的术语,是健康业务及信息化标准建设的重要基础。

表 8-5-1　ISO/TC 215 工作体系

分委员会 / 工作组	名称
ISO/TC 215/SC 1	基因组信息学
ISO/TC 215/AHG 5	安全、有效和可靠的数字治疗
ISO/TC 215/AHG 6	风险概念和相关术语
ISO/TC 215/AHG 7	ISO 27269 和相关标准的持续管理
ISO/TC 215/CAG 1	执行委员会,协调和运作
ISO/TC 215/CAG 02	咨询组
ISO/TC 215/JWG 1	ISO/TC 215-ISO/TC 249 联合工作组:中医药(信息学)
ISO/TC 215/JWG 7	ISO/TC 215-IEC/SC 62A 联合工作组:安全、有效和可靠的卫生软件和卫生信息系统,包括装有医疗仪器的系统
ISO/TC 215/TF 1	电子医疗使用的数量和单位问题特别工作组
ISO/TC 215/TF 5	卫生信息领域的 AI 技术
ISO/TC 215/TF6	流程和质量改进
ISO/TC 215/WG 1	架构、框架和模型
ISO/TC 215/WG 2	系统和设备互操作性
ISO/TC 215/WG 3	语义内容
ISO/TC 215/WG 4	安全、保障和隐私
ISO/TC 215/WG 6	药学和药品业务
ISO/TC 215/WG 10	传统医学
ISO/TC 215/WG 11	个人数字健康

（三）美国卫生健康信息标准组织

美国国家标准学会(American National Standards Institute,ANSI)成立于 1918 年,是一家私立非营利性组织,与行业和政府的利益相关者密切合作,以确定和研发符合国家和全球优先事项的基于标准和一致性的解决方案。ANSI 通过认可标准开发组织的程序并批准其文件为美国国家标准,促进美国国家标准的制定。

ANSI 的标准绝大多数来自各专业标准,标准化工作分行业设置,标准化活动存在于独立的私有标准化研发组织(Standards Development Organizations,SDOs)和一致性评价机构。美国的标准管理采用市场主导的、比较分散的体系。研发体系是完全自愿(义务)的研发体系,即所有标准的制定及一致性遵循都是需要驱动的,与不断变化的市场直接相关。美国有数百家传统的标准研发组织,其中,最大的 20 家制定大约 90% 的标准,此外,还有数以百计的非传统标准研发组织。美国国家标准学会(ANSI)、美国健康信息标准委员会(Health Information Standards Board,HISB)、国家卫生信息技术协调办公室(Office of the National Coordinator for Health Information Technology,ONC)负责协调性审查标准。

卫生信息技术标准委员会(Healthcare Information Technology Standards Panel,HITSP)建立于 2005 年,是公私营机构之间的合作伙伴关系。成立该小组的目的是统一和整合标准,以满足各组织和系统之间共享信息的临床和业务需要。HITSP 通过与美国卫生与公众服务部的合同建立战略伙伴关系,由 ANSI 管理。

（四）HL7 International

成立于 1987 年的 HL7 国际组织(Health Level Seven International,HL7 International)是一个非营

利的、美国国家标准学会认可的标准制定组织,致力于为电子健康信息的交换、整合、共享和检索提供一个全面的框架和相关标准,以支持临床实践和健康服务的管理、提供和评估。HL7 由来自 50 多个国家的 1 600 多名会员支持,其中包括 500 多名企业会员,例如医疗服务提供者、政府利益相关者、支付者、制药公司、供应商和咨询公司等。

二、中国卫生信息标准化组织与标准管理

（一）国家市场监督管理总局

国家市场监督管理总局是国务院所属部委,是我国标准行政管理部门,其标准方面的管理职责为:负责统一管理标准化工作;依法承担强制性国家标准的立项、编号、对外通报和授权批准发布工作;制定推荐性国家标准;依法协调指导和监督行业标准、地方标准、团体标准制定工作;组织开展标准化国际合作和参与制定、采用国际标准工作。卫生健康信息的国家标准(GB)的发布均由国家市场监督管理总局发布,如《疾病分类代码》(GB/T 14396—2016)。

国家市场监督管理总局对外保留国家标准化管理委员会牌子。以国家标准化管理委员会名义,下达国家标准计划,批准发布国家标准,审议并发布标准化政策、管理制度、规划、公告等重要文件;开展强制性国家标准对外通报;协调、指导和监督行业、地方、团体、企业标准工作;代表国家参加国际标准化组织、国际电工委员会和其他国际或区域性标准化组织;承担有关国际合作协议签署工作;承担国务院标准化协调机制日常工作。

（二）国家卫生健康标准委员会

国家卫生健康委员会成立了以委领导为主任的国家卫生健康标准委员会,负责卫生健康行业标准的管理工作。国家卫生标准委员会自 2006 年开始下设信息标准专业委员会,负责统筹管理卫生健康信息领域相关标准的研制与应用,其秘书处挂靠单位为国家卫生健康委员会统计信息中心。包括卫生健康信息行业标准在内的卫生健康行业标准(WS)由国家卫生健康标准委员会审核后由国家卫生健康委员会发布。卫生健康信息标准管理工作严格执行《国家卫生健康标准委员会章程》《卫生健康标准管理办法》等标准管理制度与工作要求,同时把制度建设作为规范管理和提高效率的重要手段和有效措施。根据卫生健康信息标准长期规划,多渠道公开征集项目建议,经国家卫生健康标准委员会卫生健康信息标准专业委员会、协调审查机构、业务主管部门逐级审查,确定信息标准年度制定、修订任务。

（三）各省卫生健康信息标准组织管理

各省市场监督管理局是地方标准的行政主管部门,卫生健康信息的地方标准立项、制定、发布、实施等由各省市场监督管理局进行管理。省市场监督管理局依法统一管理各省地方标准,负责组织制定地方标准,组织对地方标准实施情况进行评估,依法对地方标准的实施进行监督。

省级卫生健康行政管理部门负责卫生健康领域内标准化具体工作,包括:开展标准化研究,建设本行业标准体系;提出地方标准项目建议,承担制定地方标准的任务,进行地方标准的合法性审查;负责卫生健康行业领域地方标准归口管理工作,组织对地方标准的技术内容进行解释,组织地方标准复审;组织本行业地方标准实施,制定保证地方标准实施的配套政策,组织地方标准宣贯培训,对地方标准的实施进行监督检查,开展地方标准实施信息反馈和评估。根据标准的需要,可以成立省级标准化专业技术委员会,省级标准化专业技术委员会根据行业主管部门的需求,在地方标准的立项论证、起草、预审、实施信息反馈和评估、复审等工作中,为行业主管部门提供技术支撑。

（四）卫生健康信息团体标准组织

根据《中华人民共和国标准化法》第十八条,国家鼓励学会、协会、商会、联合会、产业技术联盟等社会团体协调相关市场主体共同制定满足市场和创新需要的团体标准,由本团体成员约定采用或

者按照本团体的规定供社会自愿采用。因此,卫生信息相关社团组织可以组织制定卫生健康信息相关的团体标准。

中国卫生信息与健康医疗大数据学会在国家卫生健康信息标准专业委员会的指导下,参与卫生信息团体标准的研制与应用管理工作,属于国家层面的卫生健康信息管理体系的一部分。中国卫生信息与健康医疗大数据学会下设信息标准专业委员会,其秘书处挂靠单位为国家卫生健康委员会统计信息中心信息标准处。

中国中医药信息学会是由从事中医药行业信息交流、管理、研究、开发等方面的单位和个人自愿组成的全国性、学术性、非营利性社会团体。中国中医药信息学会在国家中医药管理局的指导下,参与中医药信息标准、政策法规的研制,参与国家相关行政法规和技术标准的制定与决策的论证,促进中医药信息相关政策和标准的贯彻落实。中国的卫生信息标准化组织与标准管理总结归纳详见表 8-5-2。

表 8-5-2 中国的卫生信息标准化组织与标准管理

标准类别	管理机构	主要任务
国家标准	国家市场监督管理总局、国家标准化管理委员会	负责统一管理全国标准化工作;批准发布国家标准;依法协调指导和监督行业标准、地方标准、团体标准制定工作
行业标准	国家卫生健康标准委员会	在国家卫生健康委员会的领导下负责卫生健康行业标准的管理工作,包括制定卫生标准方针、政策、规划;监督检查专业委员会工作等 其下设的卫生健康信息标准专业委员会负责卫生健康领域有关数据、技术、安全、管理、数字设备等信息标准的管理
地方标准	省市场监督管理局	依法统一管理各省地方标准,负责组织制定地方标准,评估地方标准实施情况,依法对地方标准的实施进行监督
	省级卫生健康行政管理部门	负责各省卫生健康领域内标准化具体工作
团体标准	中国卫生信息与健康医疗大数据学会	在国家卫生健康信息标准专业委员会的指导下,参与卫生健康信息团体标准的研制与应用管理工作
	中国中医药信息学会	在国家中医药管理局的指导下,参与中医药信息标准的研制和应用管理工作

(王 霞 张世红)

思 考 题

1. 简述标准和标准化的概念。
2. 什么是标准体系? 我国卫生信息标准体系有哪些类别?
3. 简述标准的要素有哪些? 什么是规范性要素和资料性要素?
4. 什么是 SNOMED CT? 简述其主要用途。
5. 什么是数据元? 我国数据集标准中规定的数据元属性有哪些?

第九章

卫生信息资源规划的实施与评估

卫生信息资源规划（health information resource planning，HIRP）包括信息化规划、信息化战略规划和信息化项目规划等完整的规划体系，是对机构、区域甚至整个国家医疗卫生相关信息资源的整体考虑，既有工程学领域的技术方案，也涉及整个卫生信息系统的战略策略和目标。规划方案的实施涉及因素众多，涵盖内容丰富，影响亦会深远复杂。科学合理地实施卫生信息资源规划需要编制详细的实施方案，同时也要强调对规划实施情况的评估，这对于实施卫生信息资源规划、促进绩效管理工作规范化具有重要意义。本章主要讲述卫生信息资源规划实施的原则、步骤以及规划实施效果的评估方法和具体执行情况。

第一节 卫生信息资源规划实施

卫生信息化建设是一个渐进的、不断改进的、长期建设的过程，需要按照整体规划分阶段分步骤实施完成。实施规划的效果直接影响到卫生信息资源规划蓝图是否具有可落地性，也影响到建设投资是否能真正体现业务价值。

卫生信息资源规划实施主要以信息化建设项目的具体安排为目标，依据卫生信息化需求，分析某个阶段要执行的项目内容，并提出项目实施的具体方案。要注意考虑总体规划与分步实施的协调、项目建设与用户需求的协调、项目管理与项目评估的协调、时间安排与经费预算的协调以及项目实施效益与风险之间的协调等问题。具体来说，主要包括以下几个方面的内容。

第一，要确定某时段内建设项目内容以及建设顺序。卫生信息化建设是一个立体性全方位的建设，在某个时间段内需要建设或改进的信息化项目很多，甚至有多个需要急迫解决的问题并存，首要的问题是如何确定建设次序，怎样实现"把钱花在最该花的地方"。在论证过程中，需要考虑建设项目与战略目标的匹配程度、对信息化架构完善的贡献程度、对用户信息化需求的满足程度、对信息化绩效提升的价值度以及与信息技术发展的契合度等多方面的问题。

第二，要对项目建设的实现形式和具体内容进行分析和规划。可以采用以自主研发为主，以采购市场流通的成熟项目产品为主，以及以项目外包为主等的实现方式，具体采用上述哪种实现方式需要在项目实现阶段进行充分论证，尤其是对信息规划实施方式的优缺点进行论证。

第三，对建设风险问题要有所考虑，要有所预估并制订相应的防范措施。无论采用哪种形式进行信息化项目建设都会存在风险，这种风险一方面来自承包方的信息不对称性，另一方面来自信息化建设成本上涨、信息资源外泄等相关原因。因此，在信息化实施过程中要有风险意识，要积极分析和预估可能存在的各种风险，并制订相应的防范对策，降低建设风险，确保信息化建设绩效有显著提升。

一、基本原则

（一）共性需求优先原则

重点解决各部门的共性需求，如医院的基础应用平台。

（二）日常业务优先原则

优先实施日常业务中最迫切、最重要的需求项目。

（三）先易后难原则

优先建设信息平台的基本功能，其次为附加和增值功能。

（四）效益性原则

优先实施最易出现成果，能迅速提高工作效率，能够实现多个部门的业务关联和信息共享功能的项目。

二、实施步骤

（一）规划实施顺序

1. 根据目标优先原则，确定项目实施顺序 首先，要分析项目建设现状，对目标采用一定的方法（如优先矩阵排序的方法）进行评分，得出规划项目目标之间的重要性排序和权重，详见表9-1-1。然后，根据拟建设项目与建设目标的相关性判定，得出信息化建设项目的优先级，详见表9-1-2。

表9-1-1 卫生信息资源规划目标重要性评分

卫生信息资源规划建设目标	权重/%
目标1	30
目标2	20
……	……
目标n	5

表9-1-2 卫生信息资源规划建设项目优先排序

排序	卫生信息资源规划建设项目	得分
1	项目1	2
2	项目2	1
……	……	……
N	项目n	−1

注：强相关得分为2分，弱相关得分为1分，不相关为0分，负相关为−1分。

2. 确定规划建设项目间的逻辑关系 由于各规划建设项目之间存在数据交换和功能依赖，因此需要分析各规划建设项目之间的关联性，详见表9-1-3。

表9-1-3 卫生信息资源规划建设项目关联性分析表

规划建设项目	项目1	项目2	项目3	项目n
项目1	0	++	0	+++
项目2	—	0	+++	+
项目3	—	—	0	++
……	……	……	……	……
项目n	—	—	—	0

注：+++ 表示强逻辑关系，++ 表示逻辑关系一般，+ 表示逻辑关系很弱，0表示没有逻辑关系。

另外，规划建设项目间的逻辑关系还需要考虑现实处理过程中的一些重要因素，如实施现状需要、业务迫切度等，据此调整规划实施的顺序。

（二）规划实施阶段

在进行规划实施的具体过程中，应综合各方面因素，将卫生信息资源规划项目分多个阶段实施，制订项目实施的进度安排，具体包括实施内容、规划时间、具体内容、实施方（执行者）等内容，详见表9-1-4。

表9-1-4　卫生信息资源规划建设项目阶段划分表

项目分类	具体建设内容	阶段1	阶段2	阶段n
项目1	内容（任务）1-1	√	√	—
	内容（任务）1-2	—	√	√
	内容（任务）1-3	√	—	√
项目2	内容（任务）2-1	—	√	√
	内容（任务）2-2	√		√
……	……	……	……	……
项目n	内容（任务）n-1	√		√
	……		√	√

三、实施准备

卫生信息资源规划实施是一个系统工程，在实施前需要广泛宣传规划的目标、意义，让利益相关方充分了解，同时要对规划任务所涉及的部门、基础条件、存在的问题等进行充分调研，并对存在的问题提出解决办法。其包括组织机制保障、人力资源保障、条件保障和经费保障。

（一）组织机制保障

卫生信息资源规划是对全机构、区域甚至整个国家医疗卫生相关信息资源的通盘考虑，既有工程学领域的技术方案，也可能会涉及整个系统的战略策略和目标。规划方案的实施牵涉因素众多，涵盖内容丰富，影响效应亦会深远复杂。规划实施的评估涉及政府、企业、专家、公众等多种组织形态，因此建立有效的规划实施评估组织机制非常必要，用于协调处理各方。同时，也要建立起规划评估的监督机制，评估实施方应对其成果负责，评估报告应交到上级主管部门处进行备案及审查。

（二）人力资源保障

人力资源保障既涉及技术，也涉及管理，根据需要配备必要的信息技术、数据管理、档案管理，同时，需要外部协调各部门、咨询专家、公众的外联人员等。

（三）条件保障

条件保障包括必要的经费、设备、办公条件等后勤保障。

第二节　卫生信息资源规划绩效评估

一、概述

卫生信息资源规划评估（planning evaluation）是结合经济社会发展背景和卫生信息特色，评估卫生信息资源规划的实施情况，掌握评估期内规划目标的执行情况、规划实施的效益以及规划与未来经济社会发展的适应情况。及时了解规划的实施成效和存在问题，并根据评估结果，完善规划实施措施,提出下一步实施建议,以增强卫生信息资源规划的科学性与适应性,提高规划的可操作性并充分发挥规划的调控和引导作用。

（一）评估原则

1. 政策性原则 贯彻国家、行业、地方的有关法律、法规、方针、政策,综合考虑规划实施的社会、经济效益,以全面的指标体系、科学的方法手段,公平合理地评价规划实施情况。

2. 客观性原则 评估所参考的相关经济、社会以及信息化建设相关参数必须是依法公开的;采用经过时间检验且技术上成熟、经济上合理的方法和理论。

3. 统筹兼顾原则 评估过程中须充分听取医疗机构、卫生行政管理、技术支持等相关部门和社会各界的意见和建议,在分析、研究、论证的基础上,对评估中所涉及的重点问题提出切实有效的解决办法。

4. 定性与定量评估相结合原则 通过定性评估从宏观上把握规划实施效果,再通过定量评估将规划实施效果量化,最后将两者结合得出合理的评估结论。

（二）评估方式

评估规划实施的效果一般采用四个结合的方式,即自评和第三方评估相结合、综合评估和专题评估相结合、过程评估和效果评估相结合、客观评估和主观感受相结合。

二、评估内容

规划的绩效评估（performance evaluation）就是以信息规划实施的步骤为基础,通过逐层分析,不断评估信息化规划的合理性。主要分为以下五个方面。

（一）基础评估

卫生信息资源规划基础评估是对规划开展的基础条件、准备工作等方面进行评估,其评估内容主要包括以下几个方面。

1. 规划是否在全面调研用户需求的基础上展开。

2. 规划是否采用相关的规划理论做支撑。

3. 规划制订之前是否对战略发展目标与定位进行分析。

4. 规划制订之前是否了解核心业务流程。

5. 规划的制订是否分步骤,从宏观到微观逐步有序展开。

6. 规划参与人员是否全面覆盖利益相关方。

（二）战略规划评估

卫生信息战略规划的绩效评估强调对信息化战略的认识,以及采用科学的方法进行战略规划和评价,其评估内容主要包括以下几个方面。

1. 与组织近期战略发展目标是否相匹配。

2. 战略规划运用的战略规划方法是否得当。

3. 战略规划中是否考虑信息化在组织发展中的使命与价值。

4. 阶段性的目标、任务、策略是否明确。

（三）信息化架构设计评估

信息化架构设计强调从系统的视角,通过顶层设计对整体规划进行评估,重在考查将战略转换为行动的具体成效等,具体包括以下几个方面。

1. 是否采用顶层设计的方法。

2. 是否进行架构设计。

3. 是否对业务进行全面梳理和分析。

4. 是否对用户、数据、软件等核心内容进行全面分析规划。

5. 是否对应用系统、安全系统等进行全面分析规划。

6. 是否对信息基础设施进行分析规划。

（四）实施过程评估

过程评估是项目在实施过程遇到的新情况、新环境，在收集大量的相关数据和信息基础之上，对规划项目的必要性、可行性进行跟踪评估，以此及时调整既定决策，提出新的决策。主要包括以下几种方式。

1. 项目进展和实际活动是否与计划吻合，分析并说明实施过程中实际发生的事情和状况。

2. 结果是否与预期目标相一致，分析并判断与目标之间的距离。

3. 规划实施环境是否发生变化，分析规划实施过程中导致失败的潜在原因，并提出解决的方法。

（五）规划实施效果评估

规划实施的效果包括对社会经济的贡献、对资源利用的影响、对文化教育的影响以及对社会环境的影响。秉承效率原则、公平原则、稳定原则开展效果评价，效率原则指参照"帕累托最优"，充分利用有限的人力、物力、财力，优化资源配置，争取实现以最小的成本创造最大的效率和效益；公平原则指生存机会的分配应以需要为导向，人人机会均等，一般用基尼系数表示；稳定原则指规划实施效果中需要考虑稳定物价、充分就业以及经济增长等情况。规划实施效果评估主要包括以下内容。

1. 规划实施是否以战略规划与架构设计为基础。

2. 规划实施是否对实现信息化战略目标有贡献。

3. 规划实施是否对完善信息化整体架构有贡献。

4. 规划实施是否对相关影响因素进行了全面考查。

5. 规划实施是否对有可能存在的风险问题进行了有效防范。

三、评估准备

（一）组织准备

由相关部门组织成立工作领导小组。领导小组主要负责协调各部门关系，指导开展工作，落实项目经费和组织成果论证及验收等，并指导解决规划实施评估报告编制过程中所涉及的重大问题。

（二）人员准备

既可由主管部门负责规划实施评估的具体工作，也可委托具有相应资质的第三方机构实施评估。被评估单位要做好配合，组建评估技术小组或配合第三方机构开展工作。

（三）技术准备

评估技术小组或第三方机构应制订工作方案。工作方案需要明确规划实施评估报告中编制工作的指导思想、原则、目标、任务，提出评估工作的技术路线、主要方法、步骤与时间、进度安排，并确定评估工作的分工、预算、成果要求等内容。

四、评估资料调查与收集

评估证据是指关键评估指标或回答关键评估问题的数据、事实和观点等卫生信息资源。

（一）证据收集渠道

卫生信息资源分布广泛，种类丰富，数量庞大。从系统构成角度，采集渠道可以分为机构（系统）内部渠道和机构（系统）外部渠道。

1. **内部渠道**　指卫生机构（系统）内部形成的各种信息通道，主要用于采集卫生机构（系统）内部信息，包含卫生机构或者系统内各个业务活动或者应用系统生成的各种信息，如统计报表、健康档案、图书资料、实验数据、疾病监测等信息。

2. 外部渠道　包括大众媒体、社交网络、各种政策或者技术发布会以及患者或者健康人群产生的信息内容等。

从信息资源采集渠道的角度而言，实施卫生信息资源规划应该兼顾内部和外部渠道，覆盖专业性业务活动的同时兼顾公众或者健康消费者的信息发布与需求。

（二）证据收集原则

为了确保证据收集任务顺利完成，需要遵循以下原则。

1. 主动性原则　指证据收集应积极主动，充分利用各种现代信息采集技术和工具，根据规划实施的需求选择适宜的信息，保证信息的及时性。

2. 系统性原则　强调证据收集在时间和空间上的全局性，既强调不同时期、不同发展阶段的连续性，又强调不同业务系统中相关信息的完整性。

3. 计划性原则　指证据收集需要根据规划实施的需要，有组织、有计划地开展信息采集活动，进而提高证据收集的效益和效率。

4. 真实性原则　指证据收集需要利用各种技术和方法，通过比照、筛选、提炼，使得证据真实可靠。

5. 前瞻性原则　收集的证据既要满足现实需要，又能够预判未来的趋势，从而为未来新的信息技术应用留出空间。

此外，采集信息资源时，应注意到现实中客观存在的问题。鉴于目前卫生系统组织条块分割，业务生态专科化特征明显，过去和现阶段建立的信息资源采集系统均从某个部门和某种专项业务应用的角度出发，这就决定了证据收集过程中可能存在片面性、重复性。因此证据收集不仅要根据规划目标建立统一的信息采集和集成平台，通过共享服务来减少数据的重复采集，同时也要在管理和组织上完善创新，避免证据收集过程中出现效率低下、重复严重等问题。

（三）评估证据整理

针对关键问题或评估指标进行证据整理，即对不同来源的证据进行交叉比对、综合分析后才能采信证据。证据整理是个复杂的过程，既不能盲目采信一种倾向、观点的证据，也不能全盘接收各种观点和来源的证据，因此要删繁就简、抽茧剥丝。由于种种历史原因，卫生机构（系统）中信息的不一致性几乎是广泛存在的。这也决定了卫生信息资源整理在实施卫生资源规划中的特殊地位，各种卫生机构沉淀了大量不一致、异构的数据，卫生信息资源整理是使其编码统一、概念一致、归属明确的过程，也是对多种数据源的综合集成。

第三节　评估技术与方法

卫生系统是一个比较复杂的体系，外界环境因素对卫生信息项目实施有较大影响，因此，在评估卫生规划实施结果时，不应该将结果完全归因于规划的实施，而应做到具体问题具体分析。评估方法包括定性评估方法、定量评估方法和综合评估方法。

一、定性评估

定性评估（qualitative evaluation）方法是指依靠评估者、专家、项目执行者的专业知识和经验，在主观层面进行判断和评价的方法。针对规划中一些定性表述，判断分析其执行情况，分析造成偏差的原因，据此进行价值判断。典型的定性评估方法包括案卷研究、利益相关方座谈／访谈、调查（问卷调查）、实地调研、同行评议、案例研究、德尔菲法等，详见表9-3-1。定性评估的特征主要体现在专家意见征询及利益相关方观点调查等方面。

表 9-3-1　常用的定性评估方法简介

方法名称	方法简介
案卷研究法	收集、分析各种与被评对象相关的案卷、信息、文献资料，从中提取、总结有价值的证据，以满足评估需求的方法。案卷研究法所要解决的问题是：如何在大量的资料中选取符合评估任务要求的信息，并对这些信息和证据进行恰当分析与使用
利益相关方座谈/访谈法	评估人员根据评估需求，选取一定数量的利益相关方，通过与其进行座谈或访谈的方式，获得受访者提供的专业知识、有效实例、数据以及对相关问题的看法，从而实现对被评对象的深入了解并收集其对相关问题的观点和看法
问卷调查法	通过设计调查表格或调查问卷并发放给调查对象，以从被调查对象的填报材料中获得所需信息的方法
实地调研法	评估人员前往项目实施地，直接获取项目具体情况的一种方法
同行评议	组织相关领域的多名专家，按照设定的原则和指标，根据专家的专业知识及素养，对评估对象做出评价的活动。其形式多种多样，目前其主要形式有会议评议、调查评议和通信评议
案例研究	通过提供某典型被评内容的详细信息，帮助评估人员对某一特定领域或场景主题进行深入研究和探索。根据研究目的的不同，案例研究可以分为说明解释型、探索型以及描述型三类
德尔菲法	按照规定的程序，背靠背地征询专家对某个问题的意见或判断，然后进行预测或评价的反馈匿名函询法。经典型德尔菲法主要通过统计学方法对所研究问题的专家意见进行整理，再匿名反馈给专家，经过反复地征询、汇总、修改，使专家的预测意见趋于集中，最终获得具有统计学意义的结果，从而做出科学、公正、合理的评价

　　在定性评估方法中，同行评议、德尔菲法属于依靠专家的专业知识直接进行评价和判断的方法，这两种方法以专家意见为基础，一定程度上保障了结果的权威度，其不足之处在于执行过程中主观成分占有很大比重；而案卷研究、利益相关方座谈/访谈、调查（问卷调查）、实地调研、案例研究等既可以作为评估技术方法，也可以作为评估证据收集方法。在评估工作中通常以查找文献、召开会议或面访、开展问卷调查等方式，获取与被评对象相关的数据、事实和观点，这些方法的优点在于可以收集到丰富、详尽的数据和信息，用以支撑开展基于证据的评估。不足之处在于，方法的应用和效果过于依赖评估活动的前期设计以及评估人员的能力，如果存在前期设计不科学、利益相关方覆盖不全面、调查内容不够清晰合理等问题，都会影响定性评估的应用和效果。

二、定量评估

　　定量评估（quantitative evaluation）方法是通过把评估指标量化，对规划指标进行数量分析。典型的评估方法有主成分分析法、比较分析法、回归分析法、因子分析法、聚类分析法等，详见表 9-3-2。

表 9-3-2　常用的定量评估方法简介

方法名称	方法简介
主成分分析法	通过数学变换，把相关性很高的多项指标转化成彼此相互独立或不相关的几项综合指标的方法
比较分析法	通过有关的指标对比来反映事物数量差异和变化的方法
回归分析法	基于观测数据建立变量间适当的依赖关系来分析数据内在规律的方法
因子分析法	将众多的变量用为数不多的几个公共因子表示，并保证信息损失最小和公共因子间不具有显著相关性的多元分析方法
聚类分析法	对被研究对象或指标数据进行聚类分析的多元统计方法
成本效益分析	将某一方案所消耗的所有资源的成本和由该方案带来的效益进行货币化，然后进行比较的方法

三、综合评价法

综合评估（comprehensive evaluation）方法是指评估人员采用各种定性和定量的分析，对被评对象作出全局性、整体性评价的方法。它综合数学模型、算法等方式，寻找复杂问题中最佳或近似最佳的解答，以供管理人员作为决策参考，这类方法具有定性和定量的元素。典型的方法有数据包络分析法、层次分析法、模糊数学评估法、灰色关联度评估法、逼近理想解排序法（technique for order preference by similarity to ideal solution，TOPSIS）、熵权法等，详见表9-3-3。此外，技术成熟度评价方法近年来也在卫生信息的评估中运用较多，如用在医院信息互联互通标准化成熟度的分级评价。该方法应用基本的分级原理，将某一类技术或成果按照所处阶段的不同，对应到各级别，从而量化其成熟程度。

表9-3-3   常用的综合评估方法简介

方法名称	方法简介
技术成熟度评价方法	将一项技术、产品或系统的研发流程划分阶段，并为各阶段制定明确标准，据此来量化评定技术、产品或系统成熟程度的方法
层次分析法	将复杂的问题简化成层次清晰的分级系统，通过两两对比的方式确定各级元素的重要程度，同时结合专家的主观判断，最后采用数学的方法计算权重，并进行排序的方法
数据包络分析法	使用数学规划模型来评价具有多个输入和多个输出的决策单元（decision making unit，DMU）的相对有效的方法
模糊综合评估法	借助模糊数学原理把定性评价转化为定量评价，建立科学、合理的指标体系和评估模型，实现被评对象排序的方法
灰色关联度评估法	根据序列曲线几何形状的相似程度来判断其联系是否紧密的方法
逼近理想解排序法（TOPSIS）	根据有限个被评对象与理想化目标的接近程度进行排序的方法
熵权法	通过计算指标的信息熵，确定各个指标的权重，从而为多指标综合评价提供依据的方法

（一）技术成熟度评价法

技术成熟度（technology readiness）是指技术相对于某个具体系统或项目而言所处的发展状态，它反映了技术对于预期目标的满足程度，主要以技术成熟度等级（technology readiness level，TRL）为评价标准。该评价方法是指将一项技术、产品或系统按"原理概念→试验验证→仿真运行→现实环境运行"的研发流程划分为若干阶段，并为各阶段制定明确标准，据此来量化评定技术、产品或系统成熟程度的方法。

美国、英国等国家在国防采办中特别强调对技术成熟度的评估。美国国防部认为，在关键项目采办中，在转入系统开发前技术必须是成熟的。对技术成熟度的评价，国外已经开展了比较多的研究工作，提出了多种评价方法，如软件能力成熟度模型（capability maturity model for software，CMM）、九级技术成熟度标准（technology readiness levels，TRL）等。

1. **软件能力成熟度模型（capability maturity model for software，CMM）**　CMM 是用于评价企业软件开发能力并帮助其改善软件质量的一种方法，由美国卡内基梅隆大学软件工程研究所提出。该模型便于确定软件承包商现有的软件开发过程能力，并查找出软件质量及过程改进方面的问题。

CMM 把软件开发能力成熟度分为五个等级，即初始级、可重复级、已定义级、定量管理级、优化级。基于 CMM，还出现了人员能力成熟度模型（people capability maturity model，P-CMM）、软件获取能力成熟度模型（software acquisition capability maturity model，SA-CMM）、集成产品开发能力成熟度模型(integrated product development capability maturity model，IPD-CMM)、系统工程能力成熟度模型(system engineering capability maturity model，SE-CMM)、系统安全工程能力成熟度模型(system security engineering capability maturity model，SEE-CMM)等。

2. **九级技术成熟度标准**(technology readiness levels，TRL)　TRL是一种比较系统的技术成熟度评价标准，由美国国家航空航天局(National Aeronautics and Space Administration，NASA)于1995年提出。TRL按技术发展过程将技术的成熟度划分为九级，一般情况下，一项新技术处于单一的TRL等级，但技术发展并不一定经历所有的9个技术成熟度等级，跨等级发展将增加技术风险，因而需要在等级跨越和技术风险之间权衡，详见表9-3-4。

表9-3-4　美国国防部对TRL等级的描述

	成熟度等级	描述
TRL1	发现或报道的基本原理	技术成熟度的最低等级。科学研究开始转向应用研究。局限于书面研究
TRL2	技术概念和/或应用模型	创新活动开始。通过基本原理，提出实际应用设想，但没有证据或者详细的分析来支持这一应用设想。仍然局限于书面研究
TRL3	通过实验验证的关键功能模块或概念	通过分析和实验室研究，对应用设想进行物理验证
TRL4	实验室环境下验证的部件或分系统	进行了基本部件集成。但与最终系统相比，这不是真正的集成
TRL5	模拟环境下验证的部件或分系统	分系统的可用性显著提高。部件集成已考虑到现实因素并在模拟环境中得到验证
TRL6	模拟环境下验证的系统模型或原型	比TRL5更加完善的典型系统模型或原型且已通过模拟环境测试
TRL7	实际运行环境下验证的系统原型	系统原型接近实际系统，在实际运行环境下进行实际系统原型的演示验证
TRL8	完全通过测试和验证的实际系统	实际系统在实际运行环境中得到试验验证
TRL9	通过实际应用的系统	实际系统在实际应用环境中得到应用验证

2020年，国家卫生健康委员会出台的《国家医疗健康信息互联互通标准化成熟度测评方案》将医院信息互联互通标准化成熟度分为7个等级，详见表9-3-5。每个等级要求由低到高逐级覆盖累加，即较高等级包含较低等级的全部要求。内容涵盖医院信息系统建设、电子病历系统完善、文档注册查询、公众服务应用功能数量、医疗服务应用功能数量、卫生管理应用功能数量、连通的业务系统数量、连通的外部机构数量、互联网诊疗、临床知识库、辅助决策等指标。

表9-3-5　医院信息互联互通标准化成熟度分级方案

等级	分级要求
一级	部署医院信息管理系统，住院部分电子病历数据符合国家标准
二级	部署医院信息管理系统，门(急)诊部分电子病历数据符合国家标准
三级	实现电子病历数据整合；建成独立的电子病历共享文档库，住院部分电子病历共享文档符合国家标准；实现符合标准要求的文档注册、查询服务；公众服务应用功能场景不少于3个；连通的外部机构数量不少于3个
四级乙等	门(急)诊部分电子病历共享文档符合国家标准；实现符合标准要求的个人、医疗卫生人员、医疗卫生机构的注册和查询服务；在医院信息整合的基础上实现公众服务应用功能数量不少于11个，医疗服务应用功能数量不少于5个，卫生管理应用功能数量不少于10个；连通的业务系统数量不少于15个；连通的外部机构数量不少于3个

续表

等级	分级要求
四级甲等	建成较为完善的基于电子病历的医院信息平台；建成基于平台的独立临床信息数据库；基于平台实现符合标准要求的交互服务，增加对就诊、医嘱、申请单和部分状态信息交互服务的支持；基于医院信息平台，实现公众服务应用功能数量不少于 17 个，医疗服务应用功能数量不少于 14 个，卫生管理应用功能数量不少于 17 个；提供联网诊疗服务，建设临床知识库，在卫生管理方向提供较为丰富的辅助决策支持；连通的业务系统数量不少于 31 个；连通的外部机构数量不少于 5 个
五级乙等	法定医学报告及健康体检部分共享文档符合国家标准；增加对预约、术语、状态信息交互服务的支持；平台实现院内术语和字典的统一，实现与上级平台基于共享文档形式的交互；实现公众服务应用功能数量不少于 27 个，医疗服务应用功能数量不少于 30 个；提供较为完善的互联网诊疗服务，初步实现基于平台的临床决策支持、闭环管理、大数据应用；平台初步实现与上级信息平台的互联互通；连通的外部机构数量不少于 7 个
五级甲等	通过医院信息平台能够与上级平台进行丰富的交互，实现医院与上级术语和字典的统一；基于平台提供较为完善的临床决策支持、闭环管理，实现丰富的人工智能和大数据应用；平台实现丰富的跨机构的业务协同和互联互通应用；连通的外部机构数量不少于 9 个

（二）层次分析法

层次分析法（analytic hierarchy process，AHP）将与决策有关的元素分解成目标、准则、方案等层次，将复杂的问题简化成层次清晰的分级系统，通过两两对比的方式确定各级元素的重要程度。同时结合专家的主观判断，量化指标间的相互关系，最后采用数学的方法计算权重，并进行排序。

AHP 的基本原理是将一个复杂的无结构的问题，按其各个组成部分进行分解，将这些组成部分（或称为元素）整理成为一种递阶层次的顺序，按照每个元素的相对重要性赋予其表示主观判断的数量值，然后综合这些判断决定到底是哪个元素有着最大的权重及其如何影响问题的最终结果。

（三）模糊综合评估法

模糊综合评价法是一种基于模糊数学的综合评价方法。该综合评价法根据模糊数学的隶属度理论把定性评价转化为定量评价，即用模糊数学对受到多种因素制约的事物或对象做出一个总体的评价。它具有结果清晰、系统性强的特点，能较好地解决模糊的、难以量化的问题，适合解决各种非确定性问题。一般步骤如下。

1. **构建模糊综合评价指标**　模糊综合评价指标体系是进行综合评价的基础，评价指标的选取是否适宜，将直接影响综合评价的准确性。构建评价指标时，应广泛涉猎与该评价指标相关的系统行业资料或者相关的法律法规。

2. **确定权重向量**　通过专家经验法或者层次分析法（AHP）构建好权重向量。

3. **构建隶属矩阵**　建立适合的隶属函数从而构建好隶属矩阵。

4. **合成权重和隶属矩阵**　采用适合的合成因子对其进行合成，并对结果向量进行解释。

（四）数据包络分析法

数据包络分析（data envelopment analysis，DEA）是使用数学规划模型来评价具有多个输入和多个输出的决策单元（decision making units，DMU）间的相对有效性，根据多项投入指标和多项产出指标，利用线性规划的方法，对具有可比性的同类型单位进行相对有效性评价的一种数量分析方法。DEA 按照规模报酬可变情况分为 BCC 模型和 CCR 模型，其中 BCC 模型是在规模报酬可变情况下测算 DMU 的技术效率和规模效率，CCR 模型是在规模报酬不变情况下测算 DMU 的技术效率和规模效率。BCC 模型和 CCR 模型的基本思路都是把每一个被评价单位作为一个 DMU，将每个 DMU 的属性划分为投入项、产出项（成本型、效益型指标），不预先设定权重，只关心总产出与总投入，将其比率作为相对效率，对一个特定单位的效率和一组提供相同服务的类似单位的绩效进行比较。在这个过程中,获得100%效率的一些单位被称为相对有效率单位,而另外的效率评分低于100%的单位被称为无效率单位。通过对产出和投入比率的综合分析,以DMU的各个投入和产出指标的权重为变量进行评价运算,确定DMU是否为DEA有效单元。在实际运用中,BCC模型更为普遍,其思路如下。

1. BCC评价模型的建立　DEA模型假设有 n 个 DMU_j ,每一个 DMU_j 代表一个建设方案,DMU_j 的输入向量 $\boldsymbol{x}$ 、输出向量 $\boldsymbol{y}$ 分别为:

$$\boldsymbol{x}_j = (x_{1j}, x_{2j}, \cdots, x_{nj}),\ T > 0,\ j = 1, 2, \cdots, n$$
$$\boldsymbol{y}_j = (y_{1j}, y_{2j}, \cdots, y_{nj}),\ T > 0,\ j = 1, 2, \cdots, n$$

如果确定决策单元 DMU_j 在 n 个方案中是否最为有效,可应用 C^2R 模型进行评价。

设分式规划模型(9-1)为:

$$\begin{cases} \max \dfrac{u^{\mathrm{T}} y_0}{v^{\mathrm{T}} x_0} = V_{\mathrm{m}} \\[2mm] \text{s.t}\ \dfrac{u^{\mathrm{T}} y_0}{v^{\mathrm{T}} x_0} \leqslant 1,\ j = 1, \cdots, n \\[2mm] u \geqslant 0,\ v \geqslant 0 \end{cases} \tag{9-1}$$

利用 Charnes-Cooper 变换,将分式规划转变为 C^2R 线性规划模型为:

$$\begin{cases} \max u^{\mathrm{T}} y_0 = V_{\mathrm{p}} \\ \text{s.t}\ \omega^{\mathrm{T}} x_j - \mu^{\mathrm{T}} y_j \geqslant 0,\ j = 1, \cdots, n \\ \omega^{\mathrm{T}} x_j = 1 \\ u \geqslant 0,\ v \geqslant 0 \end{cases} \tag{9-2}$$

运用线性规划对偶理论,模型(9-2)转化为对偶规划问题,转化后模型为具有非阿基米德无穷小的 C^2R 模型:

$$\begin{cases} \min \left[\theta - \varepsilon (\hat{e}^{\mathrm{T}} s^- + \hat{e}^{\mathrm{T}} s^+) \right] \\[2mm] \text{s.t}\ \displaystyle\sum_{j=1}^{n} x_j \lambda_j + s^- = \theta x_0,\ j = 1, \cdots, n \\[2mm] \displaystyle\sum_{j=1}^{n} y_j \lambda_j - s^+ = y_0 \\[2mm] \lambda_j \geqslant 0,\ j = 1, \cdots, n \\[2mm] s^+ \geqslant 0,\ s^- \geqslant 0 \end{cases} \tag{9-3}$$

上式中,θ 为DMU综合技术效率;x_j 量和 y_j 量为第 j 个DMU的投入和产出,λ_j 量为DMU权值,s^+ 和 s^- 表示松弛变量;ε 为非阿基米德无穷小量。如果 $\theta < 1$,表明DMU缺乏效率;如果 $\theta = 1$,且 s^+ 和 s^- 有1个不为0,表明DMU弱有效;如果 $\theta = 1$,且 s^+ 和 s^- 都为0,表明DMU有效。

在项目评估中,衡量投入与产出的关系一般用技术有效和规模有效来表示,其中技术效率 σ 反映了DMU是由于管理和技术等因素影响的生产效率,是在最优规模时投入要素的生产效率;规模效率 s 是由于组织的规模因素影响的生产效率,反映的是实际规模与最优生产规模的差距。在式(9-3)中,加入约束条件 $\displaystyle\sum_{j=1}^{n} \lambda_j = 1$,可求得技术效率 σ^* ;若加入约束条件 $\displaystyle\sum_{j=1}^{n} \lambda_j \leqslant 1$,可求得规模效率 s^* 。

在项目评价中,θ 主要用于对DMU的资源配置能力、资源使用效率等多方面能力的综合衡量与评价,且存在 $\theta = \sigma \times s$ 。当 $\theta = 1$,表示该DMU的投入产出是综合有效的,即同时技术有效和规模有效;如果 $\sigma = 1$,表示在目前的技术水平上,其投入资源的使用是有效率的,未能达到综合有效的根本原因在于其规模无效,因此其改革的重点在于如何更好地发挥其规模效益。

2. DEA 模型在项目多目标综合评价中应用的注意事项

（1）评价指标的选取：对卫生信息资源规划建设方案经济效益进行综合评价，指标的选取除考虑现行可行性论证中规定的财务评价指标外，还需考虑卫生信息资源规划项目的可靠性和适用性等影响效益实现的间接因素。

（2）投入指标的确定：建设项目的投入主要考虑项目建设规模、总投资和总成本三个方面。总投资是项目资源投入的主要要素和反映方案投资效益好坏的关键指标，为便于利用模型进行分析评价，将单位能力投资和单位能力成本作为投入指标，用以体现生产规模的扩大对项目单位生产成本降低的有利影响。

（3）产出指标的确定：从卫生信息资源规划项目的经济效益和社会效益角度分析，选取卫生信息资源规划项目质量、卫生信息资源规划项目使用寿命、财务内部收益率、医生满意度、患者满意度作为产出指标。其他产出指标的选取是基于如下原因考虑的：如投资利税率反映出评价项目对国家的贡献程度；财务内部收益率反映出分析项目的实际盈利能力；医生满意度和患者满意度则是考察卫生信息资源规划项目的社会效益。

第四节　数据包络分析评价方法在卫生信息项目评估中的应用

一、案例背景

随着卫生信息技术（health information technology，HIT）在医疗机构的普及和推广，医疗机构的管理者正逐步认识到卫生信息技术对改善医疗质量作出的贡献，例如，有效减少了患者等候的时间，提高患者的就医体验，减少用药错误等，详见表 9-4-1。但卫生信息技术到底在多大程度上影响了医疗质量，哪些卫生信息技术的使用对医疗服务质量的改善影响最大，是医疗机构管理者亟待解决的问题。本案例选自 *Health Care Management Science*（2016），利用数据包络分析（DEA）和决策树回归分析（decision tree regression analysis，DTreg）对此进行评估。

表 9-4-1　卫生信息技术对医疗质量的影响

卫生信息技术	对医疗质量的影响	再次住院	死亡率	相关研究
计算机化医嘱录入（CPOE）	促进医护协调，减少用药错误。有利于心力衰竭（简称心衰）和慢性阻塞性肺疾病（chronic obstructive pulmonary disease，COPD）的临床结局	通过减少药物不良事件，减少再入院率	降低	Minesh et al.,（2012）；McCullough et al.,（2010）；Longhurst et al.,（2010）；Miller et al.,（2011）；Charles et al.,（2014）
个人健康档案（PHR）	获得良好的患者满意度，提高自我管理，增加患者参与度	慢性病管理间接受益	无变化	Archer et al.,（2011）；Davis et al.,（2014）；Tang et al.,（2006）
电子病历（EMR）	增加患者对医疗的感知；有利于心衰和 COPD 的临床结局	减少 30 天再入院率	无变化	Lee Kuo & Goodwin,（2013）；Sibona et al.,（2011）；McCullough et al.,（2010）
诊断结果电子化获取	减少患者焦虑，改善慢性病、精神病患者的治疗路径和治疗质量	缩短住院时长	降低	Hurlen et al.,（2010）；Patience et al.,（2015）；Amaout et al.,（2013）

二、案例分析

（一）方法选择

基于数据包络分析（DEA）和决策树回归分析的自动交互检测分析（automatic interaction detector，

AID)能够比较医疗机构的医疗质量。DEA用来确定哪些变量有助于改善患者医疗质量,决策树回归分析用于判断哪些信息技术在DMU中排名最高、对医疗质量效率的影响最大。

DEA通过考虑投入和产出变量来比较有效的DMU,分析医疗质量。医疗质量为实现期望产出的最小投入,即产出与投入的比率。DEA为每个DMU提供了医疗质量的测量方法(分数在0到1之间):1分表示医疗质量最佳,小于1表明所使用的投入超过了预期产出。通过数据包络分析,医疗机构的管理者可以确定医疗机构需要改进的潜在领域,通过资源配置和调节,提高医疗质量。

完成DEA后,采用决策树回归分析进行自动交互检测分析。决策树回归分析主要用来判断哪些输入变量是影响医疗质量的决定因素及其重要度如何排序。决策树回归分析具有比经典回归方法更好的可解释性和可视化性。

（二）数据来源

数据来源于2011年美国卫生信息和管理系统协会(Healthcare Information and Management Systems Society,HIMSS)以及医疗保险和医疗补助服务中心(Centers for Medicare & Medicaid Services,CMS),其中HIMSS拥有4 908家医疗机构的特征信息,包含医疗机构类别、床位数、员工数等基本信息和个人健康档案(PHR)、电子病历(EMR)以及计算机化医嘱录入(CPOE)等技术投入信息;CMS拥有4 791家医院的入院率和死亡率的相关信息,其中住院率和死亡率是CMS用于监测肺炎和心衰等慢性疾病的医疗质量指标。

在HIMSS数据中心,有1 550家医疗机构的数据具有卫生信息技术类输入变量,但只有1 433家报告了卫生信息技术的使用情况,将这1 433家医疗机构与含有医疗机构基本特征的4 908家医院的数据合并筛选出1 152家医疗机构,再与CMS数据中心的4 791家医疗机构合并筛选出同时具有医疗机构特征信息、卫生信息技术和医疗质量指标信息的医疗机构1 039家。选择这1 039家医疗机构作为数据包络分析进行分析的DMU,其输入变量和输出变量见表9-4-2。

表9-4-2　输入变量和输出变量定义

变量	指标		描述
输入变量	医疗机构特征变量	医院类别	普通内科外科医院 教学医院 急救医院 综合性医院
		床位数	床位的数量
		员工数	医生和护士的数量
	卫生信息技术变量	个人健康档案	身心健康过程的规范、科学记录
		电子病历	患者在医院诊断治疗全过程的原始记录
		计算机化医嘱录入	医生对患者进行处理时使用的数字化管理系统
		诊断结果电子化获取	诊断结果的数字化检索、查询
输出变量	—	住院率	30天内再入院率
	—	死亡率	入院30天内死亡数量

（三）结果分析

1. 描述性分析　通过变量相关性分析,发现床位数和员工数密切相关,因此床位数可不做分析。描述性结果显示:医疗机构平均成立时间为52年,平均床位数为236张;卫生信息技术之间没有显著的相关性,因此均被纳入分析。肺炎和心衰的平均30天内再住院率分别为18.45%和24.56%,入院30天内平均死亡率分别为11.90%和11.62%,具体见表9-4-3所示。

2. 数据包络分析（DEA）　DEA 的 DMU 数量为 1 039 个（1 039 家医疗机构），平均质量评分为 0.226，其中 20 个 DMU（1.9%）质量得分为 1 分，详见表 9-4-3。

表 9-4-3　医疗质量为 1 和小于 1 情况下的心衰和肺炎治疗情况

	医疗质量得分		心衰死亡率 /%		心衰住院率 /%		肺炎死亡率 /%		肺炎住院率 /%	
	1	<1	1	<1	1	<1	1	<1	1	<1
均值	1.00	0.22	12.05	11.61	24.63	12.56	12.41	11.89	18.34	19.45
标准差	0.01	0.21	1.73	1.61	1.29	1.98	2.06	1.84	1.77	1.67

3. 决策树回归分析　决策树回归分析将医疗质量作为目标变量，将员工数、床位数和技术投入设为预测变量，结果表明作为医院规模指标的员工数是该模型中最具影响力的变量；诊断结果电子化获取是医疗质量得分为 1 的医疗机构中最具影响力的技术特征，同时，医疗质量与床位数之间存在显著的正相关性，详见图 9-4-1。决定医疗质量的输入变量的重要性排序如表 9-4-4 所示。

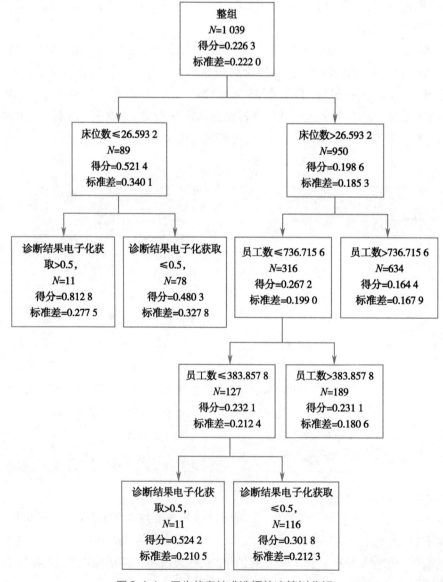

图 9-4-1　卫生信息技术选择的决策树分析

表 9-4-4　决定医疗质量的输入变量的重要性排序

变量	重要性 /%
床位数	100.00
员工数	33.53
诊断结果电子化获取	18.43

注：变量重要性程度为 0%～100%，数字高（接近 100%）表明医疗质量和输入变量有强相关性。

4. 敏感性分析　敏感性分析主要用来分析输入变量对结果的影响程度，即使用 DEA 和决策树回归分析进行结果的敏感性分析，旨在检查最不重要和最重要的技术投入。决策树回归分析结果表明，虽然诊断结果电子化获取是决定医疗质量的次要的变量，但它也是卫生信息技术输入变量中最重要的变量。

进一步对诊断结果电子化获取进行分层分析，其结果表明：使用诊断结果电子化获取的 DMU，平均医疗质量为 0.877；而没有使用诊断结果电子化获取的 DMU，平均医疗质量趋近于 0，详见表 9-4-5。

表 9-4-5　诊断结果变化的敏感性分析

项目	使用诊断结果电子化获取		未使用诊断结果电子化获取	
	均值	标准差	均值	标准差
心衰死亡率 /%	11.620	1.612	11.613	1.616
心衰住院率 /%	24.613	1.968	24.062	1.929
肺炎死亡率 /%	11.901	1.841	11.872	1.897
肺炎住院率 /%	18.480	1.664	18.170	1.663
医疗质量	0.877	0.053	0	0

对床位数变化进行敏感性分析，可将床位数变量分为 3 组，结果表明，床位数变化对医疗质量的影响较小，详见表 9-4-6。

表 9-4-6　床位数变化的敏感性分析

项目	1 组 （N=314，床位数 <100）		2 组 （N=349，床位数 100~250）		3 组 （N=314，床位数 >250）	
	均值	标准差	均值	标准差	均值	标准差
心衰死亡率 /%	12.07	1.46	11.65	1.66	11.21	1.59
心衰住院率 /%	24.54	1.65	24.63	2.10	24.51	2.09
肺炎死亡率 /%	12.19	1.87	11.95	1.89	11.60	1.75
肺炎住院率 /%	18.12	1.55	18.50	1.61	18.68	1.77
医疗质量	0.487 6	0.487 6	0.684 8	0.169 0	0.689 7	0.205 7

三、分析讨论

本案例通过 DEA 和决策树回归分析方法，探讨卫生信息技术能在多大程度上改善医疗机构的医疗质量，卫生信息技术能否有效帮助医疗机构的管理进行合理的资源配置。

结果表明，在医疗机构规模（员工数）相同的情况下，更多的卫生信息技术投入可以提高患者护理的质量。在医疗质量分数为 1 的医疗机构中，70% 的医疗机构至少使用了一种卫生信息技术；质量分数低于 1 的医疗机构表示将更多采用卫生信息技术,研究结果强化了卫生信息技术能够提升医疗质量。同时,敏感性分析也显示,医疗机构的规模也能够提升医疗机构的医疗质量。其原因在于:卫生信息技术只是医疗机构提供护理的手段,但非唯一的手段。因此,医疗机构的卫生信息技术使用是在规模效应的基础上实现的,即在医疗机构规模比较大的情况下,可以有效利用卫生信息技术提高医疗质量,而单一依靠利用卫生信息技术去改善医疗质量,其结果并不乐观,也容易陷入为技术而技术的"技术崇拜"误区。

另外,在卫生信息技术应用过程中,哪种卫生信息技术最为重要?结果表明:诊断结果电子化获取最为重要,使用也最广泛。通过及时、有效地推送检验检查结果信息,能够提升医疗质量并有效缓解患者的焦虑,提高患者就医体验,使患者获得最佳的健康结果。

(赵文龙)

思 考 题

1. 卫生信息资源规划实施的主要内容和原则有哪些?
2. 卫生信息资源规划绩效评估的主要内容是什么?
3. 常见的绩效评估方法有哪些?

第十章

卫生信息资源规划与管理保障体系

卫生信息化建设既是一项复杂的系统性工程，也是一项不断创新完善的长期性工作。要较好地制订卫生信息资源规划，实现卫生信息资源的有效管理，不断促进卫生事业发展，需要具备相应的保障体系。卫生信息资源规划与管理保障体系主要包括政策保障、组织保障、技术保障和法律保障。

第一节　政　策　保　障

卫生信息资源规划与管理的政策保障是指以卫生信息化的建设规划、制度规范、人才队伍、资金保障等为重点的保障体系和措施。

一、基本原则

（一）统一规划、整合资源

卫生信息化发展规划、建设框架和建设内容由政府统一制定。在制定过程中要明确时间进度，分步实施，逐项建设。资源规划与管理应充分利用已有的建设基础和数据资源，注重统筹使用硬件设备、应用软件和网络基础设施，节约资源，以提高卫生信息资源的共享和利用效率。

（二）完善制度、加强管理

在卫生信息化建设过程中，应结合项目承担部门或应用单位的实际情况，制定科学合理完善的管理制度，以明确分工、强化责任，规范建设、注重细节，优化流程、提高效率，保障卫生信息资源规划有效落实。

（三）培养人才、提高能力

卫生信息化事业的长足发展需要大量的复合型卫生信息人才作为支撑，因此，应积极探索卫生信息化人才数量和能力提升的途径，注重在实践中培养人才队伍，从人才的引进、培养、使用和激励等多方面建立机制，使卫生信息人才队伍建设水平与信息化水平同步提高。

（四）合理投入、注重效益

卫生信息化建设需要长期、稳定、有效的资金投入。在建设过程中，资源规划应以公益性为导向，政府投入为主，鼓励民营资本、外资经济等投资建设，鼓励具有条件的机构以人力支持、技术支持、设备支持、管理支持等多种形式参与建设。同时，要以产生良好的经济效益和社会效益作为衡量成效的标准。

二、主要内容

（一）建设规划

1.**概述**　建设规划是对一定区域范围内未来卫生信息化建设与发展的科学性、合理性、整体性、可持续性的全面设计，是卫生信息化整体工作的指南。其作用是按照卫生政策与发展宏观战略决策的要求，通过科学研究，设定卫生信息化建设目标、建设原则、重点任务和实施措施等，力求有效把握卫生信息化的整体发展方向，辅助解决卫生事业发展过程中遇到的部分难题。建设规划按其建设内容分为总体规划和专项规划等；按其建设周期分为长期规划、中期规划、阶段性规划等。

为保障卫生信息化建设围绕国家整体的战略布局规划稳步推进，我国陆续制定出台了一系列建设规划，如：《卫生系统信息化建设九五规划及 2010 年远景目标（纲要）》（1997 年）、《全国卫生信息化发展规划纲要 2003—2010 年》（2003 年）、《"十二五"期间深化医药卫生体制改革规划暨实施方案》（2012 年）、《关于加快推进人口健康信息化建设的指导意见》（2013 年）、《促进大数据发展行动纲要》（2015 年）、《国家信息化发展战略纲要》（2016 年）、《"十三五"全国人口健康信息化发展规划》（2017 年）、《关于促进"互联网＋医疗健康"发展的意见》（2018 年）、《关于加强全民健康信息标准化体系建设的意见》（2020 年）。

2. 实施重点　建设规划原则上由各级政府或卫生行政部门研究制定。在国家顶层设计的基础上，各地根据实际情况制定适应本地区发展的建设规划。在具体规划的制定过程中，应把握好以下三个关键点。

（1）明确卫生信息化建设的宏观发展思路：卫生信息化建设的发展思路要以充分发挥信息技术的优势，最大限度实现节约资源、深化服务、提升效率为方向，卫生信息资源规划与管理应以此为准绳。在建设内涵上，通过居民电子健康档案和电子病历数据库的建设，将儿童保健、计划免疫、临床诊疗、传染病管理、慢性病管理和特殊人群管理等业务工作衔接起来，从而进一步优化业务流程和人力资源配置；在建设方式上，通过搭建区域卫生信息平台，使不同区域、不同机构的信息数据协同共享，从而帮助卫生专业技术人员突破时间与空间的限制，更加有效地开展诊疗服务和健康管理；在建设方法上，通过充分开展需求调研，使卫生信息化建设契合实际需求，从而避免推倒重来的短期行为。

（2）界定卫生信息化建设的阶段发展目标：卫生信息资源规划与管理应围绕卫生信息化建设的目标进行。卫生信息化建设的目标包括为卫生事业发展解决问题、为卫生服务对象提供便利、使卫生服务提供者和管理者提高效率、为利益相关者带来效益等。例如，通过预约平台，实现减少患者排队等候时间的目标；通过网络传报，实现提高传染病管理效率的目标；通过信息数据的自动分析，提升机构绩效管理效果的目标等。需要强调的是，确立阶段发展目标需要结合当地的总体发展规划、经济条件、建设基础和业务需求等。

（3）优化业务管理流程：卫生信息化建设的目的之一在于优化业务流程、提高管理效率，因此常涉及业务流程的改进。所以，在准备规划初期，首先要充分开展调研，重新设计现有的业务流程，推动组织机构和业务管理模式的创新和变革，形成规范的管理制度。在此基础上进行规划设计，借助卫生信息化形成推动组织结构变化的动力，从而实现业务流程的优化升级。

（二）制度规范

1. 概述　制度规范是指为有效实现卫生信息建设目标，对信息化建设和应用的相关组织机构及其成员的行为进行规范、制约与协调而制定的具有稳定性与强制力的规定、规程、方法与标准体系。它包括组织机构的根本制度、管理制度、技术与业务规范、个人行为规范等内容，具有权威性、系统性、科学性、稳定性等特点。

近几年，随着我国卫生信息化飞速发展，卫生信息化各类制度、规范、标准也在国家和各地政府主持下陆续出台和完善。在技术与业务制度规范方面，国家卫生主管部门组织完成数百项卫生信息标准制定和修订任务。主要包括：国家卫生信息标准体系框架、标准化基础理论与方法等基础类标准；以居民健康档案和电子病历为重点的数据类标准；以卫生信息平台、居民健康卡和主要业务系统为重点的技术类标准以及标准符合性测评方案和测试规范等管理类标准。各地在探索和深入推进卫生信息化建设的过程中，也从规范管理流程、提高管理效率等角度制定了符合当地实际的制度规范，有效推进了卫生信息化工作的有序开展。

2. 实施重点 加强制度建设和科学规范的管理是卫生信息化的保证。卫生信息化管理制度应覆盖各项信息管理工作，其内容不仅包含硬件和网络方面的管理制度，同时要对软件、信息化流程管理、信息资源管理等内容做出规定。制定过程中要特别注意以下三方面的建设。

（1）建立项目管理制度：应制定卫生信息化建设项目管理制度，明确卫生行政部门、卫生信息化项目推进协调部门、医疗卫生机构等在项目规划、申报和立项、实施、验收、评估、使用、维护等各阶段的职责分工、管理审批流程和奖惩要求，形成有序的卫生信息化项目建设机制，以规范卫生信息化项目的建设和管理，提高卫生信息化建设项目质量和投资效益，促进医疗卫生信息资源的综合开发利用，实现信息资源共享。

（2）建立数据质量管理制度：数据质量是确保卫生信息化健康可持续发展的生命线。应制定卫生信息数据质量管理制度，建立相应的组织架构，明确与区域卫生信息平台对接的各医疗卫生机构数据管理工作目标和考核要求，在各机构建立数据质量监管小组，通过例会制度，以周报、月报的形式建立信息反馈机制，促进各机构加强数据质量管控，保障上传至区域卫生信息平台的数据准确和有效。

（3）建立信息安全管理制度：完善的卫生信息数据库包含贯穿居民一生的健康档案、临床诊疗、公共卫生等记录，数据量庞大。应制定卫生信息安全管理制度，明确安全管理职责范围，对网络安全、机房安全、密码安全、网站管理、信息安全质控提出明确管理要求，责任到人，有效防止技术犯罪和职务腐败行为。

（三）人才队伍

1. 概述 卫生信息人才队伍是卫生信息化建设最核心的主题和快速稳定发展的重要保障。近年来，我国卫生信息化建设的强劲发展，对卫生信息人才队伍提出了迫切需求：①在人才数量上，需要大量能够满足工程建设和常规业务技术管理维护的人力；②在业务范围上，需要有系统规划与设计、网络硬件、基础与业务应用软件、信息新技术应用、卫生业务信息资源分析与利用以及常规技术维护等多领域、跨专业人才的系列配套；③在人才质量上，需要有一支能够掌控卫生信息行业总体发展方向与重点，设计与实施大型信息工程项目，管理大范围多专业信息系统运行维护的高素质信息人才队伍。

2. 实施重点 在建立多层次、高素质的卫生信息化人才队伍过程中，要重点做好如下政策保障。

（1）建立卫生信息化人才培养机制：应满足新形势下卫生信息化人才教育培养的需要，与教育部门携手拓宽卫生信息化人才培养的途径。卫生信息化人才的教育培养要以学校教育和继续教育为主，以本科层次教育为发展重点，逐步扩大至研究生层次教育，以专科层次教育作为补充，多渠道培养适应医改和卫生信息化发展的人才。同时，通过继续教育重点做好对原有人才的知识更新培训和新上岗人员的基础性专业培训，进一步完善职业培训制度。

（2）完善卫生信息化人才选拔和聘用机制：针对卫生信息化人才队伍的类型，采用公平、公开、透明的选拔和聘用方式。在选用机制和标准上，应充分认识到卫生信息人才的交叉性和多样性，根据不同专业背景和不同岗位要求采用不同的标准和方法。要深化人才管理制度改革，打破人才"单位所有""部门垄断"，以及地域、户籍限制，鼓励跨单位、跨地区选用人才，同时避免人才管理权限过分集中、管理方法单一、管理制度不健全等问题。

（3）完善卫生信息化人才使用机制：卫生信息化从业人员须经过有关部门资格认定后才可上岗；将卫生信息化人员纳入编制管理，实行岗位绩效工资制度；进一步完善卫生信息化人员职称晋升制度。

（4）完善绩效考核激励机制：根据按岗定酬、按任务定酬、按业绩定酬的原则，重点向关键岗位和做出突出成绩的人员倾斜。对部分紧缺或者亟须引进的高层次人才探索灵活的薪资分配方式,建立以工作业绩为核心,以品德、知识、能力等为主要内容的卫生信息化人才绩效考核激励机制。

(5)完善卫生信息化人才评价体系:实施卫生信息化专业技术资格评价和认证工作。积极探索和改进卫生信息化人才评价方法,客观、公平地评价卫生信息化专业技术人员的能力和水平。对卫生信息化人才发展情况进行评估,及时发现和纠正工作中存在的问题和薄弱环节,促进人才发展规划任务的落实。

(四)资金保障

1. 概述 卫生信息化建设需要相当程度的资金投入。卫生信息化建设的资金投入是指卫生信息化建设过程中所发生的信息化建设、实施,运行管理维护等活动的费用总和。资金保障是卫生信息化事业可持续发展的基本条件,应纳入各级政府的财政预算。当前卫生信息化建设资金主要来源于中央财政专项和地方财政专项两类。

2. 实施重点 我国要达到与发达国家相当的信息化发展水平,必须保持资金可持续投入和有效使用。在资金投入和使用方面应重点注意以下三点。

(1)统筹资金总量、持续投入资金:卫生信息化建设不可能一次投入就实现所有目标,应合理地统筹资金,选好持续投入的方式,科学地把握资金投入的数量和节奏,以确保卫生信息化的可持续发展。

(2)明确投入方向、集中使用资金:集中使用资金就是要将有限的资金用在"刀刃"上。卫生信息化建设重在应用,由于最新技术往往易出现意想不到的问题,需要足够时间的市场检验,因此投入资金之前,要结合实际,在成熟技术和先进技术之间进行权衡和做出取舍。同时,卫生信息化建设应循序渐进,首先要建设医院信息系统(hospital information system, HIS)、实验室信息管理系统(laboratory information management system, LIMS)、医学影像存储与传输系统(picture archiving and communication system, PACS)等基础性业务生产性系统,进而搭建区域卫生信息平台,最终实现跨机构、跨区域,具有协同共享功能的管理和应用,因此,投入资金之前还须明确短期投入的重点和长期投入的方向。

(3)把握资金走向、加强资金监管:卫生信息化建设专项资金数额较大、使用周期较长、涉及内容较广。专项资金应全部纳入专账核算,保证专款专用,并在财政部门指导下对专项资金进行监督与检查,及时了解资金到位、资金使用和信息化建设进度情况,合理评估资金投入与成效产生的关系,确保资金的有效投入,对监督检查发现的问题,督促及时纠正,认真处理。

第二节 组 织 保 障

卫生信息资源规划与管理的组织保障是以行政管理组织和部分相关行业组织为主体,确保卫生信息资源规划、采集、配置、使用等环节顺利实施的保障体系。

一、基本原则

(一)坚持政府主导、确保专业运作

在卫生信息资源规划与管理的过程中要坚持政府的主导作用,强调以公益性为主,调动社会力量参与。政府应给予政策支持,提供充分的人力、物力、财力等保障,优化技术环境,提高卫生信息资源规划与管理的专业性。同时,要加强相关的组织机构建设,改进组织流程、细化责任分工。

(二)加强组织领导、强化制度建设

各级卫生行政主管部门成立卫生信息资源规划与管理领导小组,全面负责各级信息资源规划与

管理的指导、协调和组织工作，实行"一把手负责制"。建立健全各级组织管理制度，以明确分工和权责，实现科学管理。

（三）注重统筹规划、分类指导实施

卫生信息资源规划应注重整体布局，顶层设计，科学规划；统一标准，统一规范；分步实施，整体推进。首先，要坚持以需求为导向，在对业务需求进行充分调研的基础上，进行整体规划设计；其次，应强调技术标准和技术规范的统一；最后，要考虑不同地区的经济发展和信息资源配置水平差异情况，因地制宜、循序渐进地指导实施，同时应突出建设重点，有序推进。

（四）落实目标责任、健全考核督导

卫生信息资源规划与管理过程中要明确各部门职责定位，签订"目标责任书"，落实目标责任。不同业务部门之间应协同配合，信息互通、资源共享；不同地区的部门之间要加强沟通、相互促进。各级行政主管部门要注重对下级部门的监督考核，制定标准统一、奖惩分明的监督考核机制，严格监管，奖惩分明。各级业务主管部门要加强对下级部门的业务指导和培训。

（五）多方联动配合、推动资源整合

卫生信息资源规划与管理要由卫生行政部门牵头，多方共同参与。参与部门包括卫生行政部门、公共卫生管理部门、医疗机构、软件开发公司、卫生信息专业组织，其中卫生信息专业组织包括卫生信息标准专业委员会、电子病历研究委员会等。多方共同协作配合有助于提高卫生信息资源规划与管理的专业性，促进对卫生信息资源的有效利用，避免出现"信息孤岛""信息烟囱"。

二、主要内容

（一）行政管理组织

目前我国主要的卫生信息化建设相关行政管理组织有国家卫生健康委员会规划发展与信息化司及统计信息中心，以及各省（自治区、直辖市）、地市级及县级卫生健康委员会（局）规划发展与信息化处（科）和卫生健康信息中心。此外，为了进一步促进卫生信息化各项建设工作顺利开展，国家及各省市也相应成立了卫生信息化工作领导小组办公室，负责卫生信息化日常建设工作的组织与协调。相关行政管理组织框架详见图10-2-1。

常见的相关行政管理组织如下。

1. **信息化工作领导小组**　中华人民共和国国务院作为最高国家行政机关，成立了国家信息化领导小组。国家信息化领导小组是卫生信息化建设工作的最高行政组织和管理机构，负责包括卫生信息化建设在内的重大卫生政策制定和卫生发展战略的推进工作。

各级卫生行政主管部门也牵头组建了信息化工作领导小组，如国家卫生健康委员会成立了国家卫生健康委员会信息化工作领导小组办公室。信息化工作领导小组组长一般由本级卫生行政管理部门分管领导担任，成员一般包括卫生行政管理部门职能处（科）室负责人，有的地区领导小组办公室成员还包括疾病预防控制中心、卫生监督所、部分医疗机构负责人等。信息化工作领导小组办公室的工作职责主要是负责对本地区的卫生信息化建设进行统筹管理，组织制定和审议本地区卫生信息化建设的战略规划、重大项目和综合政策，起草本地区卫生信息化建设工作规划和实施方案，确定年度计划、重点任务和责任分工，督促检查本地区、系统内各单位相关部署落实情况和任务完成情况，统筹协调解决建设任务落实中的重点难点问题。

2. **国家卫生健康委员会规划发展与信息化司**　隶属于国家卫生健康委员会的直属机构。其与信息化相关的职责主要是指导全国卫生健康服务体系信息化建设，负责统筹组织、综合协调相关部门落实总体规划、顶层设计、重点项目立项、标准安全、认证认可、建设进度、监管评估和人员培训等任务。

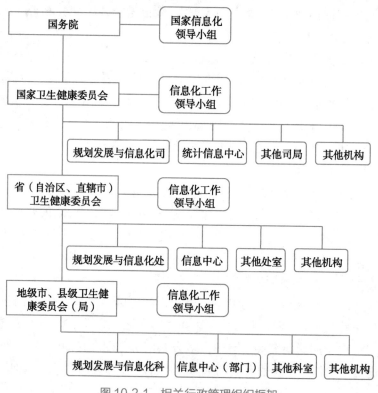

图 10-2-1　相关行政管理组织框架

　　3. **国家卫生健康委员会统计信息中心**　隶属于国家卫生健康委员会的直属机构。其与信息化相关的职责主要包括：拟订和推动实施全国卫生健康统计信息规划工作；组织编制全国卫生健康统计信息技术规范；承担卫生健康信息化项目工程建设，对各地卫生健康统计信息工作提供技术指导和咨询服务；负责全国统计信息系统建设运行工作；承担卫生健康统计信息发布工作；承担国家医疗健康数据中心、数据交换枢纽建设运行，承担卫生健康系统信息安全与保密技术指导；组织拟订国家卫生信息标准体系规划，组织开展信息标准开发、应用推广与测评工作；组织开展卫生行业信息技术应用及信息系统产品评估、检测、安全测试和推广工作；拟订居民健康卡建设规划，组织拟定相关标准规范；负责国家居民健康卡注册管理中心建设与管理，协助跨区域、跨系统应用；承担国家药品供应保障综合管理信息系统建设和运行，组织开展相关监测评估工作；开展卫生信息相关培训和学术交流活动；承办国家卫生健康委员会交办的其他事项。

　　4. **省（自治区、直辖市）卫生健康委员会规划发展与信息化处**　隶属于省（自治区、直辖市）卫生健康委员会的直属机构。其与信息化相关的职责主要是指导、推进全省（自治区、直辖市）卫生健康体系信息化建设，推动全省（自治区、直辖市）卫生健康信息资源开发与共享。

　　5. **省（自治区、直辖市）级卫生健康信息中心**　隶属于省（自治区、直辖市）卫生健康委员会的直属机构。其职责主要是制定本省（自治区、直辖市）卫生健康信息化建设规划、指导意见和管理办法及地方性的卫生信息化标准、规范；提供本省（自治区、直辖市）卫生健康信息化相关系统建设、大数据应用、网络信息安全、人才培养等技术服务保障；推进本省（自治区、直辖市）卫生健康信息新技术和新应用的研发、转化及推广；承办省（自治区、直辖市）卫生健康委员会（局）及国家卫生健康委员会统计信息中心交办的其他事项。

　　6. **地市级、县级卫生健康委员会（局）规划发展与信息化科**　分别隶属于地市级、县级卫生健康委员会（局）的直属机构，其与信息化相关的职责主要是指导、推进本地区卫生健康体系信息化建设工作，推动区域内卫生健康信息资源开发与共享。

7. 地市级、县级卫生健康信息中心　分别隶属于地市级、县级卫生健康委员会（局）的直属机构，其职责主要是负责本地区的卫生信息化建设工作，承办上级主管部门交办的各项信息化相关工作。

（二）行业组织

国家卫生健康委员会和一些省市卫生行政主管部门为促进卫生信息化相关工作的开展，还成立了一些专业性强的行业组织。典型的行业组织包括如：中国卫生信息与健康医疗大数据学会（Chinese Medical Information and big data Association，CHMIA）、卫生健康信息标准专业委员会、中国医院协会信息专业委员会（China Hospital Information Management Association，CHIMA）、中国医药信息学会（China Medical Informatics Association，CMIA）等。

第三节　技 术 保 障

卫生信息资源规划与管理的技术保障是医疗卫生信息采集、资源描述、处理、配置、传输、共享的全面规划和管理过程中对技术方面的全面保障，其目的是为实现卫生信息资源合理配置和有效共享提供各类技术保障。主要包括信息安全保障和信息标准保障两方面。

一、基本原则

（一）理论与实际相结合

卫生信息资源规划与管理的技术保障应遵循理论与实际相结合的基本原则，要与医疗卫生行业自身的特点与发展相结合，充分考虑医疗卫生各项业务与管理的现状与发展方向，避免出现盲目建设的情况。做到理论与实际相结合，才能真正起到推进卫生信息化建设健康发展的作用。

（二）先进与实用相统一

卫生信息资源规划与管理的技术保障应贯彻先进与实用相统一的基本原则，技术保障应当具有一定的前瞻性，避免出现技术保障手段与整体医疗卫生行业信息化发展需求脱节的局面。在确保实现既定目标和满足未来业务发展需求的前提下，尽量选择技术成熟、经济可行的技术保障方案，规避盲目追求最新技术，增加整体运行风险的情况。

（三）统筹与细化相兼顾

卫生信息资源规划与管理的技术保障应坚持统筹与细化相兼顾的基本原则，统筹医疗卫生信息化整体建设，细分具体的实施工程。在规划与管理的过程中，一定要坚持统筹规划，避免出现信息孤岛。在统筹建设与管理的前提下，注意具体的细化操作工程，做到统筹与细化二者之间的有效平衡，使整体信息化工作有条不紊地有效开展。

二、主要内容

（一）信息安全

信息安全（information security）是指保证信息的完整性、可用性、可靠性、可控性和保密性，其实质是要保证信息系统及信息网络中的信息资源不因自然或人为因素而遭到破坏、更改、泄露和非法占用，其根本目的是使信息不受威胁。信息安全是一个不容忽视的国家安全战略。信息安全保障体系包括物理安全、网络安全、主机安全、应用安全、数据安全、隐私安全和安全管理。信息安全保障体系框架详见图10-3-1。

1. **物理安全**　物理安全是对计算机设备、设施及相关的数据存储介质提供的安全保护，使其免受各类自然灾害（地震、水灾、火灾等）以及人为操作失误或错误甚至计算机犯罪行为导致的破坏。

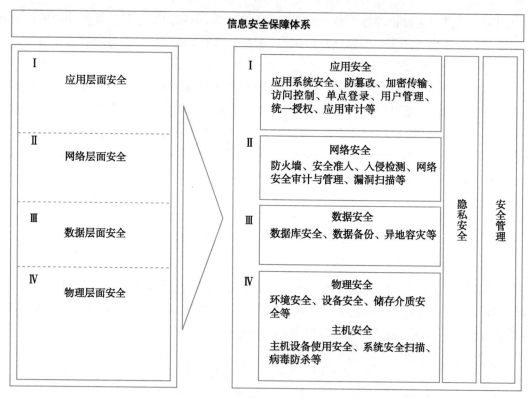

图 10-3-1 信息安全保障体系框架

物理安全防范是信息安全技术保障架构的基础，主要包括三部分：①环境安全，是指系统所在环境（如场地与机房）的安全；②设备安全，是指对系统中的关键设备（主机、网络、存储等设备），采取防盗、防毁、防电磁辐射泄漏、防止线路截听、抗电磁干扰及电源保护等方面的安全保护措施，并对关键物理设备制订实体设备访问控制规则，控制对设备的非授权访问，以保证计算机设备使用过程中的安全稳定；③储存介质安全，是指对系统中使用的各类磁盘、光盘和磁带等敏感机密或关键的存储介质实施严格的安全保护措施，并对关键存储介质的存储和维护过程进行管理，确保介质中存储信息在保存和使用过程中的安全性。

2. 网络安全 网络系统主要受到六大类别的安全威胁：身份窃取（identity theft）、假冒（masquerading）、数据拦截（data interception）、错误路由（misrouting）、拒绝服务（denial of service）、数据流分析（dataflow analysis）、未授权访问（unauthorized access）。拒绝服务是一种使系统或网络失去服务能力的攻击。在互联网上，它洪泛一个网络或结点，降低网络或结点性能，阻止其他用户对网络或结点服务的获取[《计算机科学技术名词》(第三版)]。网络安全即保证网络系统提供数据传输和交换过程中的保密性、完整性、抗抵赖性和可用性。针对网络安全采用的具体安全措施包括防火墙、安全准入、入侵检测、网络安全审计与管理、漏洞扫描等。

3. 主机安全 主机安全主要是从操作系统的角度考虑系统的安全措施，防止不法分子利用操作系统的一些漏洞、后门取得对系统的非法操作权限。主机安全管理主要包括：①主机设备使用安全，是指配置优化操作系统，使其达到尽可能高的安全级别。如系统的双机热备份机制，硬盘采用磁盘冗余阵列的方式等。②系统安全扫描，是指及时检测、发现操作系统存在的安全漏洞，并对发现的操作系统安全漏洞做出及时、正确的处理，如主机设备定期打系统补丁，修补已知漏洞，对主机设备的配置进行控制，采用系统安全性分析等。③病毒防杀，是指负责对各类计算机病毒的检测与杀灭。

4. 应用安全 应用安全是以密码技术为基础，建立一个应用级的安全环境，针对系统内各类具体的应用统一提供相应的应用级安全保护，包括数据资源的保护和应用系统处理过程的保护。

应用安全主要包括：①应用系统安全，是指保障完成业务的相应的计算机应用软件系统的使用过程和结果安全。如要求应用软件应是信息系统安全管理机构自主研制或可控的，或者外购应用软件必须经过安全测试并有销售商对其做出保证无后门、无陷阱的承诺，应用软件应具备对用户身份进行鉴别与认证的基本能力等。②防篡改，是指防止各类对计算机数据信息进行修改、增加或删除，造成数据破坏的行为，如在数据库的记录中设置校验码等。③加密传输，是指通过加密传输技术获得可靠的加密传输服务，以保证数据的完整性，防止数据被窃取、抵赖。④访问控制，是指按用户身份及其所归属的某项定义组来限制用户对某些信息项的访问或限制用户对某些控制功能的使用。如防止非法的主体访问受保护的网络资源，允许合法用户访问受保护的网络资源等。⑤单点登录，是指负责向用户提供统一的登录入口，即便是系统中存在着多套用户管理模块、授权以及认证系统，通过单点登录组件，用户仍然可以通过一次登录获得所有访问应用系统需要的授权，实现"一处登录，多系统展现"。⑥用户管理，是指管理各类用于创建其他用户登录的账户和提供系统使用的行为。⑦统一授权，是指负责对内提供系统权限配置功能，对外提供权限验证接口，支持基于角色的访问控制以及自主访问控制标准，可按等级实现个人级、文件类别级、文件级、自定义保护级四级保护机制。支持对功能、菜单、页面元素、数据等不同粒度的资源进行授权，不同应用系统中的资源可以被接入并统一管理。⑧应用审计，是指负责应用级行为的记录、分析和管理，可以使系统管理员更好、更准确地了解和掌握应用系统运行情况，及时发现并解决出现的异常情况。

5. 数据安全　数据是信息建设的关键与根本，必须保证数据的安全和隐私。数据安全主要包括数据库安全、数据备份和异地容灾。在卫生信息资源规划与管理时，为实现数据安全，应考虑以下安全保障措施：数据库应设置预定的备份策略进行本地备份，有条件的可做异地备份；严格按照用户级别来授权用户对数据和资料的访问；关键数据的修改记录应记录详细的操作日志，以备追查；数据的传输与关键敏感的数据的存放需进行一定的加密处理。

6. 隐私安全　隐私安全是在管理和使用卫生信息资源的过程中，对居民隐私信息进行有效的安全控制，从而保障居民隐私权的重要措施。居民对其卫生信息资源隐私权益的主张主要体现在隐私所有权、隐私知情权、隐私限制权、隐私安全权、隐私申诉权这五个方面。根据居民隐私权益的特点，卫生信息资源隐私安全保障主要包括信息知情告知、信息授权使用、信息安全保障和维权处置等。

7. 安全管理　安全管理是系统整体安全架构的核心部分，负责对安全保障进行协调和管理以实现系统的整体安全保障。系统整体安全保障架构的安全管理部分的主要内容包括：建立安全管理体系、制定安全管理策略、制定安全管理制度。

（1）建立安全管理体系：主要内容是建立系统内部的安全管理机构，在主管领导的直接管理下开展工作，通过技术人员与管理人员的密切协作逐步建立系统内部的信息安全防范责任体系。安全管理机构的具体职责包括：全系统安全策略的制定、修正与调整；确定安全保护等级与措施；制订关键设备及资源的使用授权规则；制订与安全相关的操作规程；制定完备的系统维护制度；制订系统应急处理计划；对操作人员进行安全教育及安全操作培训。

（2）制定安全管理策略：须在对安全需求进行调研的基础上制定。信息安全管理策略主要面向机构内部的安全管理人员，需要采用专业术语和规范的表述方法，应对需要采取的技术和管理手段加以说明。技术手段部分需要将安全需求说明中的全部安全目标用适当的安全功能及其保证要求（或安全功能强度）进行说明，并给出必要的约束条件。管理手段方面主要包括安全责任的落实、配套资源的配备和安全教育培训等方面。

（3）制定安全管理制度：针对各单位的实际情况，遵循国家相关法律法规，制定相应的安全管理制度。安全管理制度主要涉及六个方面：①物理安全管理，是基于硬件的安全管理，主要围绕硬件设施、物理环境、人员出入以及防火防盗等方面实施规范管理。②人员安全管理，是安全管理的核心部分,主要包括安全岗位定义和岗位人员分配,以及相应的管理人员的安全管理制度。人员安全管理应遵循多人负责原则、任期有限原则、职责分离原则和权限随岗原则。③数据安全管理,主要包括数据的保密、数据的备份和数据的恢复。④运行维护管理,是进行日常运行和维护时依据的安全制度和操作规范,其间的工作主要是进行启闭系统、监视系统日常运行,对系统定期维护和定期递交运行状况报告等。⑤应急响应管理,是指当业务系统的运行平台发生故障或遭受攻击时,为保障业务系统能够处于正常状态,数据中心与业务部门按照约定方式采取的相应措施管理。建立应急响应管理机制,为系统意外紧急事件提供解决方案或应急方案。在完成紧急响应后,还应对整体事件发生情况提供全面的说明,对事件提供详细的审计分析报告。⑥信息质量管理,是指通过各种技术和管理手段,保障系统采集、存储、传输和应用各阶段的信息质量。信息质量通常也称为数据质量,是指卫生信息资源的准确性、完整性、一致性等。信息质量管理是信息安全保障的更深层次的应用。

（二）信息标准

信息标准(information standard)是在信息的产生、传输、交换和处理时采用的统一的规则、概念、名词、术语、传输格式、表达格式和代码。通常所说的信息标准是指狭义的信息标准,即信息表达的标准,实质上就是在一定范围内人们能共同使用的对某类、某些、某个客体抽象的描述与表达。

卫生标准是指为实施国家卫生法律法规和有关卫生政策,保护人体健康,在预防医学和临床医学研究与实践的基础上,对涉及人体健康和医疗卫生服务事项制定的各类技术规定。卫生信息标准是卫生标准的组成部分,是医药卫生领域各类卫生信息研究、设计、管理、统计、编制等一系列活动的依据。统一、规范和科学的卫生信息标准保障体系是实现全国范围及城市各部门之间医疗卫生业务数据交换、资源共享和对接的前提,同时使医疗卫生信息化高质量、秩序化地运行,并实现数据的高效、准确传输以及应用。

国家卫生信息标准体系基本框架(见图 8-1-2)对我国卫生信息标准做出了规范化的划分,包括:基础类标准、数据类标准、技术类标准、安全类标准和管理类标准。基础类标准作为其他各标准的上位标准,为其他卫生信息标准提供全局性的指导;数据类标准对卫生信息采集、存储、传输、应用等各阶段提供了语义层的定义;技术类标准为卫生信息系统的技术要求、系统架构、技术实现方式等提供规范约束;安全类标准为卫生信息安全与隐私保护等提供指南;管理类标准为卫生信息标准合理使用和测试、评价等提供规范指导。国家卫生信息标准体系为推动卫生信息化建设提供了有力的保障。

1. **电子病历和医院信息平台**　医疗机构信息化是整个卫生信息化的基础,医院信息平台是医院信息化的核心,而电子病历是医院信息平台的基础。

卫生部和国家中医药管理局于 2009 年 12 月联合发布了《电子病历基本架构与数据标准(试行)》,明确了电子病历的基本概念和系统架构,提出电子病历的基本内容包括病历摘要、门(急)诊诊疗记录、住院诊疗记录、健康体检记录、转诊(院)记录、法定医学证明及报告、医疗机构信息等 7 类,并概括性提出了电子病历数据标准的 76 个数据组、465 个数据元(包括复合数据元)、76 个数据元值域代码表,以及 17 个临床文档基础模板和数据集标准。

此后,国家发布了《国家中医药管理局关于修订中医住院病案首页的通知》(国中医药医政发〔2011〕54 号)、《卫生部关于修订住院病案首页的通知》(卫医政发〔2011〕84 号),以及《医疗服务基本数据集》《电子病历共享文档规范》《基于电子病历的医院信息平台建设技术解决方案(征求意见稿)》《基于电子病历的医院信息平台技术规范》《全国医院信息化建设标准与规范(试行)》等规范性文件,不断推进电子病历数据类标准的完善和医院信息平台的规范化建设。2018 年 12 月,国家卫生健康委员会又发布了《电子病历系统应用水平分级评价管理办法(试行)》和《电子病历系统应用水平分级评价标准(试行)》,以持续提高电子病历的信息化水平。

2. **健康档案、区域卫生信息平台和居民健康卡**　区域卫生信息化是卫生信息化建设的重要组成部分,区域卫生信息平台是区域卫生信息化建设发展的基础,居民电子健康档案是区域卫生信息整合共享与互联互通的关键纽带,居民健康卡是实现居民健康档案有效利用和信息整合的重要工具。

结合《国家基本公共卫生服务规范(2011年版)》中《城乡居民健康档案管理服务规范》的业务管理要求,卫生部于2011年8月发布了《城乡居民健康档案基本数据集》(WS 365—2011),首次明确了城乡居民健康档案基本数据集的数据集元数据属性和数据元目录,包括城乡居民健康档案个人基本信息、健康体检信息、重点人群健康管理记录和其他医疗卫生服务记录的相关数据元。《城乡居民健康档案基本数据集》(WS 365—2011)以及规定了我国居民健康档案中的医学检验项目(实验室检查项目)的常用代码的《居民健康档案医学检验项目常用代码》(WS 446—2014)、规定了个人信息基本数据集的数据集元数据属性和数据元属性的《基本信息基本数据集 个人信息》(WS 371—2012)等数据集标准,共同对健康档案数据集进行了有效的规范。

为推进区域卫生信息化建设,卫生部于2009年发布了《基于健康档案的区域卫生信息平台建设技术解决方案(试行)》,明确了区域卫生信息平台相关定义内涵、架构框架、平台组件和软件服务的相关概念定义和建设思路。2011年4月出台了《卫生综合管理信息平台建设指南(试行)》,界定了卫生综合管理信息平台的建设目标、边界范围、技术路线、发展策略,提出了卫生综合管理信息平台的业务需求、数据标准体系、系统架构、技术架构、安全体系设计等设计参考依据。2012年3月发布了《基于居民健康档案的区域卫生信息平台技术规范(征求意见稿)》,提出了基于居民健康档案的区域卫生信息平台的技术架构,规定了区域卫生信息平台基本组件的构成,定义了功能规范、数据采集规范、交易流程规范、IT基础设施规范和安全规范,提出了机构接入要求和性能要求等。

居民健康卡是居民在医疗卫生服务活动中用于身份识别,满足健康信息存储,实现跨地区和跨机构就医,数据交换和费用结算的基础载体。卫生部组织编制了《居民健康卡技术规范》,在2011年7月发布后,于2012年2月制定了配套管理办法并对技术规范进行修订。在2013年7月,发布了居民健康卡5个技术类规范,对卡的技术规范、应用规范、命令集、终端技术、用户卡及终端产品检测做出了标准的定义,同月发布了《居民健康卡数据集》,为居民健康卡的研制、发行、使用提供了规范的指导。

3. 临床诊疗信息化　临床诊疗信息化是医疗卫生机构信息化建设的主要内容。《基层医疗卫生信息系统基本功能规范》(WS/T 517—2016)规定了应用于乡镇卫生院、社区卫生服务机构、村卫生室的基层医疗卫生信息系统及其各功能单元的定义、适用范围以及功能要求。针对远程医疗服务,2013年1月发布了《远程医疗信息系统基本功能规范(送审稿)》,规定了远程医疗信息系统的总体技术要求、框架和基本功能要求,定义了远程会诊规范、双向转诊规范、远程预约规范、远程专科会诊规范、信息资源规范、安全规范和性能要求等,提出了提供远程医疗服务机构应遵循的功能和技术要求。

4. 公共卫生信息化　至今,《国家基本公共卫生服务规范》先后发布了2009年版、2011版和2017年版三个版本。在2017年版即《国家基本公共卫生服务规范(第三版)》中包括13项内容,即:居民健康档案管理、健康教育、预防接种、0~6岁儿童健康管理、孕产妇健康管理、老年人健康管理、高血压患者健康管理、2型糖尿病患者健康管理、严重精神障碍患者管理、肺结核患者健康管理、中医药健康管理、传染病及突发公共卫生事件报告和处理,以及卫生计生监督协管服务规范。各项服务规范分别对国家基本公共卫生服务项目的服务对象、内容、流程、要求、考核指标及服务记录表等作出了规定。2020年12月发布的《全国公共卫生信息化建设标准与规范(试行)》进一步明确和强化了全国公共卫生信息化建设的基本内容和建设要求。

在公共卫生业务数据集标准制定上,出台了《疾病管理基本数据集》《疾病控制基本数据集》《儿童保健基本数据集》《妇女保健基本数据集》等标准规定。在技术类标准中,出台了《妇幼保健服务信息系统基本功能规范》《慢性病监测信息系统基本功能规范》《人口死亡登记信息系统基本功能规范》

等的公共卫生服务基本功能规范。

5. 卫生管理信息化　针对我国卫生统计监管工作的信息标准包括基础类《卫生统计指标》、数据类《卫生管理基本数据集》和技术类《卫生监督业务信息系统基本功能规范》等标准。

6. 标准化测评　出台了《国家医疗健康信息医院信息互联互通标准化成熟度（医院信息互联互通）测评方案（2017 年版）》《国家医疗健康信息医院信息互联互通标准化成熟度测评方案（2020 年版）》《基层医疗卫生信息系统标准符合性测试及应用成熟度测评指标体系》等标准规定。

7. 其他标准保障　基础类标准如有《卫生信息数据元标准化规则》《卫生信息数据模式描述指南》《卫生信息数据集元数据规范》《卫生信息数据集分类与编码规则》《卫生信息基本数据集编制规范》等。数据类标准如有《卫生信息数据元目录》《卫生信息数据元值域代码》。

技术保障对于卫生信息化建设具有举足轻重的作用。近年来随着大数据、云计算、视联网、物联网、移动互联网、智能卡等现代信息技术的迅速发展和广泛应用，卫生信息化建设正在进入一个崭新的发展阶段。卫生信息资源规划与管理需要各级卫生信息技术管理部门、各级医疗卫生机构信息技术管理科室、高等院校和科研院所以及企业等多部门提供充分的技术支持与保障。

第四节　法　律　保　障

卫生信息资源规划与管理需要良好的法律保障。一方面，在卫生信息资源规划阶段，需要通过法律对所涉及的不同主体之间的关系进行协调，对不同主体的行为进行约束，对不同主体的权利进行保护；另一方面，卫生信息化离不开信息的公开化和信息传播过程的安全环境条件，为此，必须通过法律赋予政府信息公开义务，以保证卫生信息资源的丰富性和保证社会公众能够高效率地获取卫生信息资源；此外，对于个人信息，既需要依法确保其所有者的信息控制权不受侵犯，还需要保障个人信息传输过程中的安全性。卫生信息资源规划与管理的法律保障是指通过法律规范，为不同部门、各级医疗卫生单位、社会公众获取和使用卫生信息资源提供制度上的保障，主要包括卫生信息资源安全相关法律法规规章、卫生信息资源管理相关法律法规规章以及居民隐私信息保障相关法律法规规章这三方面。

一、基本原则

（一）前瞻性原则

卫生信息化建设是一项复杂、不断创新发展的长期性工作，因此，在进行信息化相关立法时，既要解决现实问题，还要兼顾长远，对其建设过程中的各种利益关系进行长期考量。不能只注意眼前的短期利益，而忽略可能损失的长期利益。

（二）公共信息公开与个体信息保护原则

公共信息是指行政机关依职权制作的，适用于不特定多数人的信息。公众有获得公共信息的权利，因此，对公共信息，应当遵循"公开为原则，不公开为例外"。个体信息是指行政机关依职权制作或者获取的个人信息、企业信息。由于个体信息往往属于或者可能涉及个人隐私或商业秘密，因此，行政机关对个体信息应该遵循"不公开为原则，公开为例外"。

（三）统筹协调原则

信息化的目标是实现不同地区、不同机构、不同业务间数据资源的大整合与协同应用，因此在卫生信息化建设过程中会涉及各级各类利益相关者，形成政府部门、事业单位、企业、公众等不同利益群体，这些群体之间的利益并不总保持一致。进行信息化立法必须坚持协调原则，平衡不同利益群体之间的利益。当不同利益群体间利益相左时，应遵从以国家、集体利益为第一位，个人利益服从集体利益，公民利益服从国家利益，局部利益服从整体利益。

（四）促进发展与保障安全原则

促进发展原则是指通过立法，更好地促进、引导、规范和保障卫生信息化的健康可持续发展。对有利于信息化建设及参与信息化应用的行为给予激励和支持，并为其提供良好的法制保障。保障安全原则是指从法制层面，加强对信息安全和个体信息隐私保护的保障体系的建立，为社会公众信息交流提供一个安全的环境条件。

二、主要内容

（一）卫生信息资源安全相关法律法规规章

1. **法律**　《中华人民共和国宪法》《中华人民共和国刑法》《中华人民共和国治安管理处罚法》等法律中均涉及与信息资源安全相关的内容。如《中华人民共和国宪法》第四十条规定："中华人民共和国公民的通信自由和通信秘密受法律的保护。除因国家安全或者追查刑事犯罪的需要，由公安机关或者检察机关依照法律规定的程序对通信进行检查外，任何组织或者个人不得以任何理由侵犯公民的通信自由和通信秘密。"《中华人民共和国治安管理处罚法》指出"违反国家规定，侵入计算机信息系统，造成危害的；违反国家规定，对计算机信息系统功能进行删除、修改、增加、干扰，造成计算机信息系统不能正常运行的；违反国家规定，对计算机信息系统中存储、处理、传输的数据和应用程序进行删除、修改、增加的；故意制作、传播计算机病毒等破坏性程序，影响计算机信息系统正常运行的"依照有关规定定罪处罚。

2. **法规**　关于信息安全的法律条文包括关于跨国数据流的行政法规《中华人民共和国计算机信息网络国际联网管理暂行规定》《计算机信息网络国际联网安全保护管理办法》，规范互联网信息服务活动的《互联网信息服务管理办法》及《中华人民共和国计算机信息系统安全保护条例》等。《中华人民共和国计算机信息系统安全保护条例》第二章安全保护制度规定：计算机信息系统实行安全等级保护；计算机机房应当符合国家标准和国家有关规定；计算机信息系统的使用单位应当建立健全安全管理制度，负责本单位计算机信息系统的安全保护工作；对计算机信息系统中发生的案件，有关使用单位应当在 24 小时内向当地县级以上人民政府公安机关报告。

3. **部门规章及其他规范性文件**　如《互联网安全保护技术措施规定》第七条至第十三条分别明确了互联网服务提供者和联网使用单位、提供互联网接入服务的单位、提供互联网信息服务的单位、提供互联网数据中心服务的单位和联网使用单位、提供互联网上网服务的单位应当落实的互联网安全保护技术措施。

（二）卫生信息资源管理相关法律法规规章

1. **信息系统开发与管理**　和卫生信息系统开发与信息管理有关的法规规章包括《国家基本公共卫生服务规范（第三版）》《处方管理办法》《病历书写基本规范》《医院信息系统基本功能规范》《电子病历基本规范（试行）》《关于加强远程医疗会诊管理的通知》等。

2. **信息资源共享**　如《中华人民共和国科学技术进步法》第五十四条规定"利用财政性资金设立的科学技术研究开发机构，应当建立健全科学技术资源开放共享机制，促进科学技术资源的有效利用。"国务院制定的《互联网信息服务管理办法》对通过互联网向上网用户无偿提供具有公开性、共享性信息的服务活动做了程序性规范；国务院制定的《中华人民共和国政府信息公开条例》对政府信息公开进行了较为详细的规定。

3. **信息资源公开**　《关于印发医疗卫生机构信息公开管理办法的通知》（国卫办发〔2021〕43 号）对医疗卫生机构在提供社会公共服务过程中制作或者获取的，以一定形式记录、保存的信息对医疗卫生服务单位的公开范围和方式、监督管理进行了规范。国家卫生健康委、国家中医药局、国家疾控局政府信息公开主管部门牵头负责全国医疗卫生机构的信息公开监督管理工作，各业务主管部门负责指导相关领域医疗卫生机构的信息公开工作。

（三）居民隐私信息保障相关法律法规规章

1. 法律　我国民法中逐渐补充了隐私权的明文定义和公民隐私的界定。《中华人民共和国民法典》第四编第六章中，对隐私权和个人信息保护做出明确规定："自然人享有隐私权。任何组织或者个人不得以刺探、侵扰、泄露、公开等方式侵害他人的隐私权。""隐私是自然人的私人生活安宁和不愿为他人知晓的私密空间、私密活动、私密信息。"相关的法律条文还包括《中华人民共和国刑法》第二百五十三条，《中华人民共和国医师法》第二十三条、第五十六条，《中华人民共和国传染病防治法》第十二条、第六十八条、第六十九条，《中华人民共和国电子签名法》第二十七条至第三十三条，《中华人民共和国基本医疗卫生与健康促进法》第九十二条、《中华人民共和国数据安全法》第三十八条等。为规范个人信息处理活动，充分保护个人信息权益，2021 年 8 月 20 日第十三届全国人民代表大会常务委员会第三十次会议通过了《中华人民共和国个人信息保护法》，该法自 2021 年 11 月 1 日开始施行。

2. 法规　在我国出台的行政法规中，关于患者隐私权保护的法律条文包括《护士条例》第十八条"护士应当尊重、关心、爱护患者，保护患者的隐私。"第三十一条对违反规定泄露患者隐私造成严重后果的，明确处罚要求。《艾滋病防治条例》第三十九条"未经本人或者其监护人同意，任何单位或者个人不得公开艾滋病病毒感染者、艾滋病病人及其家属的姓名、住址、工作单位、肖像、病史资料以及其他可能推断出其具体身份的信息。"

3. 部门规章及其他规范性文件　如《医疗机构病历管理规定（2013 年版）》对患者病历的借阅与复制进行了严格规定。《中医医院信息化建设基本规范》第五十三条规定"保护信息系统医疗信息和患者隐私，不得利用医疗信息从事商业活动或其他与治疗无关的活动，不得私自复制、下载、传播和泄露患者信息。"《医疗卫生服务单位信息公开管理办法（试行）》第十四条、第二十六条规定医疗卫生服务单位不得公开属于可用于识别个人身份的或者公开后可能导致对个人隐私造成不当侵害的信息；对违反规定公开个人隐私信息并造成损失的，承担法律责任。《卫生部关于规范城乡居民健康档案管理的指导意见》中指出"不得擅自泄露健康档案中的居民个人信息以及涉及居民健康的隐私信息。除法律规定必须出示或出于保护居民健康目的，居民健康档案不得转让、出卖给其他人员或机构，更不能用于商业目的。"

此外，要实现良好的法律保障，除了需要完善相关法律制度体系外，还应重视加强监督执法的力度。监督执法过程是法律保障体系发挥作用的重要环节。监督执法的水平直接关系到卫生信息化建设的成败。在执法中，司法机关应充分发挥重要职能作用，依法严厉打击信息违法犯罪行为。

（刘丹萍）

思 考 题

1. 卫生信息资源规划与管理保障体系包括哪些方面？
2. 卫生信息资源规划与管理政策保障的基本原则是什么？
3. 试述信息安全保障的主要内容。

第十一章

卫生信息资源规划与管理的发展趋势

  卫生信息资源包括医疗卫生管理和服务业务活动过程中所产生、获取、处理、存储、传输和使用的一切信息资源。在信息化的时代，各领域产生的数据量是非常庞大的，医疗行业正处于大数据时代的潮流中。医疗健康大数据已成为国家重要的基础性战略资源，也是国家卫生信息资源规划与管理的重要任务。

  在我国，医疗健康大数据主要可概括为临床大数据、生物健康大数据和医疗运营管理大数据。各种医疗健康大数据的发展为卫生信息资源规划与管理带来了新的机遇和挑战。因此，加强顶层设计，完善法律制度，构建大数据标准规范体系，鼓励信息技术应用创新，推进数据开放共享，加强信息安全防范体系等已成为当前卫生信息资源规划与管理的新趋势。

第一节　医疗健康大数据概述

一、基本概念

  随着我国深化医药卫生体制改革不断深入，卫生信息化发挥着越来越重要的支撑和保障作用，对卫生信息资源进行规划与管理是我们的必然选择。医疗行业正处于大数据时代的潮流中，新兴技术的涌现大大促进了医疗健康大数据的发展。医疗健康大数据是大数据的重要组成部分之一。本章详细阐述了医疗健康大数据的基本概念，并进一步就医疗健康大数据的产生背景以及未来的发展趋势进行了详细介绍。

  （一）医疗健康大数据的定义

  1. **大数据定义**　世界上的所有运动都会留下数据。随着工业 4.0 时代的来临，除了传统的生产要素之外，数据将成为一种重要的生产要素影响着各个领域的人类活动。大数据是指人类能获取的完整的、动态的、实时的数据流，是以容量大、类型多、存取速度快、应用价值高为主要特征的数据集合。在信息化时代，大数据正快速发展为对数据量巨大、来源分散、格式多样的数据进行采集、存储和关联分析，从中发现新知识、创造新价值、提升新能力的新一代信息技术和服务业态。信息技术与经济社会的交融引发数据的迅猛增长，大数据已成为国家基础性战略资源，并且正日益对全球生产、流通、分配、消费活动以及经济运行机制、社会生活方式和国家治理能力产生重要影响。

  2. **医疗健康大数据定义**　在信息化的时代，各领域产生的数据量是非常庞大的，医疗行业正处于大数据时代的潮流中。随着大数据、云计算、移动互联、人工智能等现代信息技术在医疗健康领域的广泛应用，医疗健康信息化已逐渐成为深化医药卫生体制改革、推进健康中国建设的重要支撑。医疗健康大数据是国家重要的基础性战略资源。医疗健康大数据的发展将带来医疗健康模式的深刻变化，从而激发深化医药卫生体制改革的动力和活力，有利于提升医疗健康服务效率和质量，扩大资源供给，不断满足人群多层次、多样化的健康需求。

医疗健康大数据是指在与人类健康有关的活动中产生的，一切与生命健康和医疗保健有关的数据，涉及人们生老病死、衣食住行、工农商学等，以及生命全周期、生活全方位、生产全过程，在上述过程中所产生、发生及交互产生的有关生理、心理、生产、生活、道德、环境，及社会适应、疾病防治、公共卫生、健康管理等方面的数据，其终极愿景是打造人人所享有的个性化、专属化、科学化、可视化、实时化和智能化的全时全程服务。随着医疗和新兴技术的发展，医疗健康大数据的来源、规模和应用将进一步扩大。新兴技术的发展为医疗健康大数据提供了前所未有的机遇，但医疗数据的复杂性、临床诊疗决策的高风险性，决定了其研究与应用领域仍存在着很多的问题与挑战。

（二）大数据的属性

大数据技术日新月异，各行各业的发展都受到大数据的影响。为了更好地理解医疗健康大数据应用发展的必然性和其在我们日常生活中所发挥的巨大价值，我们需要探究其价值属性。

1. **应用属性**　大数据是在应用过程中获取和聚集的。大数据是在各种各样应用场景中建设起来的一座金山。"金山"的建设是使用价值的形成过程，"金山"的挖掘是使用价值的释放过程。大数据可以根据人群和场景需求定位应用目的，目的越清晰，使用价值越大。

2. **社会属性**　大数据既是资源又是资产，从而产生了服务于不同目的的交换行为。社会交换产生交换价值，不同的交换目的和交互模式下，产生的价值大小有所差异。

3. **科学属性**　大数据蕴藏着大量的信息，这些信息是智慧的源泉。大数据的科学价值正成为科学发现的新型驱动力，引起有关国家和科技界的高度重视。如欧盟提出"科学是一项全球性事业，而科研数据是全球的资产"的理念。目前，学术界均聚焦于从海量和复杂的数据中获取知识，深入研究基于大数据价值链的创新机制，形成大数据驱动的科学发现模式。首先，为了更好地从信号承载的数据信息中发现新知识，数据的质量、数据信息的格式化和标准化尤为重要。其次，挖掘出数据信息的科学价值，需要大力发展数据的科学处理方法方式和数据可视化处理技术。对数据进行深度挖掘和多维度分析，可能发现事物新规律和新生事物。

4. **时空属性**　大数据时空属性包含两个维度：其一，在时间维度，大数据是在应用中自然形成的，如一个人一生的数据积累，一个家族长期传承的数据积累，一个学科的长期历史积累等；其二，在空间维度，大数据是在大规模应用场景中形成，如全国糖尿病患者人群及高风险人群的筛查。

（三）医疗健康大数据的特殊属性

医疗健康大数据是大数据在医疗领域的分支，是人们在疾病防治、健康管理等过程中产生的与医疗健康相关的数据。医疗行业的特殊性使得医疗健康大数据相较于大数据而言，还具有一些特殊属性。

1. **多态性**　医疗健康大数据的数据类型包括纯数据（如检测报告、化验单等）、信号（如心电图、脑电图等）、图像（如 CT、B 超、X 射线等）和文字（如医嘱、既往史、病程记录等）。除此之外，远程会诊逐渐增多，语音和视频信息越来越普遍，医疗数据更为多样。同时，部分医疗数据存在主观性（如病例描述），使得医疗数据难以做到标准化和唯一性。

2. **时序性**　患者的整个就诊和治疗过程是以时间顺序进行的，串联起疾病的发生、发展、治疗和痊愈整个过程。此外，医学监测达到的波形和图像以时间为变量，可见医疗健康大数据是具有序列结构的数据。同时，医疗数据往往只在一段时间内有效，超出一定时间范围后效用降低，不适宜成为医疗决策的决定性依据。

3. **不完整性**　由于处理和收集医疗数据时易产生信息分离，导致医疗数据库无法以每位患者为单位对其疾病信息进行完整的、连续的呈现。若大量的数据源于纯文本数据，受医护人员个体化认知的偏差和残缺,表达上的深浅不一,记录的数据会存在一定的非确定性,以上因素都使得医疗健康大数据需要不断进行完善,从而提高其完整性。

4．冗余性　我国目前优质的医疗资源仍然非常稀缺,医疗健康大数据仍具有大量"数据烟囱"和"信息孤岛",信息技术建设仍然漫长。同时,患者积累的医疗数据中不可避免存在大量的重复或无关的信息数据。

5．隐私性　医疗健康大数据涉及生理、健康和疾病等个人隐私,受国家相关法律保护,未经个人允许和相关法律程序不得泄露。

（四）医疗健康大数据类型

目前学术界还缺乏一个统一且公认的健康大数据分类系统,根据数据收集渠道的差异,研究人员使用的大数据多数可以分为以下几类,包括:临床医疗大数据、疾病监测大数据、生物信息大数据、医疗运营管理大数据等。

1．临床医疗大数据　临床医疗大数据是指在临床医疗过程中产生的数据,是主要的医疗健康大数据之一,主要包含各种医疗行业场所涉及的病历信息、药物反应等相关数据。这些数据主要与患者临床就医、用药情况的真实记录有关。临床医疗大数据主要涉及常规病历数据、药物管理数据和患者行为表现、药品购买记录等行为与情绪数据。①常规病历数据主要依托医院、诊所的日常临床诊治,产生门（急）诊记录、住院记录、影像记录和实验室记录等内容;②药物管理数据包括药物临床试验、医药研发与数据管理等;③行为与情绪数据不同于依赖某一理论进行诊断而产生的传统心理学或行为学相关数据,它是通过大数据技术,从患者就医频率、用药记录等数据中提取个体行为与情绪关键特征并进行分析从而产生的数据。

2020年,我国医疗卫生机构的出院人数已达2.3亿,其中医院的出院人数达1.8亿,形成了数据量庞大的住院病案首页库。住院病案首页内容包括患者的基本信息（姓名、性别、年龄、住址信息等）、疾病主要诊断及其他诊断、病理诊断、手术操作、住院费用等信息。病案首页信息的分析与利用,在提升医疗管理质量与效率,了解疾病经济负担,完善相关政策与制度等方面发挥了重要作用。院内信息系统的集成和区域卫生信息平台的建设与完善,为病案首页信息的集成与共享奠定了坚实基础。依据《全国卫生资源与医疗服务统计调查制度》,国家卫生健康委员会统计信息中心负责全国住院病案首页信息的收集工作。

2．疾病监测大数据　疾病监测大数据主要来自专门设计的基于大量人群的医学研究、疾病监测与健康管理数据,包括各种全国性抽样调查和疾病监测数据,如出生缺陷监测研究、传染病及肿瘤登记报告等。不同于常规病历数据及外部监测数据,这类数据主要为人群宏观数据。

3．生物信息大数据　生物信息大数据是一类比较特殊的医疗健康大数据,这类数据具有很强的生物专业性。生物信息大数据指从生物医学实验室、临床领域和公共卫生领域获得的基因组学、转录组学、实验胚胎学、代谢组学等研究数据,有助于理解遗传标记与疾病之间的因果关系。主要包括以下几种亚类:①组学信息数据,其主要包括基因序列、理化代谢以及各类公共生物医学数据库等组学数据;②监测体征数据,不同于微观的基因及其他组学信息,体征数据是指主要通过智能设备、可穿戴设备等仪器,获取的个体动态的生理指标数据,如血压、血氧饱和度、心率等。这种生理指标数据可应用于疾病的早期预测和日常指标监测。

我国的国家基因库2016年正式建成,该基因库集生物资源样本库、生物信息数据库和生物资源信息网络为一体。它是我国首个国家级综合性基因库,也是世界领先的存、读、写一体化的综合性生物遗传资源基因库。国家基因库服务于国家战略,定位于有效保护、开发、利用基因资源,支撑我国生命科学和生物经济发展,对人类社会的健康、可持续发展具有重要的意义。

除国家基因库外,我国也建设了一些具有代表性的生物数据库:①微生物资源与大数据中心,以微生物资源库为主,提供微生物资源注册、查询,微生物知识查询等服务,用户遍布国际微生物领域;②国家人口与健康科学数据共享服务平台,包含大约400个医学数据库的访问入口,以医药卫生科学数据为主。

4. 医疗运营管理大数据　医疗运营管理大数据指各类医疗机构、社保中心、商业医疗保险机构、药企等运营产生的数据,包括不同病种治疗成本与报销数据,成本核算数据,医药、耗材、器械采购与管理数据,药物研发数据,产品流通数据等。具体可分为以下几种亚类:①医疗机构管理数据,该类数据主要以个人医疗数据为基础,主体涉及医疗机构自身行为,如医疗保险审核、经济成本核算、药品耗材采购等管理运营方面;②药物研发数据,该类数据包括药物临床前研究及临床研究过程中所产生的一系列数据。

2019年12月国家医疗保障局正式发布医保药品分类与代码数据库(第一批),共涉及80 281条药品信息。这是首次发布的药品编码数据库。业务标准代码是信息交流的语言、数据对接的基础。建立编码统一、科学有效、动态更新的药品数据库,不仅是医保标准化、信息化建设的重要组成部分,推动提高医保药品管理的规范化、精细化水平;同时也是未来开展药品集中采购、异地就医联网结算、医保支付标准制定和数据审核统计等各项相关工作的重要支撑。该数据库包含25万多条信息的医疗保障药品分类与代码,涵盖了我国药品监督管理部门批准上市的全部药品。

综上,医疗健康大数据与我们生命生活生产息息相关,是我们都需要掌握的新科学思维方式方法。医疗健康大数据不管在哪个场景哪个层面哪个属性上应用,都应该关注公民个人隐私和国家信息安全的双重需要。当前各国医疗健康大数据发展都还处于起步阶段,法律法规建设都在跟进发展中,因此,需要聚集这个方向的工作合力,促进医疗健康大数据在应用中求发展,在发展中求规范。

二、医疗健康大数据产生的背景和基础

医疗健康大数据是在我国经济社会快速稳定发展,医药卫生体系改革不断深化以及居民医疗卫生服务需求不断增加的背景下产生、应用和发展的。本部分详细阐述了医疗健康大数据产生的背景和基础。

(一)医疗卫生事业深入发展

改革开放以来,我国经济快速发展,目前我国国内生产总值(GDP)总量稳居世界第二。与此同时我国医疗健康事业取得了巨大的成就,重大传染病得到有效控制,城乡居民基本的医疗保障制度已经初步建立,医疗卫生体系不断完善,医药生产、流通、监管体系逐步理顺,居民健康水平不断提高。但是,我国仍面临着慢性非传染性疾病、新发突发传染病以及人口老龄化的危机与挑战。我国人口老龄化速度明显加快,人口结构比例失衡程度严重。第七次全国人口普查的数据显示,我国60岁及以上人口的比重达到18.7%,其中65岁及以上人口比重达到13.5%,人口老龄化主要表现为四个特点:①老年人口规模庞大;②老龄化进程明显加快;③老龄化城乡水平差异明显;④老年人口质量不断提高。预计21世纪中叶,我国的老年人口规模将达到4亿,而随之带来的健康问题也不容忽视。世界上主要发达国家都把信息技术作为应对重大民生挑战的科技抓手,以此提升临床质量,降低医疗成本,提高健康素养,普及健康生活。

全国卫生与健康大会提出了"以健康为中心"的战略要求,强调要"把人民健康放在优先发展的战略地位""树立大卫生,大健康的观念,把以治病为中心转变为以人民健康为中心,关注生命全周期,健康全过程"。要打造高度优质化的医疗健康资源共享服务平台,推进基于"互联网+"的优质医疗资源广泛共享和技术下沉。2016年7月22日世界银行、世界卫生组织和财政部、国家卫生和计划生育委员会、人力资源和社会保障部联合研究报告发布了针对我国新"医改"的八条建议。建立"以人为本的优质的一体化服务"新模式,该模式将围绕个人及家庭健康需求组织服务,通过电子工具和

数据共享,实现与上级医疗服务和社会服务的一体化整合。该模式的实施将会产生海量的医疗健康大数据。

(二)全民健康信息化扎实推进

全民健康信息化是国家信息化建设的重要内容,是深化医药卫生体制改革、建设健康中国的重要支撑。国家卫生健康委员会高度重视全民健康信息化建设,始终坚持顶层设计、制度先行,着力推动工作纳入制度化规范化运行轨道。当前,全球正处于以信息技术为核心的新一轮科技革命和产业变革中,要高度重视新一代信息技术在医药卫生领域的应用,重塑医疗卫生管理和服务模式,优化资源配置,提升服务效果。国家"十三五"从夯实全民健康信息化和医疗健康大数据基础、深化全民健康信息化和医疗健康大数据应用、创新全民健康信息化和医疗健康大数据发展等方面部署了 3 项重点任务。

为全面规范和促进医疗健康大数据应用发展,破除数据壁垒,我国将在以下几个方面持续推进:①加快推进统一权威、互联互通的全民健康信息平台建设,健全"互联网 + 医疗健康"服务体系,推动医疗健康大数据互联共享;②推进省统筹全民健康信息化建设,探索社会化医疗健康数据信息互通机制,推动实现医疗健康数据在平台集聚、业务事项在平台办理、政府决策依托平台支撑的目标;③推动医疗健康业务与大数据技术深度融合,加快构建医疗健康大数据产业链,探索实现健康领域科技的新基建;④围绕医疗健康大数据技术发展需求,着力突破核心技术,保护知识产权,加强产品和服务供给,提升大数据、云计算、人工智能等新一代信息技术的服务供给能力,为医疗健康大数据发展提供安全可靠的技术和产业支撑。

在国家政策的牵引指导下,各地紧密结合实际,抓好创造性落实,上下联动推进了全民健康信息化的深入发展,为全行业改革发展提供了有力支撑。

(三)卫生信息标准逐步完善

随着医疗卫生信息化的深入推进,人们已形成共识,医疗健康数据具有广阔而巨大的应用价值,而统一的信息标准是一切应用的基础,也是医疗卫生信息化顶层设计和实施的重要任务。在我国卫生信息广域连通、跨域协同、快速发展的今天,卫生信息标准化的作用尤为重要。"十二五""十三五"时期,随着国家医疗卫生事业的发展和深化医药卫生体制改革的深入推进,我国卫生信息标准工作取得了重要成就,基础类、技术类、管理类、安全类等信息标准持续研发与颁布,标准体系初步形成,管理体制不断完善,标准质量不断提升,必将为我国"十四五"和今后医疗卫生信息化建设和发展、大数据的应用和智慧医疗、智慧健康提供基础性的重要的支撑作用。

三、医疗健康大数据发展的基本原则

新兴信息技术的涌现给人口健康信息化和医疗健康大数据发展带来了机遇,加速了医疗健康领域新模式的创建。我们要把握机遇,应势而谋,顺势而为,不断完善顶层设计,夯实发展基础,优化资源配置,深化创新应用,开创卫生健康信息化建设和医疗健康大数据应用发展的新局面,建设健康中国。

(一)坚持以人为本、创新驱动

将医疗健康大数据应用发展纳入国家大数据战略布局,推进政产学研用联合协同创新,强化基础研究和核心技术攻关,突出医疗健康重点领域和关键环节,利用大数据拓展服务渠道,延伸和丰富服务内容,从而更好地满足人民医疗健康需求。

1. 以保障人民健康为出发点 医疗健康大数据的开发要始终以保障人民健康为首要目标,加强人民群众在医疗健康大数据开发过程中的"获得感",做到让健康数据"多跑路",让人民群众"少跑腿"。通过"互联网 + 医疗健康"等手段增加医疗服务的可及性和便捷性,提高资源的配置效率和公平性,开发更为个性化、有层次的医疗健康服务,构建预防、治疗、康复和自我健康管理的一体化电子健康服务。

2. 以多方联合创新为驱动力 医疗健康大数据的发展离不开创新,鼓励信息技术应用创新,推进核心技术攻关尤为重要。首先从技术层面要加强数据存储清洗、挖掘应用、安全隐私保护等关键技术攻关。积极开展医疗健康大数据多模态、非结构化收集技术、大数据分析和融合关键技术、知识库融合工程技术、个体化健康管理和公共卫生大数据分析及应用技术等领域的研究;其次,从学科层面要抓住癌症、心脑血管疾病等医疗负担最重、对人民群众健康影响最大的临床领域;第三,从应用层面要抓住医疗健康服务的痛点,创造新的服务模式;第四,从产业层面打造医疗健康大数据全球生命创新中心,建立产业创新集聚区,形成跨领域、多层次的生物医疗产业链,推动基于大数据的产业转型和升级;第五,从管理层面要发挥政府的引导作用,建立适合医疗健康大数据发展的新型体制机制。因此只有政产学研用联合协同创新,才能实现医疗健康大数据的全面发展。

(二)坚持规范有序、安全可控

建立健全医疗健康大数据开放、保护等法规制度,强化标准和安全体系建设,强化安全管理责任,妥善处理应用发展与安全保障的关系,增强安全技术支撑能力,有效保护个人隐私和信息安全。

1. 安全可控是发展前提 医疗健康大数据是极为敏感的隐私数据,在开放数据共享的同时需要强调医疗健康信息安全的技术支撑。首先需加强医疗健康行业网络信息安全登记保护、网络信任体系建设,提高信息安全监测、预警和应对能力。此外,需建立信息安全认证审查机制、数据安全和个人隐私影响评估体系。最后从技术上采取数据封装、数据分离、去除个人标识信息等措施保护个人隐私。加强病毒防范、漏洞管理、入侵防范、身份认证、访问控制、信息传输和存储加密保护等安全防护措施。

2. 规范有序需多方保障 首先要通过法律法规使医疗健康大数据产业的发展置于系统性的国家法律体系约束之下;其次要根据医疗健康大数据的内涵建立新型数据安全体系,从顶层设计角度统筹规划,建立权责明确的责任管理制度,加强应用安全风险评估和防范;第三是建立医疗健康大数据标准规范,推进医疗健康大数据产业标准体系建设;第四从技术层面强化安全保密措施,坚持自主可控,保障信息系统安全、稳定、高效运行。需要建立完善统一的疾病诊断编码、临床医学术语、检查检验规范、药品耗材应用编码、数据交互接口等相关标准。进一步完善基础资源信息、全员人口信息、电子健康档案等医疗健康大数据的标准和技术规范。

(三)坚持开放融合、共建共享

鼓励政府和社会力量合作,坚持统筹规划、远近结合、示范引领,注重盘活、整合现有资源,推动形成各方支持、依法开放、便民利民、蓬勃发展的良好局面,充分释放数据红利,激发大众创业、万众创新活力。

1. 推动多元化合作 医疗健康大数据需要政府和社会的通力合作。首先从政府层面以现有全民健康信息平台为基础,积极推动数据资源的整合与共享,并在一定的标准规范下进行有序的开放,为医疗健康大数据的开发应用奠定基础;其次通过政府主导、社会众包的方式,鼓励社会资本积极参与医疗健康大数据的基础建设和应用开发,充分发挥市场在资源配置和模式创新方面的优势,实现医疗健康大数据领域政府应用与社会应用相融合。

2. 释放大数据红利 医疗健康大数据的开放和应用将加速相关行业的转型升级,有助于形成新业态和新经济增长点,推动健康产业成为国民经济发展的重要支柱。

总体上,中国将大数据上升为国家战略层面,既是顺应时代潮流,也是当前推进创新发展的迫切需要。我国在完善顶层设计、加强技术创新、推动行业应用等方面均取得了显著进展。卫生部(国家卫生和计划生育委员会)"十二五"期间即提出了国家医疗卫生信息化建设顶层设计总体框架("46312

工程"框架），并指引和推动"十二五""十三五"我国医疗卫生信息化建设和发展。

上述第2部分——"释放大数据红利"介绍了我国卫生信息化建设顶层设计的总体框架（见图6-2-1）。

"十二五"强调了医疗健康信息标准体系的构建，开展了标准研发、标准应用的工作。在此基础上，"十三五"期间医疗信息化研究仍然秉持着"46312工程"的顶层设计，并重点加强制度建设、人才建设、投入机制建设，尤其是法律法规和安全隐私保护方面的建设。"十四五"期间，应加强优生优育和应对人口老龄化业务的应用，强化跨行业、跨部门的业务协调、数据共享与应用。

第二节　医疗健康大数据的发展趋势

一、医疗健康大数据的应用

医疗卫生服务活动产生了大量的卫生信息资源，这些资源包括了以人为核心的资源以及以机构为核心的资源，医疗健康大数据就是其中的一个典型代表。医学与大数据分析的结合将促进临床辅助诊断的应用，大大提高医生的工作效率，帮助突破医疗服务资源的局限。互联网＋医疗与精准医疗的结合，深化了"以用户为中心、个性化服务"的内涵。同时，在医疗管理领域，通过对临床数据和行为数据的大数据分析，为患者提供个性化的预防性医疗服务。医疗机构可以利用大数据提高生产力，改善医疗服务，提高创新能力。大数据可以用来进行居民的健康档案管理，可以进行长期的数据管理、观察和预测慢性病，也可以进行多类人群的心理行为干预。

（一）健康管理和心理干预

健康管理（managed care）于20世纪50年代末最先在美国提出，其核心内容是医疗保险机构及医疗服务机构通过对其医疗保险客户（包括疾病患者或高危人群）或医疗服务客户开展系统的健康管理，达到有效控制疾病的发生或发展，显著降低出险概率和实际医疗支出，从而减少医疗保险赔付损失的目的。

而相对狭义的健康管理（health management），是指基于健康体检结果，建立被管理者专属健康档案，旨在提供健康咨询与指导以及对健康危险因素进行干预，使被管理者从社会、心理、环境、营养、运动等多个角度得到全面的健康维护和保障服务。此外，大数据技术不仅可以应用在疾病的预防上，如中医常说的"治未病"，还可以对患者的治疗效果进行全程追踪，及时调整，达到治疗效果的最大化。

随着医疗健康信息工程的建设，互联网、云计算和物联网技术的成熟和发展，医疗卫生相关数据正在以惊人的速度增长（涵盖居民健康档案及基本公共卫生、健康体检、临床诊疗、健康／疾病检测、健康保险等数据）。各项技术设备不断升级，人们只需要通过轻便的穿戴设备或感应设备就可以进行健康管理，打破了空间、时间上的限制。例如多家移动电子设备公司推出的运动手环，穿戴期间利用生物传感器对人体信息进行采集，并通过大数据分析后及时给予用户合理的健康管理规划，让健康管理不再受时间和空间的限制。

通过大数据进行健康管理，核心是建立数据库，从而实现对信息的采集和监测。全面信息采集能够帮助管理者较好地建立个人健康档案，有利于被管理者的健康发展。而医疗健康大数据采集整理后上传至云平台数据库，可以实现资源的共享，进而实现健康管理共享。

近年在政策环境、科技创新以及人们健康观念改变的影响下，我国医疗健康大数据行业逐渐蓬勃发展，相关科技应用推广迅速，市场规模迅速扩大。但用于健康管理的信息却因各厂商的算法和标准不统一，使得数据开放、共享、整合、利用存在一定的障碍，因此，在健康管理的大数据开发及应用上，仍任重而道远。

　　舍恩伯格在《大数据时代》一书中提出，"大数据的核心就是预测。它是把数学算法运用到海量的数据上来预测事情发生的可能性"。

　　互联网的普及和各种穿戴设备的普及，让现实生活中人们的行为线索和各种健康资料都以电子大数据的形式被保存了下来。多种研究表明，量化的行为线索与用户的心理特征之间确实存在着密切的关系。

　　相较于传统测量方法，利用电子设备将用户生态化的行为线索生成健康行为相关大数据，进而自动预测其心理特征，能够有效揭示心理特征的连续变化趋势，对行为预测有着重要的意义。在生态环境下不依赖被试的主观报告，减少了对被试的依赖，可以收集更加真实的即时数据，避免遗忘效应及大部分主客观因素的影响。

　　生态化识别（ecological recognition，ER）就如上所述，充分利用生态化的行为数据，结合人工智能技术，通过无侵扰的测量方法对用户的心理特征进行自动识别的方法，监测行为数据的同时拓展了心理学研究的范畴。作为一种非接触式的心理测量方法，生态化识别可以实现不同时间粒度的纵向追踪，另外也可以通过回溯，获取任意时间点的心理状态，从而能够开展纵向变化规律的研究。生态化识别不依赖于被试的主观报告，也不依赖于主试的操控，能够有效避免实验条件带来的误差，提高了研究结果的内部效度和外部效度。相比于传统方法，生态化识别能够利用计算模型回溯计算网络用户任意时刻的心理特征，并且可以对其在相关时间内的心理特征进行计算，快速进行追踪研究。

（二）慢性病管理

　　近年来，慢性非传染性疾病（noninfectious chronic disease，NCDs）患病率因人口老龄化、城市化以及传统饮食习惯、生活行为等发生快速增长，成为了一个主要的全球公共卫生问题。

　　我国通过多年慢性病管理工作积累了很多成功的经验，但是，在我国慢性病管理工作中，长期以来未能开展以全程监测、危险因素评估为基础的，对慢性病患者及高危人群的长期坚持的、覆盖面广的、有针对性的健康教育以及干预。而互联网、云计算和物联网技术的成熟和发展，医疗健康大数据的诞生，让医学研究不再仅仅以随机小样本来替代庞大的群体，也不再仅仅注重疾病的直接因果关系而淡化了它们之间的联系，而是更侧重于分析事物之间的关联，强调遗传和环境等危险因素的重要性，这对慢性病管理、疾病的监测和预测都有举足轻重的作用。

　　在慢性病信息平台建设方面，上海、北京、湖南、四川等多省市都启动并初步完成了基础省级卫生信息化平台建设。基于大数据的慢性病管理平台，计算构建慢性病管控的各项指标，利用历史数据的比对，来评估慢性病管理的有效性，分析慢性病管理的有效方案，形成直观的可视化统计报表，实时发布慢性病现状和诊疗技术发展趋势，使卫生管理机构能够合理调配医疗资源。利用大数据技术与方法，可为循证公共卫生决策提供准确有效的支持。将个人数据集加入大数据能为循证医学提供坚实的证据，能发现小样本无法发现的细微差别，为公共卫生决策者提供最新的证据，指导卫生政策的制定或临床实践，同时大数据分析因其强大的预测能力，在疾病诊疗、模型建立、个人健康管理、基因分析等领域逐渐显示出强大的优势。

　　在慢性病健康促进方面，全国范围内多家医院采用医疗健康大数据与医院管理系统相结合的方式，借助 App 与小程序端，给患者提供了快速检测、数据分析、疾病诊疗等融合健康教育和疾病管理为一体的医疗全程服务，避免患者多次往返于多个科室，减轻了医患双方的负担。运用互联网的信息交互技术、移动应用技术以及医疗健康大数据，通过建立一体化信息系统，满足了患者医疗服务的数据信息化和便捷化需求，涵盖了健康监测到疾病预测，极大促进了慢性病患者人群的健康。

（三）传染病防控

　　医疗健康大数据在公共卫生领域的应用越来越广泛，尤其是在传染病预防与控制、监测预警、循证公共卫生决策等方面。在大数据、云计算等的支持下，传统的疾病监测、预警、控制与评价等的方法从技术层面得到了更新和发展，疾病监测预警的反应速度和疾病控制的效率得到了质的提升。循证公共卫生决策在我国的发展相对滞后，但医疗健康大数据的发展，势必给循证公共卫生决策创造了良好的发展空间。未来，基于大数据所进行的循证公共卫生决策将为研究者或政策制定者提供更加全面、可靠的证据。个人数据库的建立、收集、综合分析等使得为人群提供个体化的公共卫生和医疗卫生服务成为可能，使得个体能够得到更加精准、高效，以及全程全周期的公共卫生服务。

1. 传染病的监测预警　医疗健康大数据在传染病预防方面的作用主要体现在对传染病的监测和预警。

（1）社会层面上：在全国医疗健康数据信息化的基础上，数据挖掘、云计算、人工智能等大数据分析技术给疾病监测预警方法上突破性的发展带来了全新的机遇。比如，我国许多医院建立了基于医院信息系统的疾病监测报告管理系统。在此基础上，医生能够在疾病诊断过程中完成疾病报告，提高了疾病监测的敏感性，降低了漏报率，提升了工作效率和质量。同时，医院与市级疾病监测系统可进行信息交换，市级疾病监测系统又直接与国家疾病监测系统自动交换，能够实现法定传染病报告"分秒直达"。另外，通过对药品销售情况、门诊情况、网页搜索与浏览情况进行综合分析，可以实现对疾病的预测。比如基于浏览器检索关键词的分析，可对当地流行性感冒（简称流感）趋势进行监测和预警。这在一定程度上避免了重大疾病的发生和流行，降低了医疗成本，保障了人们的生命健康。这也是疾病监测由传统的被动监测到利用大数据进行主动预警的变化。在不断信息化、数据化的趋势下，疾病监测模式将越来越全面、及时、迅速、个体化、精准化。

（2）技术层面上：基于大样本队列研究、分子流行病学分析、基因序列研究、分子标志物研究等多种方法建立的疾病风险统计预测模型，具有更强的预测能力、更准确的预测结果和更广的适用范围。例如，通过基于贝叶斯定理的分析模型预测患者未来的健康状况，有实验研究的预测准确率可高达97%。另外，以新型冠状病毒感染相关危险因素为主要内容的移动应用程序、健康码、行程码等均为新冠疫情进行了相关信息的收集，为研究者使用大数据进行疾病监测预警提供了技术支撑。另外，医疗健康大数据也能够在传染病的控制方面起到重要作用。研究者可通过大数据分析发现隐匿的相关性。比如，对不同疾病人群进行分析，为开发新的药品或提出新的治疗手段提供治疗新思路。在此基础上，患者的平均药品需求量可指导企业生产，降低生产成本，提高新药生产研发效率。人群医疗健康大数据，可以实现疾病的预防与控制，减少严重疾病和重大传染病的发生和防控成本，保障全人群的生命健康。

2. 传染病防控的循证决策　医疗健康大数据能够为循证公共卫生决策提供保障。近年来，循证医学的概念深入人心，循证思维的运用与研究已经渗透到临床诊疗、临床决策、临床实践等多个层面，但在我国，循证思维在公共卫生决策中的应用和研究较少。可能的原因是我国研究者和政策制定者之间在循证公共卫生决策领域存在许多认识上的差异。医疗健康大数据中的个人健康情况，能够为循证公共卫生决策提供充足的理论支撑，使得结论更加个体化、精准化。将个人数据集加入大数据建立循证公共卫生决策数据库，能发现小样本研究无法识别的细微差异，为公共卫生研究者和决策者提供最可靠证据，指导公共卫生政策的制定和实施。比如，研究者可以利用循证公共卫生决策数据库进行系统综述和荟萃分析，从而得出基于大数据的循证分析结果，为循证公共卫生决策提供更加准确、可靠的证据。利用医疗健康大数据进行的全人群健康测量与评价可以为政府合理分配卫生资源、制定适宜的公共卫生政策决议提供可靠信息。在循证公共卫生决策中所利用的研究类型主要为观察性研究和干预性研究，大多存在研究周期较长、随机化不足、混杂偏倚等问题，在分析运用这类研究数据时，引入工具变量、倾向性评分匹配等技术方法，联合定性与定量研究综合分析，进行专家咨询和评估，能够进一步提高结论的可靠性和准确度。当前，循证公共卫生决策过程中仍然存在许多不足。我国尚无独立、专业的循证公共卫生决策数据库，主要依赖于系统综述数据库

（Cochrane Database of Systematic Reviews，CDSR）进行循证分析和决策研究。在医疗健康大数据的背景下，应努力建立循证公共卫生决策数据库，尽快满足研究者和决策者的循证需求。

3. 传染病的精准防控　医疗健康大数据中的个体数据能够为防控工作提供精准信息，从而提高防控效率。通过大数据的分析得出人群中高发传染病和重大疫情，可对其重点关注并采取管理措施。比如对居民个人健康情况采集后进行数据分析，可以实现全面监测，及时找出传染病的根源，直接对根源进行预防处理，能够大大降低传染病的传播。在大数据的背景下，建立个人健康电子档案，并将其纳入公共卫生数据库，可为实现个性化公共卫生服务提供良好的技术支撑，从而对居民进行个体化分析诊断，对存在的问题提出有效的治疗意见。利用医疗健康大数据可以更好地对个体进行健康管理、健康监测，并对不同个体提供差异化的医疗服务。在此基础上，结合个人基因谱和完整电子病历等，将健康危险因素综合考虑分析，能够跟踪病程进展，判断短期风险和长期预后，获得更有效、个性化的临床治疗意见和健康指导。利用大数据的引导，人们可以对传染病进行有效的预防。比如各类智能穿戴设备的广泛应用，将促进对每位用户的健康与生活习惯数据的持续监测与采集，为医疗健康大数据应用分析提供了重要支撑。类似的，我国有许多医院提供基于无线移动技术的医疗数据平台，方便了患者就医并提高了医疗服务效率和改善了患者的就医体验。未来智能穿戴设备功能的进一步开发与技术革新，将有希望实现诊断、监测、干预一体化的服务。各种"健康、医疗、卫生"主题的应用软件开发层出不穷，这些应用软件均是良好的个人健康电子档案的数据来源，将这些数据整合进医疗健康大数据库中，将实现健康数据在公共卫生领域的突破性应用。

（四）医疗卫生行业管理

在大数据时代，医疗健康大数据包含的内容比较多，涉及临床资料数据，医疗设备供应数据，健康管理数据等。近年来，随着医疗卫生行业信息化程度不断提高，大型医疗数据资源库的构建，医疗健康大数据技术的应用，为医疗卫生行业的管理提供了更加优化的条件，同时也为医疗卫生行业的监督提供了新型的手段。

1. 医疗健康大数据与医疗系统、信息平台建设　大数据技术可以通过建立海量医疗数据库、网络信息共享、数据实时监测等方式，为电子病历资源库、电子健康档案资源库、全员人口资源库和医疗卫生综合管理信息平台等业务信息系统提供基础数据源，并提供数据源的存储、更新、挖掘分析、管理等功能。通过这些系统及平台，医疗机构之间能够实现同级资源共享，使患者可以进行网络预约、异地就诊、医疗保险信息即时结算等，节省医疗资源，减轻患者负担。同时，大数据技术可以提供居民的健康档案，包括全部诊疗信息、体检信息，这些信息可以为患者提供更有针对性的治疗方案。此外，对于健康居民，大数据技术通过集成整合相关信息，对居民健康进行智能化监测，并通过移动设备定位数据对居民健康影响因素进行分析，为居民提供个性化健康管理服务。

如今，医疗卫生行业充分运用医疗健康大数据，依托国家电子政务外网和统一数据共享交换平台，拓展和完善现有设施资源，共建全民健康信息平台，实行全民健康资料的信息化管理，全面建成互通共享的国家、省、市、县四级全民健康信息平台，通过药品供应、医疗服务、医疗保障、医院管理、妇幼健康管理模式、医疗行业监督和公共卫生等领域的信息采集分析、互联共享和协同发展，消除医疗卫生行业之间的技术壁垒，实现医疗健康大数据的互通共享，建成更加优化的国家医疗卫生服务体系。

近年来，各类医疗卫生机构加强对医疗健康大数据的采集和存储，以政府为依托，打通数据资源共享通道，推动医疗健康大数据资源开放共享。在医院等医疗卫生机构，加速推进和完善以居民电子健康档案、电子诊疗卡、电子病历、电子处方等为基础的就诊服务体系，形成医疗卫生行业基础数据库，建立农业、商务、安全监管、检验检疫、卫生健康、中医药、教育、科技、工业、信息化、公安、民政、人力资源和社会保障、体育、统计、旅游、气象、保险监管、残联、环保、食品药品监管等多部门的跨部门密切配合、统一标准的医疗健康数据共享机制,完善国家医疗健康数据资源目录体系,制定分类、分级、分域医疗健康大数据开放应用政策规范,稳步推动医疗健康大数据的开放。

2. 医疗健康大数据与健康信息管理　在健康大数据时代中,医院电子病历管理体系所产生和保存的病案信息是医疗卫生大数据的重要信息来源。医疗卫生部门在大数据基础上整合电子病历等信息资源,构建医疗卫生机构健康大数据共享中心,充分发挥电子病历等医疗信息资源在提高诊疗水平,寻求最佳治疗途径和防控疫情发生发展中的利用价值,如医疗健康大数据的发展促进了肿瘤登记的发展。恶性肿瘤对人类生命健康和社会发展危害极大,全球每年死于恶性肿瘤的人数在一千万左右,要有效降低恶性肿瘤的危害,首先必须及时、完整、准确地掌握恶性肿瘤的流行病学资料。但肿瘤资料数量巨大、种类多、分布广,有关的数据库相互独立且大部分为非结构化数据。因此,传统的收集方法很难及时、完整和准确地收集肿瘤资料,尤其是有关临床分期、治疗和随访的信息,同时因传统数据库对复杂繁多的肿瘤数据的管理效率较低,严重制约了肿瘤登记工作的开展。然而,医疗健康大数据的广泛应用,为肿瘤的登记和研究提供了新的平台,有效解决了肿瘤登记和研究面临的问题。由此可见,医疗健康大数据技术为创新病历档案信息资源利用模式带来了新的机遇,提升了病历档案的信息化管理水平,对于推进医院疾病管理体系进一步优化具有重要意义。

自2016年以来,国家加速推进大健康服务业的发展,鼓励各个健康服务机构加强对医疗健康数据存储清洗、分析挖掘、安全隐私保护等关键技术的攻关,促进医疗健康服务与大数据技术深度融合,加速构建以医疗健康大数据为基础的健康服务业产业链,不断推进医疗健康与养生、养老、家政等服务业协同发展。同时,发展居家健康信息服务,规范网上药店和医药物流第三方配送等服务,推动中医药养生、健康养老、健康管理、健康咨询、健康文化、体育健身、医疗健康旅游、健康环境、健康饮食等产业发展,形成与传统医疗服务机构相互协调、互通互补的发展模式,优化全民健康信息的分层管理和利用,推动国家"健康中国2030"战略的实施。

3. 医疗健康大数据与"互联网＋医疗健康"监管　随着"互联网＋医疗健康"市场规模迅速扩大,新一代网络信息技术在疫情防控、疫情诊疗、疾病治疗、卫生管理等领域发挥了重要作用,互联网＋医疗健康时代特征开始显现。近年来,国家加速推进和规范"互联网＋医疗健康"便民服务,发挥优质医疗资源的引领作用,鼓励社会力量参与,整合线上线下资源,规范医疗物联网和医疗健康应用程序管理,大力推进互联网健康咨询、网上预约分诊、移动支付和检查检验结果查询、随访跟踪等应用,形成规范、共享、互信的诊疗流程。同时,国家致力于完善互联网医疗健康服务模式,以家庭医生签约服务为基础,推进居民健康卡、社会保障卡等应用集成,激活居民电子健康档案应用,推动覆盖全生命周期的预防、治疗、康复和健康管理的一体化电子健康服务。

互联网最大的特点就是能够全程留痕。通过推进医疗健康大数据的发展,一方面,我们可以建立卫生健康行政部门的监管端口,要求所有开展互联网医疗服务的医疗机构和互联网医疗服务的平台,及时将数据向区域的全面健康信息平台进行推送、传输和备份,卫生健康行政部门将通过监管的端口对互联网医疗行为进行动态的监管,保障互联网医疗服务依法依规的开展,确保医疗质量和安全。另一方面,我们可以推进互联网可信的体系建设,加快建设全国统一标识的医疗卫生人员和医疗卫生机构的可信医学数字身份、电子实名认证、数据访问控制信息系统,同时完善医师、护士、医疗机构电子注册系统,方便百姓查询,积极推进电子签名应用,逐步建立服务管理留痕可溯、诊疗数据安全运行、多方协作参与的医疗健康管理新模式。

通过对医疗健康大数据的管理措施,做到"互联网＋医疗健康"服务产生的数据全程留痕,可查询、可追溯,同时保证访问处理数据的行为可控、可管,确保患者的就医安全。

4. 医疗健康大数据与医疗行业改革　2016年以来,国家全面深化医疗卫生体制改革的监督评估,综合运用医疗健康大数据资源和信息技术手段,推进医疗卫生资源的最优化分配,完善医院的评价体系,建立健全现代化医院管理体系,推动国家对公立医院的改革。同时,运用医疗健康大数据对各医疗卫生机构进行监督,对医院运行情况进行监测分析,每年从办医方向、医院发展、医院管理、服务评价、平安建设等方面对医院领导层进行考核。此外,通过加强对医疗服务的监管,严格规范医疗机构用药管理,规范集中采购药品目录,运用医疗健康大数据对医疗、医药和检查等费用的变化趋势进行精准监测,协调考虑医疗服务价格、居民医保支付占比、药品的采购标准、医疗器械的耗材等各个方面,进而全面推进医疗、医保、医药联动改革。

（五）精准医学

精准医学是在大样本研究获得疾病分子机制的基础上,以生物医学数据特别是组学数据为依据,根据患者个体在基因型、表型、环境和生活方式等各方面的特异性,综合运用现代遗传学、分子影像学、生物信息学和临床医学等手段,制订个性化的精准预防、精准诊断和精准治疗方案。

组学技术和大数据的发展推动了精准医疗的进步,随着基因组学、现代遗传技术、分子影像技术和生物信息技术的发展,基因组学研究所面临的挑战不再是单纯的数据产生,而是对基因数据的科学解读。为了使基因组学的信息和临床、表型的数据关联,更好地解释复杂的基因变异以及生物学相关问题,精准医学应运而生。通过大数据分析,以综合和整体的视角来搭建基因数据、临床表型和疾病三者间的沟通桥梁,成为生物信息转化为医学应用的一个重要突破口,利用数据驱动的组学方法可以在临床检验的候选标志物中发现最适合特定个体条件的生物标志物。

精准医学并不是仅仅局限于疑难杂症的临床治疗,也包括了对疾病的监测预警和对健康的持续管理。想象一下,被检测者只需提供几滴血液样本,科研人员就可以通过技术手段检测其疾病易感基因,准确评估被检测者在肿瘤、心脑血管疾病、糖尿病、肝脏疾病、肾脏疾病等方面的患病风险,并根据检测结果制订适合不同人的健康管理和个性化体检方案,指导受检者采取有效降低患病风险的健康管理方式,从而做到延缓或避免疾病发生。通过基因测序还可以进行无创产前检测,避免新生儿出生缺陷的发生;找到肿瘤患者的基因靶点,实现精准用药等。

传统经验医学正遭遇"不确定性"技术瓶颈,造成医疗资源浪费和医疗效果不尽如人意。相比传统诊疗手段,精准医学具有精准性和便捷性,一方面通过基因测序可以找出疾病相关的突变基因,从而迅速确定对症药物,减少弯路,提高疗效,同时还能够在患者遗传背景的基础上降低药物副作用;另一方面,精准医学检测所需的组织样本较少,可以减少诊断过程中对患者身体的损伤。可以预见,精准医学技术的出现,将显著改善患者,尤其是癌症患者的诊疗体验和诊疗效果。而且随着利用医疗健康大数据手段开展的研究逐渐增加,精准医疗的精细化程度也会极大提高,可以为患者提供更为精准、更为特异的诊疗手段。即便是遇到极为特殊、罕见或相同疾病不同病情程度的患者,大数据也可以向医师提供针对不同患者的个体化诊疗方案,实现疾病的精确诊疗。精准医学的最终目标是以最小化的医源性损害、最低化的医疗资源耗费去获得最大化的效益,其发展前景不可限量。

不过,值得我们警惕的是,虽然大数据提供了成千上万的候选生物标志物用以选择,为临床医师提供了便利,但是,同时也导致了诊疗活动存在过度诊断和过度医疗的风险,这在未来的精准医疗发展过程中要注意规避。

（六）智慧医疗

近年来,随着云计算、人工智能、大数据等新一代信息技术的逐渐成熟,医疗服务和健康管理模式正在发生深刻变革,医疗领域的数字化进程不断向纵深方向推进,并逐渐迈进智慧医疗阶段,信息化成为建设现代化卫生健康服务体系、推动医疗服务模式转型创新、提升服务能力和质量的重要动力。

智慧医疗是以人工智能技术为工具,提供基于大数据的系统化精准化医疗服务。智慧医疗是"健康中国"战略实施的重要支撑和保障,已成为我国卫生健康领域发展的重要趋势,新冠疫情的出现更是凸显了智慧医疗建设的重要性。医疗健康大数据在辅助诊疗、智慧医院和智慧服务建设等方面表现出强大的活力，正在推动我国智慧医疗建设的快速发展。

1. 辅助诊疗　计算机辅助诊断在医学领域的应用最早可以追溯到 20 世纪 50 年代。1959 年，美国学者 Ledley 等首次提出了计算机辅助诊断的数学模型，并利用该数学模型诊断了一组癌症病例。在此之后的几十年间，受计算机算力和算法的限制，计算机辅助诊断技术的发展一度陷入低谷。直至 20 世纪 90 年代，人工神经网络迅速发展，计算机辅助诊断才进入快速发展期。近几年来，随着计算机算力和算法的进步，机器学习、深度学习、增强学习算法逐渐普及，深度学习神经元数学模型进一步发展，人工智能的疾病诊断技术达到了前所未有的精度，依靠人工智能利用医疗健康大数据进行临床诊疗的技术快速发展。

通过收集医院信息化系统的临床数据，将疾病表征、患者体征和治疗方式等数据存储起来，建立疾病数据库，再根据数据的智能分析，可以为患者进行多种诊疗措施的比较分析，制订有效的诊疗路径，帮助医生进行决策。在临床诊断辅助系统中，人工智能技术是一项非常重要的辅助技术，它可以通过知识的学习，进一步提炼数据的价值。在临床诊疗活动中，辅助决策支持系统能够辅助诊断、治疗，还可以及时纠错并对医务人员进行提醒，有效提升医疗质量，保障患者安全，降低医疗风险。

通过对基于案例的决策推理、单层神经网络和概率神经网络 3 种方案进行评估和比较，利用原始的医疗数据，可以更精准、及时地指导临床决策。这种方法不需要医生等专业人员参与对原始数据的校正，系统可以自动从大量医疗数据中进行检索和分析，给予决策者准确率高、自主性强的医疗决策支持。例如影像数据辅助诊疗技术，从海量医疗影像诊断数据中挖掘规律，学习和模仿医生的诊断技术，基于人工智能的多重卷积神经网络技术模拟医生的认知、思考、推理与学习过程，从而给出可靠的诊断和治疗方案，以及提供相似病例检索和医学知识智能检索等辅助诊疗服务。在肿瘤影像学诊断过程中，基于深度学习的计算机辅助检测技术在诊断方面表现优异，其受试者工作特征曲线的曲线下面积、准确率、敏感性以及特异性均优于传统 CAD 系统。除此之外，欧洲人脑项目等脑科学合作项目通过收集大量的功能性神经影像数据，模拟大脑功能和结构，可以辅助医生诊断；中国大脑项目也试图通过神经科学和智能技术两个方面，更好地支持脑相关疾病诊疗以及开发大脑智能工作的辅助工具；国际神经影像数据共享计划（FCP/INDI）提供了数千名研究对象成像数据集的开放访问，正在逐步解决辅助决策过程中的数据共享问题。随着技术发展和信息壁垒的消除，医疗健康大数据在临床实践中辅助决策的作用将愈发显著。

对电子病历信息的提取和利用也是辅助临床诊疗的重要手段。基于注意力机制的长短时记忆网络训练病历语料发现患者内在特征，可以指导临床活动，为不同疾病患者制订个性化的药物治疗方案；从电子病历中提取的信息，还可以用来构建知识图谱，并根据知识图谱图的结构关系设计问答系统，指导临床诊疗活动。在疾病预测方面，利用卷积神经网络和长短时记忆网络训练败血症早期发现模型，可以早期提示败血症患病风险并辅助干预；此外，利用循环神经网络对电子病历数据进行表征学习，提取数据时序特征，可对心血管疾病的发病进行风险预测。

2. 智慧医院　智慧医院的本质是在门诊和住院阶段，通过借助诊前、诊中、诊后的优质、智能化、便捷化的软硬件设施来实现服务患者、服务医生、服务护理、服务医院管理的目标。智慧医院建设的内容涉及院前急救、远程医疗（诊断、检查、手术等）、智慧预约检查流程、智能导诊、智能机器人患者随访、智能财务管理、设备管理、智能护理系统等，涵盖建设智能服务，建立智慧病房，完善智能管理等方方面面。

数据共享中心平台的搭建为智慧医院建设提供了基础。依托医疗健康大数据，智慧医院的建立以电子病历系统为核心，连通医院信息系统、实验室信息系统及医学影像存储与传输系统等系统间的信息，为医生诊疗提供快速准确的信息化服务。近年来，随着医院、企业的深度合作，医工结合的人工智能项目发展迅速，主要以医学影像诊断、智能机器人、智能救护车、5G 远程诊疗等新技术、新设备的应用为主。以肺结节的影像诊断为例，对比影像科医师与人工智能软件对胸部计算机断层扫描（CT）图像进行的诊断结果，发现虽然二者的检出率均达到了 100%，但人工智能检测肺结节的灵敏度明显更高。

智慧服务的发展和完善极大提升了医院对患者的服务水平。首先，"互联网＋医疗"的就诊惠民服务通过设立自助缴费机、检验报告查询机、手机微信问诊、微信预约挂号、网上办理住院等服务，减少了患者排队就诊、缴费、办理各种手续的时间；其次，通过互联网医院、云诊室等途径可以为患者提供视频问诊、复诊开方、智能随访、健康宣教、用药提醒等线上看诊服务，从而实现了"智能随访"和"诊后指导"；最后，基于院区内地理信息系统地图、实景地图等功能，实现了"智慧停车＋就诊导航"，精准定位，引导患者便捷就医。这些依托大数据系统建立起来的智慧服务措施可以打通院前、院中和院后的医疗流程环节，提高了患者就医效率，改善了患者的就医感受，促进了患者疾病康复。

智慧病房是智慧医院建设的重要组成部分。智慧病房以患者安全为中心，覆盖病房的各个流程环节，助力医院病区构建安全、及时、有效的医疗服务管理体系。从医疗效率、医疗负荷、医疗质量、医疗资源和医疗费用 5 个方面实现医疗服务能力的相互协同和整体提升。传统的病房管理模式在医疗过程中存在许多问题，在管理效率和医疗安全等方面存在风险，无法满足患者的治疗需求、提高患者的满意度，甚至会导致医疗事故的发生。首先，输液、用药、手术、治疗等重要医疗环节的身份识别采用传统的人工口头核对，存在重大风险；其次，护理过程中的记录单录入、护理计划统计等大量重复性工作需要手工完成，存在错漏风险，且效率极低；第三，查房过程中，医生需要使用手写病历记录信息，无法实时开立医嘱、处理病情；第四，在床护比不足的情况下，单中心的信息传递模式使得护士需在病房和工作站之间往复奔波响应护理需求，效率较低；最后，绝大多数情况下，患者病情恶化只能事后处理，难以第一时间掌握急危重症患者的体征恶化情况，预测风险的发生。利用信息化技术建设智慧病房项目，为医护人员提供智能化的应用，为患者提供优质高效的医疗健康服务，为病区管理者提供基于数据的信息分析和决策方案，显得尤为重要。

智慧管理为医院决策提供了有力依据，提升了管理能力，可以为医院管理保驾护航。运营管理和后勤管理是智慧管理的两大部分。运营管理指管理信息化，包括建立大型设备智能管理、手术间智能管理、科研管理系统、教学管理系统、人事管理系统等，实现医院精细化管理。后勤管理主要基于物联网和云计算技术，在设备预警、环境监控、安保等方面实现可视化、智能化管控，支撑科学的监测、预警、分析和辅助决策。

我国智慧医院建设已经取得了许多成效，极大改善了医院管理链条和患者就医流程，但是其中的许多环节仍处于探索和发展过程中，如医疗数据共享、智慧病房建设等，仍需要继续优化。

（七）新药研发

医疗健康大数据为新药研发提供了重要的信息支持。创新药物研发从实验室到推向市场需要大量的时间和财力投入，尤其是在药物开发过程中，需要系统研究候选药物的关键生物活性，例如功效、药代动力学和不良反应等。通过医疗、医药大数据，利用人工智能深度学习的算法系统，对研发药物中各种不同的化合物以及化学物质进行分析，预测药品研发过程中的安全性、有效性、副作用等，可以有效地降低药品研发成本，缩短研发周期，降低药品价格。

肿瘤治疗经历了放化疗、靶向治疗和免疫治疗三个阶段，相较于放化疗，靶向治疗和免疫治疗都表现出更好的疗效和更低的毒性。然而不管是靶向治疗还是免疫治疗，其相关药物都对患者具有高度选择性，肿瘤细胞的复杂性、基因突变的多样性又使得同一个疾病背后的差异性巨大，导致看似同样的疾病，对同一个药物却有不同的反应，这也是肿瘤新药研发失败率非常高的原因。依托于大数据分析寻找特异的生物标志物成为肿瘤新药开发和运用于临床治疗的关键。目前，生物标志物驱动的新药研发已经成为许多大型药企开发抗肿瘤药的主要模式。此外，在肿瘤药物临床运用前，用人源肿瘤异种移植（patient-derived tumor xenograft，PDX）模型和人源肿瘤细胞（patient-derived tumor cell，PDC）模型等结合基因组大数据探索生物标记物，并通过生物标记物找到一部分对该药物的响应人群，针对这部分人群开展新药开发和临床治疗，可以大大提高新药研发效率和成功率，加快新药开发速度的同时改善患者的健康结局。

二、医疗健康大数据与新技术应用

随着"互联网＋医疗健康"的迅速发展，大数据、人工智能、互联网、移动网络、智能健康可穿戴设备等技术方面的应用也日益广泛。除了满足个人的健康需求外，大数据也培育出新业态、创造了新价值，成为保障全周期、全方位健康的重要突破口。同时，人工智能领域关于对语言、图像等的识别以及机器学习深度学习技术的发展日益繁盛，各项技术在医疗领域的应用越来越广泛，智能医疗系统也将成为越来越多医院和医师的伙伴，辅助医生检测诊断，从而提高医院的效率，推动着医疗健康领域各项业务的加速改进与提升，医疗服务将朝着智能化、精准化、个性化的方向发展。随着计算机技术的发展，人类医疗的发展将拥有更光明的未来。

（一）医疗健康大数据与人工智能

人工智能就是制造智能的机器，它能模仿人类的思考方式使计算机能智能地思考问题，人工智能研究人类大脑的思考、学习和工作方式，然后将研究结果作为开发智能软件和系统的基础。20 世纪 70 年代之前，人工智能的研究范式是采用抽象数据列表与递归作符号演算来衍生人工智能。此后，基于专家系统、自然语言理解、智能知识库的逻辑推理范式渐渐占领了人工智能主流地位。人工智能现在已经上升到国家战略层面，许多国家把人工智能作为提升国家竞争力、维护国家安全的重大战略。美国、欧盟、日本等其他国家或国际组织高度重视人工智能，而中国政府在人工智能的赛道上也全力前进。以互联网为核心的新一轮科技和产业革命蓄势待发，人工智能、虚拟现实等新技术日新月异，虚拟经济与实体经济的结合，将给人们的生产方式和生活方式带来革命性变化。

首先，人工智能可以通过处理大量数据，帮助医生进行病理、体检报告等的统计，通过大数据和深度挖掘等技术，对患者的医疗数据进行分析和挖掘，自动识别患者的临床变量和指标，模拟医生的思维和诊断推理，从而给出可靠诊断和治疗方案。智能诊疗是人工智能在医疗领域最重要、也是最核心的应用场景，它不仅可以提供可选择的诊疗意见，还能帮助医生总体评估该方案的疗效及风险。

其次，人工智能可以借助图像识别来辅助医生查看医学影像结果等，提高看片效率，减少人为操作误判率。近年来，从图像中识别出对象物的"图像识别技术"的性能，在"深度学习"的帮助下得以迅速提高。人工智能还可以检测到占整个线片面积 0.01% 的细微骨折。

最后，人工智能能够对患者的精神健康进行情绪识别，加强精神类疾病的预测与监控。随着时代的飞速发展，人工智能在精神健康方面的市场需求日渐增长。在情绪识别方面，利用人工智能技术，可以发现极其细微的表情及情绪变化，并在判断出人的情绪变化之后，通过一些方法帮助人类进行管理和调节。在精神疾病预测与监控方面，可以通过建立疾病发作的风险分层模型，利用机器学习，对疾病进行提前干预，有效预测病情发作的概率。可以从患者的录音中搜索语言线索，以数字的方式呈现，为精神病学家做诊断的时候提供参考。同时通过观察患者在医院里处于发病状态或抑郁状态时的语音模式变化情况，可以更快地为一个精神病患者开出正确的处方与合适的药物剂量。

早在 20 世纪 50 年代，人工智能便迎来了它的第一次浪潮，世界上最顶尖的一批物理学家、计算机学家、数学家一起确立了人工智能（AI）的术语。到了 20 世纪 80 年代，神经网络和训练算法的提出，使得人工智能再次兴起，国外的研究团队相继研发了腹部剧痛的辅助诊断系统、内科复杂疾病的辅助诊断系统以及对感染性疾病患者进行诊断的系统等。近年来，随着技术越来越成熟、应用越来越广泛，心脏磁共振影像 AI 分析的软件也被应用于真实的医疗场景中，该项技术可用于辅助治疗多种心血管疾病，包括先天性心脏病、主动脉或心脏瓣膜疾病等。如今已经有成熟的技术能将深度学习用于医学图像分析，并为传统的心脏扫描影像数据提供自动心室分割的分析，同时自动采集心室的内外轮廓的数据，并提供心室功能的准确计算，耗时短，精度高，一份图像的分析 10 秒即可完成，远远快于临床医生。

可见，基于人工智能的临床辅助诊断系统很早就被不断地探索和应用，但随着人工智能相关的核心技术不断成熟，人工智能与医疗临床诊断的结合才越来越紧密。近几年，随着机器学习、深度学习、增强学习算法的逐渐普及，建立深度学习神经元数学模型，从海量医疗影像诊断数据中挖掘规律，学习和模仿医生的诊断技术，使人工智能的疾病诊断技术达到了前所未有的精度。医务工作者将从大量的诊疗业务中被解放出来，走向复杂度更高、服务更细致的岗位。

（二）医疗健康大数据与物联网

随着大数据、人工智能等技术给传统医疗注入新的血液，医疗管理和控制系统的要求越来越高，物联网作为医疗过程智能化和医疗信息数字化、供应链、医疗废弃物和物资的监督管理几个方面的载体，在医疗领域中发挥了至关重要的作用。物联网通过信息传感设备采集声、电、光、热、力学、化学、生物、位置等信息，并将上述信息接入互联网，把物与物、物与人、人与人之间很好地连接起来，实现不同对象之间的网络联通和信息共享，从而对物品和过程进行智能化感知、识别与处理。

抗击新冠疫情期间，物联网搜集与分析防疫病情的海量数据，并实时传输与共享。远程会议、诊疗、监控等降低了医护人员的感染概率，也解决了资源紧缺的问题。在这个大趋势下，将医疗产品融入物联网技术，不仅改革了传统的医疗模式，在管理医疗设备的方式上也发生转变，极大提升了医护人员和患者的使用体验，为医疗过程带来诸多便利，保证了医疗服务的高效和质量，还在药物预防方面起了重要作用，有效保障了患者的安全。因此，在这一背景下应深入研究物联网在医疗领域中的应用，发挥技术优势，提高我国医疗发展水平。

（三）医疗健康大数据与区块链

区块链技术能够帮助解决医疗行业的痛点问题，例如：第一，医疗信息泄露。个人医疗数据是十分私密且重要的，但却经常面临着信息泄露的风险。区块链中的加密算法能够有效保护患者隐私，即使信息泄露，不良人员或黑客获得的也是加密后的匿名信息，不会对患者造成隐私上的威胁。第二，数据孤岛。医疗体系复杂且不同系统或机构间的信息共享程度低，除此之外，医疗行业和下游保险行业的信息共享程度也不够，而区块链能够将相关数据电子化并上链存储，实现分布式数据共享，打破不同系统或机构间的壁垒。区块链技术将患者诊疗信息加密，保护患者隐私，同时，数据安全可信使得医院和医院之间无缝分享信息而无须担心数据安全。第三，假药劣药，销售流通假冒或劣质医药、器材对患者的伤害极大，也会重挫人们对医疗机构的信心，而区块链技术能够支持防伪溯源，药品或者器材从研发到生产、流通的数据全透明，即使发现人为因素造假也方便追责，一定程度上遏制造假行为。

随着人口老龄化速度、城镇化率和人们就诊能力及意愿的提升，医疗的需求越来越大，但是医疗的人均供给资源有限，在这个背景下，医疗资源的有效配置和充分利用就显得尤为关键。区块链能解决研发、定价、销售，以及患者就诊、保险等环节的问题，帮助实现数据共享、透明可信、防伪溯源等功能。区块链还应和智能合约、大数据等结合发挥作用。同时也应该注意到区块链并非全能的，除了技术层面，一些痛点的解决还需依托其他方面的努力，如人为保障数据完整地上链，保证没有线下私自对接等。

（四）医疗健康大数据与移动医疗

移动医疗的概念首次以"无线电子医疗"的形式提出，随后无线通信和网络技术取得了飞速的发展,一些可穿戴的用于移动医疗的系统逐渐普及。所谓移动医疗,就是通过使用卫星通信来提供医疗服务和信息,具体到移动互联网领域,则以基于安卓和 iOS 等移动终端系统的医疗健康类应用为主。移动医疗的体系和组成都比较复杂,涉及不同专业人员:一是移动通信运营商,提供了医疗信息的数据传输通道;二是医疗器械生产商,提供了各类医疗器械以满足具体的医疗需求;三是社区医疗服务中心、大中小型医院这些传统医疗服务的提供者和有远程医疗资源需求的患者,包括患有慢性病或者需要健康监护的老年人,都是移动医疗的直接使用者。近年来,移动医疗体系中与患者接触的主要是生理传感器和移动终端。目前采集人体常见生理参数的传感器能够采集心电、血压、血氧、呼吸、体温、血糖等生理参数。有研究者设计了一种基于手机和无线网络的医疗远程监护系统,该系统利用手机作为传感器网络的中心节点,与布置在人体上的传感器节点组成人体域无线传感器网络,来实现患者生理参数数据的采集。同时,手机又作为连接远程无线网络的网关,以及患者获得信息的人机接口。利用该系统,患者可以了解自己的病情和接收医疗指导信息,医疗机构可以对患者进行远程监护和紧急救助,患者家属可以对患者的病情状态进行查询。如今市场上的许多软件可以通过移动互联网和相关软件免费为用户提供图文、语音、电话等多种方式的健康咨询服务,并且采用流数据健康管理技术,对多来源数据进行采集,并以可视化的表现形式,将用户的运动、饮食、体重、血压、血糖等多种人体数据进行全方位汇总,可以让用户随时随地了解自身的健康状况。除此之外,某研究团队也推出了一款手机糖尿病处方应用,它利用智能算法,根据用户的动态血糖情况给出科学的建议。其早期的糖尿病解决方案临床试验结果显示,实验组患者的糖化血红糖蛋白(HbA1c)水平在 3 个月内平均降幅达 2.03%,显著高于对照组的 0.68%。以上的实例均说明移动医疗正在改变我们的医疗模式,为人们提供更加高效和便捷的医疗服务。

第三节　医疗健康大数据发展面临的问题与挑战

随着国家信息化建设的不断推进,大数据也逐渐与医疗健康领域交融,并在医疗资源配置优化、医疗服务精细化管理等方面取得了长足的进步。目前我国医疗健康大数据发展虽然具有良好基础,但在全球范围内看我国的发展仍处于初期发展的阶段,在发展过程中仍面临着诸多潜在的风险与挑战,这需要我们在实践过程中逐步解决,以推动我国医疗健康数据安全体系建设。

一、共享开放程度较低

由于我国医疗系统发展不平衡、不充分的现状,个别地区医疗卫生机构相对封闭,医院的数据单独存储于医院内,医院之间交流较少,数据不对外开放。大量可被用于分析的患者健康数据被局限于医院的内部,尤其是跨部门、跨区域的信息交流未得到充分发展,这造成了数据资源的极大浪费。各区域间相对不紧密的合作关系、利益关系和文化差异等导致各地数据资料库未得到更好的交流。各地数据整合能力较弱,各部门之间数据共享、数据互补更新的能力较为低下,数据较为零散地分布在不同部门内,数据的"通畅性"和"可及性"较差。数据共享开放程度较低,已有数据的价值难以发挥和展现。

首先,目前各地各医疗卫生机构的信息系统开发水平不同,部分医疗机构信息系统仍采用纸质记录,数据积累的全面性差、准确性低的问题仍未能很好地得到改善,数据的整理和记录的标准也不统一。其次,目前数据的真实性和可靠性方面的质量也有待加强。现阶段的数据多为静态数据,对于不同年份数据的更新仍有滞后性,数据精度不够、实用性较低,对于真实世界的外推性仍值得推敲。最后,医疗健康大数据需要多方合作以进行数据整合,由于数据的原始类型可能有所不同,数据以非结构化为主，整合处理难度大。提升数据要素融合应用的积极性，打破数据壁垒和信息孤岛是当前各医疗卫生机构一起共同努力的方向。

二、数据应用水平不高

医疗领域内海量的数据、要素的积累是非常重要的驱动数据应用的因素，医疗卫生健康数据对于预防疾病和促进健康的作用非同小可。但各地各医疗卫生机构普遍不重视数据资源的建设，即使医疗卫生机构有数据意识，也大多只重视数据的简单存储，很少针对后续应用需求进行加工整理。医院内对于数据资源的建设，普遍存在质量差、标准规范缺乏、管理能力弱、简单堆砌等现象。不论数据是大样本还是小样本，都各有各的价值，但未对数据进行发掘和分析，则数据不能体现其价值，潜力远未释放。目前数据价值难以被有效挖掘利用的现象十分常见，医疗大数据应用整体上处于初期阶段。医疗健康大数据的类型以非结构化、半结构化多见，即数据结构规则程度或完整程度不足，没有预定义的数据模型，不符合分析的基础逻辑。医疗领域非结构化、半结构化数据如何进行有效分析并加以结构化升级，如何从非结构化的数据源中挖掘信息，进行行之有效的处理和分析，探索数据背后的逻辑和价值，这些问题的解决需要新的技术和手段，也同时给我们提出了新的巨大挑战。

反之，数据共享开放的程度低，也会在一定程度上影响数据资源的分析和利用。虽然我国庞大的数据体系蕴藏着大量的开发价值，但是医疗领域的复杂性决定了医疗健康大数据应用的高难度。我国目前的医疗健康大数据发展仍存在应用领域研究程度不深等问题。目前的应用偏向于常规管理上的应用，而对于精准医疗、传染病管理、实时监测数据等领域应用挖掘力度不够，可见医疗行业的进阶和更新迭代仍有较大的改进空间。

三、隐私保护与数据安全

大数据技术使得居民对个人隐私权的控制能力下降。隐私保护良好的前提是有高阶的大数据技术，如对数据可以精准进行区分和拆解，例如对家庭住址、身份信息等可以有效拆解，则可使应隐去的医疗信息得到技术保障。保护隐私是对人性自由和尊严的尊敬，也是人类文明进步的一个重要标志。在大数据时代下，大数据分析技术使商业组织、公共部门拥有轻易收集、处理和监控我们信息、透视我们隐私的能力。数据的联网大大削弱了我们对个人信息的控制能力和自决权利。由于我们的大部分信息可以暴露于网络之下，我们对隐私的保护变得更束手无策。隐私泄露的常见后果如收到骚扰电话、垃圾邮件和无效信息等。而在特殊情况下，隐私的暴露会引发公共问题，同时可能会引起不必要的网络安全问题。大数据技术与医疗卫生领域的深度融合使得对医疗卫生相关数据的采集、共享、分析与预测变得更加容易，但是，同时，侧面也削弱了居民对自身医疗健康数据的控制权。

在医疗健康数据逐渐共享与开放的过程中，随着医疗数据量急剧增长，数据安全所暴露出的问题也呈指数增长。数据安全的不稳定也是国家医疗信息安全的风险，其可造成数据泄露、网络暴力、网上财产安全等一系列问题，信息安全将面临更大的挑战。医疗健康大数据云平台等存储介质的缺陷也客观影响了数据安全，使患者的个人信息面临丢失的风险，造成个人信息安全问题，也致使数据泄露、数据丢失和服务中断等事件屡见不鲜。另外，利益多样性使医疗健康大数据具有价值的多元性，对除数据生产者以外的其他利益相关者，对包括商业组织、公共部门等都有着巨大的商业和医疗价值。医疗健康大数据的价值和主体间的利益多样性造成利益冲突，其中关于私人利益和公共利益的划分可能会带来个人隐私权控制模糊问题，这正是造成个人隐私权控制困境凸显的根源所在。

四、支撑保障体系不完善

当前我国针对医疗健康大数据方面的专项法律法规和相关的政策文件仍不完善。对于数据的所有权与使用的合法性的定义仍不明确,各医疗卫生机构的数据共享开放和应用的管理制度仍不健全。另外,我国现行法律对隐私权的保护的重视程度仍不足,对于侵犯隐私的惩罚机制的制定较为滞后,仅在一些相关的法律中有些零散的规定,同时,只有部分行政法规和部门规章对医疗领域隐私权的保护进行了规定,但是法律法规各自独立制定,它们之间没有太多衔接。这些都制约了我国医疗健康大数据的健康发展。法律对于电子病历系统中个人信息访问权规定的缺失,导致授权不足或过分授权情形经常出现,而无论是哪一种情形,均严重损害了相关主体的权利,这些问题的解决需要建立相关法律法规,以明晰医疗健康数据的采集与使用的法律界限。现阶段我国已经建立部分卫生信息标准,但是随着互联网与医疗的深度融合发展,例如个人精准医疗、智能健康电子产品、医疗健康移动应用等领域的发展,目前已有的标准已经不能满足要求,需要进一步改进和完善卫生信息标准。同时,已建立的法律法规的实施和监督也需要进一步推进。在医疗健康大数据迅速发展的情况下,医疗卫生领域和信息技术管理、统计分析等不同学科的复合型人才是推动医疗健康大数据行业走向正轨的关键。目前国家对该方向的交叉型学科的人才培养仍较为短缺,已成为医疗健康大数据高质量发展的瓶颈。

(孟　群　张王剑)

思 考 题

1. 试述医疗健康大数据的特殊属性。
2. 简述医疗健康大数据发展的基本原则。
3. 医疗健康大数据发展面临的问题和挑战有哪些?

推荐阅读

[1] 郭继军. 医学信息资源建设与组织. 北京：人民卫生出版社，2009.

[2] 孟群. 卫生信息资源规划. 北京：人民卫生出版社，2014.

[3] 贺培凤. 卫生组织与信息管理. 北京：人民卫生出版社，2014.

[4] 孟群. 卫生信息化案例设计与研究. 北京：人民卫生出版社，2014.

[5] 罗爱静. 卫生信息管理学. 4版. 北京：人民卫生出版社，2017.

[6] 马费成，赖茂生. 信息资源管理. 3版. 北京：高等教育出版社，2018.

[7] 高复先. 信息资源规划：信息化建设基础工程. 北京：清华大学出版社，2002.

[8] 赵文龙，陆斌杰. 卫生信息管理学. 北京：科学出版社，2018.

[9] 王宇. 卫生信息管理. 北京：中国中医药出版社，2009.

[10] 马家奇. 公共卫生信息资源管理及信息化规划方法. 北京：人民卫生出版社，2010.

[11] 国家卫生健康委统计信息中心. 全民健康信息化调查报告：区域卫生信息化与医院信息化（2021）. 北京：人民卫生出版社，2021.

[12] 孟群. 区域人口健康信息化建设与发展. 北京：人民卫生出版社，2014.

[13] 陈敏. 区域人口健康信息化理论与方法. 北京：科学出版社，2016.

[14] 白殿一，刘慎斋. 标准化文件的起草：附编写工具软件. 北京：中国标准出版社，2020.

[15] 李小华. 医疗卫生信息标准化技术与应用. 2版. 北京：人民卫生出版社，2020.

[16] 国家科技评估中心，中国科技评估与成果管理研究会. 科技评估方法与实务. 北京：北京理工大学出版社，2019.

[17] 孟群. 卫生信息化相关法律法规与政策研究. 北京：人民卫生出版社，2012.

[18] 中华人民共和国国家卫生健康委员会.《关于印发电子病历系统应用水平分级评价管理办法（试行）及评价标准（试行）的通知》（国卫办医函〔2018〕1079号）.（2018-12-03）[2022-04-29]. http://www.gov.cn/xinwen/2018-12/09/content_5347261.htm.

[19] 中华人民共和国国家卫生健康委员会统计信息中心.《国家卫生健康委统计信息中心关于印发医院信息互联互通标准化成熟度测评方案（2020年版）的通知》（国卫统信便函〔2020〕30号）.（2020-07-30）[2022-04-29]. http://www.nhc.gov.cn/mohwsbwstjxxzx/s8553/202008/e80dafa1334c44c38f644602406a4973.shtml.

中英文名词对照索引

Z